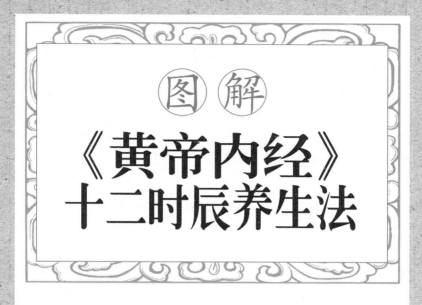

图解
《黄帝内经》
十二时辰养生法

宋敬东　编著

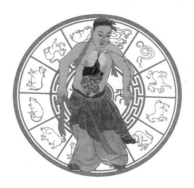

天津出版传媒集团

天津科学技术出版社

图书在版编目（CIP）数据

图解《黄帝内经》十二时辰养生法 / 宋敬东编著
. -- 天津：天津科学技术出版社，2017.11（2024.1 重印）

ISBN 978-7-5576-3802-3

Ⅰ . ①图… Ⅱ . ①宋… Ⅲ . ①《内经》- 养生（中医
）- 普及读物 Ⅳ . ① R221-49

中国版本图书馆 CIP 数据核字（2017）第 226792 号

图解《黄帝内经》十二时辰养生法
TUJIE HUANGDINEIJING SHIER SHICHEN YANGSHENGFA
策划编辑：杨　譞
责任编辑：孟祥刚
责任印制：兰　毅
出　　版：天津出版传媒集团
　　　　　天津科学技术出版社
地　　址：天津市西康路 35 号
邮　　编：300051
电　　话：（022）23332490
网　　址：www.tjkjcbs.com.cn
发　　行：新华书店经销
印　　刷：河北松源印刷有限公司

开本 720×1 020　1/16　印张 29　字数 600 000
2024 年 1 月第 1 版第 2 次印刷
定价：68.00 元

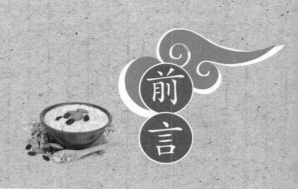
　　古人根据自然界的阴阳变化，将一年分为四季，一日分为四时。为划分方便，又根据十二生肖中动物的出没时间将一天划分为十二个时辰，从半夜子时（23时）算起，分别为：子、丑、寅、卯、辰、巳、午、未、申、酉、戌、亥。在中医文化中，十二时辰与人体的十二经络息息相关，《黄帝内经·灵枢》中云："经脉流行不止，与天同度，与地同纪。"古人发现，人体的经气就如同潮水一样，随着时间而在各经脉间起伏流动，有其特殊的盛衰规律，刚好与十二时辰一一对应。二者的对应关系如下：子时（足少阳胆经）、丑时（足厥阴肝经）、寅时（手太阴肺经）、卯时（手阳明大肠经）、辰时（足阳明胃经）、巳时（足太阴脾经）、午时（手少阴心经）、未时（手太阳小肠经）、申时（足太阳膀胱经）、酉时（足少阴肾经）、戌时（手厥阴心包经）、亥时（手少阳三焦经）。相对应的时辰与经脉的关系常被称为某经"当令"，十二经络与十二时辰之间的关系也被称之为子午流注，这是中医圣贤在长期与疾病斗争的伟大实践中的成果，在中医学上影响深远，对养生和治病用药有着非常重要的意义。

　　由于人的十二经络在十二时辰中的兴衰更替，环环相扣，十分有序。因而古往今来的养生家非常注重十二时辰养生，他们主张，在十二时辰里，分别养护当令经络，以达到气血通畅、强壮脏腑的功效。十二时辰养生法是中医养生学中的重要方法，充分体现了中医养生注重天、地、人合一的观念，用古老中医智慧解密了人体健康与自然界的神奇联系，揭示了藏在时间里的健康密码。这一奥妙无穷的养生法的理论根基是子午流注规律，早在两千多年前的中医典籍《黄帝内经》就奠定了其理论基础，如，《灵枢·卫气行》篇云："岁有十二月，日有十二辰，子午为经，卯酉为纬。"《灵枢·五乱》篇说："经脉十二者，以应十二月。十二月者，分为四时。"书中详细记载有关于天人相应、经脉气血流注、针刺须候气逢时等学说，将阴阳五行原理、天干地支规律、十二脏腑特征融会在一起。因而，可以说，十二时辰养生法是密藏在《黄帝内经》中的又一养生真法，体悟这一真法，并运用于日常生活，像古人一样法于阴阳，顺时养生，每个人都可以"终其天年，度百岁乃去"。

许多人认为，古代中医养生术往往高深莫测，十二时辰养生是教人选对时间养好经络，而经络必然涉及很多穴位，难以掌握。事实上，十二时辰养生法，并不是故弄玄虚之术，而是非常贴近生活贴近大众的养生之道，如我们常说的"睡子午觉"等都是"十二时辰养生法"的内容。经络上的穴位很多，对于没有中医基础的普通患者来说，养好经络并不一定要你熟记各个穴位，只要顺应它的本性，有规律地作息就好了。比如，子时、丑时，分别是胆经、肝经当令，此时夜深人静，你应该好好睡觉，这便是养护胆经肝经最好的方法。辰时，胃经当令，此时阳光普照，正是进食早餐的时刻，你应该及时进食早餐，便可养护胃经。亥时，三焦经当令，三焦通百脉，此时，人应入睡，以使百脉休养生息。十二时辰法中蕴藏着深刻的中医养生智慧，即"法于阴阳"，人体的作息只有与天地阴阳相合，才能长寿。明明该睡觉的时候你却在娱乐，该工作时你却倒头大睡，人体阴阳就会失衡，疾病自然就会乘虚而入了。

本书详细解读中医经典著作《黄帝内经》里的十二时辰养生法，向读者传授天地人全方位时辰养生要诀。书中还汇集了古往今来中医名家的养生精华、历代中医养生名著中的养生妙方，帮助读者全面而深入地理解中医养生智慧，并从日常生活着手，掌握十二时辰、十二经络的养护方法。其中，有很多简单实用的方法，有可以做着吃的，有按摩穴位的，还有健身操，书中告诉我们从早到晚，一天十二时辰中，什么时候应该做什么，怎么做对身体最有益，可以防治什么疾病，全家老小都用得上。书中语言通俗易懂，无论有无中医基础均能一学就会，每个人都可以根据十二时辰来调整脏腑平衡、阴阳平衡，以激发人体自我修复潜能，从而做到顺时养生，达到强身健体，摆脱亚健康的困扰的目的。

"人与天地相参也，与日月相应也"。《灵枢》中的这一句话，简要地概括了人和天地之间的关系，人只有和天地自然这个大宇宙相适应，顺势而为，才能获得健康，与日月同寿。但愿读完此书后，每个读者不仅能掌握各种奥妙的养生方法，更重要的是都能领悟到养生的真谛。

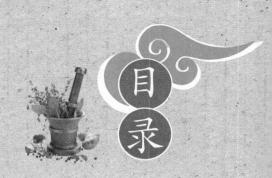

第一章 | 顺时养生,《黄帝内经》十二时辰养生真谛

第二章｜子时一阳生，养好胆气是对身体很好的进补

第五节　胆经锻炼有绝招，敲对位置功效妙——足少阳胆经大药房

第三章　丑时春入户，肝血推陈出新，身体才能勃发生机

第一节　丑时肝经旺，养好肝血，白天就不易犯困

第二节　"将军"出征不匆忙，养肝护肝在平常

第三节　目为肝之窍，心明眼亮首先要肝气旺盛

第四章 寅时日夜交替，娇生惯养的肺开始进行气血大分配

第五章 卯时太阳升，排便通肠是对大肠经最好的呵护

第六章　辰时胃经旺，一份完美早餐是滋养胃气的关键

第七章｜巳时如蛇，疏松脾土会让食物更好地分解

第八章　午时阴长阳消，短暂休息让心经气血充足、畅行无阻

第九章 | 未时并非"未事"，要充分调动小肠泌别清浊的功能

第十章 申时多喝水，让膀胱经保持持久的青春活力

第一节　申时强壮膀胱经，让我们的身体固若金汤

第二节　细心浇灌膀胱，让身体的排毒通道畅通无阻

第三节　申时养生小动作，缓解疲劳，激发生命潜能

第四节　膀胱不畅，内毒不宣——常见膀胱病中医自愈妙法

第十一章　酉时日落至，让我们的肾从容贮藏脏腑精华

第十二章　戌时日暮临，心包经快乐才能更好地护心强身

第十三章　亥时人定，随天地归于宁静，养阴育阳三焦通

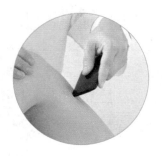
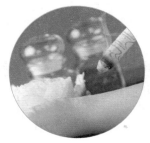
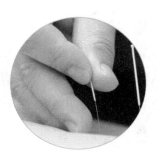

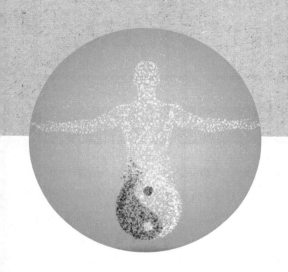

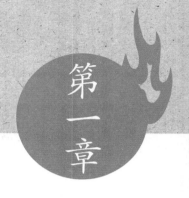

第一章

顺时养生，《黄帝内经》 十二时辰养生真谛

●在中医理论中，不仅四季的变换是一个完整的循环，有一套相应的养生理论；一天也有十二时辰之分。养生，不仅要符合一年四季的变化，还要符合一日十二时辰的规律。

顺应天时以养生，天人合一是正道

第一节 ——《黄帝内经》养生总论

养生就是顺应天时、地利与人和

人类的生理和病理变化不仅有其自身的规律性，而且与天地自然的变化规律息息相通。因此，顺应人体生理和天地变化来养生治病，应是养生与康复的基本原则。

中国传统文化认为，人类的生命过程是遵循着一定的自然规律而发生发展的，大自然是人类活动的场所，自然界存在着人类赖以生存的必要条件，自然界的变化直接或间接地影响着人体，使之发生相应的生理和病理变化。换句话说，人与自然具有相通、相应的关系，不论四时气候，昼夜晨昏，还是日月运行，地理环境，各种变化都会对人体产生影响。因此，中国文化中所说的"天人合一"应用到养生领域也是有一定道理的。

中医养生学认为，一天之内随昼夜阴阳消长进退，人的新陈代谢也发生相应的改变。《黄帝内经》说："以一日分为四时，朝则为春、日中为夏、日入为秋、夜半为冬。"虽然昼夜寒温变化的幅度并不像四季那样明显，但对人体仍有一定的影响。所以《黄帝内经》说："故阳气者，一日而主外，平旦人气生，日中而阳气隆，日西而阳气已虚，气门乃闭。"说明人体阳气白天多趋向于表，夜晚多趋向于里。由于人体阳气有昼夜的周期变化，所以对人体病理变化亦有直接影响。正如《黄帝内经》说："夫百病者，多以旦慧、昼安、夕加、夜甚……朝则人气始生，病气衰，故旦慧；日中人气长，长则胜邪，故安；夕则人气始衰，邪气始生，故加；夜半人气入脏，邪气独居于身，故甚也。"

事实上，人体的生物节律不仅受太阳的影响，而且还受月亮盈亏的影响。《黄帝内经》说："月始生，则血气始精，卫气始行；月郭满，则血气实，肌肉坚；月郭空，则肌肉减，经络虚，卫气去，形独居。"这说明人体生理的气血盛衰与月亮盈亏直接相关，故《黄帝内经》又指出"月生无泻，月满无补，月郭空无治"的原则。用现代科学来理解，这是因为人体的大部分是由液体组成，月球吸引力就像引起海洋潮汐那样对人体中的体液发生作用，这就叫作生物潮。它随着月相的盈亏，对人体产生不同影响。满月时，人头部气血最充实，内分泌最旺盛，容易激动。现代医学研究证实，妇女的月经周期变化、体温、激素、免疫功能和心理状态等都以一月为周期。正如《妇人良方》中指出的："经血盈亏，应时而下，常以三旬一见，以象月则盈亏也。"婴儿的出生也受月相影响，月圆出生率最高，新月前后最低。月相变化为何对人体产生影响呢？美国精神病学家利伯解释为：人体的每个细胞就像微型的太阳系，具有微弱的电磁场，月亮产生的强大的电磁力能影响人的荷尔蒙、体液和兴奋神经的电解质的复杂平衡，这就引起了人的情绪和生理相应变化。

以上所说只是"天时"对人体的影响，事实上"天人合一"还包括"地利"与"人和"。何谓地利？简单说就是顺应地理的变化。顺天应地。比如北方人口味重，四川人喜欢吃辣，南方人饮食味淡，各地有各地的地方特色，我们应该顺应这种地方特色去生活，而不能逆之违之。这几年北方年轻人的肠胃突然比以前差了很多，许多年轻人得了肠胃病。为什么呢？这和遍布北方的四川菜馆有关。川菜讲究麻辣鲜香，味道好极了。不要说年轻人，老年人都是很喜欢吃的。但人们在享受美食的同时，忘记了节制。川菜是四川的地方特色，而四川地区地势低洼，湿气重，那里的人身体湿气大，需要辛辣的食物来排湿毒。但土生土长的北方人，本来就是燥多湿少。吃太多的辛辣食物，必然会上火，长痘痘。时间久了，肠胃就吃坏了。所以吃东西不要只图味道美，要注意和自己的生活环境相结合。

天时地利，还需人和。如何人和？在于心。你会保养，懂养生，但整日和人钩心斗角，明争暗斗，那前面说得再好，做得再好也是白搭。总之，心要静，气才能匀，气匀神才能聚，神聚精才能充盈，精充人就能长寿。

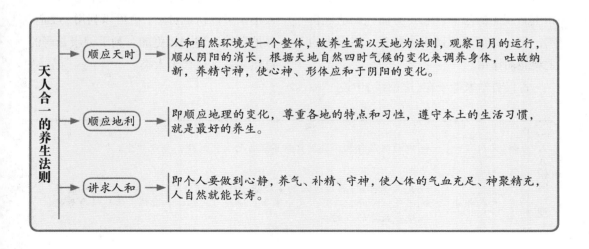

天人合一的养生法则		
	顺应天时	人和自然环境是一个整体，故养生需以天地为法则，观察日月的运行，顺从阴阳的消长，根据天地自然四时气候的变化来调养身体，吐故纳新，养精守神，使心神、形体应和于阴阳的变化。
	顺应地利	即顺应地理的变化，尊重各地的特点和习性，遵守本土的生活习惯，就是最好的养生。
	讲求人和	即个人要做到心静，养气、补精、守神，使人体的气血充足、神聚精充，人自然就能长寿。

"天人合一"与"天人相分"的辩证养生法

中医养生学的"天人相应"观体现了以人为中心的环境观念和生态观念的思想。它一方面强调适应自然，另一方面则强调天人相分，突出人的主观能动作用。

天地、四时、万物对人的生命活动都要产生影响，使人体产生生理或病理的反应。在这个自然界的大系统中要想求得自身平衡，首先是顺应自然规律，利用各种条件为自身服务。顺应自然包括两方面的内容。一是遵循自然界正常的变化规律，二是慎防异常自然变化的影响。

顺应四时气候变化规律，是养生保健的重要环节。故《黄帝内经》指出："智者之养生也，必顺四时而适寒暑，和喜怒而安居处，节阴阳而调刚柔，如是辟邪不至，长生久视。"这就是说，顺应自然规律并非被动的适应，而是采取积极主动的态度，首先要掌握自然变化的规律，以期防御外邪的侵袭。因此，中医养生学的"天人相应"观体现了以人为中心的环境观念和生态观念的思想。它一方面强调适应自然，另一方面则强调天人相分，突出人的主观能动作用。

古代哲学家老子在《道德经》中说："故道大，天大，地大，人亦大。域中有四大，而人居其一焉。"《黄帝内经》亦说"天覆地载，万物悉备，莫贵于人"，《黄帝内经》则指出"人者，天地之镇也"。万物之中，只有人类最为宝贵，只有人类能够征服自然。只有通过自我养护和锻炼。才能得到长寿。应该承认，这是一种积极的养生观念。它与那种将生死寿夭归结为"天命"的观点比较起来，充满了可贵的奋斗精神，为中国养生学的发生、发展提供了良好的基础。

后世的养生家在这种充分发挥人的主观能动性，以主动进取的精神去探索和追求人类的健康长寿，争取把握自身生命自由的思想影响下，促使他们多方采撷、创造了许多养生方术，如食养、服气、外丹、内丹、房中术等。尽管有时走入歧途，但为探索延年益寿积累了一定经验。以人为核心的生态观念，有一个鲜明的思想特征。也就是，事实上，人不仅可以认识自然，更可以利用、改造、保护自然，建立起更加有利于健康长寿的自然环境，造福于人类。

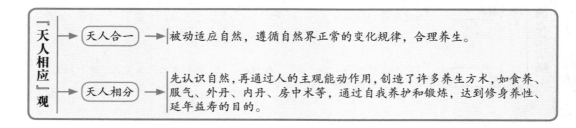

"天人相应"观	天人合一	被动适应自然，遵循自然界正常的变化规律，合理养生。
	天人相分	先认识自然，再通过人的主观能动作用，创造了许多养生方术，如食养、服气、外丹、内丹、房中术等，通过自我养护和锻炼，达到修身养性、延年益寿的目的。

天气变化，与我们的健康息息相关

天气条件是组成人类生活环境的要素，人生活在大气中，无时不受天气变化的影响。天气要素对人体的影响是通过皮肤、呼吸系统、感觉系统等来实现的。

《黄帝内经》中有这样一段记载："复则寒雨暴至，乃零，冰雹，霜雪，杀物，阴厥且格阳，反上行，头脑户痛，延及囟顶，发热，上应辰星，丹谷不成，民病目疡，甚则心痛。岁水不及，湿乃大行，长气反用，其化乃速，暑雨数至，上应镇星。民病腹满身重，德泄，寒疡流水。"意思是说，各种恶劣的天气会给人的身体造成巨大伤害。这就告诉我们，人生活在自然环境中，我们的身体时时刻刻都要受到天气变化的影响，因此，人要保持健康就要注意遵循天气的变化来调整自己的起居饮食，达到养生、保健的目的。

一般来说，天气可以通过以下几个方面来影响我们的身体健康：

❶ 气压与健康的关系紧密

当气压下降、天气阴沉时，人的精神最容易陷入沮丧和抑郁状态，表现为神情恍惚、六神不安，婴幼儿还可能产生躁动哭闹现象。当气压下降配合气温上升、湿度变小时，最容易诱发脑出血和脑血栓。气压陡降、风力较大，患偏头痛病的人会增多，干燥的热风由于带电，能使空气中的负离子减少，这时候往往心神不安，反

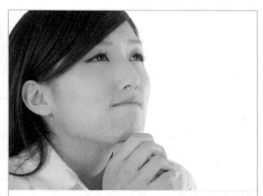

◎低气压对人的情绪影响较大，容易使人情绪低沉，精神抑郁。

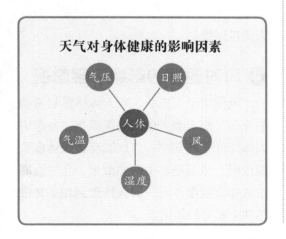

天气对身体健康的影响因素

气压　日照　人体　气温　风　湿度

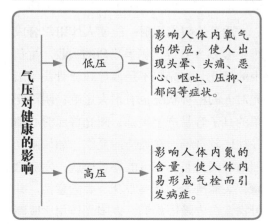

气压对健康的影响

低压 → 影响人体内氧气的供应，使人出现头晕、头痛、恶心、呕吐、压抑、郁闷等症状。

高压 → 影响人体内氮的含量，使人体内易形成气栓而引发病症。

应迟钝，办事效率下降，交通事故增多。

❷ 气温与健康的关系最为密切

　　人的体温恒定在37℃左右，人体感觉最舒适的环境温度为20～28℃，而对人体健康最理想的环境温度在18℃左右。人体对冷热有一定的适应调节功能，但是温度过高或过低，都会对人体健康有不良影响。冬季环境温度在4～10℃时，容易患感冒、咳嗽、生冻疮；4℃以下时最易诱发心脏病，且死亡率较高。春季气温上升，有助于病毒、细菌等微生物的生长繁殖，增加了被虫咬的机会，传染病容易流行；夏天，当环境温度上升

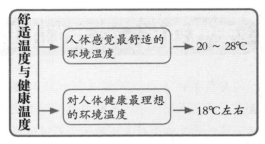

到30～35℃时，皮肤血液循环加快，人会感到精神疲惫、思维迟钝、烦躁不安。35℃以上时容易出汗，不思饮食，身体消瘦，体内温度全靠出汗来调节。由于出汗消耗体内大量水分和盐分，血液浓度上升，心脏负担增加，容易发生肌肉痉挛、脱水、中暑。

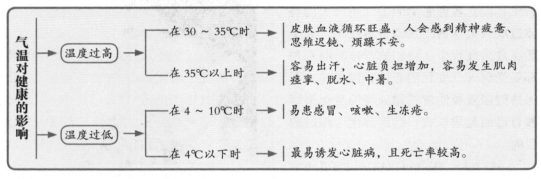

❸ 日照对健康也有一定影响

　　适量的阳光照射，能使人体组织合成维生素D并且促进钙类物质的吸收。生长中的幼儿，如光照不足易导致软骨病。阳光对人的精神状况也有很大影响：阴雨笼罩的日子容易产生烦恼，阳光普照时心情往往比较舒畅。在炎热的夏季，如果阳光照射时间过长，有可能得日射病，发病急骤，头痛头晕、耳鸣眼花、心烦意乱，并可诱发白内障等疾病。太阳光作用于眼睛

可影响人的脑垂体，调节抗利尿素、控制人的排尿量。

❹ 风对健康的影响不容忽视

　　风作用于人皮肤，对人体体温起着调节作用，决定着人体的对流散热，并影响人体出汗的散热率；当气温高于人体皮肤温度时，风总是产生散热效果，当气温高于人体皮肤温度时，对人体起到加热和散热两个相对的作用。

⑤ 湿度与健康关系也很密切

健康湿度，是指人生活环境内的有利健康的湿度范围，室内湿度既不能太低，也不能太高，对人体而言，健康的湿度范围为45% RH—65% RH（RH：相对湿度）。

湿度过高，当温度过高时，就会令人憋闷难耐；当温度低时，湿度高于80% RH，会使人体散热过快，增加寒冷感，使人易患感冒。当气温在26℃以上，空气湿度大于70%时，人容易发怒。当气温升到30℃时，湿度大于50%时，中暑人数会急剧增加，冬季空气干燥，鼻黏膜、嘴、手、脚皮肤弹性下降，常常会出现许多微小裂口。冬季呼吸道疾病、肺心病发生率最高。

湿度过低，空气干燥，人的呼吸道干涩难受，会造成口干舌燥、咽喉疼痛。一般北方地区冬季降水量少，风大，气候干燥，室内湿度也较低。特别是冬天烧炉子、暖气取暖，室内空气更是干燥，容易导致皮肤干燥、皱纹产生、免疫力下降、感冒传播等。

事实上，气象条件及其变化不仅影响人的生理健康，对人的心理情绪方面的影响也非常明显。有利的气象条件，可使人们情绪高涨、心情舒畅，生活质量和工作效率提高；而不利的气象条件，则使人情绪低落、心胸憋闷、懒惰无力，甚至会导致精神疾病和行为异常。

目前，人类还不能改变大范围的气象条件，但人们根据天气变化的规律，提前做好防范工作，是完全可能的。如果人们及时采取有效的防护措施，就可能不受或少受天气条件的影响，从而保证人们的生理健康和情绪稳定。总之，人人需要健康，人人应该关心天气的变化。

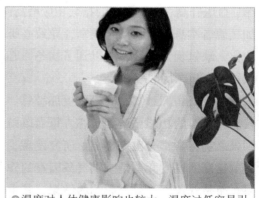

◎湿度对人体健康影响也较大，湿度过低容易引起呼吸系统方面的疾病。

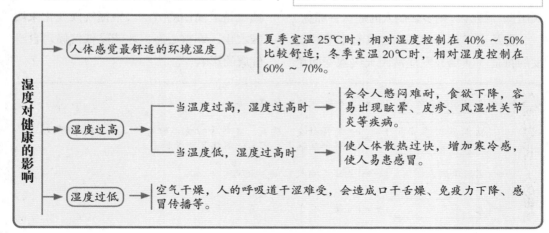

湿度对健康的影响	人体感觉最舒适的环境湿度	夏季室温25℃时，相对湿度控制在40%～50%比较舒适；冬季室温20℃时，相对湿度控制在60%～70%。
	湿度过高 → 当温度过高，湿度过高时	会令人憋闷难耐，食欲下降，容易出现眩晕、皮疹、风湿性关节炎等疾病。
	当温度低，湿度过高时	使人体散热过快，增加寒冷感，使人易患感冒。
	湿度过低	空气干燥，人的呼吸道干涩难受，会造成口干舌燥、免疫力下降、感冒传播等。

气候变化，身体也会做出反应

《黄帝内经》认为，人体与自然环境是一个整体。自然界与人体是相通的。因而气候变化，对人体健康也会产生一定的影响。

现在，气候对健康的影响已经引起了人们的重视，研究发现很大一部分心肌梗死患者和冠心病患者，对气候变化的感受性升高。在高气压控制下的气候条件里，特别在冬季寒潮天气里，急性心肌梗死发病最多。这主要是寒冷刺激使人体血管收缩、血压升高、心肌需要的指数相应增高，加之患者本身的冠状动脉狭窄，导致心肌缺血、缺氧现象加重，所以到了初冬，心肌梗死发病者特别多。

关节炎病人对气候的变化更加敏感。若病人关节的功能已遭到破坏，每当风雨到来之前，常常会出现疼痛。研究发现，关节疼痛的诱发并不是个别气象因素的作用，而是气象因素综合影响的结果，其中影响最显著的是气压和温度的变化。如果气压低、温差大，则多数病人的症状会加重。

胃及十二指肠溃疡病也具有季节性复发的特征。溃疡并发症常因天气骤变而诱发。病变部位虽在胃及十二指肠，但致病原因往往与神经系统的功能有关。当大脑皮质和自主神经的调节功能因骤冷、雨淋、气压变化而失调时，就可引起胃酸及胃蛋白酶分泌增加、胃壁紧张性收缩及蠕动增强、局部血管痉挛、胃黏膜营养障碍，从而使溃疡加重。

气候变化与癌症也有一定的关联。英国研究人员在对大不列颠、瑞典和挪威妇女乳腺癌的发病率进行研究后发现，恶性肿瘤往往在较冷的气候条件下发生更为频繁。

许多人都会有这样的体会，即气候阴晴冷热的变化，往往对人的情绪产生一定的影响。每当秋高气爽或风和日丽的时候，人们的精神往往乐观通达、心情舒畅；当寒风阴雨、干燥闷热的天气，人们的心情就会变得烦躁易怒或抑郁低沉。这是因气候的突然变化影响人体的生理功能，生理功能的变化又能影响人的精神状态。

要减轻气候对健康的影响，注意天气预报是最简便的方法。根据气候变化来增减衣物，调整心态，才能降低气候对自身健康的影响。

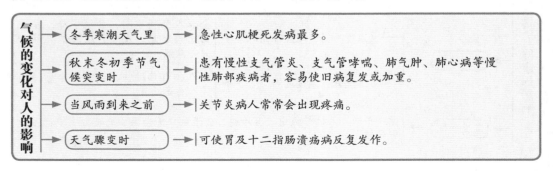

气候的变化对人的影响	冬季寒潮天气里	急性心肌梗死发病最多。
	秋末冬初季节气候突变时	患有慢性支气管炎、支气管哮喘、肺气肿、肺心病等慢性肺部疾病者，容易使旧病复发或加重。
	当风雨到来之前	关节炎病人常常会出现疼痛。
	天气骤变时	可使胃及十二指肠溃疡病反复发作。

《黄帝内经》四时阴阳调和法则

因为身体与天地万物的运行规律一样，春夏秋冬分别对应阳气的"生、长、收、藏"。如果违背了这个规律，就会戕害生命力，破坏人身真元之气，损害身体健康。

在古人看来，春夏秋冬是与肝心肺肾这四个脏器相对应的，春夏养阳，秋冬养阴就要注意这一点。

春季与肝脏相对应，肝属木，喜条达，与春令升发之阳气相应。所以春季养生宜顺应阳气自然升发舒畅的特点，以养肝为要务。

春天在饮食上，不要多吃酸的东西。酸味入肝，其性收敛，多吃不利于春天阳气的生发和肝气的疏泄，这时可以多吃一些性味甘平的食物，如牛奶、蜂蜜、新鲜蔬菜、苹果、梨、山药等。

夏天的时候，天气特别热，气血都到外面来了，体内的阳气也都到外面来了，里面的阳气不足，所以夏天容易会出现胸闷、气短、多汗这样的症状。所以夏天要注意养阳，饮食要以清淡为主。

秋天是气血往里走的季节，《黄帝内经》讲肺主治气，可以帮助你的气血从外往里收。这时候要多吃梨，梨的金气最重，秋气也是最重，梨肉是白的，中医讲"白色入肺"。梨有润肺、止渴的作用，可以入肺经，可以帮助人们的气血从外面向里面走。

冬天的时候，大雪封山，气血都到里面去了，这时正好是补养的好时节，冬天要注重补肾，可以多吃些牛羊肉、木耳、黑豆之类的补肾食物。

但是，有人可能会对这种说法有疑问：春夏季节天气逐渐热了，为什么还要养阳？那不更热了？秋冬季节天气逐渐转冷，为什么还要养阴？不就更冷了吗？

道理在于，春夏的时节气候由暖而渐热，自然界温热了，会影响人体，人感到暑热难耐时，一则人体的自身调节机制会利用自身功能即大量消耗阳气，来调低自身温度抗暑热以适应外界环境的变化；二则天热汗出也会大量消耗阳气，汗虽为津液所化，其性质为阴，但《黄帝内经》认为，汗为心之液，所以汗的生成，也有阳气的参与。

秋冬的时节气候转冷而渐寒，自然界寒冷了，也会影响人体，人感到寒冷时，一则人体的自身调节机制会利用自身功能大量调动阳气，来调高自身温度抵御严寒以适应外界环境的变化；二则秋冬季节阳气入里收藏，中焦脾胃烦热，阴液易损。

所以说，春夏之时阳虚于内；秋冬之时阴虚于内。在养生保健上就要做到"春夏养阳、秋冬养阴"。

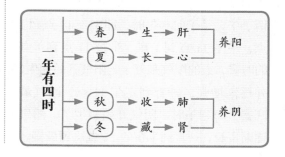

一天就是小四季，每日养阳看时辰

古人认为，一天也是个小四季，早上是春天，中午是夏天，太阳落山是秋天，半夜是冬天，而这也正是《黄帝内经》中所说的"一日分为四时，朝则为春，日中为夏，日入为秋，夜半为冬"。

同四季一样，一天当中，人体内的阳气与自然界的阳气有同步的变化。清晨人体阳气开始发生；中午时分阳气升至顶点，呈现隆盛状态；傍晚黄昏时分则阳气渐趋于体内，阴气开始增长；到了夜晚，体表阳气已微，阴气渐增，至夜半增至顶点，呈现隆盛之态。一年里面，阳气的生、长、化、收、藏，有这么一个过程。在一天里，人也是这样的，要跟着阳气的变化进行做好"生、长、收、藏"四项工作。

中国有句老话叫"一年之计在于春，一天之计在于晨"。《黄帝内经》认为，早上是阳气生发之际，阳气是什么，是动力，是力量源泉。所以，在阳气初生之际做好保养工作很重要。需要我们做的就是吃早饭，多喝点儿粥、豆浆之类的流质食物，少吃饼干类的干食。

中午阳气达到顶点，这个时候建议大家睡个午觉。这也是古人说的子午觉。所谓子午，是子时和午时，即半夜11点到1点，中午11点到1点。半夜11点到1点的时候，人的阳气来复了，阳气开始初生，并逐渐增强，一直到正午11点，阳气最旺盛；一到午时，阴气开始初生了，阴气逐渐生长，一直到半夜的11点达到最盛。

所以子时和午时，一个是阳气初生的时候，一个是阴气初生的时候，不论阴气和阳气，在初生的时候都是很弱小的，需要我们保护它。

太阳西下时阳气渐虚，汗孔也随之闭密。所以到了晚上阳气收藏的时候，不要再扰动筋骨，不要受雾露的侵袭。到了深夜，阳气降到最低点，体内出现一片阴霾之气，这个时候就不要吃夜宵了，因为身体没有动力来消化它，不但不能吸收，还会影响睡眠。另外，晚上11点到1点的时间段内，如果你处在睡眠状态的话，阳气刚刚来复，它不会耗散掉；如果这时候你很好地睡觉了，高血脂、糖尿病发作概率就小。如果违反了阳气的时间活动规律，那么形体就会受邪气的困扰而衰薄。

天人是相应的，自然界阴阳气交变动具有规律性，那么人体就应与"天地相参，日月相应"，做好一天内调养工作，以预防疾病，延年益寿。

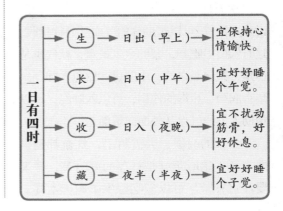

让你终生受益的二十四节气养生要诀

每个节气的专名均含有气候变化、物候特点和农作物生长情况等意义，而同在蓝天下，人其实是和农作物一起生长的，所以养生完全可以随着节气走。

节气，"节"的意思是段落，"气"是指气象物候。二十四节气是我国古代人民为适应"天时""地利"，取得良好的收成，在长期的农耕实践中，综合了天文与物候、农业气象的经验所创设。早在《黄帝内经》中就已经有了节气的详细划分，比如《灵枢》中便有这样的记载："冬至一叶蛰北方，立秋二玄委西南方，春分三仓门东方，立夏四阴洛东南方，招摇五中央，立冬六新洛西北，秋分七仓果西方，立春八天留东北方，夏至九上天南方。"这段话便很清楚地说明了如何根据节气来养生。

事实上，按现代的养生理论来说，节气养生也是极有依据的。因为每个节气的专名均含有气候变化、物候特点和农作物生长情况等意义，而人其实是和农作物一起生长的，所以养生完全可以随着节气走。下面，我们就为大家详细介绍一下二十四节气的养生方法：

❶ 立春（2月3~5日）

立春养生要注意保护阳气，保持心境愉悦的好心态。此时生活在北方地区的人不宜太快地脱去棉服，应多参加室外活动，克服倦怠思眠状态。

饮食调养方面宜食辛甘发散之品，不宜食酸收之味，有目的地选择大枣、豆豉、葱、香菜、花生等进食。

❷ 雨水（2月18~20日）

雨水节气着重强调"调养脾胃"。

饮食调节：多吃新鲜蔬菜、多汁水果以补充人体水分，少食油腻之物，以免助阳外泄，应少酸多甜，以养脾脏之气。可选择韭菜、百合、豌豆苗、荠菜、春笋、山药、藕等。

❸ 惊蛰（3月5~7日）

惊蛰节气的养生要根据自然物候现象、自身体质差异进行合理的调养。

（1）阴虚者：形体消瘦，手足心热，心中时烦，少眠，便干，尿黄，不耐春夏，多喜冷饮。饮食要保阴潜阳，多吃清淡食物，如糯米、芝麻、蜂蜜、乳品、豆腐、鱼等。太极拳是较为合适的运动项目。

（2）阳虚者：多形体白胖，手足欠温，小便清长，大便时稀，怕寒喜暖。宜多食壮阳食品，如羊肉、狗肉、鸡肉、鹿肉等。散步、慢跑、太极拳、五禽戏及日光浴都是适合的锻炼项目。

❹ 春分（3月20~21日）

由于春分节气平分了昼夜、寒暑，人们在保健养生时应注意保持人体的阴阳平衡状态。此时人体血液和激素水平也处于相对高峰期，此时易发非感染性疾病，如高血压、月经失调、痔疮及过敏性疾病等。饮食调养应保持机体功能协调平衡，禁忌偏热、偏寒、偏升、偏降的饮食误区，如在烹调鱼、虾、蟹等寒性食物时，必佐以葱、姜、酒等温性调料，以达到阴阳互补之目的。

⑤ 清明（4月4~6日）

清明乃天清地明之意，是高血压的易发期。在调摄过程中应当减轻和消除异常情志反应，保持心情舒畅，选择动作柔和、动中有静的太极拳作为首选锻炼方式；避免参加带有竞争性的活动和负重性活动。饮食应定时定量，形体肥胖者，应多食瓜果蔬菜。老年高血压者应特别强调低盐饮食。

⑥ 谷雨（4月19~21日）

谷雨节气以后是神经痛的发病期，如肋间神经痛、坐骨神经痛、三叉神经痛等。肋间神经痛在治疗上离不开疏肝行气、活血通络的原则。坐骨神经痛病因不外乎风、寒、湿邪侵袭经络，应辨证施治，使营卫调和而弊病得解。三叉神经痛常突然发作，呈闪电样、刀割样难以忍受，针灸对此有较好的治疗效果。

⑦ 立夏（5月5~7日）

在整个夏季的养生中要注重对心脏的特别养护。立夏节气常常衣单被薄，即使体健之人也要谨防外感，一旦患病，不可轻易运用发汗之剂，以免汗多伤心。

老年人更要注意避免气血瘀滞，以防心脏病的发作。故立夏之季，情宜开怀，安闲自乐，切忌暴喜伤心。清晨可食葱头少许，晚饭宜饮红酒少量，以畅通气血。具体到膳食调养中，我们应以低脂、低盐、清淡为主。

⑧ 小满（5月20~22日）

在小满节气的养生中，我们要特别提出"未病先防"的养生观点。小满节气是皮肤病的高发期，饮食调养宜以清爽、清淡的素食为主，常吃具有清热、利湿作用的食物，如赤小豆、绿豆、冬瓜、丝瓜、黄瓜、藕等；忌食膏粱厚味、甘肥滋腻、生热助湿的食物，如动物脂肪、海鱼类等。

⑨ 芒种（6月5~7日）

芒种节气里要注意增强体质，避免季节性疾病和传染病的发生，如中暑、腮腺炎、水痘等。起居方面要晚睡早起，适当地接受阳光照射（避开太阳直射，注意防暑），中午小憩可助消除疲劳。

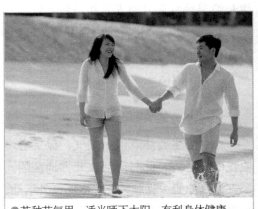

◎芒种节气里，适当晒下太阳，有利身体健康。

⑩ 夏至（6月21~22日）

养生要顺应夏季阳盛于外的特点，注意保护阳气。"心静自然凉"是夏季养生法中的精神调养。

⑪ 小暑（7月6~8日）

小暑之季，气候炎热，人易心烦不安，疲倦乏力。在自我养护和锻炼时，我们应按五脏主时，夏季为心所主而顾护心阳，平心静气，确保心脏功能的旺盛，故夏季养生重点突出"心静"二字就是这个道理。

⑫ 大暑（7月22~24日）

大暑是一年中最热的节气，也是养生保健"冬病夏治"的最佳治疗时机，如慢性支气管炎、肺气肿、支气管哮喘、腹泻等阳虚证。

⑬ 立秋（8月7~9日）

秋内应于肺，肺在志为悲（忧），悲忧易伤肺，所以在进行自我调养时切不可背离自然规律。起居应开始"早卧早起，与鸡俱兴"。早卧以顺应阳气之收敛，早起为使肺气得以舒展。着衣不宜太多。

⑭ 处暑（8月22~24日）

处，去也。处暑时节，气温下降逐渐明显。夜里外出要增加衣服，以保护阳气。另外，要调整睡眠时间。秋季养生之所以强调保证睡眠时间，是因为睡眠有很好的养生作用。

⑮ 白露（9月7~9日）

白露节气中要避免鼻腔疾病、哮喘病和支气管病的发生。特别是对于那些因体质过敏而引发的上述疾病，在饮食调节上更要慎重。凡是因过敏引发的支气管哮喘的病人，平时应少吃或不吃鱼虾海鲜、生冷炙烩腌菜、辛辣酸咸甘肥的食物，如带鱼、螃蟹、虾、黄花菜、胡椒等，宜食清淡、易消化且富含维生素的食物。

⑯ 秋分（9月22~24日）

秋分是秋季九十天的中分点。养生中也应本着阴阳平衡的规律，使机体保持"阴平阳秘"的原则。精神调养最主要的是培养乐观情绪，收敛神气。九九重阳登高观景可使人心旷神怡，也是调节精神的一方良剂。

⑰ 寒露（10月8~9日）

"金秋之时，燥气当令"，如果调养不当，人体会出现咽干、鼻燥、皮肤干燥等一系列的秋燥症状。所以暮秋时节的饮

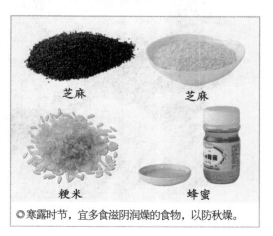

芝麻　　　　芝麻

粳米　　　　蜂蜜

◎寒露时节，宜多食滋阴润燥的食物，以防秋燥。

食调养应以滋阴润燥（肺）为宜，应多食用芝麻、糯米、粳米、蜂蜜、乳制品等柔润食物，少食辛辣之品。

⑱ 霜降（10月23~24日）

霜降之时乃深秋之季，在五行中属金，五时中为秋，在人体五脏中属肺，根据《黄帝内经》养生学的观点，在四季五补中应以平补为原则。

⑲ 立冬（11月7~8日）

冬季养生应顺应自然界闭藏之规律，以敛阴护阳为根本。在精神调养上要做到力求其静，控制情志活动，保持精神情绪的安宁，使体内阳气得以潜藏。起居调养强调"养藏"，早睡晚起，日出而作，保证充足的睡眠，有利于阳气潜藏，阴精蓄积。饮食调养要少食生冷，但也不宜燥热，应有的放矢地食用一些滋阴潜阳、热量较高的膳食，同时也要多吃新鲜蔬菜以避免维生素的缺乏。

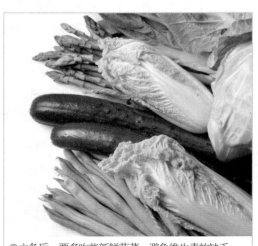

◎立冬后，要多吃些新鲜蔬菜，避免维生素的缺乏。

⑳ 小雪（11月22~23日）

小雪节气前后，天气时常阴冷晦暗，此时人们的心情也会受其影响，特别是那些患有抑郁症的朋友更容易加重病情。抑郁症的发生多由内因即七情过激所致，七情包括了喜、怒、忧、思、悲、恐、惊七种情志的变化，调神养生对患有抑郁症的朋友就显得格外重要。

㉑ 大雪（12月6~8日）

大雪节气后，天气越来越凉。雪后的大风使气温骤降，咳嗽、感冒的人比平时多。有些疾病的发生与不注意保暖有很大关系，所以要注意保暖。

㉒ 冬至（12月21~23日）

冬至是一年中白天最短的一天。养生的重点放在中老年朋友身上，尤其是中年人，静神少虑，应劳而勿过，节欲保精，欲不可纵。

㉓ 小寒（1月5~7日）

人们在经过了春、夏、秋近一年的消耗后，脏腑的阴阳气血会有所偏衰，合理进补既可及时补充气血津液，抵御严寒侵袭，又能使来年少生疾病，从而达到事半功倍的养生目的。冬令进补应以温补为宜。

㉔ 大寒（1月20~21日）

大寒是一年中的最后一个节气。古有"大寒大寒，防风御寒，早喝人参、黄芪酒，晚服杞菊地黄丸"之法。

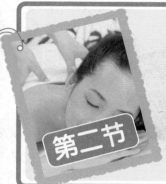

借天地之力，养五脏六腑
——《黄帝内经》十二时辰养生原理

第二节

五脏六腑人之本，生老病死皆攸关

五脏是指人体内心、肝、脾、肺、肾五个脏器的合称。脏，古称藏。五脏的主要生理功能是生化和储藏精、气、血、津液和神，故又名五神脏。……六腑是人体内胆、胃、大肠、小肠、三焦、膀胱六个脏器的合称。腑，古称府，有库府的意思。六腑的主要生理功能是受纳、腐熟水谷，泌别清浊，传化精华，将糟粕排出体外，而不使之存留。

说到五脏六腑，大家都不会觉得陌生，而且知道这是对人体内脏的总称。关于人体的五脏六腑，《黄帝内经》有个著名的理论就是"藏象学说"。藏指藏于体内的内脏，象指表现于外的生理、病理现象。藏象包括各个内脏实体及其生理活动和病理变化表现于外的各种征象。藏象学说是研究人体各个脏腑的生理功能、病理变化及其相互关系的学说。它是历代医家在医疗实践的基础上，在阴阳五行学说的指导下，概括总结而成的，是中医学理论体系中极其重要的组成部分。

《黄帝内经》中对五脏六腑进行了明确的分工：其中，心为"君主之官"，肝为"将军之官"，肺为"相傅之官"，脾胃为"仓廪之官"，肾为"作强之官"，胆为"中正之官"，大肠为"传导之官"，小肠为"受盛之官"，膀胱为"州都之官"，三焦为"决渎之官"。这里的五脏六腑已经超越了具体的组织器官，上升为一个国家的若干种官职，通过这几种官职把同类功能的组织器官整合在一起，没有提到名字的器官都归这些有名称的官员统帅，再通过经络把各个器官联系起来，也就形成了身体这个"国家"了。只要五脏六腑各司其职，就能把身体这个"国家"治理得井井有条。所以说，如何保养脏腑对养生来说是至关重要的。下面就分别为大家简单介绍一下五脏六腑养生的基本常识。

❶ 心

《黄帝内经》称心为"君主之官"。

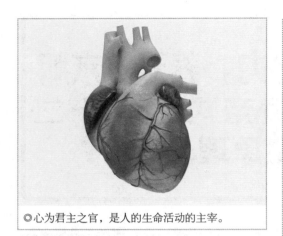

◎心为君主之官，是人的生命活动的主宰。

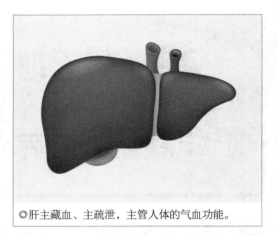

◎肝主藏血、主疏泄，主管人体的气血功能。

就是肯定了心在五脏六腑中的重要性，它是脏腑中最重要的器官。心是人的生命活动的主宰，统帅各个脏器，使之相互协调，共同完成各种复杂的生理活动，以维持人的生命活动。如果心发生病变，则其他脏腑的生理活动也会出现紊乱，从而产生各种疾病。另外，人的精神、思维和意识活动，都是由心主持的。心的功能正常，则精神健旺，神志清楚；反之，则可致精神异常，出现惊悸、健忘、失眠、癫狂等症候，也可引起其他脏腑的功能紊乱。

❷ 肝

肝主要有两大功能：

（1）主藏血。肝主藏血，一部分是滋养肝脏自身，一部分是调节全身血量。如果滋养肝脏的血液不足，人就会感觉头晕目眩、视力减退。肝调节血量的功能主要体现在：肝根据人体的不同状态，分配全身血液。当人从安静状态转为活动状态时，肝就会将更多的血液运送到全身各组织器官，以供所需。当肝的藏血功能出现

问题时，则可能导致血液逆流外溢，并出现呕血、衄血、月经过多、崩漏等病症。

（2）主疏泄。即肝气具有疏通的特性。"气为血之帅"，肝气疏通、畅达，血就能顺利地流向身体各处，如果肝气瘀滞，则血流肯定不畅，不能供给全身，就会导致全身乏力、四肢冰冷等症状。如果肝气长期瘀滞，全身各组织器官必然长期供血不足，影响其生长和营运功能，这样，体内毒素和产生的废物不能排出，长期堆积在体内，就会发展成恶性肿瘤，也就是我们闻之色变的"癌"。

❸ 脾

《黄帝内经》认为："脾为后天之本"，说明脾在人体中的地位非常重要。脾主运化，把水谷化成精微并吸收，转换成气血津液，传输至全身，保证人体的正常运行。没有脾的运化作用，人体就不能得到能源，也就不能生存和生活下去。脾还有统血的作用，就是统摄、约束血液行于脉内而不外溢。如果脾气虚弱，失去了约束血的力量，就会出现一些出

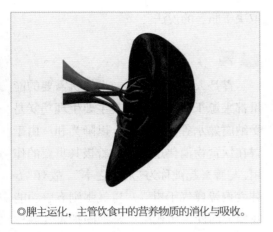

◎脾主运化，主管饮食中的营养物质的消化与吸收。

血病症，如皮肤紫癜、产后出血不止、呕血、便血、尿血等。

④ 肺

《黄帝内经》中说，肺为"相傅之官"，相傅，即是宰相，说明肺在五脏六腑中的地位也很高。宰相的职责是什么？负责了解百官、协调百官，事无巨细都要管。肺是人体内的宰相，它必须了解五脏六腑的情况，所以《黄帝内经》中有"肺朝百脉"，就是说全身各部的血脉都直接或间接地汇聚于肺，然后敷布全身。所以，各脏腑的盛衰情况，必然在肺经上有所反映。

另外，肺外合皮毛，皮毛是肺的外延。皮肤是由肺经的气机来充养的，如果肺经气机太足，血液循环就会加快，导致皮肤发红、怕热、容易过敏；如果肺经气机长期虚弱，皮肤血液循环不足，就会失去光泽，肤色比较暗淡。这时，只用化妆品并不能达到美容目的，首先要将肺经的气机养起来，这样内外兼修，才有效果。

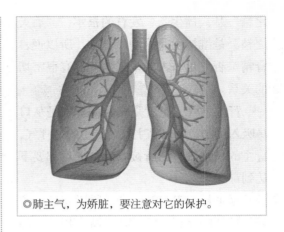

◎肺主气，为娇脏，要注意对它的保护。

⑤ 肾

《黄帝内经》中说："肾者，作强之官，技巧出焉。"这是在肯定肾的创造力。肾主藏精，这是肾的一个非常重要的功能。这里所说的精是维持人体生命活动的基本物质。肾藏精气有先天、后天之分，先天之精是从父母那里传承来的，是构成人体胚胎的原初物质；后天之精是出生后摄取的水谷精气及脏腑生理活动过程中所化生的精微物质，又称"脏腑之精"。"先天

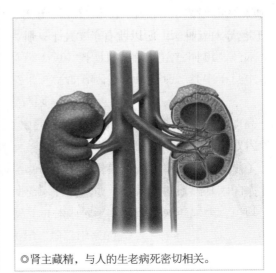

◎肾主藏精，与人的生老病死密切相关。

之精"是人体生长、发育的根本，"后天之精"是维持生命的物质基础，所以说，肾精是否充足与人的生老病死都有很密切的关系。

肾主纳气，也就是接收气。气是从口鼻吸入到肺，所以肺主气。肺主的是呼气，肾主的是纳气，肺所接收的气最后都要下达到肾。

肾主骨，齿为骨之余，所以牙齿也依赖于肾精的充养，肾亏牙齿就会松动，甚至会脱落。所以养肾是非常重要的。

⑥ 胆

《黄帝内经》指出："胆者，中正之官，决断出焉。凡十一脏，取决于胆也。"为什么胆如此重要呢？这是因为胆的好坏影响到胆汁的分泌疏泄，而胆汁的分泌疏泄又会影响到食物的分解，食物分解的好坏影响到食物营养成分的吸收与转化，而营养成分的吸收转化又直接影响到人体能量的补充供给，能量补充供给又影响到其他脏腑的能量需求（五谷、五味、五畜、五禽、五色等入五脏）。所以就有了"凡十一脏，

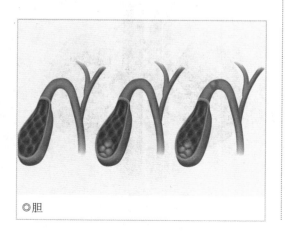

◎胆

取决于胆"的说法。

⑦ 胃

胃是人体的加油站，人体所需要的能量都来源于胃的摄取。其主要生理功能是受纳腐熟水谷、主通降，以降为和。由于胃在饮食物消化过程中起着极其重要的作用，与脾一起被称为"后天之本"，故有"五脏六腑皆禀气于胃"，胃气强则五脏功能旺盛。因此，历代医家都把固护胃气当作重要的养生和治疗原则。

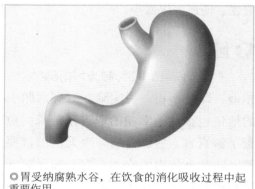

◎胃受纳腐熟水谷，在饮食的消化吸收过程中起重要作用。

⑧ 大肠

大肠居于下腹中，具有"上传下达"

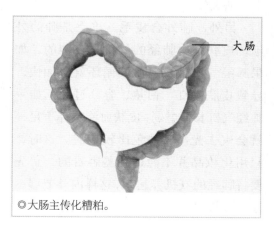

———— 大肠

◎大肠主传化糟粕。

的功能。其主要生理功能是传化糟粕。大肠与肺相表里。

大肠接受经过小肠泌别清浊后所剩下的食物残渣，吸收多余的水分，形成粪便，经肛门而排出体外。《黄帝内经》说："大肠者，传导之官，变化出焉。"大肠的这一功能是胃的降浊功能的延伸。如大肠传导失常，可出现大便质、量以及次数的异常变化，如泄泻或便秘或便脓血等。

⑨ 小肠

小肠为"受盛之官"，受盛就是"承受和兴盛"，就是小肠接受由胃传送下来的水谷，将其解析变化成精微物质，并大量吸收，使体内的精微物质非常富足，故称"兴盛"。

小肠将经过进一步消化后的食物，分别为水谷精微和食物残渣两部分，并将水谷精微吸收，将食物残渣向大肠输送，同时，也吸收大量的水液，而无用的水液则渗入于膀胱排出体外。因而，小肠的泌别清浊功能，还和大便、小便的质量有关。如小肠的泌别清浊功能正常，则二便正常；

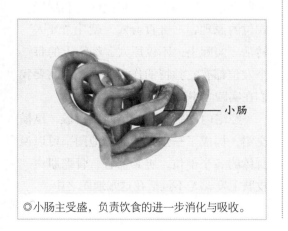

————小肠

◎小肠主受盛，负责饮食的进一步消化与吸收。

反之，则大便稀薄而小便短少。

⑩ 膀胱

膀胱位于小腹中，与尿道相通，主要功能是将多余的水液、有害物质转化为尿。人体内的水分以及许多有害物质在肾脏的作用下，进入膀胱转化为尿，最后再由尿道排出体外。膀胱将多余的水液、有害物质转化为尿，离不开肾的大力协助，单靠膀胱"单打独斗"，此过程根本无法顺利进行。

⑪ 三焦

三焦就是装载全部脏腑的大容器，也就是整个人的体腔。分为上焦、中焦和下焦。上焦包括心、肺。主要功能是输送营养物质；中焦包括脾、胃，主要功能是消化吸收营养物质；下焦为包括肾、膀胱、大小肠、女子胞等，主要功能是排泄糟粕。三焦就像一个工程的总指挥，它使得各个脏腑间能够相互合作，步调一致，同心同德为身体服务。三焦是调动运化人体元气的器官。这时它更像是一个财务总管，负责合理分配使用全身的气血和能量。简而言之，三焦有两大主要功用——通调水道和运化水谷。所以，要想身体健康，三焦就一定要保持通畅，否则人就会生病。一旦三焦都病了的话，那就很危险了。

《黄帝内经》告诉我们，人体是一个极为无为和极为自足的系统。我们如果偏离了无为、自足的本性，是必然要生病的。所以，一定要因循身体本性的原则，这样身体才是和谐的，也才是健康的。

五脏六腑相表里，全靠经络来联系

人体的十一个脏器各有一条相对应的经络，加上心包经，也就是心脏和心脏外层的保护膜之间，称之为心包，其相应的经络称之为心包经。再加上人体躯干前侧的任脉和后侧的督脉，一共有十四条主要的经络。脏与腑之间就由这些经脉来联络，彼此经气相通，互相作用，构成一个和谐的整体。

"表里"是中医学特有的概念，在《黄帝内经》中，称人体外部皮毛肌腠为表，内部五脏六腑为里。而在脏腑之间，又分五脏为里，六腑为表，一脏配一腑：心与小肠，肝与胆，脾与胃，肺与大肠，肾与膀胱，心包与三焦互为表里。

人体的十一个脏器各有一条相对应的经络，加上心包经，也就是心脏和心脏外层的保护膜之间，称之为心包，其相应的经络称之为心包经。再加上人体躯干前侧的任脉和后侧的督脉，一共有十四条主要的经络。脏与腑之间就由这些经脉来联络，彼此经气相通，互相作用，构成一个和谐的整体。经络不仅有联系脏腑、输送气血的功能，当脏腑出现问题时，还可以通过疏通经络来治疗，因此经络养生很重要，防病治病都有效。

说到经络，不能不提扁鹊。说到扁鹊，"活死人"的故事不得不说。话说扁鹊经过虢国，正碰上虢国的太子死去，尸骨未寒，人们正在为他举行祭祀。扁鹊在经过仔细询问及诊查后，确信太子并没有真死，就冒着杀头的危险去了皇宫。

扁鹊舌战群儒之后，在太子的百会穴下针，过了几分钟，太子就苏醒了。进一步调理了半个多月，太子便恢复如常。扁鹊也就此赢得"能活死人"的美誉。

这里，扁鹊"活死人"的原理就是经络。经络不仅仅是供气血运行的通道，同时也是脏腑之间、肢节之间互相联络的桥梁。《黄帝内经》说："夫十二经脉者，内属于腑脏，外络于肢节。"十二经络是人体的主要干道，连接上下，与五脏六腑紧密相连，唇齿相依；奇经八脉、十五络脉散布全身，循环于人体内外，将人体所有器官组成一个有机的整体，内脏、四肢、五官、皮肤、肉、筋、骨等都在经络的联系下互相发生关联，牵一发而动全身，彼此影响。

《黄帝内经》中说："五脏有疾也，应出十二原。"意思就是说，五脏有病，会反映到十二经的原穴上。所以，明白了五脏相应的原穴，审视原穴的反映情况，就能知道五脏的变化。扁鹊就是利用经络穴位的原理，一针百会穴，就让"死人"转活。实际上，不仅原穴，经络上的每一个穴位都有它独特的作用，这一点需要我们在实践当中慢慢摸索。

经络内连脏腑，外接四肢百骸，纵横交错，构成了一张人体的活地图，可以说身体的各个部位，脏腑器官、骨骼肌肉、皮肤毛发，无不包括在这张地图之中。

中医的整体思维

——脏腑、经络与形体是相互联系的

整体性是中医思维的最突出特征，是中国传统养生保健文化重整体和谐的系统自然观在中医学中的体现，是中医学对人体疾病诊断、施治的出发点。中医学的整体性思维表现在：把人体的脏腑、经络与形体等看作是一个相互联系、制约、作用、影响并相互包含、相互映射的有机系统。

因此，当身体的某处发生病痛时，不能简单地就事论事，只关注疼痛的部位，而要对其他部位也做相应的检查，因为此处的疾病可能是别的部位的病变引起的。医术高明的医生会仔细观察病人，利用医术和长期积累的经验，找出疾病的真正根源，从而进行根治。

脏腑、经络与形体是相互关联而不可分离的

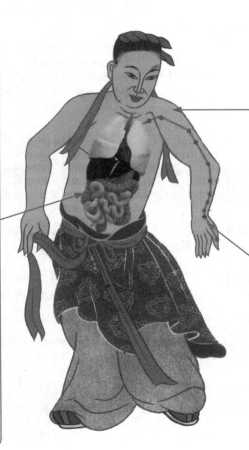

中医以脏腑总称人体内部的器官。五脏为心、肝、脾、肺、肾，六腑为胃、胆、三焦、膀胱、大肠、小肠。脏腑比较脆弱，需依靠外在的形体来保护，才能避免外邪的伤害。

同时，人体脏气的盛衰，会反映到形体最明显的部位。如：心，其华在面；肝，其华在爪；脾，其华在唇；肺，其华在皮毛；肾，其华在发。可见脏器和肌体的关系是密切的。

形体主要是指皮肤、肌肉、脉、筋、骨等。它们与五脏的关系是心主脉，肝主筋，脾主肌肉(及四肢)，肺主皮毛，肾主骨。形体必须依赖脏腑的精气濡养，才能维持其正常的生理活动。

经络是运行气血、联系脏腑和体表及全身各部的通道，是人体功能的调控系统。

外邪侵入形体后，循经络传脏腑；脏腑病变后，通过经络而外及形体。

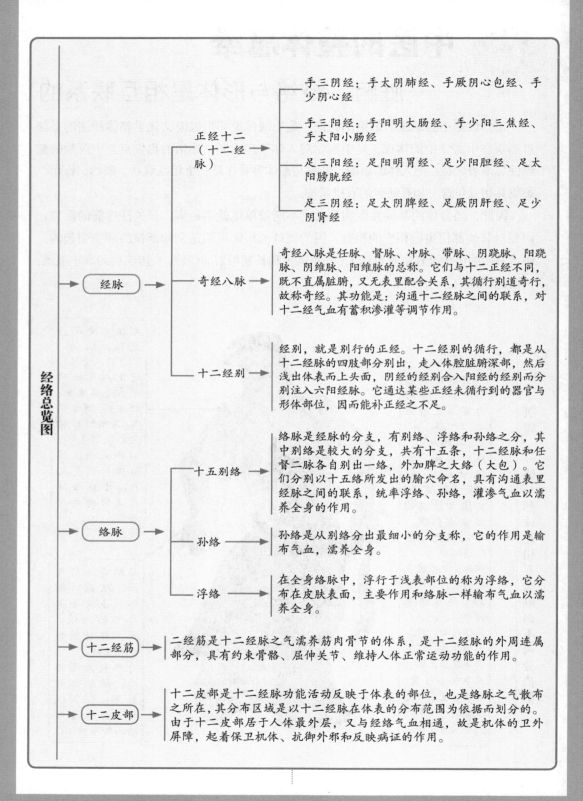

经络总览图

经脉

正经十二（十二经脉）

手三阴经：手太阴肺经、手厥阴心包经、手少阴心经

手三阳经：手阳明大肠经、手少阳三焦经、手太阳小肠经

足三阳经：足阳明胃经、足少阳胆经、足太阳膀胱经

足三阴经：足太阴脾经、足厥阴肝经、足少阴肾经

奇经八脉

奇经八脉是任脉、督脉、冲脉、带脉、阴跷脉、阳跷脉、阴维脉、阳维脉的总称。它们与十二正经不同，既不直属脏腑，又无表里配合关系，其循行别道奇行，故称奇经。其功能是：沟通十二经脉之间的联系，对十二经气血有蓄积渗灌等调节作用。

十二经别

经别，就是别行的正经。十二经别的循行，都是从十二经脉的四肢部分别出，走入体腔脏腑深部，然后浅出体表而上头面，阴经的经别合入阳经的经别而分别注入六阳经脉。它通达某些正经未循行到的器官与形体部位，因而能补正经之不足。

络脉

十五别络

络脉是经脉的分支，有别络、浮络和孙络之分，其中别络是较大的分支，共有十五条，十二经脉和任督二脉各自别出一络，外加脾之大络（大包）。它们分别以十五络所发出的腧穴命名，具有沟通表里经脉之间的联系，统率浮络、孙络，灌渗气血以濡养全身的作用。

孙络

孙络是从别络分出最细小的分支称，它的作用是输布气血，濡养全身。

浮络

在全身络脉中，浮行于浅表部位的称为浮络，它分布在皮肤表面，主要作用和络脉一样输布气血以濡养全身。

十二经筋

二经筋是十二经脉之气濡养筋肉骨节的体系，是十二经脉的外周连属部分，具有约束骨骼、屈伸关节、维持人体正常运动功能的作用。

十二皮部

十二皮部是十二经脉功能活动反映于体表的部位，也是络脉之气散布之所在，其分布区域是以十二经脉在体表的分布范围为依据而划分的。由于十二皮部居于人体最外层，又与经络气血相通，故是机体的卫外屏障，起着保卫机体、抗御外邪和反映病证的作用。

细说十二时辰养生法的由来

中医养生学认为，人体有十二正经，分别对应着十二时辰，按其开合规律，须采用相应的养生方法。事实上，早在《黄帝内经》中便提出了适应时辰变化的作息制度，后来养生学家在此基础上又创立了一日十二时辰的养生法。清代医学家尤乘将其总结为"十二时无病法"。

在讲时辰养生之前，我们先来说说时辰这个话题。时辰是古代的计时单位，相当于我们现在的两个小时。古代没有钟表，但人们又需要时间来安排一日的活动，于是我们聪明的先人们根据太阳的升落，天色的明暗将一天划分为不同的时段。这种划分法最早见于殷商甲骨的卜辞中，当时就有"旦"（清晨）、"夕"（傍晚）、"明"（黎明）、"日中"（中午）、"昃日"（下午）、"昏"（黄昏）等记载。后来，随着人们的不断实践和对自然认识的深入，时段的划分也越来越细了。汉武帝的时候推行了"太初历"，自此以后历法开始变得越来越精密。一昼夜开始被划分为十二个时段，再用十二地支来代表，便有了十二时辰之说。

十二时辰分别为子、丑、寅、卯、辰、巳、午、未、申、酉、戌、亥，它们所对应的时段依次为夜半、鸡鸣、平旦、日出、食时、隅中、日中、日昳、晡时、日入、黄昏、人定。这十二时段是我国古人借助他们看到的一些有代表性的自然特征和生物特征来计时的方法。比如把半夜鸡叫称作"鸡鸣"，把天黑要睡觉的时间命名为"人定"，早上吃饭的时间叫作"食时"，吃晚饭的时间叫作"晡时"。剩下的八个时段都是指太阳运行的位置，可见古人有多聪明，在那个时候就懂得用太阳在天空的位置来划分时间。

十二时辰是根据大自然的运行变化规律总结出来的，我们知道"天人合一"，那么人体是不是也遵循这样的规律呢？的确如此，中医养生学认为，人体有十二正经，分别对应着十二时辰，按其开合规律，须采用相应的养生方法。事实上，早在《黄帝内经》中便提出了适应时辰变化的作息制度，后来养生学家在此基础上又创立了一日十二时辰的养生法。清代医学家尤乘将其总结为"十二时无病法"。其法如下：

① 卯时（5 ～ 7 时）

卯时是指太阳刚刚露脸，冉冉初升的那段时间。时间范围是上午5时正至上午7时正。一般来说，卯时已经可以看到晨光了。在起床时，要根据气候的寒暖选择适当的衣服。起床后，可坐在明亮的窗户下，喝一杯白开水，不要喝茶。再梳头发百余下，可疏风散火，明目去脑热。洗漱完毕后，应该喝一点儿淡粥，吃饱后稍休息，再徐徐行走五六十步，

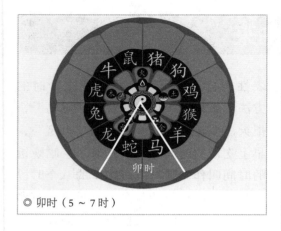

◎卯时（5～7时）

边走边用手摩挲肚子。如果此时要出门或不出门但感觉疲倦，可以饮一点儿点儿酒，可用来养真气。

❷ 辰、巳时（7～11时）

这两个时辰可以用来读书看报，或处理家务，或到公园里散步，赏花赏鸟，并要开开心心地享受这段时光，不要因为一些小事而动气。回到屋里后，要闭目养神，或叩齿咽津数十口。这样做是因为从亥子两个时辰开始，真气就到了，到了巳午时真气就逐渐减少，因此此时应定神调息，以用来调养真气。

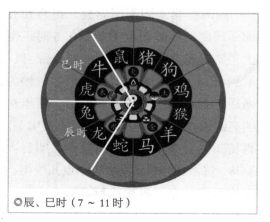

◎辰、巳时（7～11时）

❸ 午时（11～13时）

午时又名"日中""日正"等。时间范围为上午11时正至下午1时正。这时候太阳最猛烈，相传这时阳气达到极限，阴气将会产生。

此时，要根据自己的饭量去吃饭，不要勉强。午餐吃得要好，尽量丰盛、齐全些。这里说的吃得好，并非一定是山珍海味，而是要吃加工熟的食物，不吃生冷和坚硬的食物。午餐不可吃得过饱，饭后应站起来走上百余步，然后抚摸腹部，再转手抚摸肾堂，让它热起来，使得肾和脾运动起来。然后再喝点儿茶水，不要喝得过量。

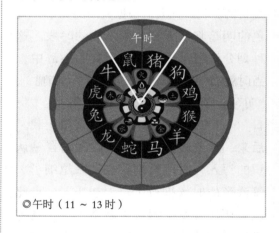

◎午时（11～13时）

❹ 未时（13～15时）

未时又名"日跌""日央"等，太阳偏西为日跌。时间范围为下午1时正至下午3时正。

未时是消化午餐的时候，这样身体才可以最大化地吸收食物的营养成分。未时最好还能午休片刻，醒来后，可看书、写

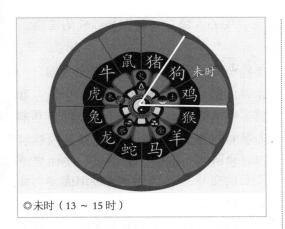

◎未时（13～15时）

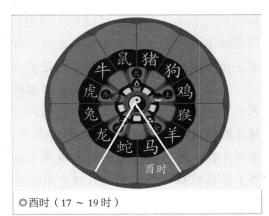

◎酉时（17～19时）

作或邀朋友叙叙，或出去散散步，放松自己，不要太过劳苦。

⑤ 申时（15～17时）

申时又名"哺时""夕食"等。时间范围为下下午3时正至下午5时正。

申时是上班族的下午茶时间，此时可吃点儿小点心或果品，宜多喝水。在申时，气血容易上输于脑部，因此，申时更是办公、学习、绘画、运动等的良机。

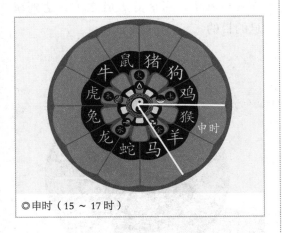

◎申时（15～17时）

⑥ 酉时（17～19时）

酉时又名"日入""日落"等，意

为太阳落山的时候。时间范围为下午5时正至下午7时正。

酉时应该是吃晚饭的时间了，但不能吃得太迟或太饱，可以少喝点儿酒，不要喝醉。

⑦ 戌时（19～21时）

戌时又名"黄昏""日暮""日晚"等，此时太阳已落山，天地昏黄，万物朦胧，故称黄昏。时间范围为晚上7时正至晚上9时正。

戌时可用热水泡脚，可以降火、活血、除湿。并且用凉茶水漱口，可以去除食

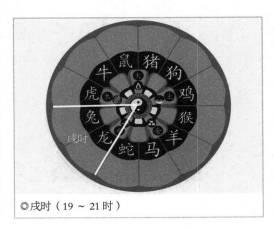

◎戌时（19～21时）

物的残渣和毒火。睡前可以看一会书，但不能看得太久，否则会损伤眼睛。此时不能多想问题，因为此时思虑过多会造成心火上炎，引起肾水不足，容易导致心肾不交，易患性功能障碍。所以在这个时候，应尽量使心绪安宁，静心养气，早早入睡。此外，睡之前可以按摩左右脚心的两个涌泉穴数百次，可保养人的精气。

⑧ 亥、子时（21～1时）

亥时又名"人定""定昏"等。人定也就是人静，此时夜色已深，人们已经停止活动，安歇睡眠了。时间范围为晚上9时正至11时正。

子时又名"夜半""子夜"等，是十二时辰的第一个时辰。时间范围为半夜的11时正至次日1时正。

这两个时辰应该安然入睡，以保养人的元气。睡时，身体要侧面睡着，一只脚屈着放在另一只脚上。要让自己的心情平静下来，什么都不要想，只有先睡心了，人才能安静入眠。这样心无杂念，安心入睡，才是调神养气的法宝。

⑨ 丑、寅时（1～5时）

丑时又名"鸡鸣""荒鸡"等，是十二时辰的第二个时辰。时间范围为凌晨1时正至凌晨3时正。

寅时又名"黎明""日旦"等，是夜与日的交替之际。时间范围为凌晨3时正至凌晨5时正。

这两个时段为人体精气生发的时候。如果此时失眠，可披着被子，坐在床上，呵一两口气，把体内浊气吐出。然后把两只手搓热，摩擦鼻子两旁，并用搓热的手熨热双目3～5遍。接着把两只耳朵分别向前、向后揉卷3～5遍。然后用两只手抱住后脑，双手的手心恰好掩住双耳，用食指去弹中指，用来击打后脑勺24次。完毕后，再左右耸跳身子，舒展双臂，像开工一样，做49遍。最后，漱嘴里的唾液满口，用意念送下丹田，作三口咽下，可清除五脏之火，达到减息的目的。

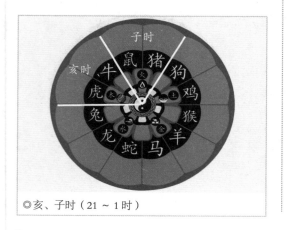

◎亥、子时（21～1时）

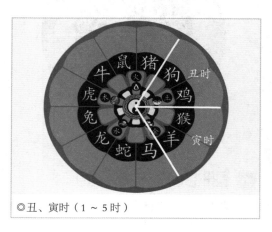

◎丑、寅时（1～5时）

经脉时辰相对应，顺时养生由此行

时辰与经脉配属的实质，是每值某经所配属之时，则该经功能活动相对旺盛。因而，能对针灸等治疗效果产生影响。这一配属是人类在长期生存并适应这个具有明显节律变化的环境中所形成的。

古人将一天分为十二个时辰，与之相对应的，人体也有十二条经络，我们称之为"十二正经"，每条正经各有所主的脏腑。"十二正经"是人体的主干线。气血按十二时辰的阴阳消长有规律地流注于十二经脉之中，而人体各脏腑的功能也会随时间的推移而发生相应的变化。经与体内无数条脉络相互交错（经为干线，络为旁支），在人体内形成一张大网，将人体连成一个有机的整体，使人体的活动保持着阴阳的协调统一。所以要平衡阴阳，首先要养好经络。经络上有很多穴位，对于没有中医基础的普通患者来说很难掌握。其实，养好经络并不一定要你熟记各个穴位，只要顺应它的本性，有规律地作息就好。

《黄帝内经》记载，每天十二时辰和人的十二经络的运行是有规律可循的，与五脏（是指五个功能活动系统）一样。十二经脉的交接顺序是从肺经始，而大肠经，而胃经，而脾经，而心经，而小肠经，而膀胱经，而肾经，而心包络经，而三焦经，而胆经，而肝经，复从肝经注入肺经，周而复始，循环无端，日夜运行五十周。

为什么十二时辰与十二经会是这样的配属关系呢？这是因为手太阴肺经为十二经之首，而"寅"是一天之中阳气初生之时，《史记·律书》亦云："寅言万物始生。"在十二月中，寅属正月，为生阳之气，同样一昼夜中寅主生阳，为十二辰之首。故寅配属手太阴肺经，其余各经便自然成有序排列，便形成了现在的经配属关系。

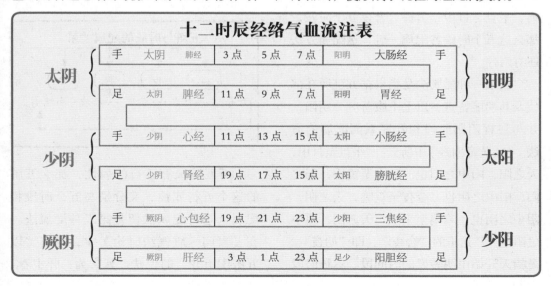

十二时辰经络气血流注表

	手	太阴	肺经	3点	5点	7点	阳明	大肠经	手	
太阴	足	太阴	脾经	11点	9点	7点	阳明	胃经	足	阳明
	手	少阴	心经	11点	13点	15点	太阳	小肠经	手	
少阴	足	少阴	肾经	19点	17点	15点	太阳	膀胱经	足	太阳
	手	厥阴	心包经	19点	21点	23点	少阳	三焦经	手	
厥阴	足	厥阴	肝经	3点	1点	23点	足少阳	胆经	足	少阳

脏腑与时辰的配属关系

不仅十二经脉与时辰相配属，五脏也有相应的时段配属。如果将一昼夜分为鸡鸣、平旦、日中、黄昏、合夜五个时段，那么这五个时段各配属一脏，这配属方法还有两种。

中华养生文明源远流长，有着五千多年的历史。《黄帝内经》说："五脏之道，皆出于经髓，以行血气。血气不各，百病乃变脂而生。是帮守经髓焉。"意思就是说，五脏是人类生命的根本，如果五脏的功能失调，必然导致各种疾病出现。有效的五脏调理方法，是治病的根本。自古以来，所有养生方法，都是通过对五脏的调理，来达到防病和祛病的养生功效。这里的五脏，实际是指五脏系统，它包括六腑、五体、诸窍等。

不仅十二经脉与时辰相配属，五脏也有相应的时段配属。如果将一昼夜分为鸡鸣、平旦、日中、黄昏、合夜五个时段，那么这五个时段各配属一脏，这配属方法还有两种。

这第一种配属法是指根据五脏所在部位及其功能特点，以上下腹背区分阴阳，并与昼夜阴阳时段相互联系而配属的方法。如《黄帝内经》中所云："平旦至日中，天之阳，阳中之阳也。日中至黄昏，天之阳，阳中之阴也。合夜至鸡鸣，天之阴，阴中之阴也。鸡鸣至平旦，天之阴，阴中之阳也。"这里的"合夜"，即"始夜"，是指天开始由明转黑的时间段。这种时段

划分，除黄昏到始夜外，其他的时段都是相连贯的，即合夜→鸡鸣→平旦→黄昏。从以上可以看出，黄昏至合夜也应当称为一个时段。按此法就将一昼夜划分为了五个时段，这五个时段恰好与五脏相配。《黄帝内经》中还说道："背为阳，阳中之阳，心也。背为阳，阳中之阴，肺也。腹为阴，阴中之阴，肾也。腹为阴，阴中之阳，肝也。腹为阴，阴中之至阴，脾也。"这段话明显地指出了四时段与四脏的配属关系：鸡鸣至平旦配肝，平旦至日中配心，日中至黄昏配肺，合夜至鸡鸣配肾。但这五脏中的"脾"又与哪一时段相配呢？文中讲到"脾之至阴"，什么是"至阴"？"至阴"就是指从阳到阴，这里的"至"是到的意思。而黄昏至合夜这个时段正好是从阳开始转阴的时候，故与脾相配。那么，五脏与时段的配属关系就如下图所示：

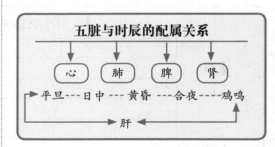

而五脏又有五行的属性，那么五脏的这个五行属性，又分别与五个时段相配属，这种配属法便是第二种配属法。在《素问·脏气法时论》中，即有"以五脏配五季"的说法。其文为：肝主春，

心主夏，脾主长夏，肺主秋，肾主冬。关于五脏与昼夜时段的相配关系，主要是从什么时段五脏病症的病情与其他时段相比会有所好转而表现出来的。如果得的是肝病，则平旦时段会有好转；得的是心病，则日中时段会有好转；若是脾得了病，则日昳时段会出现起色；而肺得了病的话，则下晡时段会有所好转；倘若不幸是肾得了病，则到了夜半时会见起色。这里的时段划分又是十二时段划分法，但无论是什么时段分法，以上的文字已明确地显示出五脏与五时又五行的配属关系，即平旦（木）配肝，日中（火）配心，日昳（土）配脾，下晡（金）配肺，夜半（水）配肾。

这两种配属法因为依据不同，所以在时段与脏腑的配属关系上也有所不同。如在第二种配属法中，脾土在其所生肺金之前；而第一种配属法中，上焦胸背之肺脏，在于腹中脾脏之前。这一差异，除反映出

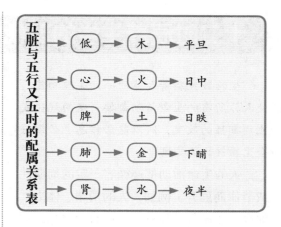

五脏与五行又五时的配属关系表

肝	→	低	→ 木	→ 平旦
心	→	心	→ 火	→ 日中
脾	→	脾	→ 土	→ 日昳
肺	→	肺	→ 金	→ 下晡
肾	→	肾	→ 水	→ 夜半

阴阳学说与五行学说两者，虽然相互融合，但仍表露出结合并不十分紧密之外，更重要的是各自从不同的侧面，部分地反映出脾脏主时的特殊性。

明白五脏与时段的配属关系，就能"对症下药"，比如肝不好的人平旦这个时段治疗、滋养效果最好，而心脏不好的话，则在日中吃药或吃补品效果最好。总之，每一个时段都与我们的脏腑相配属，因时养脏才有效果。

养生锦囊

五脏各有所喜，对食物的选择也是有偏性的，粗略地说，五行与五脏、五味的关系是：金主肺，味辣；木主肝，味酸；水主肾，味咸，火主心，味苦；土主脾，味甘甜。所以，食养五脏要根据食物的五味，这样才能达到最好的效果。具体来说，应该按照以下的原则：

（1）酸入肝。酸类的食物是入肝的，如果你患了肝病就要少吃酸，因为酸具有收敛的作用，太收敛则肝气就不能生发，病就会加重。

（2）辛入肺。辛类的食物是入肺的，如果肺出现了问题，就不能吃辛味食物。但是辛味具有发散风寒、行气止痛等作用，例如葱姜善散风寒、治感冒；金橘能疏肝解郁等。

（3）苦入心。中医认为，苦味的食物入心，如果得了心病，那最好还是少吃苦味食物。然而，苦味食物却具有清热、泻火的功能。例如，莲子心能清心泻火，可治心火旺的失眠之症。

（4）咸入肾。咸类食物是走肾的，肾主骨，如果病在骨上，就要少吃咸，这样才能把骨养好，把肾养好。

（5）甘入脾。甜味的食物走脾胃，孩子如果特别喜欢吃糖，说明他脾虚。如果病在脾胃，就要少吃甜味的食物和油腻的食物，因为这样的食物会让脾增加代谢负担，使脾更加疲劳。

十二时辰养生学的现代证明

生物钟控制着人体的一切生理功能，使人体所有的生命活动都按一定的规律发生周期性的改变，所以起居作息也必须符合生物钟的运转规律。

人的生命活动都遵循着一定的周期性或节律而展开。例如，人的情绪、体力、体温、血压等，都有一定的时间规律，这就是人体内的"生物钟"现象。例如，人体的体温在24小时内并不完全一样，早上4时最低，18时最高，但相差在1℃以内。

生物钟控制着人体的一切生理功能，使人体所有的生命活动都按一定的规律而发生周期性的改变，所以起居作息也必须符合生物钟的运转规律。

近几年，国际上对时间生物学研究十分重视，提出了时间病理学、时间药理学和时间治疗学等概念。昼夜节律是正常生理功能的一个重要组成部分，可以说健康人体的每一项生理功能均表现出高度精密和稳定的昼夜节律。例如，在健康生理状态下，体温、心率和血压下午最高，而听觉和痛觉傍晚最敏感。某些激素如可的松和睾酮在早晨起床时最高，而褪黑素、催乳素在睡眠时达到高峰。生长素的高峰也在熟睡时，因此，充足的睡眠是儿童生长的重要保障。生物钟失灵了，人体就会有病；而人体一旦有病，生物钟也会失灵。

人身是自然的造化，当然是符合自然界规律的。关键在于人自己是否按照规律去做，是不是在任性地挥霍自己的身体。

吃、喝、拉、撒、睡、玩……人体的各项生命活动都是有规律的，到什么时候就做什么事，只有按照身体本身的规律去做，才能更好地养护身体。

孙思邈是我国著名的医药学家，终年102岁，他长寿的秘诀之一就是恪守作息规律。孙思邈将早上起床时间具体规定为："虽云早起，莫在鸡鸣前；虽云晚起，莫在日出后。"规律的作息是健康的保证，如果你无视身体的生物钟，而恣意违背作息规律的话，早晚有一天会受到惩罚。

作息规律是不可违背的，谁不遵守谁就会受到惩罚。要保证身体健康就要在作息习惯方面，建立一套科学、合理的作息制度，这是因为有规律的作息制度，可以在人体中枢神经系统形成一种良性刺激，建立各种各样有节律的条件反射，使各组织器官的生理活动能不知疲倦地长时间进行下去。使人更好地与外界环境相适应，提高人体的健康水平。这也是强身健体、延年益寿的重要途径。

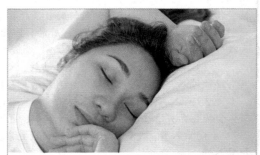

◎昼夜节律是正常生理功能的一个重要组成部分，只有按照规律去作息，该睡时就睡，才能让人体保持健康状态。

时辰季节也相通，保养脏腑有神功

正是由于脾"不得独主于时"的理论，后世才在此基础上逐渐形成了十二时辰与脏腑相配属的认识，即寅卯（朝）与肝胆木气相配，巳午（日中）与心小肠火气相配，申酉（日入）与肺大肠金气相配，亥子（夜半）与肾膀胱水气相配，辰、戌、丑、未四个时辰与脾胃土气相配。前四个时段，分别主两个时辰，脾所应者主四个时辰，合为十二时辰，这便是一昼夜。

关于脾脏是分散于四时段还是配属各时段之一，这还是一个存在争议的问题。

如果说，脾脏分散于四时段而没有自己单独所配之时，也有其道理。脾为后天之本，对其他四脏起滋养作用；春、夏、秋、冬四季也都是依赖土气得以长养；四时脉象都当有胃气，说明人体一时一刻不可离开脾土，四脏也是须臾不可无土气。所以说，脾脏虽然没有单独所主的时段，但是四个时段均有脾气。《黄帝内经》记载，五行与九方八时相配时，土数五居中央，不主时令，而其他六方各主四十六日，两方各主四十五日，凡三百六十六日为一岁，也是认为脾不独主一时。一年是这样，把一日分为四时，也是如此。

按照此说法，则脾脏分散于四时段之末，占各时段的五分之一。《黄帝内经》说："脾不主时何也？岐伯曰：脾者，土也，治中央，常以四时长四脏，各十八日寄治，不得独主于时也。"也就是说，脾不独自主一时而是分散于四时之中，以长其他四脏，每季有九十日，每季的五分之一就十八天，脾脏全年共占七十二日，与其余四脏所主之时的各七十二日，合为三百六十日整。如果说人是一个小天地，那么一昼夜也是一年的缩影，在一昼夜中，脾脏也分主于四个时段末的各五分之一的时间。此种四时段配属五脏的方法，与上一节提到五时段配属五脏的基本区别在于，脾脏不独主一个时段而分散于其他四时段之中。虽然如此，但是两类配属法的根本道理则是一致的，都是以"土以灌四傍"为根据的，不论脾主一时还是脾不主时，其中心意思都在于说明脾土具有生化之源、气机转运之输两重作用。

而正是由于脾"不得独主于时"的理论，后世才在此基础上逐渐形成了十二时辰与脏腑相配属的认识，即寅卯（朝）与肝胆木气相配，巳午（日中）与心小肠火气相配，申酉（日入）与肺大肠金气相配，亥子（夜半）与肾膀胱水气相配，辰、戌、丑、未四个时辰与脾胃土气相配。前四个时段，分别主两个时辰，脾所应者主四个时辰，合为十二时辰，这便是一昼夜。

这种十二时辰与脏腑配属的关系，较以上的四时配属法更加精细；同时又把脾不独主一时的认识补充了进去，但脾旺的时间，不是《黄帝内经》指出的占一年或一昼夜的五分之一，而是占三分之一。目前，临床所常用是这一配属关系。因为这一配属关系更精确，清晰易操作。

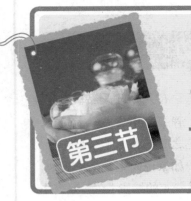

气血周流有定时，补泻开合有定法

——《黄帝内经》子午流注养生法

第三节

追本溯源，解开子午流注养生的奥秘

"子午流注疗法"是古人根据人体经络气血与天地相应的境一整体观念推演而成的，它是一种以时间条件为主的选穴施治方法，适用于针灸、点穴、推拿、按摩，以及练气功等方面。

《黄帝内经》养生观念的关键就在于，它提倡人与天地相应的整体观，而子午流注就是这个理论体系中具有指导性和可操作性的学说。对于经常读中医类图书的人来说，这个名词并不陌生，却没有几个人真正理解。那么它到底包含了哪些内容，在治病养生中又有何重要意义呢？

我们先从字面来理解，"子午流注"是包括"子午"和"流注"，子午是用来表示时间，流注则用来比喻气血。具体地说，"子"和"午"是十二地支中的第一数和第七数，是时间的两个极点，它们分别表示两种相反相成、对立统一的概念，是两个符号，在我国古代用来纪时、标位以及记述事物生长化收藏等运动变化的过程或状态。"流""注"表示的是运动变

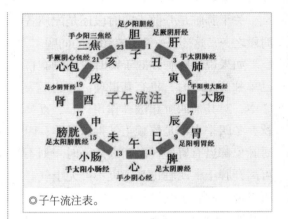

◎子午流注表。

化，"流注"从狭义角度来讲，是形容自然界水的流动转注。这里借用"流注"是指人体经络中气血的流行灌注。顾名思义，子午流注就是时空和运动的统一，是中国古代天人合一的哲学思想在生命科学上的体现。

子午流注遵循阴阳变化的规律。《针灸大成·论子午流注》说："子时一刻，乃一阳之生；至午时一刻，乃一阴之生，故以子午分之而得乎中也。流者，往也。注者，住也。"所以说，子为阳气之首，

代表阳生，流就是代表阳生的过程；午为阴气之初，代表阴生，注就是代表阴藏的过程。它含有阳极生阴、阴极生阳的运动规律。《黄帝内经》说："平旦人气生，日中而阳气隆，日西而阳气已虚，气门乃闭。"意思是白天阳气盛，机体的生理功能以兴奋为主。黑夜阴气盛，机体的生理功能以抑制为主。机体通过阴阳消长的不断平衡，来维持正常的生命活动。当我们人体的活动符合此规律时，身体就处于自然和谐的状态，有消耗也有补充。如果破坏此规律，那么身体就只有消耗，生命就会处于能量加速损失状态，身体就会出现各种问题。

了解了子午流注，我们再说说"子午流注疗法"。"子午流注疗法"是古人根据人体经络气血与天地相应的境一整体观念推演而成的，它是一种以时间条件为主的选穴施治方法，适用于针灸、点穴、推拿、按摩，以及练气功等方面。子午流注学说的起源很早，远在战国时期《黄帝内经》一书就有"肺病者，愈于壬癸，壬癸不愈，加于丙丁"的记载。东汉著名医学家张仲景在《伤寒论》中论述六经病欲解时与时间的关系，有"太阳病欲解时，从巳至未上""阳明病欲解时，从申至戌上""少阳病欲解时，从寅至辰上"等记载。这些记载都说明疾病的发生、发展和转归与治疗的时间有着密切的关系。

子午流注学说注重时间条件。那么，它的科学依据是什么呢？实际上是"天人相应"的整体观。因为人生活在自然界中是一个适应外在周围环境的完整体，是与自然环境息息相关的。天地万物无时不在变化着，人体生命活动也相应地运动着。近代科学证明，一切生命活动都随着时间

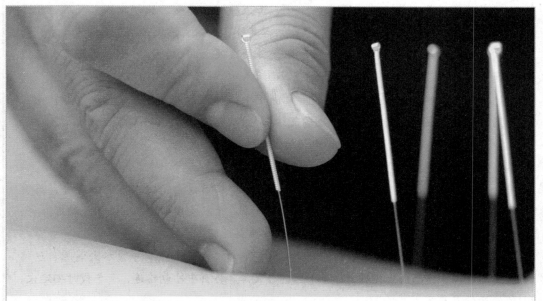

◎ "子午流注疗法"是古人根据人体经络气血与天地相应的境一整体观念推演而成的，它是一种以时间条件为主的选穴施治方法，适用于针灸、推拿、按摩等方面。

的不同呈现着周期性的变化。如在一天之中，人的体温升降、心率快慢、血压高低、血糖含量、经络电位值测定等，都有不同程度的改变。这些都说明在人与自然之间存在着密切的联系。

自然界的阴阳消长不但与人体生理功能有关，而且对某些疾病也有着密切的关系。《黄帝内经》说："朝则入气始生，病气衰，故旦慧，日中人气长，长则胜邪，故安，夕则人气始衰，邪气始生，故加，夜半人气入脏，邪气独居于身，故甚也"。从临床病例看，如咳嗽一症，上半日咳，多属胃经，午后咳，多为阴虚火动，黄昏咳，多属肾阴虚。这些"天人相应"的客观事实和子午流注的理论是一致的。

子午流注定穴歌

　　甲日戌时胆窍阴，丙子时中前谷荥，戊寅陷谷阳明俞，返本丘墟木在寅，庚辰经注阳溪穴，壬午膀胱委中寻，甲申时纳三焦水，荥合天干取液门。

　　乙日酉时肝大敦，丁亥时荥少府心，己丑太白太冲穴，辛卯经渠是肺经，癸巳肾宫阴谷合，乙未劳宫火穴荥。

　　丙日申时少泽当，戊戌内庭治胀康，庚子时在三间俞，本原腕骨可祛黄，壬寅经火昆仑上，甲辰阳陵泉合长，丙午时受三焦木，中渚之中仔细详。

　　丁日未时心少冲，己酉大都脾土逢，辛亥太渊神门穴，癸丑复溜肾水通，乙卯肝经曲泉合，丁巳包络大陵中。

　　戊日午时历兑先，庚申荥穴二间迁，壬戌膀胱寻束骨，冲阳土穴必还原，甲子胆经阳辅是，丙寅小海穴安然，戊辰气纳三焦脉，经穴支沟刺必痊。

　　己日巳时隐白始，辛未时中鱼际取，癸酉太溪太白原，乙亥中封内踝比，丁丑时合少海心，己卯间使包络止。

　　庚日辰时商阳居，壬午膀胱通谷之，甲申临泣为俞木，合谷金原返本归，丙戌小肠阳谷火，戊子时居三里宜，庚寅气纳三焦合，天井之中不用疑。

　　辛日卯时少商本，癸巳然谷何须忖，乙未太冲原太渊，丁酉心经灵道引，己亥脾合阴陵泉，辛丑曲泽包络准。

　　壬日寅时起至阴，甲辰胆脉侠溪荥，丙午小肠后溪俞，返求京骨本原寻，三焦寄有阳池穴，返本还原似嫡亲。戊申时注解溪胃，大肠庚戌曲池真，壬子气纳三焦寄，井穴关冲一片金，关冲属金壬属水，子母相生恩义深。

　　癸日亥时井涌泉，乙丑行间穴必然，丁卯俞穴神门是，本寻肾水太溪原，包络大陵原并过，己巳商丘内踝边，辛未肺经合尺泽，癸酉中冲包络连，子午截时安定穴，留传后学莫忘言。

子午流注的三大作用

有的人工作、应酬繁忙，经常半夜两三点才睡，时间久了就会有头痛、目赤、失眠、肠胃不适、食欲差等症状。这是因为，晚上11点至凌晨3点行的是胆经及肝经。此段时间不能静卧休息，回肝血量不足，不能制约肝之阳气升腾，肝阳上亢，肝火上升，以致头痛目赤、头晕不适。同时由于肝木旺盛，克伤脾土，影响肠胃功能，因为会有肠胃不适、食欲差等症状。

子午流注是根据《黄帝内经》养生原理，把人的十二条经脉在十二个时辰中的盛衰规律，有序地联系起来，又通过人体的五脏六腑与十二经脉相配的关系，预测出某脏腑经络的气血在某个时辰的盛或衰，环环相扣，按照气血的盛或衰来进行治病养生，使治病养生都有了更强的针对性，从而达到事半功倍的效果。具体来说，子午流注在中医学领域有以下三大作用：

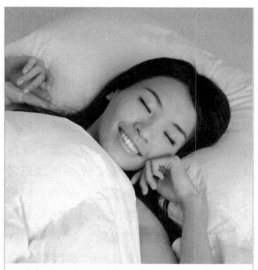

◎从亥时开始（21点）到寅时结束（5点），人体属阴，宜睡眠。

❶ 养生防病

根据十二时辰养生理论，每天从亥时开始（21点）到寅时结束（5点），是人体处于地球旋转到背向太阳一面时间，此时阴盛阳衰，而中医认为"阴主静"，故人体要在安静的状态中休息入眠。可以说，这个时间段正是人体细胞休养生息、推陈出新的时刻，只有睡眠充足，才会有良好的身体状态。

在现实生活中我们会发现这样的现象：有的人工作繁忙，经常半夜两三点才睡，时间久了就会有头痛、失眠、脾胃不适等症状。这是什么原因呢？原来，晚上11点至凌晨3点行的是胆经及肝经。此段时间不能静卧休息，回肝血量不足，不能制约肝之阳气升腾，以致头痛目赤。同时由于肝木旺盛，克伤脾土，影响脾胃功能，导致脾胃不适、食欲差等症状。

因此，根据子午流注时辰养生法，利用人体经脉随着时间的不同而盛衰开阖的变化，把握好养生的规律，对改善人的身体素质、从而延年益寿的作用是不容忽视的。

❷ 用药

根据子午流注时辰养生理论，择时用药是极为重要的，因为给药时间与疗效高低及毒副反应的轻重有密切的关系，据此临床可根据各个药物的药性特点、脏腑经络的盛衰，及气血运行的生理时钟择时用药，当药物的药性特点与人体生理活动的昼夜节律相同步，也就是选择了病人的最佳用药时间给药，可以使药物的效用得到发挥，从而收到药半功倍的效果。

据子午流注理论，阳药用于阳长之时，阴药用于阴长之时，升药用于升时，降药用于降时。凡是需要借助人体阳气来扶正祛邪的，如扶阳益气、温中散寒、行气和血、消肿散结等方药，宜于早晨或上午服用。心率过缓者或心率过速者可以在上午11点左右服药。然而，服用凡是需要借阴气祛邪的，如滋阴补血、收敛固涩、清热解毒等药，则宜于傍晚或午后服用。临床上证明，肺经旺的寅时有肺病的人症状会加重，故剧咳或哮喘或发烧者，此时给药比白天常规服药效果好。皮肤病人的外用药晚上用药比白天用药效果显著。另外，服用解表药时如病情不是急症，可于中午以前阳分时间给药，顺应阳气浮升有助于药力驱邪祛病。

而泻下药则应当遵循"日晡人气收降"之论，在入夜前服用最为合适。

❸ 针灸取穴

用子午流注理论指导针灸取穴是临床医学中应用最广的，针灸临床可根据气血盛衰的病理表现、穴位开阖的时间施以补泻手法，以协调阴阳气血的平衡，从而达到治疗的目的。它是将很多因素综合运用在针灸取穴上，以达到最佳疗效的一种独特的古典针法，具有施针安全、疗程短、效果显著等优点。

据相关数据显示，子午流注针灸法的治愈率远远高于常用的普通针灸法，尤其是对一些慢性疑难顽症来说，往往收效显著。例如，咳嗽、胸满、气喘等症为手太阴肺经病症，肺属金，它的母穴是属土的太渊穴，子穴是属水的尺泽穴。如果肺经邪气实，就在肺气方盛的寅时，取尺泽穴行泻法；如果正气虚，则应在肺气刚刚衰弱的卯时取太渊穴行补法。

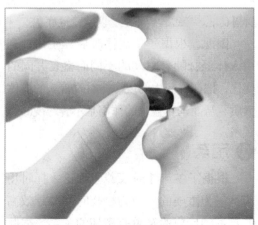

◎择时用药十分重要，选择了最佳用药时间服药，可以使药物的效用得到发挥。

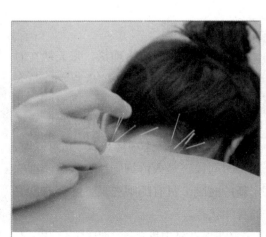

◎人身之气血流出入皆有定时，按照气血的循环规律取穴，有助取得更好疗效。

掐指推算子午流注"纳子法"简便开穴

本经补母泻子取穴就是根据这一原则在病经经气流注时辰内、经气方盛之时，根据"实则泻其子"的原则取本经子穴迎而夺之为泻；在病经经气流注时辰刚过、经气方衰之时，根据"虚则补其母"的原则取本经母穴随而济之为补。

纳子法又叫纳支法，是一种广义的子午流注取穴法。本法根据十二地支配合十二时辰与十二经脉，采用补母泻子的方法针灸治病，所以称为纳支法，支表示地支，又因子为十二地支中的第一支，所以纳支法又称为纳子法，此法不论日干和时干及其所属的阴阳，仅用一天十二时辰代表十二经脉的气血流注，配合五腧穴的五

补母泻子取穴法

经脉	五行	流注时间	证候举例	补法		泻法		本穴	原穴
				母穴	时间	子穴	时间		
肺	辛金	寅	咳喘、心烦、胸满	太渊	卯	尺泽	寅	经渠	太渊
大肠	庚金	卯	齿痛、咽喉及面口鼻疾患	曲池	辰	二间	卯	商阳	合谷
胃	戊土	辰	腹胀、烦满、脚气	解溪	巳	厉兑	辰	足三里	冲阳
脾	己土	巳	舌本强、腹胀满、体重、黄疸	大都	午	商丘	巳	太白	太白
心	丁火	午	咽干、舌痛、掌热	少冲	未	神门	午	少府	神门
小肠	丙火	未	项强、颌肿、肩痛	后溪	申	小海	未	阳谷	腕骨
膀胱	壬水	申	头项腰背腘腨痛、癫疾	至阴	酉	束骨	申	足通	京骨
肾	癸水	酉	心悸、腰痛、少气	复溜	戌	涌泉	酉	阴谷	太溪
心包	丁火	戌	痉挛、心烦、胁痛、妄笑	中冲	亥	大陵	戌	劳宫	大陵
三焦	丙火	亥	耳聋、目痛、喉闭、癃闭	中渚	子	天井	亥	支沟	阳池
胆	甲木	子	头痛、胁痛、疟疾	侠溪	丑	阳辅	子	足临泣	丘墟
肝	乙木	丑	胁痛、疝气、呕逆	曲泉	寅	行间	丑	大敦	太冲

行关系来开生我、我生穴位，运用"虚则补其母，实则泻其子"的方法来进行治病。纳子法分为本经补母泻子取穴、异经补母泻子取穴、按时循经取穴法3种。

① 本经补母泻子取穴法

《黄帝内经》中说："刺虚者，刺其去也，刺实者，刺其来也。"本经补母泻子取穴法就是根据这一原则，在病经经气流注时辰内、经气方盛时，取本经子穴迎而夺之为泻；在病经经气流注时辰刚过、经气方衰之时，取本经母穴随而济之为补。这里所谓"母子穴"，可以这样理解：生我者为母，我生者为子。比如：肺经虚证，在肺经经气流注刚过之卯时，取肺经的母穴太渊补之。肺属金，土生金，土穴太渊为肺经之母穴。肺经实证，在肺经经气方盛之寅时取肺经的子穴尺泽泻之。肺属金，金生水，水穴尺泽为肺经的子穴。

如果遇到补泻时辰已过，或见不虚不实的病证，可取与本经同一性质的本穴和原穴。例如：肺属金，经渠亦属金，则经渠为肺经的本穴。如：肺经疾患，可取经渠针之，大肠经疾患，可取合谷针之，胃经疾患，取足三里针之等。

② 异经补母泻子取穴法

异经补母泻子，指的是取与病经有相生关系的异经五腧穴，以此施行补母泻子法。例如：肾经虚证，根据"虚则补其母"的原则，可取与肾经有相生关系的肺经（肾属水，肺属金，金生水，

肺经为肾经之母），在肺经经气流注时辰刚过的卯时，取肺经的母穴输土太渊（土生金）及肺经的本穴以补之。又如：大肠经实证，根据"实则泻其子"的原则，可取与大肠经有相生关系的膀胱经（大肠经属金，膀胱经属水，金生水，膀胱经为大肠经之子）在膀胱经经气方盛之壬时取膀胱经的子穴输木束骨（水生木）及膀胱经的本穴通谷泻之。

③ 按时循经取穴法

按时循经取穴，是指在病经经气流注时辰内，采取该经的适当穴位进行治疗。例如：当肺经有病时，可在寅时取肺经的适当穴位以进行治疗。小肠经有病时，可在未时取小肠经适当穴位以治之。同样的道理，胃经有病在辰时取胃经的适当穴位治疗。其余可类推。

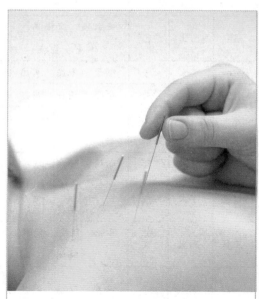

◎按时循经取穴，即在病经经气流注时辰内，采取该经的适当穴位进行治疗。

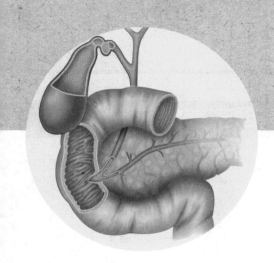

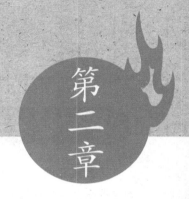

第二章

子时一阳生，养好胆气
是对身体很好的进补

●子时是指夜里11点到次日凌晨1点这两个小时，这个时间是胆经当令。在《黄帝内经》里，有一句话叫作"凡十一藏取决于胆"，人体内脏的功能都需要借助胆气的生发，因此，子时一定更要养好胆气。

胆经当令在子时，清心安眠养阳气

第一节

子时胆经当值，睡觉最有助于养护阳气

子时是指晚上 11 点到凌晨 1 点，此时胆经最旺。这时我们该做什么呢？很简单，那就是睡觉。《黄帝内经》有云："夜半为阴陇，夜半后而为阴衰"。意思是说，一天中阴气在子时（"夜半"即子时）达到巅峰，之后便逐渐开始衰退，阳气开始逐渐增长。阴主静，阳主动，与之相适应，人体此刻最需安静，故此时最宜安然入睡。

足少阳胆经是人体循行线路最长的一条经脉，它从人的外眼角开始，沿着头部两侧，顺着人体的侧面向下，到达脚的第四、五趾，几乎贯穿全身。胆经的当值时间在子时，也就是夜里 23 点到凌晨 1 点这段时间。经常熬夜的人都有体会，到夜里 11 点钟的时候，觉得很有精神，还经常会觉得有点儿饿，其实这就是胆经当令，阳气开始生发了。然而，我们一定要注意，不要觉得这个时候精神好就继续工作或者娱乐。

事实上，我们大家都知道，23 点之前上床睡觉对身体有利，但能做到的人却寥

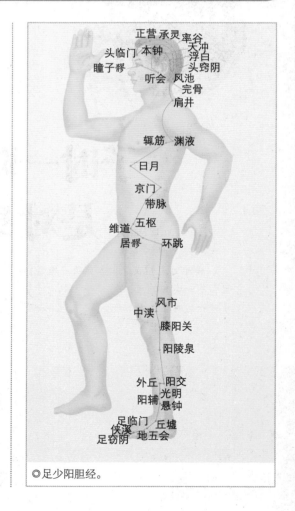

正营　承灵　率谷
头临门　本钟　天冲
　　　　　浮白
瞳子髎　　　头窍阴
　听会　风池
　　　　　完骨
　　　　　肩井

辄筋　渊液

日月

京门

带脉

五枢
维道
居髎　　环跳

风市

中渎
　　膝阳关
　　　阳陵泉

外丘　阳交
阳辅　光明
　　　悬钟

足临门　丘墟
侠溪　地五会
足窍阴

◎足少阳胆经。

寥无几。说到底，还是不明白过了这个时间不睡觉到底对身体有多大的伤害。人们常说，万物生长靠太阳，其实人也一样，靠的就是阳气的温煦保护。阳气在中医术语里又被称为"卫气"，即保护人体的卫士。阳气不足，表现在脏腑上就是肾阳虚，脾阳虚，身体气血瘀滞不前，对食物的运化能力不足，整个身体处于一种阴暗潮湿的环境当中，湿浊内聚，疾病丛生，连性格都会变得"内有忧愁暗恨生"，而23点之前不睡觉就是对阳气最大的伤害。

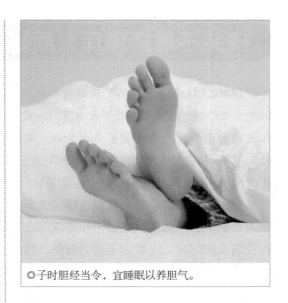

◎子时胆经当令，宜睡眠以养胆气。

小贴士

睡眠方位与人体健康有一定的关系。我国古代养生学家认为，人的睡觉方向应该随春、夏、秋、冬四季交替而改变。《备急千金要方》指出："凡人卧，春夏向东，秋冬向西。"意思是，在春夏季节头向东、脚朝西；秋冬二季头向西、脚朝东。

当然，23点之前睡觉这个说法还不太准确，应该是得在23点的时候进入相对沉睡的状态。如果你入睡非常容易，倒下3分钟就能睡着，那么不妨在22：55上床；而如果你需要半个小时才能睡着，那么就得在22：30之前上床了。有的人觉得夜里工作质量是最高的，知道了上面的道理，你还会用人体最宝贵的东西——健康来换工作吗？如果你曾经有熬夜的习惯，而知道其中的危害之后想要改正，不妨根据自己的情况定一个固定时间，每天一到这个时间就上床，慢慢就会把这个坏毛病调整过来了。

然而，现代社会生活压力大，有人经常失眠，到晚上该睡觉的时候，反倒精神亢奋，怎么也睡不着，即使能睡一小会儿也是不停地做梦，很累很痛苦，更不用说养住阳气。其实这多是由于心肾不交造成的，心属火，肾属水，水火不相容，也就是说你的体内水和火正在交战、对峙，而火占了上风，扰动着你的头脑，让你处于兴奋的状态，自然睡不着，所以治疗这种失眠应该是让肾水上去，让你平静下来，才会有良好的睡眠。

造成失眠的原因也可能是晚饭吃得太多，元气和气血都用来消化食物了，没有充足的阳气和丰盈的气血，人是肯定睡不好的。所以，晚上一定要少吃，不要消耗过多的阳气，这样才能保证睡眠。除此之外，还可以拍胆经。由于子时已经睡觉了，拍胆经的时间可以提前一些。胆经在人体的侧面，拍的时候从臀部开始一直往下就可以了，每天拍够三百下。

挠头不是挠痒痒，而是在刺激胆经做决断

胆经的循行路线是从人的外眼角开始，沿着头部两侧，顺着人体的侧面向下，一直到达脚的小趾和小指旁倒第二个脚趾（次趾）。而人挠头的地方正是胆经经过的地方，挠头就是刺激胆经而帮助决断。

生活中，我们经常会看到这样一个现象：有事情想不清楚，或者不知道该怎么回答别人的问题，决断力不够的时候，经常会做"挠头"的动作。

那么，为什么人在决断力不够的时候会习惯性挠头呢？其实，这和胆经有关。

胆经是人体循行线路最长的一条经脉，它从人的外眼角开始，沿着头部两侧，顺着人体的侧面向下，一直到达脚的小趾和小指旁倒第二个脚趾（次趾），几乎贯穿全身。胆在人体中的重要作用是不可替代的。《黄帝内经》有云："胆者，中正之官，决断出焉。"意思是说，胆具有决断功能，胆气充实，则行事果断，脏腑气血功能发挥正常。反之，胆气不足的时候，人就会挠头。我们知道，而人挠头的地方正是胆经经过的地方，挠头就是刺激胆经而帮助决断。

另外，我们在疲劳的时候，喜欢手臂高举，这是在拉伸胆经以振奋阳气的一个动作。我们打一个哈欠以后，人就显得精神一些，这也是胆气生发起来的象。

要想更好地让胆发挥作用，就要利用好胆经，经常对胆经进行推拿按摩，使其顺畅，人体才能吸收更多更好的营养。

不过，值得注意的是，孩子有时候也会经常挠头，这就要区别对待了。一种情况下，可能是胆经不通。和成年人一样，孩子有事情想不清楚、决断力不够的时候，也经常会做挠头的动作。孩子挠的地方正好是胆经经过的地方，这也是孩子在刺激胆经而帮助决断。如果孩子经常挠头，家长想要改掉孩子这个毛病，帮他拍一拍胆经就可以了。

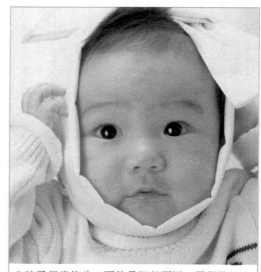

◎孩子经常挠头，可能是胆经不通，需帮他拍一拍胆经。

另外，孩子挠头还可能是缺钙，如果孩子爱挠头，同时伴有囟门闭合迟，出牙迟，不听话，爱哭闹，不易入睡、出汗多，肌肉松软无力等症状时，就说明孩子缺钙，父母要及时给孩子补钙，光拍胆经是不管用的。

老年人半夜失眠，实际上是体内阳气不够用

很多老年人有半夜失眠的习惯，在中医理论看来，这是因为体内气血不足造成的。而人体内精血津液的生成皆有赖于阳气的滋养。因此，补足体内的阳气，才是解决老年人失眠困扰的治本之策。

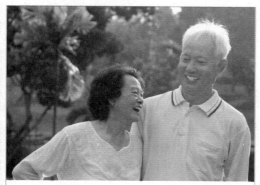

◎每天晒半个小时太阳，可帮助老人养好阳气，促进骨骼中钙质的吸收。

仔细观察我们会发现，生活中一般老年人容易在半夜失眠，而青年人则白天精力充沛，晚上倒下就睡着。这是什么原因呢？《黄帝内经》认为："壮者之气血盛，其肌肉滑，气道通，营卫之行，不失其常，故昼精而夜瞑。老者之气血衰，其肌肉枯，气道涩，五脏之气相搏，其营气衰少而卫气内伐，故昼不精，夜不瞑。"这句话的意思是说，年轻人气血盛满，肌肉滑利，气道通畅，营气和卫气能正常运行，故白天能保持精力充沛，夜里也睡得安稳。反之，老年人由于阳气衰，阴血少，阴阳之气不平和，机体不能得到阴阳之气的滋养，故使得皮肤肌肉枯萎，经脉不通，五脏之气不协调，最终导致白天精力不充沛，夜里易失眠。

由此可见，老年人半夜失眠正是由于体内阳气不足造成的。那么，在生活中老年人应当如何来补充阳气呢？这里为大家介绍一个简单却极有效的办法，那就是晒太阳。因为人体内的阳气并非独立存在的，它与天上的阳气是息息相通的。晒太阳就可使我们将自然中的阳气转化到人体内，不用花一分钱就可以补足体内的阳气。

当然，晒太阳也并不是让大家每天坐在太阳底下，方法不对不仅不能养阳，反而于健康有害。具体来说，当从以下4个方面着手：

（1）最佳日晒时间为上午8~10点以及下午4~5点。在任何季节的上午10点~下午4点，由于紫外线过强，都不建议接受日晒。

（2）几分钟并不是日晒的最佳时长。最佳的时间应该控制在半个小时到1个小时，以身体有烘热感、肌肤微微出汗为标准。晒太阳的同时，边走边晒可以让身体充分吸收阳光。

（3）晒太阳要摘掉帽子和手套，可以在脸部涂擦防晒产品，让阳光和皮肤亲密接触，同时尽量用眼睛感受不刺眼的阳光。

（4）晒太阳穿红色衣服最合理。红色衣服中的辐射长波能迅速"消灭"掉阳光中杀伤力很强的短波紫外线，让身体一边制造维生素，一边保护身体不受到紫外线的侵害。红色最佳，白色次之。

营卫气血的循行对人睡眠质量的影响

营卫二气在体内不断循环，白天循行于阳经，夜晚循行于阴经，人才能正常作息。如果营卫二气失常，人的睡眠就会受到影响。

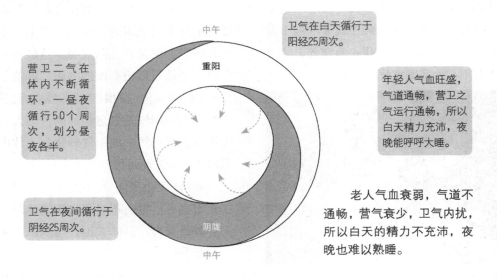

营卫二气在体内不断循环，一昼夜循行50个周次，划分昼夜各半。

卫气在白天循行于阳经25周次。

年轻人气血旺盛，气道通畅，营卫之气运行通畅，所以白天精力充沛，夜晚能呼呼大睡。

卫气在夜间循行于阴经25周次。

老人气血衰弱，气道不通畅，营气衰少，卫气内扰，所以白天的精力不充沛，夜晚也难以熟睡。

中午
重阳
阴陇
中午

营气的循行

营卫二气在体内不断循环，白天循行于阳经，夜晚循行于阴经，人才能正常作息。如果营卫二气失常，人的睡眠就会受到影响。

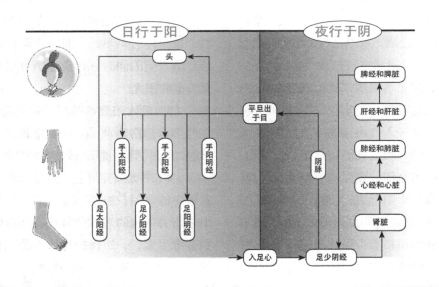

日行于阳　　夜行于阴

头

平旦出于目

手太阳经　手少阳经　手阳明经

足太阳经　足少阳经　足阳明经

入足心　足少阴经

阴脉

脾经和脾脏
肝经和肝脏
肺经和肺脏
心经和心脏
肾脏

坐骨神经痛，疏通胆经才是治本之策

"治病必求于本"是中医学的辨证法则，"头疼医头，脚疼医脚"只是庸医所为。所以，如果你有坐骨神经痛不妨找胆经帮帮忙。

常见的坐骨神经痛有两种，少部分是疼痛沿着大腿和小腿的后侧走，这种疼痛与足太阳膀胱的循行路线一致；大部分是疼痛沿着大腿和小腿的外侧走，这种疼痛与足少阳胆经的循行路线一致。

这两种坐骨神经痛都可以说是由经络不通造成的，其中大腿外侧只有胆经一条经络，所以可以说，胆经络不通是造成坐骨神经痛的一大原因。

那么怎样才能缓解并调养坐骨神经痛呢？

坐骨神经痛是身体排出寒气时的症状之一。当肺排出寒气时，会使胆的功能受阻，当胆经受阻的情形严重时，就造成了胆经疼痛，也就是坐骨神经痛。《黄帝内经》中说："邪在肺，病则皮肤痛。"由于疼痛是由肺热引起的，因此，按摩肺经可以疏解肺热，肺热消除了，胆经立即就不痛了。

当胆经发生疼痛时，按摩肺经的尺泽穴会感觉非常痛，压住正确的穴位后，停留在穴位一分钟可以立即止住疼痛。为减少发病的概率，平时可以经常按摩尺泽穴。每日睡前用热毛巾或布包的热盐热敷腰部或臀部，温度不可太高，以舒适为宜。

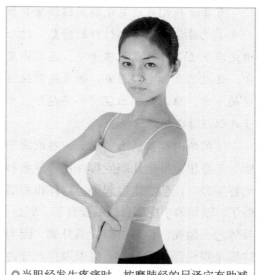

◎当胆经发生疼痛时，按摩肺经的尺泽穴有助减轻疼痛。

如果疼痛发生于季节变化时，由于春季肝的生发或夏季心火的旺盛，都会因为脏腑失衡，造成肺热的症状，因此，保健时春天需先祛除肝热，夏天则先祛除心火，再祛除肝热，如果还不能祛除疼痛时，再按摩肺经卸除肺热。秋天时则直接按摩肺经，多数都能缓解疼痛。冬天肝气会由于肾气下降而相对上升，因此，必须先按摩肾经，再按摩肝经和肺经。由于肺和胆的问题通常都不是短时间形成的，当发生胆经疼痛症状时，问题必定已经相当严重了。因此，不可能在短期内完全祛除疾病，必须先培养血气，血气能力达到相当充足的水平，人体才有能力逐渐祛除肺中的寒气。寒气祛除了，胆功能才能逐渐恢复。

眼角"小突起"，可能是胆经排毒排到这了

有些女孩儿月经前眼眶周围经常会长一些小疙瘩，在眼角部位特别密集，过后退是退下去了，可是退不干净，还有小黑印。这是怎么回事？原来，眼角是胆经经过的地方，眼睛周围出现"小突起"，可能是胆经排毒排到这里了。

《黄帝内经》认为"凡十一脏取决于胆"，要想更好地让胆发挥作用，就要利用好胆经，让胆气生发起来，这样排毒顺畅了，眼角的小疙瘩自然就没有了。那么，具体怎么做呢？你可以敲大腿外侧，因为这里是胆经经过的地方，每天敲打几分钟可以促使毒素排出。

小贴士

《本草纲目》中记载："白菜亦名菘，甘温无毒。通利肠胃、除胸中烦、解酒渴、消食下气、治瘴气、止热气咳，冬汁尤佳，和，利大小便。"经常食用大白菜可以起到很好的美容功效。另外，用大白菜做面膜，还可以祛痘。制作方法如下：

（1）取下新鲜大白菜整片菜叶洗净。

（2）甩干水后放在菜板上摊平，用酒瓶轻轻碾压10分钟左右，直到叶片呈网糊状。

（3）将网糊状的菜叶贴在脸上，每10分钟更换1张叶片，连换3张。每天做一次。

除了眼角之外，脸上其他部位也会长一些小痘痘，是不是也可以通过敲胆经来解决呢？当然不是。我们必须知道，长痘的地方不一样，引起原因也不同，修护方法也就有所区别。下面我们就为大家详细介绍一下：

❶ 额头长痘

原因： 可能是压力大，脾气差，造成心火过旺，也可能是肝脏里积累了过多的毒素所致。

改善： 应早睡早起，多喝水。减少食用含糖分过高的食物。

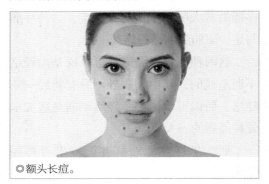

◎额头长痘。

❷ 鼻头长痘

原因： 可能是胃火过盛，消化系统异常。

改善： 应少吃冰冷食物。寒性食物易引起胃酸分泌异常，造成胃火过大。

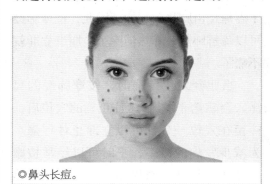

◎鼻头长痘。

❸ 右边脸颊长痘

原因：可能是肺功能失常，手脚冰冷，或是容易过敏的体质，也可能是感冒的前兆。

改善：注意保养呼吸道，尽量不要吃杧果、芋头、海鲜等易导致过敏的食物。

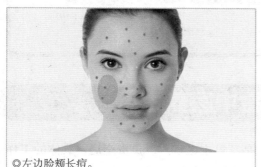

◎左边脸颊长痘。

❹ 左边脸颊长痘

原因：可能是肝功能不顺畅，有热毒。

改善：注意作息正常，保持心情愉快，不让身体处在闷热的环境中。

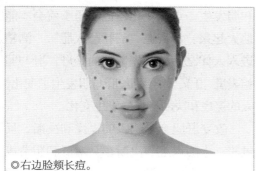

◎右边脸颊长痘。

❺ 唇周边长痘

原因：便秘导致体内毒素累积，或是使用含氟过量的牙膏。

改善：应多吃高纤维的蔬菜水果，调整饮食习惯。

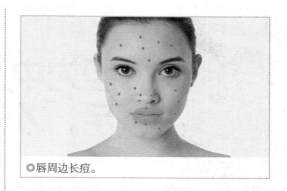

◎唇周边长痘。

❻ 太阳穴

原因：食用过多加工食品，造成胆囊阻塞。

改善：多吃芹菜、绿豆等排毒食物。

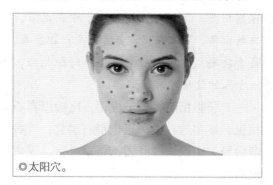

◎太阳穴。

❼ 鼻子两侧

原因：血液循环不良。

改善：适度进行按摩，加强这部分皮肤的血液循环。

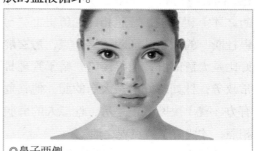

◎鼻子两侧。

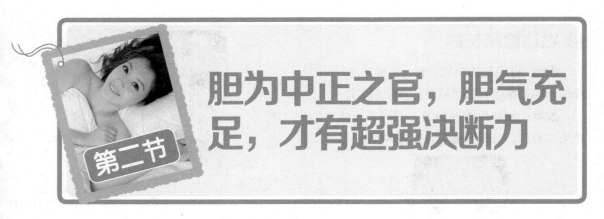

第二节 胆为中正之官，胆气充足，才有超强决断力

从"肝胆相照"的角度看中医养生

《黄帝内经》中说："肝者，将军之官，谋虑出焉。"另外，"胆者，中正之官，决断出焉。"肝在里，负责谋虑；胆在表，负责决断。只有肝胆相表里，肝胆相照，一个人的健康才有保证。

"肝胆相照"这一成语，比喻以真心相见。其实这在中医里也很有讲究，《黄帝内经》中说："肝者，将军之官，谋虑出焉。"另外，"胆者，中正之官，决断出焉。"肝在里，负责谋虑；胆在表，负责决断。只有肝胆相表里，肝胆相照，一个人的健康才有保证。

我们打个比方，一个民族要想兴旺发达，也需要"肝"（谋略之才）和"胆"（决断之才）相表里，肝胆相照。历史上"房谋杜断"的故事就证明了这一点，房玄龄好比是大唐的肝，他善谋略，精于管理日常政务；杜如晦好比是大唐的胆，他临危有方，善于决断。正是房、杜二人的肝胆相照，才成就了"贞观之治"。

虽然负责谋略和决断的是心，但心是"君主之官"，负责全局，具体的工作则交给肝和胆。中医所谓的心包括心和脑，心和脑的谋虑和决断主要在思维和意识之中，它是理性的；而肝与胆的谋虑和决断主要在潜意识中，它是感性的，是本能的。一个人胆小就是胆小，你很难让他通过理性思考变得胆大起来。但如果你让他的肝和胆发生一点儿变化，他的胆子就会本能地大起来。常言道"酒壮怂人胆"，酒精进入人体之后，首先影响的是肝，肝与胆相表里，肝又影响到胆，肝与胆发生了变化，人的谋虑和决断自然会发生变化。

改变肝胆会影响人的谋虑和决断，反过来，人的谋虑和决断也会对肝和胆造成影响。一个人长期谋虑不决，就会使肝胆受损，这也成为某些疾病的诱因。这时应该怎么办呢？当然是找胆经！胆经是排解忧虑的先锋官。每天敲胆经300下，胆经顺畅了，人所有的忧虑、恐惧、犹豫不决等都随着胆经的通畅排解出去了，身心也会健康快乐。

《黄帝内经》中的"胆识论"和养胆说

在《黄帝内经》中有这样一句话："胆者，中正之官，决断出焉。凡十一脏，取决于胆也。"这句话意思是说，胆是主决断的，好比一个国家的司法部门，司法部门是决断各种纠纷的部门，这种决断力是需要胆识的，所以一个人的胆识大不大直接受制于胆的功能。

《黄帝内经》里说："胆者，中正之官，决断出焉。凡十一脏，取决于胆也。"什么是"中正"呢？比如说，左是阴右是阳，胆就在中间，它就是交通阴阳的枢纽，保持着人体内部的平衡。胆功能正常，我们的身体就健康；胆功能出了问题，人就显得虚弱不堪了。

为什么五脏六腑为什么取决于胆？为什么不是取决于心，取决于肺，取决于肝、肾、脾？按一般人的想法，应该是心脏第一，可《黄帝内经》为什么把胆提到那么高的位置呢？

《黄帝内经》称"胆者，中精之府"，内藏清净之液，即胆汁，胆汁是苦的，具有杀菌消毒的作用。在人体各内部循环系统里，由心脏带领各系统进行运转，胆是调动刺激各内脏的活动，胆气升，五脏旺，没有胆囊的刺激、督促、监督、鞭策，身体内部系统的运转速度、效率会慢慢降低，有的系统可能还会捣乱。虽然是心主神明，没有胆做监督，心也慢慢地变糊涂，先出现偶尔听力下降的现象，到后来心的领导能力会越

来越弱，内部的各个系统会各自为政，各个元神（或叫脏神：魂、魄、意、志）等开始占山为王，各管自己而不接受统一协调的命令，甚至会互相克制而互相残杀，就会出现一些内脏及所控制的领域很强大。另外的内脏及其领域就被克制住了，此时潜伏的疾病开始在弱小的地方发作了，内战一打，身体内部的抵抗能力下降了，身体外部的各种病毒也开始进军了，"侵略"战争开始了。由此而论，"凡十一脏，取决于胆也"便不是一句空话了。

胆对人体有如此大的功效，但现在很少有人知道如果保养，所以胆结石等胆道疾病出现在很多人的身上。那么该怎样保养，预防胆道类疾病呢，北周医家姚僧垣认为保养胆脏就要注重饮食、保持快乐的心境。

❶ 建立健康的饮食习惯和合理的饮食结构

据了解，由于经常不吃早餐，会使胆汁中胆酸含量减少，胆汁浓缩，有助于胆囊中胆结石形成，因而导致不吃早餐者胆结石的发病率大大高于饮食有规律者。

另外，临睡前喝一杯全脂牛奶，可防胆结石。因为牛奶能刺激胆囊，使其排空。这样胆囊内胆汁就不易潴留、浓缩，结石就难形成。

在饮食上要尽量少吃油腻的食物，

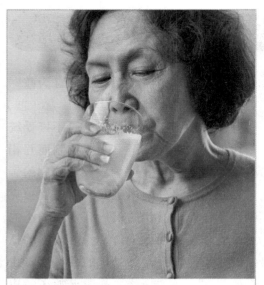

◎临睡前喝一杯全脂牛奶，可防胆结石。

更不能因为早上赶着上班或者赖床而不吃早餐。因为在空腹的时候，胆汁容易聚积，极有可能引起结石症状。饮食偏荤喜甜者，也因脂肪和胆固醇摄入多，易形成胆结石。甜食过多又会促进胰岛素分泌，会加速胆汁中胆固醇的沉积而形成胆结石。

② 调节情志、保持心情舒畅

中医认为，情绪的过度压抑和过度亢奋均属神志不畅，而两种极端的性格都可导致胆囊炎或者胆石症。总体看来这是一种身心疾病，情绪不好后心理问题就会直接影响到生理。肝和胆是互为表里的，胆的功能要通过肝脏的功能来体现，如果情绪不好，就会影响到肝脏的疏泄功能，同样就会影响到胆汁的排泄和分泌功能。胆汁是帮助消化的，胆汁正常的时候应该从胆囊排出来，排到肠子里帮助消化，尤其

是消化脂肪类物质。导致胆的病变除了情志以外，就是肝气疏泄太过或者不及，此外还和饮食有关，比如吃得过于油腻，饮食不节就容易导致胆囊病变。另外还和外感湿邪有关系。

③ 拍打胆经

身体平坐，坐在床上或者椅子上，保持一定高度使进一步操作方便即可，将一条腿搁在另一条腿上，用自己的拳头从屁股开始敲，沿大腿外侧一直敲到膝盖，另一条腿也是这样。每次敲时要一下一下来，不要太快，不需要很用力，把自己的手举起来，随势下降敲打就可以了，大概100多下就可。每侧 5 ～ 15 分钟，可以两侧一起敲。一天可以敲 1 ～ 3 次目的是刺激胆经，使他的胆汁分泌好一点儿，从而让人体吃下去的食物得到最好的吸收，为人体造血准备足够的材料。

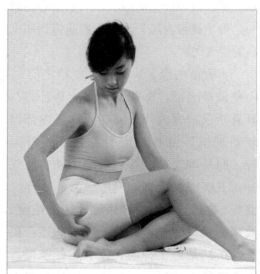

◎每天刺激一下胆经，可促进胆汁分泌，使人体更能有效消化吸收营养。

小习惯，大健康，中年护胆从好习惯做起

现代医学研究认为，人从50岁开始便进入胆囊疾病的高发阶段，胆囊功能发生变化，会促发心脏疾病，导致结肠发生癌变，从而缩短中老年人的寿命。其实，中年人爱惜胆囊，自有其道……

胆脏疾病一般多发生在中年人群中。一些四十岁以上的中年人，由于工作环境、生活方式的变动，往往有不同程度的神经调节和代谢障碍，影响胆囊的正常收缩和舒张，使胆汁排泄不通畅，特别是逐渐发胖的中年人，由于脂肪代谢紊乱，更容易刺激胆囊强烈收缩，如果同时有感染、消化不良的症状，结石形成，那就更易诱发胆病。绝经期前的中年女性，因为内分泌改变的关系，常常影响胆汁的分泌和调节，所以患胆病的概率要比同龄男子更高一些。

胆脏病的致病原因大多是不良的生活习惯。经常不吃早餐，会使胆汁中胆酸含量减少，胆汁浓缩，胆囊中形成结石。另外，晚饭后常躺着看电视、报刊，饭后立即睡觉，晚餐摄入高脂肪等，也会使胃内食物消化和排空缓慢，食物的不断刺激又引起胆汁大量分泌，这时由于体位处于仰卧或半仰卧，便会发生胆汁引流不畅，在胆管内淤积，导致形成结石。如果经常吃甜食，过量的糖分会刺激胰岛素的分泌，使糖原和脂肪合成增加，同时胆固醇合成与积累也增加，造成胆汁内胆固醇增加，易导致胆结石。

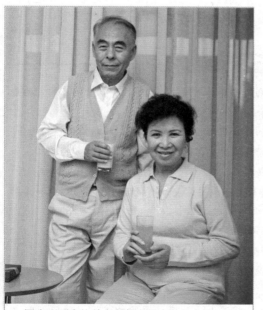

◎ 罹患胆石症的以中老年人居多，且女性的患病率是男性的两倍。所以中老年人一定要在生活习惯上严格要求自己，不要随心所欲，起居要有常，饮食要科学合理，睡眠要充足。

> **小贴士**
>
> 胆病在望诊上有一个特点，叫面如蒙尘，脸就跟永远洗不干净一样，就是好像蒙着一层土一样。

因此，日常饮食应限制高胆固醇食物，多吃植物纤维类、富含维生素类食物；饮食以温热为宜，以利胆管平滑肌松弛，胆汁排泄；少量多次喝水可加快血液循环，促进胆汁排出，预防胆汁瘀滞，利于消炎排石。除此之外，胆病患者日常生活中还应从以下几点做起：

（1）要经常做一些体力活动，使全

身代谢活跃起来，特别是脑力劳动者和上班久坐的中年人，更要有意识地多做体力活动，防止过度肥胖，因为肥胖是胆囊炎或胆结石的重要诱因。

（2）要讲究饮食卫生，切忌暴饮暴食，适当控制含脂肪食物的摄入量，因为食用含脂肪的食物会反射性地使胆囊收缩，一旦收缩过于强烈，易导致胆绞痛的急性发

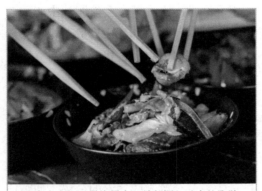

◎胆病患者切忌暴饮暴食，以免摄入过多的脂肪，刺激胆囊收缩，引发炎症。

作。此外，怀疑患有慢性胆囊炎的人更要忌油腻。

（3）怀疑患有慢性胆囊炎的人，在日常生活中，要避免过多震动腹部，如不要长时间在崎岖不平的路上骑自行车，乘汽车时尽量坐前排，以减轻震荡，防止诱发炎症的急性发作。

（4）秋凉以后，要注意保暖，尤其是睡觉时要盖好被子，防止腹部受凉，因为肚子受凉会刺激迷走神经，使胆囊强烈收缩。

（5）已经证明有胆结石或者肠寄生虫病的人要及时接受治疗，避免引起胆囊发炎。

（6）如果炎症发作比较频繁，症状比较重，明显影响了生活和工作，采用利胆药等保守疗法又不见效，就应该考虑手术治疗了。

养生锦囊

合理饮食是预防胆病的基本原则，饮食控制则为内外科治疗的辅助手段。饮食治疗的目的是要清除导致胆囊发病的因素和保持胆汁排泄的通畅，具体内容包括：

（1）降低食物中的脂肪含量，少食肥肉，远离油炸和含脂肪多的食品，并以植物油代替动物油。此外，有些胆囊炎的形成与体内胆固醇过高和代谢障碍有关，因此要少吃含胆固醇多的食品，如蛋黄、肝、肾、鱼子和其他内脏，烹制食物时，应以炖、烩、蒸、煮为主。

（2）进食富含优质蛋白质及糖类的食物，以保证热量的需要，有促进肝糖原的形成和保护肝脏的作用。

（3）多饮瓜果汁，如橘汁、梨汁、苹果汁、荸荠汁及藕汁，西瓜汁更有清热利湿作用。

（4）少吃含纤维素多的食物，避免因肠蠕动而增加疼痛，可吃少渣或半流质食品。

（5）忌接近酒类、刺激性食物或浓烈调味品。烹制菜肴，味道宜清淡，饮食不宜过冷。

（6）多进液体，以稀释胆汁；增加进餐次数，刺激胆汁分泌和排泄。

（7）多吃富含维生素A的食物，如西红柿、胡萝卜、玉米、鱼肝油等，以保持胆囊上皮组织的健全，上皮细胞的脱落，能助长胆石的形成。萝卜有利胆作用，能帮助脂肪的消化和吸收，宜常吃。

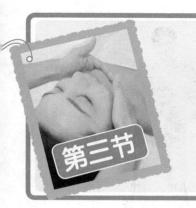

夜半无人问，清心寿自来
——子时养生小秘诀

第三节

子时失眠，建议大家做一做"催眠操"

子时失眠，多是白天精神受到刺激，心神不定则难以入眠，我们不妨以动制静，做一做"催眠操"，相信会收到良好的效果。

目前，社会节奏普遍较快，竞争也日益激烈，无形中给人们带来了很大的压力，造成了诸如精力透支、心理超负荷、失眠、抑郁、焦虑等问题。仔细分析一下，这其实都是现代人的生活方式造成的。现在的人坐办公室多了，活动少了，身子骨自然就不舒服。当然，具体到子时失眠，往往大多是白天精神受到刺激，心神不定则难以入眠，我们不妨以动制静，做一做"催眠操"，相信会收到良好的效果。

这套催眠操和大家做的眼保健操相似，非常简单实用，长期被失眠困扰的朋友不妨学一学，其方法如下：

❶ 浴面操

选择安静清洁的环境，平心静坐，闭目，双掌置于鼻两侧，从下巴颏向上搓面部至前发际，再自上而下搓面部50～60次。揉搓力度不宜过大。

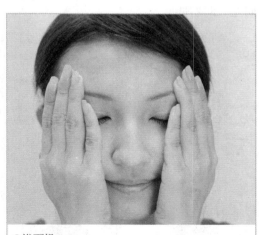

◎浴面操。

❷ 眼操

保持静坐姿势，身心放松，闭目，用右手食指、中指二指，沿着眼眶揉按右眼，先按顺时针方向揉按30次，再按逆时针方向揉按30次，然后以相同方法按左眼。手法宜轻柔。

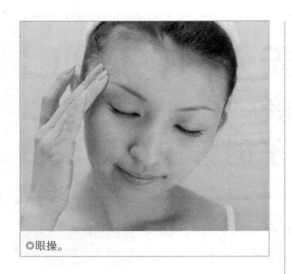
◎眼操。

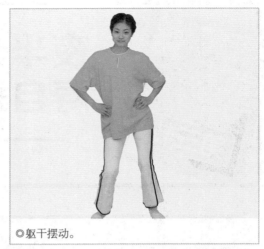
◎躯干摆动。

③ 活动颈部

保持静坐姿势，身心放松，头部向上抬起，伸展颈部，保持3秒钟，再依次向下、向左、向右伸展。

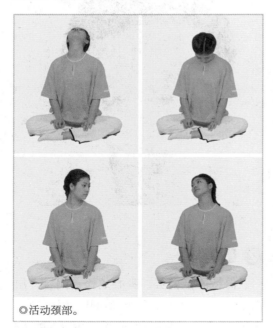
◎活动颈部。

④ 躯干摆动

做这个动作之前，要使身心放松，否则很容易受伤。两脚分开站立，稍宽于肩，双手叉腰，膝盖微曲，上身随腰部向左右各摆动30次。

⑤ 深呼吸下蹲

身心放松，双脚稍微分开站立，吸足气后，屈膝下蹲，同时慢慢呼气，头随下蹲而垂于两膝间，双手放于两腿外侧，然后逐渐站起并吸气，还原为站立姿势。反复做12次，动作要缓慢，呼吸要深长。

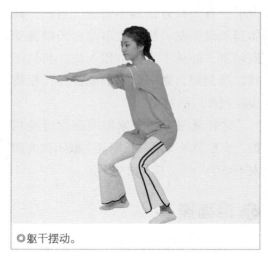
◎躯干摆动。

熬夜过子时危害多，做好防护工作

熬夜的时候会感觉很累，但是无论多累，中间最好不要上床休息，就像机器一样，突然打开突然关上，对身体非常不利。若困乏的时候，可喝点儿饮品来提神，但要注意应热饮，浓度不要太高，以免伤胃。熬夜时，大脑需氧量会增大，应不时做做深呼吸。

熬夜是健康的大敌，相信很多人都知道这一点，但是现实所迫却很难做到不熬夜，有人是为了准备明天的考试，有人是为了看一场心仪已久的电影，有人是为了欣赏一场激动人心的球赛，有人为了能专心致志地工作……总之，熬夜的理由有很多。如果你不能改变你的习惯，那就想办法把熬夜的伤害降到最小吧。

首先，熬夜很消耗元气，所以应当用食物适当补充一下体力。在熬夜前可以吃一点儿热的东西，当然热牛奶更好，但是不要吃难以消化的食物，以免因给肠胃增加过重的负担而使得大脑缺氧，从而产生困意。另外要多喝白开水。

其次，熬夜的时候会感觉很累，但是无论多累，中间最好不要上床休息，就像机器一样，突然打开突然关上，对身体非常不利。若困乏的时候，可喝点儿饮品来提神，但要注意应热饮，浓度不要太高，以免伤胃。熬夜时，大脑需氧量会增大，应不时做做深呼吸。

再次，为了保持头脑清醒，很多人会大量喝茶或者咖啡，咖啡虽然提神，也会

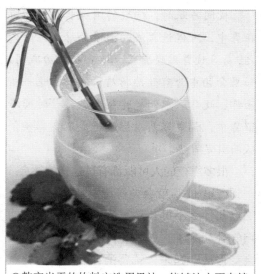

◎熬夜当天的饮料宜选用果汁，能够让人更有精神和精力，而且有益于皮肤。

消耗体内与神经、肌肉协调有关的 B 族维生素，缺乏 B 族维生素的人本来就比较容易累，更可能形成恶性循环，养成酗茶、酗咖啡的习惯。因此，熬夜时多补充些 B 族维生素，反而比较有效，比如一杯温热的燕麦粥，一杯果汁等。

熬夜除了对健康有负面影响，对美丽更是坏处多多，要如何补救或者减轻呢？

加班加点工作的白领丽人们，在熬夜前千万记得卸妆；睡前敷 10 分钟面膜，给肌肤补充水分；起床后洗脸时利用冷、热交替刺激脸部血液循环；涂抹保养品时，先按摩脸部 5 分钟。

虽然我们为熬夜提供了一系列减轻损害的措施，但熬夜无论对健康还是对美丽都是害处多多的，所以最好还是不熬夜。

诱人的夜宵会给身体带来大危害

夜间睡眠时，吃进的消夜长时间滞留在胃中，可促进胃液的大量分泌，久而久之，易导致胃黏膜糜烂、溃疡、抵抗力减弱。如果食物中含有致癌物质，例如常吃一些油炸、烧烤、煎制、腌制食品，长时间滞留胃中，就更容易对黏膜造成不良影响，从而引发胃癌。

很多熬夜的人可能都有过这样的体会：一到夜里11点就会觉得特别饿，因此非要吃点儿什么不可。其实，这是因为体内的阳气升起来了，如果还没有睡觉，身体就会变得活跃起来，就要消耗能量，因此就会感到饥饿。尤其是加班一族，加班结束后都喜欢三三两两相约着去吃夜宵。虽然夜已深，"消夜族"却仍在尽情享受美食，觥筹交错……不知不觉中，他们的胃，甚至整个身体都在慢慢受到疾病的侵蚀。

经常吃夜宵，对身体的害处多过好处，其中有3大害处对健康影响甚大：

❶ 营养容易滞留体内，造成伤害

一般来说，夜宵都吃得比较好，营养很丰富，但这同时也暴露出一个问题，即这些营养如何消耗。在吃夜宵时吃大量的肉、蛋、奶等高蛋白食品，会使尿中的钙量增加，一方面降低了体内的钙贮存，诱发儿童佝偻病、青少年近视和中老年骨质疏松症；另一方面尿中钙浓度高，罹患尿路结石病的可能性就会大

大提高。再加上饮酒，则更容易与"酒精性脂肪肝"结缘。

❷ 夜宵吃多了，容易造成胆固醇增多

如果吃夜宵进食的是高脂肪、高蛋白的食物，很容易使人体内血脂突然升高。人体的血液在夜间经常保持高脂肪含量，夜间进食太多，或频繁、屡次进食，会导致肝脏合成的血胆固醇明显增多，并且刺激肝脏制造更多的低密度脂蛋白。研究发现，人体运载过多的胆固醇到动脉壁堆积起来（包括阴茎动脉），也成为动脉粥样硬化和冠心病、阳痿的诱因之一。

❸ 吃夜宵还容易诱发失眠

研究发现，夜宵吃得过饱可以使胃鼓胀，对周围器官造成压迫，胃、肠、肝、胆、胰等器官在餐后的紧张工作会传送信息给大脑，引起大脑活跃，并扩散到大脑皮层其他部位。因此，想拥有健康最好不吃夜宵或少吃夜宵。

总而言之，不吃夜宵是最健康的生活方式，但如果晚上确实需要补充营养，最佳选择是碳水化合物，即淀粉和糖类，如一片面包，一杯牛奶或清淡的稀粥。因为这类食品会间接地改善脑的化学反应，令身体分泌胰岛素，从而发挥镇静安神作用，对失眠者尤为有益。

警惕！心脏病发作常在子时

子时是阴极的时候，是气机降得最低的时候。子后则气升，午后则气降，从午时开始气就降了，降到阴极的时候是降到最低的时候。那么有气虚的人，容易在这个时候气透；肾脏不好的人，容易在这个时候出事；心脏不好的人，容易在这个时候猝死；低血糖的人，容易在这个时候发病。所以，子时有上述病症的人应该小心。

专家临床发现，很多心脏病猝死都是发生在子时，这是为什么呢？《易经》中认为，子时是阴极的时候，是气机降得最低的时候。子后则气升，午后则气降，从午时开始气就降了，降到阴极的时候是降到最低的时候。那么有气虚的人，容易在这个时候气透；肾病不好的人，容易在这个时候出事；心脏不好的人，容易在这个时候猝死；低血糖的人，容易在这个时候发病。

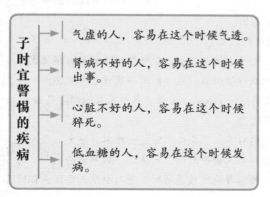

子时宜警惕的疾病

- 气虚的人，容易在这个时候气透。
- 肾病不好的人，容易在这个时候出事。
- 心脏不好的人，容易在这个时候猝死。
- 低血糖的人，容易在这个时候发病。

从现代医学来解释，胆汁需要新陈代谢，人在子时入眠，胆方能完成代谢。而"凡十一脏取决于胆"，其中心脏功能在这时最弱，所以很多疾病就容易在子时发作。因此，子时有上述病症的人应该加倍小心。入睡前一定更要吃药，并一定更要在子时前进入睡眠，减轻胆的负担，这样才能安然地度过子时。

另外，还可以通过敲胆经的方法激发气血，增强心脏功能。敲胆经只要平坐，将一条腿搁在另一条腿上面，用自己的拳头从屁股开始敲，沿大腿外侧一直敲到膝盖，反之也是如此，每条腿每天敲两分钟左右就够。敲胆经的时间最好选择早上七点左右，或早、中、晚餐后。早上敲胆经顺应了阳气生发的特性，餐后敲胆经可促进胆汁分泌，加强身体对营养的吸收。

与此同时，对于有高血压、冠心病的患者家庭成员，应掌握一些心脏病发作的诊断和抢救知识，以赢得入院治疗前的宝贵时间。

❶ 心绞痛发作的家庭护理

一般来说，心绞痛多发生在体力活动、情绪激动、饱餐、受寒等时，当身边的人发生心绞时，应让其立即休息，速用硝酸甘油片舌下含化，通常 1 ~ 2 分钟即可见效，如果 10 分钟还不见效，可再舌下含化异山梨酯（消心痛）1 ~ 2 片，2 ~ 3分钟缓解。

当心绞痛发作停止后，为了防止复发，可到医院进一步检查，或持续服用长效血管扩张剂，如硝酸甘油片 1 ~ 2 片，每日

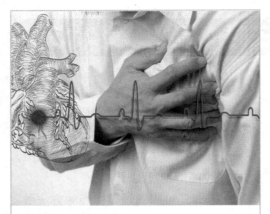

◎当身边的人发生心绞时，应让其立即休息，速用硝酸甘油片舌下含化，再送往医院检查。

② 心肌梗死急救

通常情况下，心肌梗死患者会有这样的表现：胸骨后或心前区突然出现持续性疼痛或紧迫感，常反射到肩、臂或上腹部，可持续半小时以上至1～2天，休息或用硝酸甘油片均不见好转，有时伴有肢体厥冷、青紫、脉搏细弱、血压降低、心率增快、心音减低。亦有无疼痛而突然晕厥、面色苍白、皮肤湿冷等。

3次或服用硝苯地平（心痛定）1～2片，每日3次。

值得注意的是，心绞痛发作处理无效时，或病人出现血压低、面色苍白、全身出汗、烦躁不安、心前区剧烈疼痛时，应想到是心肌梗死发生的可能，这时应按心肌梗死处理。

病人一旦出现以上情况，应让其立即取平卧位，其他人也不要搬动病人，由于活动增加了体内耗氧量，心肌缺血更为严重，而失去抢救机会，造成严重的后果。当时家中有氧气袋者应用鼻导管吸氧气，服1～2片安定片。速与医疗机构联系医院救治，上车时应平抬病人，千万不要让病人自己走上救护车。

养生锦囊

有心脏病的人，在日常工作、生活中要注意的事项：

（1）绝对不搬抬过重的物品。搬抬重物时必然弯腰屏气，这对呼吸、循环系统的影响与用力屏气大便类似，是老年冠心病人诱发心梗的常见原因。

（2）放松精神，愉快生活，对任何事情要能泰然处之。

（3）洗澡要特别注意。不要在饱餐或饥饿的情况下洗澡。水温最好与体温相当，水温太热可使皮肤血管明显扩张，大量血液流向体表，可造成心脑缺血。洗澡时间不宜过长，洗澡间一般闷热且不通风，在这样的环境中，人的代谢水平较高，极易缺氧、疲劳，老年冠心病人更是如此。冠心病程度较严重的病人洗澡时，应在他人帮助下进行。

（4）气候变化时要当心。在严寒或强冷空气影响下，冠状动脉可发生痉挛并继发血栓而引起急性心肌梗死。气候急剧变化，气压低时，冠心病人会感到明显的不适。国内资料表明，持续低温、大风、阴雨是急性心肌梗死的诱因之一。所以每遇气候恶劣时，冠心病病人要注意保暖或适当加服硝酸甘油类扩冠药物进行保护。

（5）控制脂肪摄入的质与量。许多研究证明，长期食用大量脂肪是引起动物动脉硬化的主要因素。

（6）禁饮烈性酒。酒精能使心率加快，能加重心肌缺氧，故应禁酒。

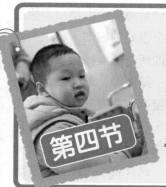

健康如阳，永不"提心吊胆"

第四节

——常见胆系病中医自愈妙法

胆结石患者自我调理法

在选择方法排石之前，最好能确定胆囊的结石大概有多大。如果结石的直径在半个厘米以上，就要注意了。因为胆总管的内径差不多半厘米，如果超过这个长度，胆结石过大，就会导致结石卡在胆总管上。这样的后果更加麻烦，所以一定要先检查，确定结石的大小，再决定用什么方法。

胆囊内胆固醇或胆红素结晶形成的一粒粒小团块就是胆结石，这主要是因为人体内胆固醇和血脂过高造成的。胆结石平时可能无明显症状，但当结石异位或嵌顿在胆管时开始发作，主要于晚餐后胆绞痛、胀痛，一般在中上腹或右上腹，向右肩放射，并伴有恶心呕吐、发热、黄疸等症状。

"胆绞痛，要人命"，这是对胆结石发作起来的痛苦的最佳写照。胆结石发作的时候会非常的疼，可以用死去活来形容，家属却又只能在旁边眼看着遭罪，没有任何的办法。因为胆囊是一个腔体，它会开口到消化道当中。其实，我们是可以通过一些刺激来缓解发作时候的疼痛的，甚至可以促进排石的功能。

在选择方法排石之前，最好能确定胆囊的结石大概有多大。如果结石的直径在半个厘米以上，就要注意了。因为胆总管的内径差不多半厘米，如果超过这个长度，胆结石过大，就会导致结石卡在胆中管上。这样的后果更加麻烦，所以一定要先检查，确定结石的大小，再决定用什么方法。

一般来讲，在人体的足部反射区做按摩刺激的动作是有助于排石的。先重点做脑垂体的反射区，再按揉脾的反射区，然后是上身淋巴、下身淋巴的反射区，最后是肝胆的反射区。这样的按摩没有什么特殊之处，只是一般的按摩刺激，每天进行20分钟的按摩还是很有好处的。

稍微特殊的是，采用可以利排石的药物进行治疗。例如中药中的金钱草，这是一味能够促进排石的药物，所以要尽量发挥药物的优势。先用金钱草泡水喝，这样就相当于在喝排石药。另一方面是将金钱草捣碎，制成糊状，直接贴敷在足底的胆反射区上，这样排石的效果就会直接传达到胆囊，帮助胆囊排石。

对于胆结石可能到医院会是采取手术的方法，有一些人也获益了。但是手术也是在治标，并且无形中增加了治疗的痛苦和成本。因此，关键还是要将胆的功能激活，这样胆汁正常分泌，也不会出现淤积。就好像一根排水的管子，定时地敲打一下，让管子四壁产生的垃圾物质随着流动的液体被带走。保护胆囊也是一个道理。

在平时要多注意饮食的保护，尤其是早晨要吃早餐。然后每天晚上都用温热的水泡脚，这是一个很好的习惯，可以激活足底的反射区，即便是还没按揉也会产生效果。然后多敲一敲胆经，敲胆经是一个养生的好方法，能够使全身其他的经络受到振奋，使疾病不容易侵犯。而敲胆经最直接的作用就包括了增强胆的功能，让胆囊里的气血通畅，这样就不可能产生瘀阻的现象，结石也就无从发生了。

在耳朵上贴王不留行子，给予一个持续的刺激。这都是帮助胆囊排石的好方法。但是切记结石的直径太大的话就不适宜以上的这些方法，一定要到医院就诊。作为平时的预防，反射区刺激等方法，就完全可以胜任了。

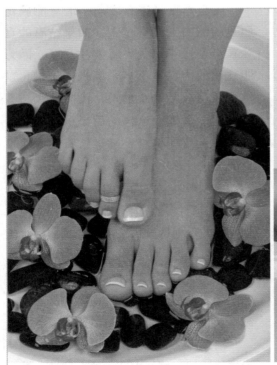
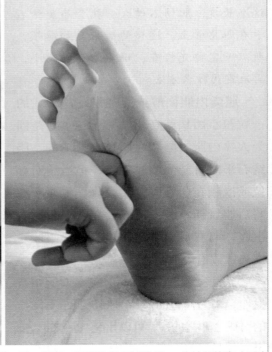

◎每天晚上都用温热的水泡脚，再依次对足部的脑垂体、脾、淋巴、肝胆的反射区进行20分钟的按摩，可有效促进气血运行，帮助胆囊排石。

驱除胆道蛔虫，让人不再钻心痛

胆道蛔虫病之所以称之为急腹症，一是因为它来势急骤，患者往往在毫无预感的情况下突然发生上腹"钻顶"样疼痛；二是疼痛剧烈，甚如锥刺刀绞，病人常抱腹屈膝，俯卧床上，辗转不安，面色苍白，大汗淋漓，呻吟不止。腹痛后不久，病人常会出现恶心、呕吐，严重者甚至可吐出胆汁及蛔虫。

蛔虫进入胆总管、肝内胆管和胆囊引起急腹症统称为胆道蛔虫病，祖国医学称之为"厥"或"蛔厥"。蛔虫是寄生在人体内最为常见的虫体之一，它虽然通常作祟于人的肠腔，但它还有一个癖性，就是嗜好钻孔，且喜碱恶酸。当蛔虫在其寄生的环境发生改变，如过饥、受寒、高热、腹泻、驱蛔药使用不当时，它就会趁胆总管及括约肌由于炎症、结石等功能失常处于松弛之时而"逆流而上"，钻入人体的胆道。这时就会引起发作性的上腹剧烈绞痛，并成为外科中常见的急腹症之一。

胆道蛔虫病之所以称之为急腹症，一是因为它来势急骤，患者往往在毫无预感的情况下突然发生上腹"钻顶"样疼痛；二是疼痛剧烈，甚如锥刺刀绞，病人常抱腹屈膝，俯卧床上，辗转不安，面色苍白，大汗淋漓，呻吟不止。腹痛后不久，病人常会出现恶心、呕吐，严重者甚至可吐出胆汁及蛔虫。另外，这种腹痛常是时作时休，虽然剧痛时难以忍受，但间歇期间患者又静如常人。经查时，腹部平软，压痛轻微。

《黄帝内经》中说："脾咳不已，则胃受之，胃咳之状，咳而呕，呕甚则长虫出。"这告诉我们，治虫之道关键是要"呕"。当然，预防才是解决胆道蛔虫病的最有效方法。在农村对粪便进行无害化处理。饭前、便后勤洗手。生吃瓜果蔬菜要洗烫干净，生熟食物应分开刀切。对已受到蛔虫感染的人，应及时进行驱虫治疗，治疗中驱虫药物剂量与服法应遵医嘱，以避免由于用药不当而引起的副作用。对于早期患者，首先应通过饮食进行调治，宜食高蛋白、高碳水化合物、多维生素易消化饮食，以及酸辣之食品，如米醋、胡椒、梅子等；忌食生冷瓜果及生蔬菜。

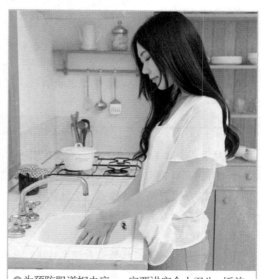

◎为预防胆道蛔虫病，一定要讲究个人卫生，饭前、便后勤洗手。

治疗胆道蛔虫病的常见方剂

序号	方剂名	制作方法	食用方法
1	姜蜜合剂	生姜150～200克，去皮取汁，倒入蜂蜜60～100克	顿服，1日2～3次
2	青梅煮酒	青梅30克（无青梅可用食品店出售的糖渍青丝代替，用量酌增），黄酒100毫升。将青梅和黄酒先放瓷杯中，再将瓷杯放在有水的蒸锅中加热蒸炖20分钟	每次饮30毫升
3	椒油疗法	花椒60克，食油60克（以豆油、菜油为佳）。将食油置铁锅中炼熟后，投放花椒，以文火煎熬，煎3～5分钟，闻到较浓的花椒味时，离火冷却，滤去花椒即成花椒油	1次服完，儿童酌减，有驱虫之功
4	香榧子	香榧子炒熟，适用于5岁以上儿童食服	每岁每次2粒，嚼细烂，每日服3次，连服1周。驱虫
5	南瓜子粉	南瓜子炒熟后取仁，研粉	5岁以上每次10～15克，5岁以下6～9克，均用蜂蜜调服，每日服2次，连服3天。驱虫
6	食醋疗法	米醋60毫升，加花椒少许，加热煮开后，除去花椒	顿服，每天1次
7	乌梅汤	乌梅50克，山楂30克，甘草15克。共煎汤，去渣	加适量蜂蜜，代茶饮
8	山楂糕	鲜山楂（去皮核）、淮山药各等量，加适量白糖，调匀后蒸熟食	量不拘多少，每天2～3次
9	南瓜子	去皮后炒熟，空腹时食用即可	成人每次吃500克，7岁以上每次250克，连食2天
10	生丝瓜子	剥壳，取其肉嚼烂，空腹时用温开水送服	成人每日40～50粒，儿童30粒，驱虫

养生锦囊

对于儿童胆道蛔虫病，家长应该从以下几个方面着手进行护理：

（1）要让孩子养成良好的卫生习惯，少吃、不吃生冷食品。

（2）观察腹痛发作情况，及时就诊。

（3）腹痛发作时要诱导患儿安静，用手按摩腹部，减轻腹痛程度，并防止患儿因腹痛乱撞而发生意外伤。

（4）呕吐时，要观察有否蛔虫吐出，及时清除呕吐物，以防窒息。

（5）一定要遵医嘱服用驱虫药，以免因不确当的服用而加重症状。

（6）服药后，要观察大便中排虫情况。

右上腹隐隐作痛，可能是胆囊炎作祟

胆囊炎患者应该注意饮食，食物以清淡为宜，少食油腻和烧烤食物。保持大便畅通。多走动，多运动。并且要做到心胸宽阔，心情舒畅。如果能按照以上要求去做，并进行适当的饮食治疗，对胆囊炎能起到良好的防治作用，饮食治疗的目的是要清除促进胆囊炎发病的因素和保持胆汁排泄的通畅。

生活中有些人会偶尔感觉右上腹隐隐作痛，就怀疑是肝出了问题。于是去医院花了上百元做乙肝五项、肝功能、肝超检查，结果却显示他的肝没有任何问题。回到家之后，他的疼痛还是没有任何好转，有的甚至更加厉害。这是怎么回事呢？这样的情况，大多数是因为得了胆囊炎，却误认为是肝有问题。下面我们就来拨开胆囊炎的重重迷雾，让这些患者不再迷茫。

据《黄帝内经》记载："大肠移热于胃，善食而瘦又谓之食亦。胃移热于胆，亦曰食亦。"什么是"食亦"呢？其实就是吃得多而身体消瘦。因此，出现这种情况，有可能是胃病，也有可能是胆囊炎。胆囊炎可分为急性和慢性。它为细菌性感染或化学性刺激引起的胆囊炎性病变，与胆石症常常共同存在。胆囊炎患者应该注意饮食，食物以清淡为宜，少食油腻和烧烤食物。保持大便畅通。多走动，多运动。并且要做到心胸宽阔，心情舒畅。如果能按照以上要求去做，并进行适当的饮食治

疗，对胆囊炎能起到良好的防治作用。

接下来，为大家推荐一些治疗胆囊炎的营养饮食方案：

❶ 适量补充维生素 A

我们知道，维生素 A 能保持胆囊上皮细胞组织的健全，防止细胞脱落。含维生素 A 的食品很多，如西红柿、胡萝卜、玉米、鱼肝油等。特别是胡萝卜，既能利胆又能帮助脂肪的消化吸收。

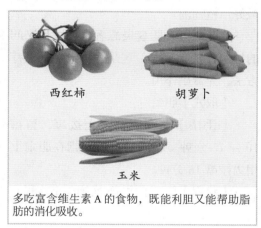

西红柿　　　　胡萝卜

玉米

多吃富含维生素 A 的食物，既能利胆又能帮助脂肪的消化吸收。

❷ 掌握合理的饮食原则

（1）急性胆囊炎：疼痛发作时当禁食，静脉输液维持营养。疼痛减轻时给低脂、低胆固醇、高糖流食。

（2）慢性胆囊炎：应选用低脂、低胆固醇半流食。全日脂肪限量在 20 ~ 30 克，并将脂肪分散在各餐中，不可集中于一餐。食物以炖、烩、蒸、煮为主，忌用油煎、油炸食物。

❷ 务必要控制高脂肪饮食

一般来说，胆道疾病的发作常发生在饱餐（尤其是油腻食物）之后的晚上或清晨，这是因为消化脂肪需要大量的胆汁，而患本病者由于胆囊的炎症及胆结石的存在，在胆囊急速收缩时会产生疼痛，如果遇到结石梗阻，则绞痛更为剧烈，并伴有恶心、呕吐。慢性胆囊炎患者在过食脂肪后，会出现隐痛，并有消化不良的表现，如嗳气、腹胀、厌食油腻等症。因此，患本病者每日脂肪量应限制在40～50克，应严格禁食肥肉、猪油、黄油、奶油等，最好用植物油。

除此之外，胆囊炎患者也可以用民间的拔罐疗法来疗养，这是一种天然的治疗方法，无毒副作用。

【取穴】胆俞

【手法】先在胆俞穴上拔罐，留罐10～15分钟。起罐后，用拇指在胆俞上用力按摩15分钟。

【疗程】每天1次，6次为1个疗程。

值得注意的是，在胆囊炎发作时，宜禁吃固体食物数天，仅喝蒸馏水或矿泉水。接着再喝果汁3天，可喝梨子汁、甜菜根汁、苹果汁等。然后才开始恢复固体食物，用生甜菜切碎加2汤匙橄榄油、新鲜柠檬汁、新鲜的苹果酱食用，这个饮食计划对患者很有帮助。

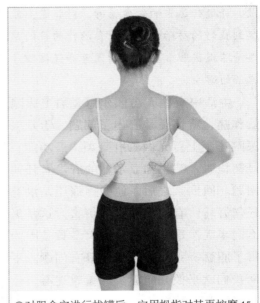

◎对胆俞穴进行拔罐后，宜用拇指对其再按摩15分钟，巩固疗效。

养生锦囊

胆囊炎多发生于中年人，尤其是中年肥胖女性，这是什么原因呢？让我们从胆囊炎的发病原因说起，胆囊就是我们常常提到的苦胆，形状像梨，它是贮存和浓缩胆汁的脏器。

人们在吃进食物以后，通过神经反射，使胆囊收缩，使胆汁通过胆道流入十二指肠，促进脂肪的消化和吸收。如果身体过于肥胖，或是有代谢紊乱、胆结石等，胆汁就不容易从胆囊流出而滞留在胆囊里，胆汁里的水分逐渐被吸收，使胆盐浓度增高，而胆盐会刺激胆囊黏膜发炎。一开始还是无菌的，随着细菌乘机侵入，便由无菌性胆囊炎开始转变为感染性胆囊炎。

40岁左右的中年人，由于工作的压力大，经常会影响到胆囊的正常功能，使胆汁的排泄不通畅。另外，慢慢发胖的中年人，因为脂肪的代谢紊乱，更容易刺激胆囊强烈收缩。如果同时有感染、消化不良、结石形成就更容易诱发胆囊炎发作了。绝经期前的中年妇女，因为内分泌改变的关系，常常影响胆汁的分泌和调节，所以得胆囊炎的机会要比同年龄的男子更多一些。

胆经锻炼有绝招，敲对位置功效妙

——足少阳胆经大药房

第五节

足临泣——消除亚健康症状，让你意想不到

足临泣并不是仅局限在经络相关的作用方面，对于很多意想不到的疾病，足临泣都有不错的效果。特别是现代生活中亚健康状态下出现的一些疾病，说大不大说小不小，说不大是因为去医院通常会建议注意休息，说不小是因为这些小毛病确确实实让人体产生了不舒服的感觉。这时候找到足临泣，一定帮你解决难题。

《黄帝内经》认为，足临泣是人体足少阳胆经上的主要穴位，可以主治：目赤肿痛、胁肋疼痛、月经不调、乳痈、足跗疼痛等，还包括胆经头痛、腰痛、肌肉痉挛、眼疾、胆囊炎、中风、神经官能症等。

然而，在治疗疾病的时候，人们会发现一个奇怪的事情，那就是足临泣并不是仅局限在经络相关的作用方面，对于很多意想不到的疾病，足临泣都有不错的效果。特别是现代生活中亚健康状态下出现的一些疾病，说大不大说小不小，说不大是因为去医院通常会建议注意休息，说不小是

因为这些小毛病确确实实对人体产生了不舒服的感觉。

那么这个时候选用足临泣往往会收到意外的效果，所以也有人称足临泣是人体的神医。下面就是两个实际应用中的例子。

❶ 指压足临泣治疗肋间神经痛

由胸部到侧腹或是由背部到侧腹，如果产生强烈疼痛，那么在转身、大声笑、深呼吸、打哈欠时都会感到痛苦难当，这就是肋间神经痛。

肋间神经疼痛的原因是由于脊椎生病或是胸膜黏合，但还有其他尚无法了解的原因。其他如肝脏病是原因之一。真性的肋间神经痛有三种特征。一是背骨侧面即是压痛点，二是腋窝即是压痛点，三是胸侧面即是痛点，只轻轻一压疼痛难当。

为了防止肋间神经突发性疼痛，必须用以下的穴道指压法，这种方法在病发半年内能即刻治愈，如果病发数年的话，只

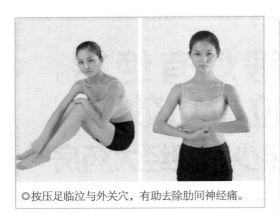

◎按压足临泣与外关穴，有助去除肋间神经痛。

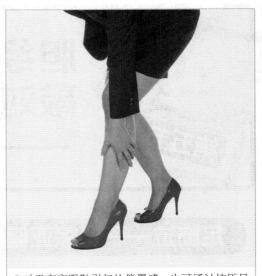

◎对于穿高跟鞋引起的倦累感，也可通过按压足临泣穴来改善。

要持之以恒也能治愈。

在手背距横纹三指处有"外关"。在小脚趾和第四趾之间用指尖向上搓，到了尽处就是"临泣"穴。指压时只要在这两处穴位上，一面缓缓吐气一面轻压6秒钟，左右各按10次就能去除疼痛。

肋间神经痛有时不只限于胸部，连背部和肚子也有疼痛的可能。在这种情况下，只要用穴道指压法就可奏效。如果想提高效果的话，在指压前先用温湿布覆盖患处。如果治疗后还感到相当疼痛，则再用温湿布擦患处，重新再指压一次就可减轻疼痛。

❷ 指压临泣去除穿高跟鞋的倦累感

女性时常诉苦穿高跟鞋倦累异常，穿着不自然的鞋子走路，产生倦累感是难免的。现在奇装异服纷纷出笼，并且不分老幼都有用鞋子来配合服装的倾向；有些人想使自己变"高"，于是便穿高跟鞋，一些高跟鞋鞋跟，有的竟有12～13厘米。而且男性也流行高跟鞋，穿高跟鞋的倦累感是目前男性面临的一大问题。

本来鞋子选用的目的是为了保护脚部，现在为了美观，才会导致脚痛、脚累、骨骼变形等。因此应该尽量选择适合自己脚型的鞋子，这才是最科学的方式。

治疗穿高跟鞋倦累感，只要指压"足临泣"就有效。所谓足临泣穴是脚小趾和第四趾根中间向上4厘米左右之处，只要一边吐气一边强压6秒钟，重复20次即可。

不论你穿高跟鞋是否感到倦累，最好采用刺激足临泣的方法，如果不加按摩，倦累感由小积大，到时候就很难恢复了。这种去除穿高跟鞋的倦累感的办法，可以说是预防日常疾病的一个重要常识。

上面的两种情况是足临泣非常常见的一种用法，当然人体的神医功能要远远超过这两种情况，所治疗的疾病也非常的广泛。可以一边按压足临泣的时候，一边仔细体会，感觉一下身体的变化，也许就会发现足临泣更加重要的作用。

日月——轻松解决慢性胆囊炎特效穴

古人认为断案子的大老爷就像是天上的日月，一定要能辨清楚是非，所以会在衙门中悬挂一个"明镜高悬"的匾额。而在身体中胆脏就是辨别是非的大老爷，人体内无论有什么事情都需要胆脏来辨别一下，所以就把胆经上最关键的一个穴位叫作了日月。

胆囊炎现在多发的一个原因就是现代人工作压力大，工作繁忙，这样有很多人长期都不吃早餐。当经过一夜的睡眠后，身体中的胆脏积攒了一部分的胆汁。如果长时间的不吃早饭，这些胆汁也就长时间没有代谢出去，那么胆汁的淤积就造成了炎症。

说到这里胆囊炎到底跟日月这个穴有什么关系呢，其实日月就是治疗胆囊炎的特效穴。日月穴就在双侧乳头的正下方，人的乳头位于第4肋间隙，而日月是在第7肋间隙。说完日月穴位置之后就要解释一下日月这两个字的含义，因为古人认为断案子的大老爷就像是天上的日月，一定要能辨清楚是非，所以会在衙门中悬挂一个"明镜高悬"的匾额。而在身体中胆脏就是辨别是非的大老爷，人体内无论有什么事情都需要胆脏来辨别一下，所以就把胆经上最关键的一个穴位叫作了日月。

日月这个穴能够迅速给大老爷提个醒，对胆脏这个大老爷做得不足的地方予以纠正。每天都找到日月穴按摩5分钟左右，就可以让胆囊时刻的保持健康。

除了日月穴以外，还能用阳陵泉来治疗胆囊炎，因为它是胆的下合穴。在阳陵泉附近还有一个叫胆囊的经外奇穴，对急慢性胆囊炎都有一定的治疗作用。

日月
阳陵泉
足三里
太冲

◎日月穴、足三里穴、阳陵泉穴、太冲穴的位置。

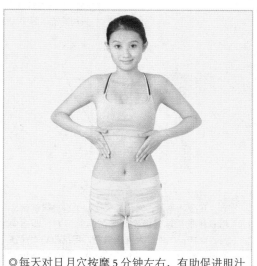

◎每天对日月穴按摩5分钟左右，有助促进胆汁分泌，避免胆汁淤积造成炎症。

足少阳胆经常见特效穴

清热醒脑风池穴

　　正坐，举臂抬肘，手肘大约与肩同高，屈肘向头，双手放在耳后，手掌心朝内，手指尖向上，四指轻轻扶住头（耳上）的两侧，用大拇指的指腹从下往上按揉穴位，有酸、胀、痛的感觉，重按时鼻腔还会有酸胀感。左右两穴位，每天早晚各按揉一次，每次按揉1～3分钟。

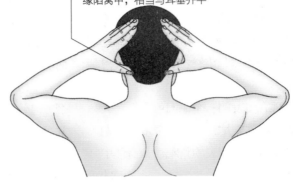

风池穴
人体的后颈部，后头骨下，两条大筋外缘陷窝中，相当与耳垂齐平

舒筋健膝阳陵泉

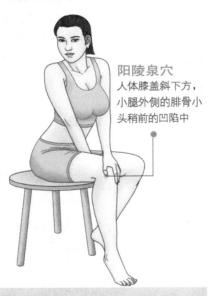

阳陵泉穴
人体膝盖斜下方，小腿外侧的腓骨小头稍前的凹陷中

　　正坐，垂足，大约成90度，上身稍微前俯，用右手的手掌轻握左脚膝盖的前下方，四指向内，大拇指向外，大拇指弯曲，用指腹垂直揉按穴道，有酸、胀、痛的感觉。先左后右，两侧穴位每次各揉按1～3分钟。

止痛、定咳足窍阴

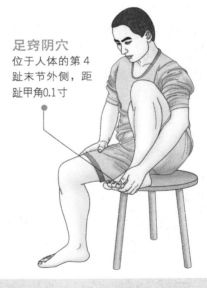

足窍阴穴
位于人体的第4趾末节外侧，距趾甲角0.1寸

　　正坐、垂足，抬起左脚跷放在座椅上，伸出左手，轻轻握住左脚的脚趾，四指在下，大拇指弯曲，用指甲垂直轻轻掐按穴位，用大拇指的指腹按揉穴位，会有酸、胀、痛的感觉。先左后右，两侧穴位每次各按揉1～3分钟。

瞳子髎——祛除鱼尾纹，就从按摩它开始

随着年龄的增长，眼角便容易出现一些细小的鱼尾纹，这是因为眼角周围的皮肤细腻娇嫩，皮下脂肪较薄，弹性较差。再加上眼睛活动较多，故容易出现皱纹。面对眼角出现的皱纹，很少有女人不心急的，名贵的化妆品买了不少，可就是难以祛除。其实，只要每天轻柔地按摩瞳子髎穴就能把小皱纹赶跑。

瞳子髎位于眼睛外侧 1 厘米处，是足少阳胆经上的穴位，而且还是手太阳、足少阳的交会穴，《黄帝内经》认为，这个穴位具有平肝熄风、明目退翳的功用。经常指压此穴，可以促进眼部血液循环，可以祛除眼角皱纹。

具体操作方法：首先，将双手搓热，然后用搓热的手掌在眼皮上轻抚，一边吐气一边轻抚，上下左右各 6 次；其次，再以同样要领将眼球向左右各转 6 次，再用手指按压瞳子髎穴，一面吐气一面按压 6 秒钟，如此重复 6 次。

除指压按摩法外，下面再介绍几种祛除鱼尾纹的小食品，让你看起来更年轻。

一根鸡骨：鸡皮及鸡的软骨中含大量的硫酸软骨素，它是弹性纤维中最重要的成分。把吃剩的鸡骨头洗净，和鸡皮放在一起煲汤喝，不仅营养丰富，常喝还能使肌肤细腻，久而久之，鱼尾纹就会减轻了。

一块口香糖：每天咀嚼口香糖十几分钟，不但能清洁牙齿，更可使面部鱼尾纹减少，面色红润。因为咀嚼能锻炼面部肌肉，改善面部的血液循环，增强面部细胞的新陈代谢功能，使鱼尾纹逐渐消退。

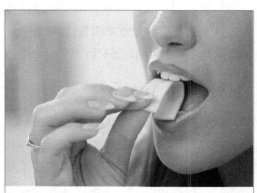

◎每天咀嚼口香糖十几分钟，不但能清洁牙齿，还能锻炼面部肌肉，消除鱼尾纹。

一团米饭：当米饭做好后，挑些柔软温热的米饭揉成团，放在面部轻揉，直到米饭团变得油腻污黑，然后用清水冲洗面部。米饭可以把皮肤毛孔内的油脂、污物吸出，使皮肤呼吸畅通，从而减少鱼尾纹。

另外，多吃富含胶原蛋白的食物，如猪蹄、猪皮、猪肘、鸡皮、鱼头、鱼鳞汤等，能使面部细胞变得丰满，从而减少细纹，令肌肤变得光滑且富有弹性。

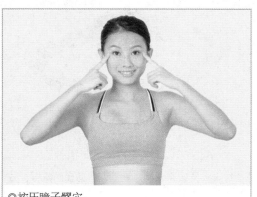

◎按压瞳子髎穴。

风池——治头痛、降血压全找它

如果家里正在读书的孩子经常头痛，父母可以让孩子读书读累时休息一会儿，在休息的过程中，不妨给孩子按压以下头部双侧的风池穴，可有效缓解头痛。

风池穴的位置据《黄帝内经》记载，此穴属于足少阳胆经，主治感冒、头痛、头晕、耳鸣等。每天坚持按摩双侧风池穴，能十分有效地防治感冒。无感冒先兆时，按压风池穴酸胀感不明显。酸胀感若很明显，说明极易感冒，此时就要勤于按摩，且加大按摩力度。当出现感冒症状，如打喷嚏、流鼻涕时，按摩也有减缓病情的作用。这个防感冒良方效果明显，不妨一试。

除此之外，风池穴还有以下两大功效：

① 常按风池缓头痛

如果家里正在读书的孩子经常头痛，父母可以在孩子读书读累时，让孩子休息一会儿，在休息的过程中，一边跟孩子聊聊天，一边伸出双手，十指自然张开，紧贴后枕部，以两手大拇指的指腹按压在双侧风池穴上，适当用力地上下推压，以孩子能够稍微感觉酸胀为度，连续按摩15分钟左右。这样一方面可以加深亲子感情，使孩子精神放松，另一方面可以刺激颈后血液供应，使大脑的供血供氧充足，大脑的功能得到良好的发挥。

② 常按风池助降压

风池穴具有清热降火、通畅气血、疏通经络的功能，有止痛作用迅速、效果良好的特点。不少高血压患者差不多都有这样经验，只要头颈后面"板牢了"，往往一量血压，就比较高了。现代针灸研究发现，针刺风池具有扩张椎基底动脉的作用，能增加脑血流量，改善病损脑组织的血氧供应，使血管弹性增强，血液阻力减少。因此，经常按风池穴可以预防高血压。血压已经高了怎么办？再配合刮人迎穴，血压会降下来一些。

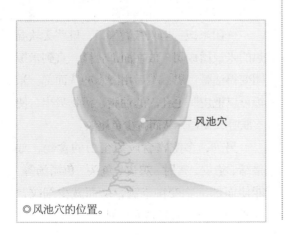

◎风池穴的位置。

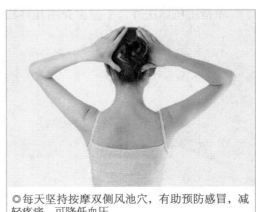

◎每天坚持按摩双侧风池穴，有助预防感冒，减轻疼痛，可降低血压。

肩井——肩上一口井，护佑你一生

肩井穴属于足少阳胆经，如果把身体看作一口井，肩井穴就相当于一个井口，要保持井口通畅不受堵，才能让经脉通畅，因此平时需要按摩肩井穴，保持井口干净。

身体很多经脉是否通合，都与肩颈所在的经脉有关。平时精神太集中或者压力太大的时候，颈部会不自主地往前探，这时候整个肩部就会拘谨、收紧，造成肩部肌肉过度紧张，或者是痉挛，按揉肩井穴会感到放松舒服，头晕头痛都能得到缓解。肩井穴位于大椎穴与肩峰连线中点，肩部最高处。低头时，颈部后方会突出一块骨头，肩井穴就在这块骨头与肩膀末端连接线的中间点，找起来很方便。

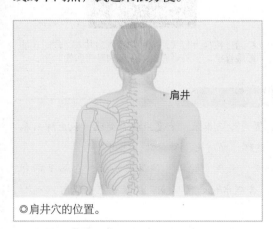

◎肩井穴的位置。

在肩部放松上，除了按揉肩井穴外，还有一个非常好的方法，即拇指和四指并拢放在肩部，捏起来，再放下去，再捏起来，这样反复做，会感到肩部很舒服。

除肩部疲劳外，很多工作的人会感觉

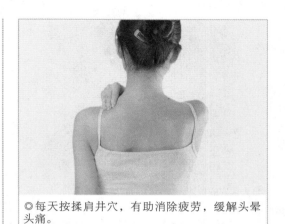

◎每天按揉肩井穴，有助消除疲劳，缓解头晕头痛。

全身疲劳、困倦、气色不足，这种情况往往是脾虚导致。《黄帝内经》中说："脾主口，其在天为湿，在地为主，在体为肉，在藏为脾，在色为黄，在吉为官，在声为歌，在变动为哕，在窍为口，在味为甘，在志为思。"脾虚一般表现在腹胀、无食欲、消化功能差，倦怠、疲劳，头晕，四肢无力，大便稀溏，怕冷，面色萎黄，腹泻，肥胖水肿，女性还可能出现月经不调。判断脾虚最简单的方法，是从镜子里看自己舌头边上是否有齿痕，舌头胖瘦如何，有无白色的苔，颜色是否正常，身体是否疲劳。

可用肩井穴缓解疲劳提高脾气，与大包穴配合治疗。大包穴是脾经最终末的一个穴位，叫脾之大络。脾乃人体后天之本，气血生化之源，气血生发出来以后，由这个大络把它散布到身体的各个地方去，如果脾的整个运化有问题了，就该找大包。该穴位深部相对应的器官有胸膜腔、肺、膈、肝（右侧）、胃（左侧），故不可深刺。

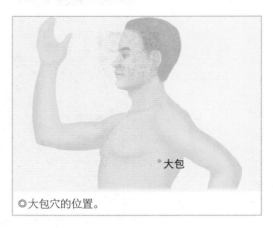

◎大包穴的位置。

具体的穴位刺激方法是：双手握拳，大拇指伸出，以拇指指尖顶住大包穴按揉。或将双拳相握，对在一起，然后放到腋窝下，一般是放到与乳头相平的位置，用拳顶在这个地方，顶住的时候，拳的手指的缝隙刚好顶到肋骨的缝隙，以这里为支点，往里稍微用力一点儿，转肩，顺时针、逆时针都可以。这个方法其实是以大包为支点清理肩井穴，因

为自己很难摸到肩井穴。这个动作可以让肩部转起来，刺激到了大包穴，也刺激到了肩井穴。在做这个姿势的时候，若能转肩以后再收肩，坚持10秒钟，然后仰头，坚持10秒钟放松，再转2分钟，如此反复，就连颈椎都锻炼了。

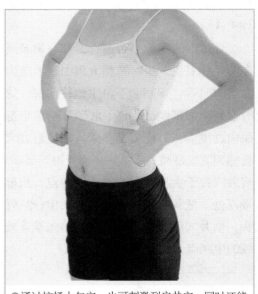

◎通过按揉大包穴，也可刺激到肩井穴，同时还能锻炼脊椎，预防肩周炎、颈椎病等疾病的产生。

养生锦囊

明代大医学家张景岳所说："春应肝而养生，夏应心而养长，长夏应脾而变化，秋应肺而养收，冬应肾而养藏。"长夏时喝扁豆粥，有去湿、健脾、助消化、增食欲的作用。

扁豆味甘、性平，归脾、胃经，有健脾、和中、益气、化湿、消暑之功效。它属于药食同源的蔬菜，一般人群一年四季均可食用。而且，含碳水化合物不多，糖尿病患者也可以放心食用。

扁豆含有皂苷和血球凝集素，如果不熟透吃，容易中毒。轻者出现恶心、呕吐等胃肠症状，重者可有呕血、四肢麻木等症状。所以，扁豆一定要充分炒、煮熟。常见的用开水焯一下的做法也不行，因为焯不能让食物全部熟透，有害的成分没有灭活。其他豆类食品也有这个问题。所以，豆浆在煮开之后，还需要用文火再煮5分钟。而许多人喜欢吃的凉拌豇豆，则要注意放醋、加蒜，以增强解毒作用。

丘墟——释放心理压力的通脉大穴

对于神经和血液的循环推动，中医的经络一直非常关注在脚踝部位的几个大穴。其中丘墟就是非常典型的代表，通过刺激丘墟穴，脚部的瘀血就会循环代谢出去，当然存在于身体末端的垃圾和有害的物质也会被全身的循环运输到体外。于是，供氧和其他有用的物质都会一起改善，慢慢地思路逐渐清晰，头脑也变得清醒。

丘墟穴位于人体双脚外踝突出位置的前下方，解剖学的定位是趾长伸肌腱的外侧凹陷处。一般选取丘墟穴的时候都采用仰卧的姿势。《黄帝内经》指出，丘墟穴属于人体少阳胆经上的一个重要穴位，可以使人头脑清晰，情绪稳定，所以会认为丘墟对人在承受不幸时释放心理压力有很重要的作用。

❶ 丘墟穴：让自己头脑清晰

经常坐在办公室中，或者本身就是担任领导的责任，会议、加班就成了常事，也许就一直工作到深夜，甚至会连续很多天都忙碌直至深夜。那必然会出现头昏脑涨，仿佛气血都瘀阻在头脑当中，思维也变得不是很清晰敏捷了。

为什么丘墟穴就可以使人的头脑变清晰呢。出现瘀血是因为长时间的开会加班，导致下肢没有很好地活动，这种瘀血没有出现在腿部，也没有出现在脚掌，而是出现在了脚和腿之间的踝关节。虽然人体的脚和大脑距离最远，但是通过足部的反射

可以了解到，足部对大脑的血液循环起着至关重要的作用。如果脚上的运动代谢通畅，那么头部连接身体一直延续到脚上的往复就会运行通畅，一旦出现瘀阻，那么由于重力的原因必然会出现在下方。

所以对于神经和血液的循环推动，中医的经络一直非常关注在脚踝部位的几个大穴。其中丘墟就是非常典型的代表，通过刺激丘墟穴，脚部的瘀血就会循环代谢出去，当然存在于身体末端的垃圾和有害的物质也会被全身的循环运输到体外。那么最关键的循环被将顺被疏通了，大脑的血液自然非常通畅，供氧和其他有用的物质都会一体改善，慢慢地思路逐渐清晰，头脑也变得清醒。

所以千万不要小看在脚踝位置的丘

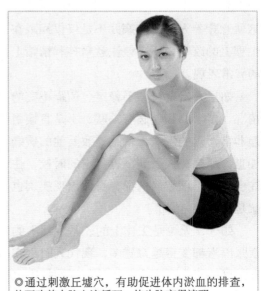

◎通过刺激丘墟穴，有助促进体内淤血的排查，从而改善大脑血液循环，使头脑变得清醒。

墟，它可是能够远程遥控大脑的开关，如果想使人头脑清晰，那么选取丘墟穴，先将肌肉放松，一边缓缓吐气一边强压6秒钟，如此重复10次。还有采用"足三里"打击法也很有效。先深吸一口气，用手刀击打的同时将气吐尽，如此重复10次，头脑便能清晰。另外可以加上脚踝后方的昆仑穴，缓慢地按摩、点按。然后边按摩边深呼吸，这样操作几次就能收到明显的效果。

❷ 丘墟穴：让自己摆脱不幸

每个人都会面对一些不幸的事情，而人体自身也有一些调控的能力。但是随着现代生活压力越来越大，工作越来越紧张，每天神经都在高负荷的运转。当出现一些不幸的时候，就会让人感到难以承受，甚至痛不欲生。现代医学也证明身体出现疾病，首先是源自精神上的异常。也有说这个世界每一个人都存在心理疾病的说法，这就意味着人体的疾病并不是仅仅局限在生理上的改变，还应该注意精神和情绪上的异常表现。

如果人出现精神不稳定、烦躁不安的情况，多半都和疾病有关联，不是直接引起非常严重的疾病，就是导致其他的病痛加重。那么在人受到精神打击的时候，往往会出现不理智的情况，身体出现疾病也就是不可避免的了。

如今，无论是工作上的还是生活上的紧张因素都变得越来越多，现代人时刻在高强度的压力下生活，各种各样的打击也就频繁发生。对于当事人来说，这些烦恼都使内心变得忧郁无助，长时间的持续就会引起失眠、神经衰弱、郁郁不欢。

遇到这种精神的打击也应当立即给予治疗，不要等身体出现明显的不适，甚至疼痛都已难忍的时候再悔之晚矣。但是治疗的方法却不是很多，经络穴位恰恰是有效的手段之一。出现不高兴的事情，不妨按压一下丘墟穴，指压时一面吐气一面用手掌劈打，如此重复30次，则能收到除去头脑的疲劳，恢复精神的效果。根据经络的原理，按摩经穴，不仅调节了身体肝胆的功能，不仅仅能使心情舒畅，压力也会缓解，那么精神情绪上的一些紧张也会慢慢消失。

如果经常对丘墟穴做一下按摩的治疗，那么人内心的性格、想法都会出现变化。当遇见不幸的事情，自然的承受能力也会变得提高，心胸宽广了压力也会减少，疾病当然也不会主动找上门来。

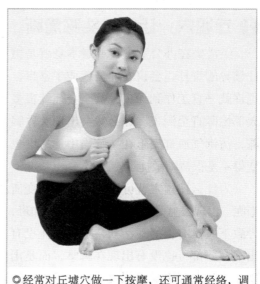

◎经常对丘墟穴做一下按摩，还可通常经络，调节肝胆功能，使人心情舒畅，缓解精神压力。

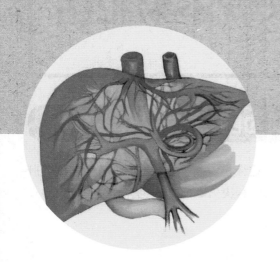

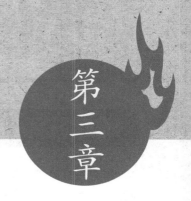

第三章

丑时春入户，肝血推陈出新，身体才能勃发生机

●丑时肝经当令，肝主藏血，人的生发之机全都仰赖肝的疏泄功能。故丑时一定要养好肝经，以保证肝脏生理功能的正常发挥。此时，养护肝经最好的方式是睡眠。

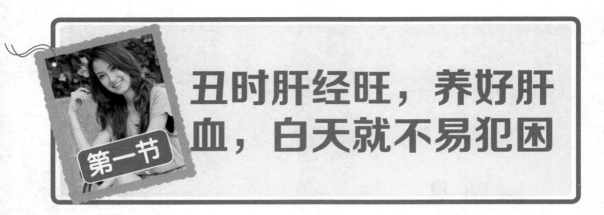

丑时肝经旺，养好肝血，白天就不易犯困

第一节

疏通肝经，让失眠不再成为困扰

肝经出现问题，人体表现出来的症状通常是：腹泻、呕吐、咽干、面色晦暗等。《黄帝内经》认为肝是将军之官，是主谋略的。一个人的聪明才智能否充分发挥，全看肝气足不足。而让肝气充足畅通，就要配合肝经的工作。有些人经常会失眠，这可能就是肝经出问题了。中医里讲心主神、肝主魂，到晚上的时候这个神和魂都该回去的，但是神回去了魂没有回去，这就叫"魂不守神"，解决办法就是按摩肝经，让魂回去。

肝脏有贮藏、调节全身血量的作用。当人体活动的时候，机体的血流量增加，肝脏就排出贮藏的血液，以供机体活动的需要；当人体在休息和睡眠时，机体需要血液量减少，多余的血液则贮藏于肝脏。故《黄帝内经》有"人卧血归肝"之说。一般来说，如果睡眠不好，就是气血外溢，无法归肝，疏通肝经才是正途。

肝经起于脚大拇指内侧的指甲缘，向上到脚踝，然后沿着腿的内侧向上，在肾经和脾经中间，绕过生殖器，最后到达肋

骨边缘止。顺着肝经按摩，就能起到养肝气，解决失眠问题。也许你会说，大半夜

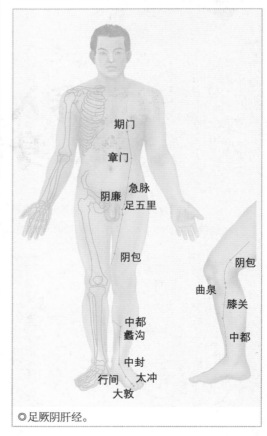

◎足厥阴肝经。

按摩，岂不是更睡不着了，怎么办呢？如果你经常有失眠的情况，那么建议你在19点～21点的时候按摩心包经，因为心包经和肝经属于同名经，所以在19点～21点时按摩心包经也能起到刺激肝经的作用。

另外，在肝经上有个很重要的穴位——太冲穴，是治疗各种肝病的特效穴位，能够降血压、平肝清热、清利头目，和中药中菊花的功效很像，而且对女性的月经不调也很有效，它的位置在脚背上大脚趾和第二趾结合的地方向后，足背最高点前的凹陷处。那些平时容易发火着急，脾气比较暴躁的人要重视这个穴位，每天坚持用手指按摩太冲穴2分钟，要产生那种明显的酸胀感，用不了一个月就能感觉到体质有明显改善。失

眠的人，除了可以按摩心包经外，还可以在每晚临睡前刺激这个太冲穴，只需几分钟，人就会感到心平气和了，自然也就能安然入睡了。

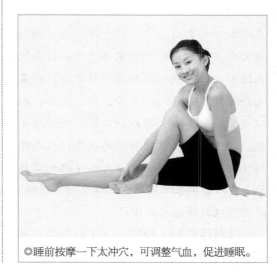

◎睡前按摩一下太冲穴，可调整气血，促进睡眠。

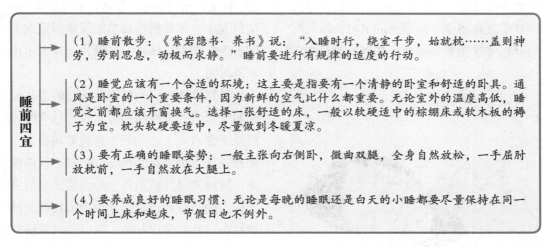

睡前四宜

（1）睡前散步：《紫岩隐书·养书》说："入睡时行，绕室千步，始就枕……盖则神劳，劳则思息，动极而求静。"睡前要进行有规律的适度的行动。

（2）睡觉应该有一个合适的环境：这主要是指要有一个清静的卧室和舒适的卧具。通风是卧室的一个重要条件，因为新鲜的空气比什么都重要。无论室外的温度高低，睡觉之前都应该开窗换气。选择一张舒适的床，一般以软硬适中的棕绷床或软木板的褥子为宜。枕头软硬要适中，尽量做到冬暖夏凉。

（3）要有正确的睡眠姿势：一般主张向右侧卧，微曲双腿，全身自然放松，一手屈肘放枕前，一手自然放在大腿上。

（4）要养成良好的睡眠习惯：无论是每晚的睡眠还是白天的小睡都要尽量保持在同一个时间上床和起床，节假日也不例外。

睡前三忌

（1）忌饱食：晚餐七八成饱即可。睡前不要吃东西，以免加重胃肠负担。

（2）忌饮浓茶与咖啡：晚上不要饮用浓茶、咖啡等食品，以免因精神兴奋或尿频影响正常的睡眠。

（3）忌喝酒：研究证明，喝酒好像可以帮助人入睡，但是实际上是不正确的。酒在新陈代谢的过程中会释放一种天然的兴奋剂，破坏我们下半夜睡眠。

丑时睡得越深，肝净化血液的效率越高

凌晨1点～3点是肝经值班的时间，这个时段是肝脏修复的最佳时间，我们的思维和行动都要靠肝血的支持，废旧的血液需要淘汰，新鲜血液需要产生，这种代谢通常在肝脏气血最旺的丑时完成，而且这个时候人体的阴气下降，阳气上升，所以我们一定要配合肝经的工作，好好地休息，让自己进入深度睡眠的状态，只有这样才能够使肝气畅通，让人体气机生发起来。另外，虚火旺盛的人在这个时候熟睡，还能够起到降虚火的作用。

《黄帝内经》指出："正月二月，天气始方，地气始发，人气在肝。"也就是说，春季养肝最重要，俗话又说"丑时春入户"，即春季就相当于一天当中的丑时，故丑时养肝也非常重要。那么，如何来养肝呢？

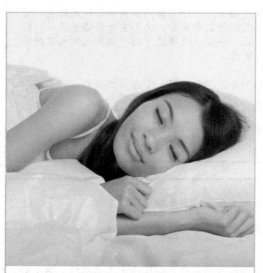

◎人在丑时一定要进入深度睡眠，否则就会影响肝净化血的功能。

《黄帝内经》认为，这个时段体内的阳气比子时更加壮大，但并不会一味地生发上去，此时当令的肝经有主藏血的功能，能起到收敛的作用。这也是中国文化的精妙所在，所谓一物降一物，有生发就要有收敛，有生长就要有收藏，不会出现过犹不及的情况。同样的道理，人在丑时也一定要休息好，最好处于熟睡状态，这样才能好好养肝血。

睡眠是平衡人体阴阳的重要手段。既然睡眠如此重要，那怎样睡才是最合理的呢？就是要遵守日出而作、日落而息。四时的睡眠规律最好是：春夏季节宜晚睡早起；秋季宜早睡早起；冬季宜早睡晚起（必待日光）。这是根据自然的规律而定的，即春生、夏长、秋收、冬藏，以及太阳出没的时间。

虽然睡觉养肝是再简单不过的事，但是对于很多经常应酬的人来说，这个时候可能正在兴头上，一笔生意就要谈成了，精神正处于很兴奋的状态，根本不可能睡觉，这就使得肝脏不得不继续输出能量来支持人的思维和行动，导致新陈代谢无法完成，这是非常伤肝的。所以丑时不睡觉的人通常面色黄灰，神情倦怠并且急躁。现在有很多得乙肝、脂肪肝的人，就是因为在丑时不注意养肝造成的。因此，无论如何，我们一定要在丑时进入深度睡眠，否则就会影响肝净化血的功能。

久视伤肝血，关掉电视打开健康

在日常生活中，电视作为一种大众化的传播媒体，已深入千家万户，适量掌握信息可以使人开阔眼界、增长知识，但过于沉湎电视会给健康带来麻烦。

在《黄帝内经》中有"五劳"之说："久视伤血，久卧伤气，久坐伤肉，久立伤骨，久行伤筋。"其中，"久视伤血"是指"肝开窍于目"而"肝受血而能视"。在日常生活中，电视作为一种大众化的传播媒体，已深入千家万户，适量掌握信息可以使人开阔眼界、增长知识，但过于沉湎电视会给健康带来麻烦。

经专家调查，经常长时间看电视的人容易得以下病症：

（1）电视孤独症。在现实生活中，那些3～7岁的孩子如果经常看电视，一般都不愿意与他人沟通交流，性格非常孤僻，这是一种心理疾病。

（2）电视斑疹。当人们打开电视时，由于内部电子流对荧光屏不断轰击，从而导致荧光屏表面产生大量的静电荷。静电荷对空气中的灰尘具有明显的吸附作用，灰尘中大量的微生物和变态粒子如果黏附在人的面部皮肤上，不能及时清除，极有可能使面部长出难看的黑色斑疹，医学称之为电视斑疹。

（3）肠胃病。有人喜欢在电视机前的茶儿上放几份可口的食品，边吃边看，可是他们却忽视了边看电视边吃东西会导致消化道功能紊乱。

（4）看电视多容易肥胖。在看电视的过程中，由于人们的活动相对减少，体内消耗减少，皮下脂肪堆积，十分容易使人肥胖。

（5）会让心血管病加重。有心血管病既往史的人，观看了刺激性较强的节目后，可诱发血压升高或心脏病发作等，现实生活中这种现象非常常见。

除了以上几种疾病外，长时间看电视还容易导致电视兴奋症、电视眼、电视腿、尾骨病、颈椎病、糖尿病等。

那么，我们应该如何应对呢？当然就是要"适视养血"了。如果我们适当地看些有益的书籍、画报、电视以及山水风景等，可以使自己心情舒畅，脾胃健运，血液生化也就充盛。这就是"适视养血"的道理。对于电视迷来说，看电视必须要有节制，不能长时间地看电视，尤其看电视不能超过晚上1点。持续看电视1小时，需要让眼睛休息、看远处10分钟左右。每天看电视时间累计不宜超过4小时。

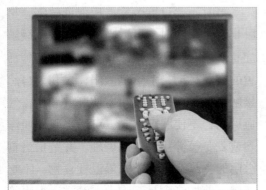

◎久视伤血，看电视必须要有节制，不能长时间地看电视。

丑时春入户，养好肝血春不困

春天气候转暖，是外出踏青的好时节，但是在现实生活中，却有许多人会无精打采，困倦疲乏，昏昏欲睡，这就是人们常说的"春困"。容易"春困"的人，还常会出现脸色潮红、失眠多梦、好激动、掉发、五心烦热、舌红、少津、脉细数等"阴虚"现象。

春季人体新陈代谢日趋旺盛，体表毛孔舒展，腠理疏松，血管变软，末梢毛细血管的供血量增加，流入大脑微血管的血液相应减少，中枢神经系统的兴奋性刺激信息减弱，抑制性功能相对增强，于是出现了懒洋洋的感觉，表现为中枢神经系统受抑制的"春困"。

"春困"不是病，是人体对春季气候的一种适应性反应，完全属于生理现象。一些年长的人，由于阳气回升太过，他们会感到精神萎靡，身体倦怠，易导致旧病复发。

怎样克服"春困"？最好的办法就是顺从人体的自然变化规律，遵守春季养生原则，做到顺应春天阳气生发、万物萌生的特点，使精神、情志、气血亦如春天的自然阳气，舒展畅达，生机勃发。

起居宜早卧早起，保证一定的睡眠时间。足够的睡眠有助于消除疲劳。还要注意居室空气的流通。春天若紧闭门窗，则室内空气不流通，氧气含量减少，二氧化碳等有害气体增多，会助长"春困"的发生。

此外还要加强锻炼，要做到清晨早

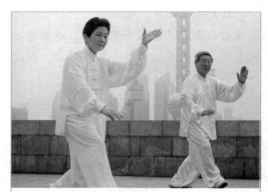

◎春天多进行活动，可使瘀滞宣通，气血疏利，阳气升发，消除春困。

起，松解衣扣，散披头发，放松形体，信步漫行。同时选择轻柔舒缓的活动项目如太极拳、慢跑、体操等，来活动关节，舒展肢体，使瘀滞宣通，气血疏利，阳气升发。也可在庭院中舒展形体，或外出漫步游览，让身体沐浴在春光之中，呼吸新鲜空气，以顺应阳气生发的自然规律，便能够有效地克服春天的困乏，让机体充满生命的活力。切不可因"春困"而久卧，久卧会伤气。

平时不要过度劳累，应保证睡眠，早卧早起。犯困时，可适当做头部按摩缓解症状。同时，要多做深呼吸和能增加肺活量的有氧运动，多晒晒太阳，多和大自然接触。春季应调节情绪，使肝气顺达，气血调畅，不使肝阳上亢。可适当服用西洋参或麦冬等养阴保健品调理。并适量进食滋阴的食品，少吃羊肉等温性食物，不吃辛辣、煎炸烤食品、狗肉、酒类、火锅等热性食物。

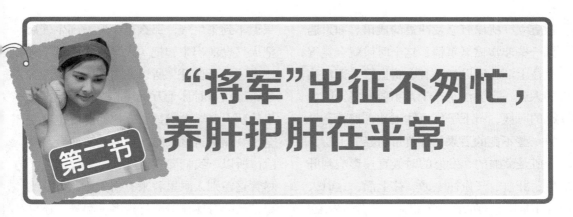

"将军"出征不匆忙，养肝护肝在平常

第二节

怒伤肝，有了火气一定要发泄出来

《说文》：怒，恚也。字体下部作心脏之形。怒，从心，奴声。说明怒是一种心情，一种令人不愉快的心情。人要是有了火气就一定要发出来，因为生闷气比发脾气更伤肝。

《黄帝内经》说："大怒则形气绝，而血菀于上，使人薄厥。"由此可见，"生气如服毒"并不是一句空话。中医有谓：食多伤身，气大伤人；赌气伤财，怄气伤肝；吃饭生气，打嗝岔气；少怕贪色老怕气。事实上，任何一种情绪的过激表现，对人体的健康都有害，俗话说"怒伤肝""喜伤心""思伤脾""忧悲伤肺""恐伤肾"。人在发怒时肝气上逆，血随气而上溢，故伤肝。肝气上逆，也就是我们平时说的生气，人一生气没处发泄就会蕴怒，怒极必伤肝。

《黄帝内经》称"肝者，将军之官，谋虑出焉"。在人体心、肝、脾、肺、肾五脏中，肝是将军之官，是武将之首，主怒，所以怒首先损伤的脏器就是肝。

作为将军之官，肝脏是专门为身体打仗的。任何不属于人体内的外来敌人，肝脏马上回去对付它。所以，人体有那么多的状况需要肝脏应付，肝当然就容易受到伤害。

"谋虑出焉"谋虑就是计谋思虑，反复筛选思考方案。善于动计谋的人，肝气用得多，耗伤肝血也会影响人的视力，因为"肝开窍于目""目得血而能视"。肝经在丑时活动最强，有人喜欢深更半夜学习、想事情，因为这时效率高，计谋出得也好，道理就在于此，故一般的"大决断"都出自半夜。

《内经》说怒则气上，这里气指气机，是说生气时会使气机向上。从气机的升降运行来看，因为肝主条畅气机，肝气宜条达舒畅，柔则血和，怒则气上，气机逆行，血随气涌。肝经跟着受累，两胁疼痛，胀闷不舒。患者轻则头晕，重则昏扑。人发怒时，通常会面红耳赤，这是因为气血上涌的缘故，气上严重的时候甚至头发也根根直立，所以有怒发冲冠的成语。如果遇到一些非常愤怒事情，这个时候就会觉得血往上涌。所以如果有心脑血管方面疾病的人就一定要注意，千万不要发怒。因为怒的时候，一下子气血往上冲，那就会导致一些不良的后果。《黄帝内经》上讲，肝脏是藏血的，发怒的时候直接影响到肝脏，肝血、气血往上冲、往上涌，这时人非常危险，有的就会脑出血。《黄帝内经》说："大怒则形气绝，而血菀于上，使人薄厥。"生气所导致的后果可不止这些。肝失疏泄，肝气就会像匹野马一样在体内横冲直撞；肝气横逆犯脾，脾失运化，我们就会感到腹胀；横逆犯胃，就会出现呃逆、吃不下东西，严重时甚至还会导致吐血。看过三国的人肯定会对"诸葛亮三气周瑜"记忆犹新。周瑜大喊"既生瑜，何生亮"后便气得吐血而亡，就是因为怒伤肝而致气血损伤。所以，想要保护肝脏，一定要做到少生气。

但人非圣贤，哪有不生气的道理？如果做不到不生气，那么至少要做到生气后把火气发泄出来，把"火"窝在心里，会比发脾气更伤肝。所以，当别人冲你发脾气，吼两声时你千万别往心里去。他把心里的"火气"发泄掉了，他的肝脏也就安全了。如果这股火憋在体内，反而会很危险。所以，我们要"该发火时就发火"。尽管这在别人眼里看来有伤大雅，但总比跟自己的身体作对要好得多。另外，还可以通过出游、听音乐、交友、运动、种植花草、绘画等方式来纾解不良情绪，以免肝气淤积，给身体造成伤害。

当然，能做到不生气是最好的。古代养生家都提倡制怒。《老老恒言·燕居》说："虽事值可怒，当思事与身孰重，一转念间，可以涣然冰释。"何不学得豁达一些，大度一些。这就需要我们博览群书，增加内心的智慧和力量，胸怀坦荡，可以正确处理那些令自己不愉快的事情。先要修心，才可以养性。当你战胜自我时，也就自然不会生病了。

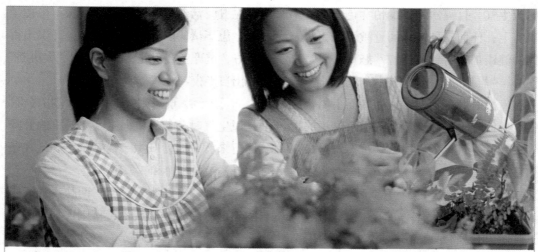

◎肝喜疏恶郁，可通过交友、运动、听音乐、种植花草等方法来纾解自己的情绪，以免造成肝气瘀滞。

熬夜伤肝，别让"夜猫子"偷了你的健康

现代人的工作和生活方式趋向于多元化，"朝九晚五"的工作模式已不能完全概括现代人的工作状态。年轻的白领、夜班司机、24小时便利店员工、自由职业者……越来越多的人群加入到"夜班族"的行列。如果夜里11点到凌晨3点总是不睡，就会伤害肝胆。因为这个时候是胆经和肝经当令的时候，肝胆长期得不到养护，必然会受损。

"夜班族"的健康问题不容忽视。有报道显示，不规律熬夜比有规律的"夜班族"，对健康危害更严重。尤其对那些间断性（不规律）晚睡的白领而言，频繁调整生物钟，其机体损害更糟糕。此外，长期熬夜者更容易遭受癌症之害。

成年人最好在晚上11点之前入睡，到了凌晨1~3点就应该进入深睡眠状态，因为这个时辰是肝脏解毒和养肝血的最佳时间。反之，身体的免疫能力和抵抗力都会下降。而肝血不足，皮肤失其所养，会

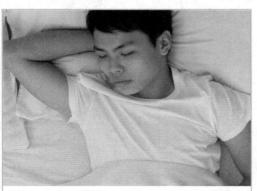

◎夜里11点到凌晨3点是胆经和肝经当令的时候，宜睡眠，否则会损伤肝胆，危害身体健康。

出现干燥，失去弹性，晦暗无光。如果再加上内分泌失调会使皮肤（尤其是年轻人的皮肤）容易出现暗疮、粉刺、黄褐斑、黑斑等问题。特别是那些文字工作或操作电脑的"夜班族"，常因阴血不足，目失所养，加上肝肾阴虚，虚火上炎，以及长时间眼疲劳，造成出现眼干涩、目赤或伴疼痛等症状。这种阴虚火旺与我们熬夜造成的比较常见的内分泌紊乱、免疫力的改变、胃肠功能失调等都有密切关系。"夜班族"常会出现头痛、头晕、记忆力下降、精神不振、疲倦不堪、焦虑不安、脾气暴躁、失眠多梦等症状。

熬夜伤肝又伤肾，基本上身体的每一个重要器官都会被伤害。如果熬夜对你而言是不可避免的，那么应考虑将它带来的伤害降到最低。

❶ 重视"晚餐"营养

晚餐多吃富含胶原蛋白的食物如猪蹄等；口服1~2片维生素C片或吃富含

小贴士

熬夜时可以喝一杯桑葚子茶。中医认为，桑葚性味甘寒，具有补肝益肾、生津润肠、乌发明目等功效，常吃桑葚子能显著提高人体免疫力，具有延缓衰老、美容养颜的功效。

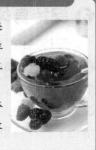

水果维生素 C 的 1～2 种，这些食物都有利于皮肤恢复弹性和光泽。多吃对视力有益的食物，如桂圆肉、山药、胡萝卜、菠菜、芋头、玉米、动物肝脏、牛肉、桑葚、红枣、大白菜、西红柿、黄花菜、空心菜、枸杞子及各种新鲜水果等。杜绝吃辛辣食品和酒精类饮料，防止皮肤中的水分过度蒸发。

❷ 补充肝的供血

当归粉最适合长期在电脑前工作的上班族和熬夜族。中医讲"久视伤肝"，看久了电脑屏幕会伤肝的，而当归补血效果特别快，无副作用，能直接改善肝的供血，每天吃一勺当归粉，最好能长期坚持吃，对身体会有很大的益处。

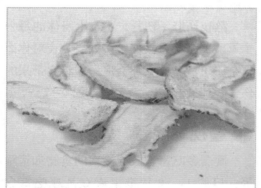

◎当归具有补血活血的功效，有助补充肝脏的供血，强壮身体。

❸ 保持身体吸收充分的水分

保持室内空气通畅并有一定的湿度。在室内放一台加湿器，以改善空气的湿度。如果无法改变身处的环境质量（如酒吧、饭店、工厂生产线等），就要在护理上用心了——使用含有充足水分和养分的乳液，易于皮肤吸收。

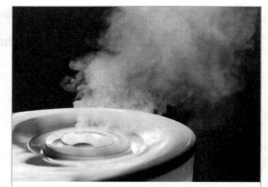

◎在室内放一台加湿器，改善空气湿度，有助身体吸收充足的水分。

❹ 进行穴位按摩

平时要多眨眼睛，促进眼泪的分泌，可避免眼睛干涩。眼睛在长时间近距离使用后，应该转动一下眼睛，练习一下看近再看远处，使眼球旁肌肉放松，避免眼睛疲劳；穴位则宜多按摩印堂、睛明、太阳、风池、百会等穴，或由眉毛的内侧往外侧按摩亦有利视力保健。

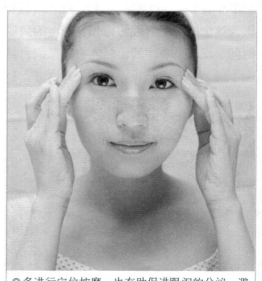

◎多进行穴位按摩，也有助促进眼泪的分泌，避免眼睛干涩。

拒绝"电脑综合征"，养肝护目很重要

肝经上连目系，《黄帝内经》说："肝足厥阴之脉……连目系。"肝的精血循肝经上注于目，使其发挥视觉作用。《灵枢·脉度》也说："肝气通于目，肝和则目能辨五色矣。"肝的精血充足，肝气调和，眼睛才能发挥视物辨色的功能。

当今社会人们的工作压力越来越大，很少有人能真正做到丑时安心睡觉。无论是夜以继日地奋战在电脑一线的上班族，还是那些贪于游戏的青少年，他们的身心仿佛与电脑融在一起。

如果你也是这样，就请注意了——久视会伤肝血！为什么这样说呢？肝开窍于目，目之所以具有视物功能，全依赖肝精、肝血的濡养和肝气的疏泄。

电脑族长期坐在电脑前，眼睛对着显示屏"望穿秋水"，显示屏却对他们"大发辐射"，此时肝脏也会受到冲击。如果肝气不舒，周身气血运行紊乱，长时间就会使人出现头昏、头痛等病症。

那些常使用电脑的人平时应怎样养肝呢？

长时间在电脑前工作时，要时常适当换个姿势，要经常按摩穴位。伏案工作时可以采用脚踩大脚趾和太冲穴、行间穴的方法。如果可以放下手里的活儿，闭目待一会儿，那就一边踩按大脚趾和太冲穴、行间穴一边闭目，同时还可以用手揪自己的耳垂和耳尖后上方。睡觉前用热水泡脚时也可用指按压肝经上的太冲穴、行间穴。躺在床上后还可以用一只脚的外踝去按摩另一只腿上的足三里，也可以用这个办法按摩丰隆穴。

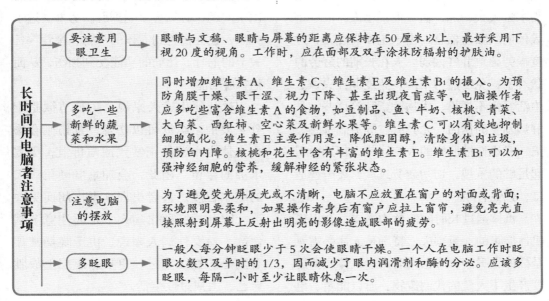

长时间用电脑者注意事项

要注意用眼卫生	眼睛与文稿、眼睛与屏幕的距离应保持在50厘米以上，最好采用下视20度的视角。工作时，应在面部及双手涂抹防辐射的护肤油。
多吃一些新鲜的蔬菜和水果	同时增加维生素A、维生素C、维生素E及维生素B₁的摄入。为预防角膜干燥、眼干涩、视力下降、甚至出现夜盲症等，电脑操作者应多吃些富含维生素A的食物，如豆制品、鱼、牛奶、核桃、青菜、大白菜、西红柿、空心菜及新鲜水果等。维生素C可以有效地抑制细胞氧化。维生素E主要作用是：降低胆固醇，清除身体内垃圾，预防白内障。核桃和花生中含有丰富的维生素E。维生素B₁可以加强神经细胞的营养，缓解神经的紧张状态。
注意电脑的摆放	为了避免荧光屏反光或不清晰，电脑不应放置在窗户的对面或背面；环境照明要柔和，如果操作者身后有窗户应拉上窗帘，避免亮光直接照射到屏幕上反射出明亮的影像造成眼部的疲劳。
多眨眼	一般人每分钟眨眼少于5次会使眼睛干燥。一个人在电脑工作时眨眼次数只及平时的1/3，因而减少了眼内润滑剂和酶的分泌。应该多眨眼，每隔一小时至少让眼睛休息一次。

要想肝脏好，切勿纵欲及疲劳过度

《黄帝内经》说："肝主身之筋膜"，而人的运动能力靠筋，又称之为"筋力"。因肝主藏血，又主筋，所以肝为人体运动能力的发源地。男子有没有力气首先与肝相关。人肝气足的话，筋的弹性就好，人就有力气。人如果过度劳累，就会伤肝进而伤筋，所以我们平时要注意避免过度劳累。

现代人容易得肝病，这跟他们过度劳累有关，劳累非常伤肝。《黄帝内经》中说，疲劳过度，包括劳力伤、劳神伤、房劳伤。劳力过度，耗肝气；劳神过度，阴精暗耗；房劳过度，元气亏损。

当今社会瞬息万变，激烈的竞争使生活节奏加快，疲劳也就接踵而至，尤其是脑力疲劳是危害上班族健康的重要原因。因为长时间的工作状态让身体各器官血液需求量大大增加，血气消耗增大，而肝是人体内的藏血器官，由于工作强度大，过度操劳导致肝气偏弱。人在长期的疲劳的状态下，免疫能力下降、免疫调控失调、生活习惯不规律、生物钟紊乱等这些常是肝病发生的诱因。尤其有过肝炎病毒感染史，或患慢性肝病的人。这些人特别要引起足够的重视，切勿疲劳过度，要劳逸适度，张弛有序。

机体通过长时间的体力透支，会出现机体能量的大量损失，特别是人体必需氨基酸的大量的损失，同时由于机体疲劳过度产生了大量的代谢废物，所以能量、电解质、维生素、水分要同时补充，但是最为重要的是人体必需氨基酸的补充和弱碱性水分的补充，以利于排出代谢废物。

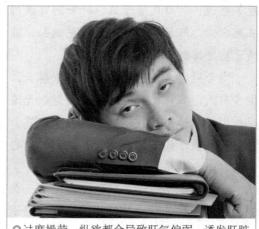
◎过度操劳、纵欲都会导致肝气偏弱，诱发肝脏疾病，因此现代人切勿疲劳过度。

纵欲也会伤肝。这是因为肝主筋，人体的生殖器都属于筋，如果纵欲过度，筋出了问题，必然会影响到肝。另外，过于劳累，也会伤害到人体的手脚、腰背等各关节的筋骨，让筋的功能受到损伤，从而伤害肝功能。

对肝硬化病人来说，睡前节欲是十分重要的。纵欲可以伤肾，肾伤则会影响人体内水液的正常代谢与排泄，导致水液的停留。因此，会加重肝硬化病人的腹水程度。甚者出现水毒内闭而见昏迷。因此，肝硬化病人一定要注意节制性欲。对女性病人来说，由于晚期常伴有病态的性欲亢进，更要从思想上战胜自己，力戒过性生活。

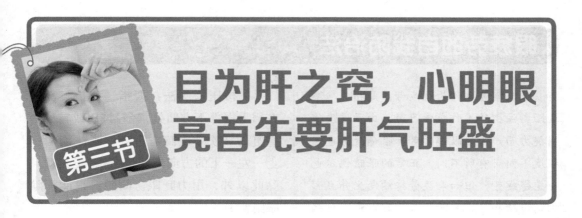

目为肝之窍，心明眼亮首先要肝气旺盛

第三节

电脑更易伤肝血，现代人保护眼睛要重点防范

长期面对电脑的工作者和电脑游戏爱好者，长期盯看屏幕画面，使眼睛容易劳损。因为电脑屏幕画面不似纸上的黑字清楚，影像边缘都是模糊不清的，眼睛不容易取得焦点，且画面一活动又得再取焦点，以致眼球晶体内的调节肌要不停地调节才看清影像，所以电脑屏幕看得多，视力耗损就越大。

电脑操作是一件需要视力高度集中的工作，会减少眼内润滑剂和酶的分泌。一般来说，如果人每分钟眨眼少于 5 次，而且持续时间较长，便会使眼睛干燥、疲劳，出现重影、视力模糊以及头颈疼痛等症状。在正确使用电脑下，看"屏幕"是不会对视力健康构成任何影响，但问题在于，很多人往往都有"用眼超支"的倾向。这便导致了电脑视力综合征，出现眼热、眼干、眼涩、眼红充血，以及严重时有畏光、睁眼困难、眼痛等状况。

据有关研究机构的调查研究表明：电脑对眼睛有一定的伤害。主要是电脑的辐射对眼睛产生强烈刺激所致。主要表现为对眼角膜、瞳孔、视网膜、视神经等的刺激，引起视力下降、眼睛干燥等一系列症状。

专家们认为，当问题已涉及泪水分泌的结构性问题，须使用药物（润眼水）以补充不足的水分、油脂或蛋白质。但需要注意的是，当出现有眼干症状时，切忌乱用眼药水，因为眼药水中含有防腐剂成分，滴用后反会加重病情。另外，口服药物如鱼油丸经证明可有效提升眼睛的滋润度，不少病人服用后病情亦有改善。

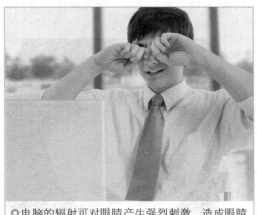

◎电脑的辐射可对眼睛产生强烈刺激，造成眼睛疲劳，导致视力下降。

眼疲劳的自我防治法

眼部疲劳也称为视疲劳，是指在从事近距离注视的工作或学习时，由于过度使用视力而产生的眼部疲劳。眼部疲劳也因程度不同而有所不同，正常的眼睛偶尔也会觉得疲劳，但如果疲劳持续发生并且影响到情绪和日常生活、工作时就是一种病态了。

为什么眼睛常感到干涩、疲劳？这是长时间盯着电脑屏幕或隐形眼镜族常见的困扰。据统计，一天在电脑屏幕前工作3小时以上的人，有八成人会有眼睛疲劳、头痛、肩颈酸痛。眼科医生建议，要保护心灵之窗，除了平日多吃一些明目的食物外，还可以做做"明目操"。

眼部疲劳的临床症状多种多样，一般感觉视物稍久则模糊，眼内胀痛，有压迫感，眼球周围酸痛，眼睛干涩、发酸、灼热，很想闭着眼睛休息，眼睛无力，难以张开眼皮，怕见到光或光线暗时疲劳更厉害，看书无法持久，看亮的东西非常刺眼，严重时可有头痛，头晕，注意力不集中，甚至出现恶心、呕吐等症状。其特点是大部分症状在让眼睛充分休息一段时间后都能得到缓解。按压肝脏排毒要穴，这是指太冲穴，位置在足背第一、二跖骨结合部之前的凹陷中。用拇指按揉3～5分钟，感觉轻微酸胀即可。不要用太大的力气，两只脚交替按压。

除此之外，还有以下小方法可以缓解眼睛疲劳：

1.按压眉间法：拇指、食指腹部贴在眉毛根部下方凹处，轻轻按压或转动。重复做3次。眼睛看远处，眼球朝右一上一左一下的方向转动，头部不可晃动。除此以外，用力眨眼，闭眼，也能消除眼睛疲劳。

2.按压眼球法：闭着眼睛，用食指、中指、无名指的指端轻轻地按压眼球，也可以旋转轻揉。不可持续太久或用力揉压，20秒钟左右就停止。

3.按压额头法：双手的各三个手指从额头中央，向左右太阳穴的方向转动搓揉，再用力按压太阳穴，可用指尖施力。如此眼底部会有舒服的感觉。重复做3～5次。

4.眼泪排毒法：作为排泄液的泪液，同汗液和尿液一样，里面确实有一些对身体有害的生化毒素。所以，难受时、委屈时、压抑时就干脆哭出来吧。对于那些"乐天派"，周末的午后看一部悲情的电影，让泪水随着情节流淌也是一种主动排毒方式。

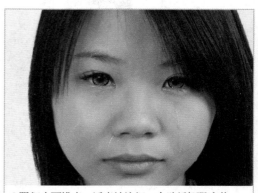

◎眼泪也可排毒，适当地流泪，有助缓解眼疲劳。

爱护眼睛，常吃疏肝明目食物

饮食中增加蛋白质，减少碳水化合物供应，可使有遗传背景而发生近视的青少年减少或中止近视度数的增加。食糖过多，会使血液中产生大量酸性物质，酸与肌体内的食盐，特别是钙相结合，造成了血钙减少，这就会影响眼球壁的坚韧性，使眼轴易于伸长，助长了近视发生和发展。预防近视可补充蛋白质、钙质、磷质、胡萝卜、豆芽、橘子、广柑、红枣、动物肝脏等蔬菜水果也对预防近视有益。

《黄帝内经》曰："故人卧血归于肝。肝受血而能视，足受血而能步，掌受血而能握，指受血而能摄。"这句话说明了肝血对于眼睛的重要意义。在日常生活中，根据中医原理，吃一些有助于养肝血的食物，对眼睛及眼部疾病的治疗有很大的帮助。

海带除含碘外还含有1/3的甘露醇，可减轻眼内压力，用来治疗急性青光眼有良好的功效。其他海藻类如裙带菜也含有甘露醇，也可用来作为治疗急性青光眼的辅助食品。中医认为枸杞能增强肝、肾功能，增加体液。适用于虚劳、腰痛、膝痛、头晕、头痛等症状。香菜虽是多种蔬菜的"配角"，但它的保健和药用价值不可忽视。香菜所含有的物质，可起到清热解表，防治荨麻疹和止痒的作用。有研究资料证明，由于香菜含有多种维生素，它的清内热功能，对提高视力、减少眼疾具有很明显的作用，因此，

建议人们常吃点儿香菜，以利清热解表提高视力。菊花对治疗眼睛干涩、疲劳、视力模糊有很好的疗效，中国自古就知道菊花能养护眼睛。因此，除了涂抹眼睛外，你平常不妨经常泡些菊花茶喝，若每天能喝三四杯菊花茶，不仅能使眼睛疲劳症状消失，对恢复视力也有帮助。

有益养肝明目的食物

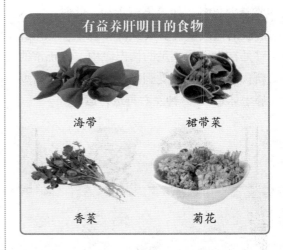

海带　　　　　裙带菜

香菜　　　　　菊花

养生锦囊

双手掌搓热，然后用手掌搓脚心，各100次。具有防虚火、疏肝明目之功效，起到瘦腿减肥的目的，还可以防治高血压、晕眩、耳鸣、失眠等症。搓脚贵在坚持。若每天坚持1～2次，持之以恒，方能起到补脑益肾、益智安神、活血通络的疗效，还可以防治健忘、失眠、消化不良、食欲减退、腹胀、便秘和心、肝、脾、胆等脏器病症。

饭后静坐养肝，户外运动护眼

吃完饭后静坐休息10分钟至30分钟的时间，再去睡午觉、散步或是做别的事情，这对人们肝脏的保养，尤其是对有肝病的人来说是非常必要的。

当人们在吃完饭后，身体内的血液都集中到消化道内参与食物消化的活动，当身体由躺下到站立，流入肝脏的血流量就要减少30%，如果再行走动，此时，流入肝脏的血液量就要减少50%以上。如果肝脏处在供血量不足的情况之中，它正常的新代谢活动就会受到影响。因此，饭后要静坐休息30分钟左右再进行运动。

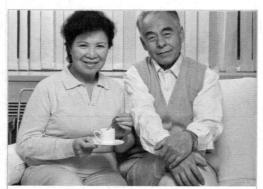

◎饭后静坐休息30分钟，有助增加肝脏供血，养护肝脏。

饭后晒太阳对眼睛有众多的好处：晒太阳可以促使人体分泌更多的维生素D。维生素D可以增加人体钙的吸收。钙是人体不可缺少的元素。仅对眼睛而言，缺钙则易使眼球壁的弹性和表面张力减弱，在近距离用眼或在低头状态下，易使眼轴拉长而发生近视；晒太阳可以促使人体分泌

更多的多巴胺。多巴胺可有效地抑制眼球的增长，从而可以抑制近视的发生和发展；阳光可使孩子瞳孔收缩，加大眼睛的聚焦力，看到的事物更清晰，从而起到预防近视发生和发展的作用。

室外体育运动、活动和玩耍等，减少了孩子近距离用眼的机会，而增加了看远的时间，这非常有利于防控近视的发生和发展。体育运动可以强身健体，增强五脏六腑的功能。《黄帝内经》认为，眼分五轮，对应五脏。五脏健康则眼清目明，不易近视。当今孩子学习忙，功课多是个现实问题。但无论如何，家长也要尽量多地带孩子到室外活动、运动和玩耍。这在近视防治中是非常重要的一个措施，家长、孩子千万不可掉以轻心。需要注意的是，夏天不要在太阳下暴晒，也不宜在室内隔玻璃晒太阳，因为这样达不到紫外线照射的目的。

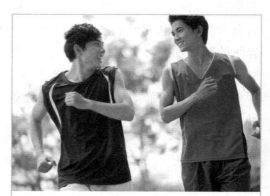

◎增加户外运动的时间，可减少近距离用眼的机会，而增加了远看的时间，这非常有利于防控近视的发生和发展。

近视眼孩子吃糖多会促使近视加重

近视患者食糖过多，会造成血钙减少，这样就会影响眼球壁的坚韧性，使眼轴变长，助长近视眼病情的发展。糖吃多了，血糖含量增进会引起房水、晶体渗入压变化，引起近视的产生。过多的糖分和高碳水化合物就会使眼内构造弹性降低，微量元素铬的储存量淘汰，使得眼轴轻易变长。此外，吃糖过多会使血中产生大量的酸，酸与体内盐类，特别是与钙盐中和，在血液中还原，将造成血钙淘汰，这样就会影响眼球壁的坚实性，使眼轴伸长，也造成近视的产生和发展。

近视是因为日益精制的高碳低脂饮食，使摄入的糖分越来越多，而营养素越来越少，尤其是维生素 A、硒元素和一种必需的脂肪酸——DHA。结果，眼睛"糖化有余，营养不足"。淀粉是糖，糖可以把胶原蛋白粘在一起，产生"糖化"，使肌肉失去弹性。眼睛周围的肌肉由于糖化失去弹性后，不能灵活调节焦距。当近距离看书时间很长时，眼睛肌肉可能固定在

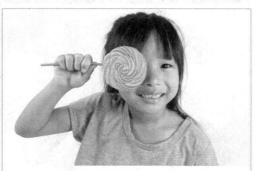

◎孩子吃糖多，容易使眼睛由于糖化失去弹性，进而发展成为近视。

近焦距，而不容易改变到远焦距，因此看不清远处的东西。严重时，眼睛水晶体本身也可以被糖化，变得浑浊，形成白内障，甚至导致失明。

青少年近视大多为假性近视，如果平时稍加注意，养成良好的习惯，就可以摘掉眼镜。青少年近视者，平时也应该注意营养的补充。

❶ 补充氨基酸

巩膜含有多种必需氨基酸，构成眼球坚固外壳。缺乏蛋白质不仅影响正常的身体发育，也会使巩膜的弹性降低，容易拉长形成轴性近视。肉、鱼、蛋、奶等动物性食物不仅含有丰富的蛋白质，而且含有全部必需氨基酸。

❷ 补钙

钙的含量较高对增强巩膜的坚韧性起主要作用。食物中牛骨、猪骨、羊骨等动物骨骼含钙丰富，且易被人体吸收利用。其他如乳类、豆类产品、虾皮、虾米、鸡蛋、油菜、小白菜、花生米、大枣、深绿色蔬菜等含钙量也较多。

❸ 补铬

人体铬含量不足，就会使胰岛素调节血糖功能发生障碍，诱发屈率性近视。锌在眼内参与维生素 A 的传递与运输，维持视网膜色素上皮的正常组织状态，维护正

常视功能。有研究发现近视患者普遍缺乏铬和锌，近视患者应多吃含铬、锌较多的食物。如黄豆、杏仁、紫菜、海带、羊肉、黄鱼、奶粉、茶叶、牛肉、糙米、麦麸、动物的肝脏、葡萄汁、果仁等含锌和铬较多，可适当增加食用。

④ 维生素

虽然人体对维生素的需求量很小，但它们在人体物质和能量代谢中起着举足轻重的作用。应适当多补充维生素A、维生素C、维生素E及维生素B_1、B_2。富含维生素A、维生素E的食品有蛋、奶、肉、鱼、肝脏。维生素A最好的食物来源是各种动物肝脏、鱼肝油、鱼卵、禽蛋等；胡萝卜、菠菜、苋菜、苜蓿、红心甜薯、南瓜、青辣椒等蔬菜也可以。富含维生素C的食物有柿子椒、西红柿、柠檬、猕猴桃、山楂等新鲜蔬菜和水果。

多数近视儿童爱吃零食、挑食、偏食，吃的大多是精制粮和快餐食品，这些食品中缺乏营养物质或营养物质破坏较多。缺乏的食物种类越多，总量越大，近视的发生率越高，程度也越高。

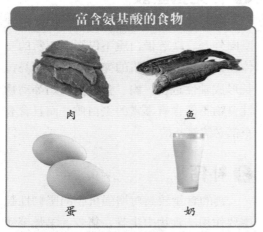

富含氨基酸的食物

肉　　　　鱼

蛋　　　　奶

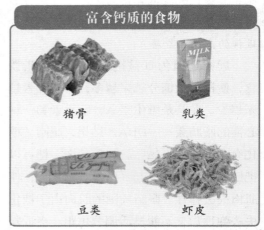

富含钙质的食物

猪骨　　　　乳类

豆类　　　　虾皮

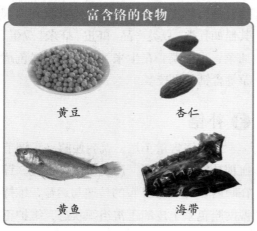

富含铬的食物

黄豆　　　　杏仁

黄鱼　　　　海带

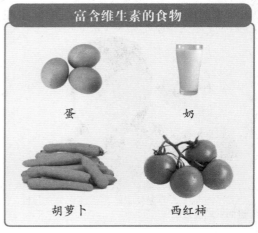

富含维生素的食物

蛋　　　　奶

胡萝卜　　　　西红柿

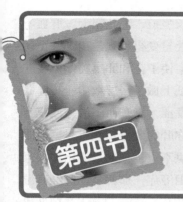

女人以肝为本，远离妇科病，一定要养好肝

第四节

女人以肝为本，养好肝远离妇科病

女人是以肝为天的。在五脏中，肝主藏血，主疏泄，性喜条达。它的功用就在于保持全身气机的流畅，调节人体精、气、神、血、水的正常运转。好女人是用血养出来的，没有了血，女人的幸福就是无米之炊。而女人的肝，作为身体的大血库，先天就比男人要脆弱得多。女性天生的敏感和思虑过多也很容易使肝受伤。所以，好好地养肝护肝，才是女人获得幸福的王道。

一代名医朱丹溪在《丹溪心法》中说，若肝之疏泄失职，气机不调，血行不畅，血液瘀滞于面部，则面色青，或出现黄褐斑。肝血不足，面部皮肤缺少血液滋养，则面色无华，暗淡无光，两目干涩，视物不清。如果长期处于肝郁状态，还会引起乳腺增生等乳腺疾病，朱丹溪明确描述乳腺增生病就是忧愁郁闷、朝夕积累、脾气消阻、肝气横逆所造成的。所以，女人一定要养护好自己的肝，这样才能让自己时刻保持美丽的面容，优雅的姿态，健康的身心。

女人每个月都要来月经，也就是每月都要失去一部分血，流产、生小孩要大量地流血，当了妈妈以后，需要哺乳，而乳汁也是由体内最优质血液的精华凝练而成的。还有，大部分的女性都爱哭，眼泪也是血液化生的。所以说，不论是从女性的生理特点来看，还是从其心理特点来看，女人的一生，都在大量地流失血液，所以，中医一直强调"女子以养血为本"。

女性的肝缺血的话，就会出现皱纹早生、面色枯黄、唇甲苍白、头晕、眼花、乏力、心悸等症状，并且会老得很快。还有的人会觉得四肢麻木，出现月经量少，甚至闭经的现象。具体来说，25～35岁的女性常常表现为痛经、闭经、乳房胀痛有肿块、两胁胀痛，甚至不孕等；36～50岁的女性多表现为更年期综合征，同时，还会出现黄褐斑。在女人的身体里，肝脏就是血库，负责血液的贮藏、调节和分配。女性大多心思细腻，多愁喜怒，这样的心理特点，使女性较男性而言更容易肝气郁结。

女性肝缺血的症状

→ 25 ～ 35 岁的女性：痛经、闭经、乳房胀痛有肿块、两胁胀痛，甚至不孕等。

→ 36 ～ 50 岁的女性：出现更年期综合征，同时，还会出现黄褐斑。

在五行理论中，肝属木。当我们生气或郁闷的时候，就容易肝气过旺或肝气郁结，肝就会把所受的气全部撒在他的下属脾胃身上，从而造成肝旺脾虚，医学里通常称为"木旺乘土"。经常有女性朋友一生气就吃不下饭。不是她不想吃饭，而是她一生气，肝气郁结，肝把气全都撒在脾胃上了，脾胃受了委屈，当然没精神干活了，人就肯定不想吃饭。所以，女人生气了不想吃饭的情况只是身体的一种本能反应而已。只要让她的肝气畅通了，脾胃的气儿也顺了，她肯定就想吃饭了。另外，肝气郁结还会让女性乳房胀痛，月经不调，甚至患上子宫肌瘤。腹泻、呕吐、腹胀、便秘等脾胃系统的疾病也会时常光顾。

肝不好，女性身体上一般会有以下表现：额头两边长痘痘，毛孔粗大。肝血不足会让女人月经量变得越来越少，甚至闭经，严重的还会使子宫和卵巢萎缩；皮肤发暗，就像白纸上撒了一层灰尘一样，并且两眼发干、发涩，看东西不清楚或夜盲症等，就说明你肝的藏血功能不足，使眼睛所需的营养供不上了；如果你出现眼屎增多、迎风流泪等症，那就是你肝经有湿热了；女性如果得了筋病，身体柔韧度也就跟着下降，头和脖子转动不灵活，走路死板僵直。另外，由于身体柔韧度下降，在夫妻同房时，也会疲于应付，力不从心；肝主筋，人体关节部位的各种不适症状都可以归结为筋病，像关节炎、腱鞘炎、腰膝酸软等。若肝血不足，濡养不了筋，筋就会变脆变硬，容易受伤或屈伸不利；《尚书·洪范》云："木曰曲直。""曲直"的字面意思就是弯曲和伸直。如果肝好，身体关节灵活，内在的肝系统就能收放自如，大脑在考虑问题上也能做到灵活机动，做起事来得心应手、游刃有余。如果不注意养肝，关节转动不灵，思考问题也会一根筋。

养生锦囊

下面介绍养肝护肝五项基本法则，需要经常"肝郁"的你牢记：

（1）多饮水少饮酒：多喝水可补充体液，促进新陈代谢，还有利于消化吸收和排出废物，减少代谢产物和毒素对肝脏的损害。而少量饮酒有利于通经、活血、化瘀和肝脏阳气之升发。

（2）服饰宽松：宽松衣带，披散头发，形体得以舒展，气血不致瘀积。

（3）心情舒畅：由于肝喜疏恶郁，故生气发怒易导致肝脏气血瘀滞不畅而成疾。首先要学会制怒，尽力做到心平气和、乐观开朗，使肝火熄灭，肝气正常生发、顺调。

（4）饮食平衡：食物中的蛋白质、碳水化合物、脂肪、维生素、矿物质等要保持相应的比例；同时保持五味不偏；尽量少吃辛辣食品，多吃新鲜蔬菜、水果；不暴饮暴食或饥饱不均。

（5）适量运动：做适量的运动，如散步、踏青、打球、打太极拳等，既能使人体气血通畅，促进吐故纳新，强身健体，又可怡情养肝，达到护肝保健的目的。

有妇科病，千万别喝豆浆、牛奶、骨头汤

肝具有维持全身气机疏通畅达，通而不滞，散而不郁的作用。牛奶、豆浆、骨头汤等食物属于燥物，会使体内湿热加重，影响妇科病的恢复。

《黄帝内经》认为，肝藏血，主疏泄，喜条达，恶抑郁。如果情志失调，肝气郁结而疏泄功能失常，导致气机不利而出现多种肝气郁结的病症，则应侧重于滋阴养血，健脾扶正，力避单纯使用或重用香燥之品。假如女性不幸患有慢性盆腔炎，则请你一定要戒掉牛奶。

牛奶、豆浆、骨头汤这样平常的食物，怎么会影响慢性盆腔炎、崩漏等妇科疾病的治疗与恢复呢？慢性盆腔炎、崩漏这些妇科疾病是人体胞宫郁火，就需要疏散，只有把郁火疏散出来，疾病才能痊愈。牛奶、豆浆、骨头汤虽然属于水，也能灭火，但它们能灭的是明火，不是郁火。用水来浇郁火，只会导致火更郁，不但灭不了郁火，还直接妨碍郁火的疏散，从而使得妇科疾病的痊愈遥遥无期。

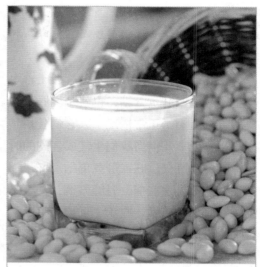

◎豆浆、牛奶、骨头汤等饮食会加重内火，患有妇科病的女性千万别喝。

慢性盆腔炎和崩漏，妇科病中常见的子宫肌瘤也是由郁火引起的，也不能喝牛奶、豆浆、骨头汤等。因为这些食物容易导致体内的湿热过多的滋生而加重疾病的滋生，导致一些人的妇科疾患反复发作？女性朋友们，如果你已经患有这些疾病，千万要记住：不要再继续喝这些东西了。

妇科疾病患者的饮食注意事项	（1）少吃甜食。女性多吃甜食容易得妇科病。因此，预防妇科疾患首先要控制甜食的摄入；多食大蒜。大蒜中富含蒜素、大蒜辣素等物质，它们是一种含硫的天然杀菌物质，具有强烈的杀菌作用。它们在体内被吸收后，可抑制白色念珠菌在阴道内的过度生长繁殖。
	（2）常吃红苹果、红辣椒等红色的蔬菜和水果。一项研究显示，这些蔬菜和水果中含有的天然植物化学成分，可以有效抑制一些妇科肿瘤细胞的生长，同时降低它们对雌激素的反应性。因此，它们具有预防妇科肿瘤的作用。
	（3）多注意辛辣生冷的食物，尽量少吃或不吃。

痛经及经前期综合征，利用肝经来调节

女性大多心思细腻，多愁善感，这样的心理特点，使女性较男性而言更容易肝气郁结。

在五行理论中，肝属木，脾属土，木克土，脾土归肝木管辖，也就是说肝是脾胃的直接上司。正常情况下，它们各司其职，相安无事。但当我们生气或郁闷的时候，就容易肝气过旺或肝气郁结。肝气郁结还会让你乳房胀痛，月经不调，甚至患上子宫肌瘤。眩晕，腹泻，反胃，呕吐，打嗝，腹部胀痛，便秘等脾胃系统的疾病也会是你身体的常客。

妇科疾病的月经失调最为常见。由于月经和排卵（性腺的功能）是在"心"（相当于高级中枢）的主宰下通过肝（下丘脑——自主神经系统和卵巢）、肾（下丘脑——垂体前叶和卵巢）两条通路来调节，因此当人体处于精神紧张、忧思恼怒等情志不畅情况下，会使"心"的高级主宰功能与"肝肾"的协同调节作用失去平衡，从而导致肝气郁结，气滞血凝，出现月经量少，甚则闭经。肝郁日久，郁久化火出现肝阳偏亢而使肝不藏血，或肾虚火旺，血热妄行而见月经量多、血崩、经期不准等。

在女人的身体里，肝脏就是血库，负责血液的贮藏、调节和分配。

除了要储藏足够的血液，保证首先供应心脏外，肝脏在人体的血液循环中还扮演了总导演的角色，身体哪里有需要，肝脏就把血液及时输送过去。我们伸伸胳膊，踢踢腿，甚至是动动眼珠子等每一个细微的动作，都得靠肝来指挥。

同时，肝还根据你身体的情况来调节循环的血量：当身体处于睡眠状态时，所需血量减少，部分血液会回流入肝贮藏起来；而当你在工作或剧烈活动时，血液则由肝脏输送到经脉，以供全身所需。

由于肝的面部反射区是左脸颊，所以你一旦肝火旺，左脸颊上就容易冒出痘痘；若是肝气郁结，或者不根据自己的五行属性胡乱吃补药，可能会长色斑；如果色斑成片成片地长，这时你要注意了，这很可能是抑郁症或重大肝病的前兆。

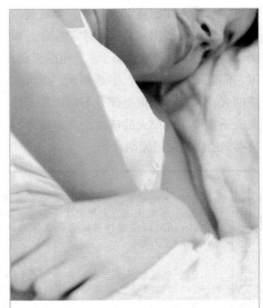

◎肝气郁结，气滞血凝，可导致女性出现月经量少、甚则闭经等症状，因此要预防经期综合征，一定要注意养护肝脏，畅通肝经。

乳腺疾病，按揉太冲穴来缓解

有些女性朋友生气时则喜欢憋在心里，自己一个人生闷气，这样肝气也得不到宣泄。肝经走两胁，乳房为肝经的必经之处，肝气郁结，时间久了就会导致乳腺增生。肝无补法，只有破法。按照中医五行说，肝为木，有生发的特征。一个人生了很大的气，你得想法让她把气给泄了。

对于女性来说，肝的经脉分布于两胁，乳房是肝脉必经之路。肝主疏泄，如果肝失疏泄，气机不畅，肝气郁结，就会出现胸闷乳胀、乳房疼痛。肝主气机的升降出入，脾升胃降也依赖于肝的疏泄。肝的疏泄功能失常，则脾的运化升清和胃的受纳降浊功能受阻，形成肝脾不和或肝胃不和，影响津液的输布与血的运行，导致水液停滞，血行不畅产生痰瘀等病理产物，形成肿块。

想要破解肝气郁结有一个很好的办法，那就是哭。那就是让她哭。女性生气了喜欢哭鼻子，这其实是在"排毒"。哭完之后，心中的郁闷也就化解了，这时也就不会对我们的身体造成伤害了。

太冲穴是肝经的原穴，"原"有"发源、原动力"之意。《黄帝内经》中有"五脏六腑之有疾者，皆取其原"之说，可见其重要性。太冲穴位于足背第一、第二跖骨结合部之前凹陷处。经常按揉太冲穴，可疏肝解郁、调理气血、化湿通经，对胁腹满痛、头痛目眩、疝痛、小便不利、月经不调等症有很好的效果。对于爱生

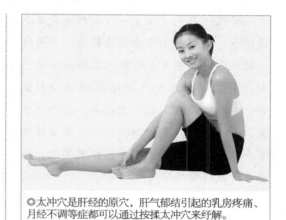

◎太冲穴是肝经的原穴，肝气郁结引起的乳房疼痛、月经不调等症都可以通过按揉太冲穴来纾解。

气尤其爱生闷气的女性来说，生气了，一定要按摩一下太冲穴，这是一个很好的补救方法。

从理论上讲，在肝经最旺的丑时按摩最好，但此时我们宜保持熟睡，以顺应自然。因此，可以将其改为在同名经手厥阴心包经当令的戌时（晚上19点~21点）按摩，或者采用酉时肾经当令之时按揉肾经原穴——太溪穴，同时按揉肝经原穴——太冲穴。

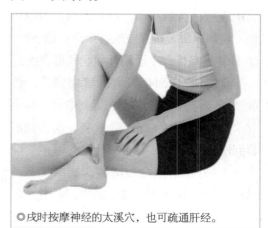

◎戌时按摩神经的太溪穴，也可疏通肝经。

得了妇科病，利用肝经进行辅助治疗

　　肝经于每天凌晨1~3点经气最旺。这时候，肝脏正忙碌地帮你排毒。如果这个时候你还在熬夜，肝脏就不得不分出一部分精力来帮你把气血输送到眼睛和脑部，自然就没多少精力来排毒，毒排不出去，郁积起来，各种妇科疾病，如月经中有血块、月经不调、闭经、卵巢早衰、阴道炎等就可能接踵而来。

　　肝经从我们的大脚趾往上，一直到胃附近的期门穴，总共14个穴位，个个都有妙用，如果你嫌全部记住有点儿麻烦，那就先记住最易操作又功效多多的五行神输穴吧。

　　（1）如果你月经量多，子宫下垂，大小便排出不痛快，每天按揉肝经的大敦（井木穴）10~20分钟，3~5天即见效果。

　　（2）若你来月经时腹部胀痛，或者闭经，卵巢囊肿，每天用力按揉行间（荥火穴）20分钟，坚持一个月，症状即可改善。

　　（3）如果你乳房胀痛，乳腺增生，胸闷腹胀，头晕头痛，口腔溃疡，月经不调，崩漏，每天按揉或敲打太冲（输土穴）20分钟，坚持一个星期，症状即可改善。

　　（4）若你面色发青，腰痛脚冷，性欲淡漠，每天轻轻按揉或艾灸中封（经金穴）10~20分钟，坚持一个星期，就能看到惊喜的疗效。

　　（5）如果你白带清稀，又凉又多，月经不调，阴道瘙痒，膝盖酸痛，每天按揉、敲打或艾灸曲泉（合水穴）20分钟，一个星期即可见效。

　　此外，女性也可以采用屈膝做仰卧起坐的方式来进行妇科疾病的辅助治疗。

　　仰卧起坐能锻炼腹部肌肉，使腹部肌肉收紧，更好地保护好腹腔内的脏器。屈膝做仰卧起坐，能更好地锻炼腹部肌肉。

　　仰卧起坐还可以锻炼腹股沟。腹股沟有许多毛细血管和穴位，做仰卧起坐可以通过锻炼刺激腹股沟的血管，促进腹部血液循环，从而治疗和缓解妇科疾病。

　　建议：30岁以下，仰卧起坐的最佳成绩应为每分钟45~50个；30岁最好做到每分钟40~45个；40岁应做到每分钟35个左右；50岁应努力达每分钟25~30个。从全民体质测试结果来看，大部分女性仰卧起坐成绩无法超过30个，还有不小的提升空间。

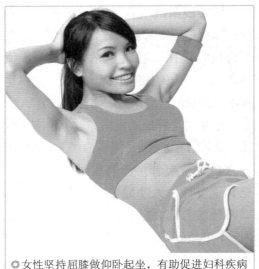

◎女性坚持屈膝做仰卧起坐，有助促进妇科疾病快速痊愈。

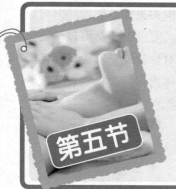

肝气郁结何方解，扶阳散郁通健康

第五节

——常见肝系病中医自愈妙法

消除脂肪肝，就从穴位下手

肝就像我们家里的抽油烟机，是都助人体排出毒素的。如果抽油烟机里布满油垢，肯定就不能再抽油烟了。你只要像擦洗抽油烟机一样，使用适当的方法，及时清理肝内的"油污"，肝就可以保持清洁，继续积极地为你服务。

经常会莫明其妙地叹气，乳房和小腹部发胀，疼痛，原先规律的月经开始紊乱了，这是肝失疏泄的现象。肝就如大自然中的树一样，树枝和树叶必须是张开的，伸展的，如果你把它捆得很紧，它会很快枯死。我们身体里堆积的脂肪会把树枝与树叶捆在一起，肝脏被捆住了，就不能正常地排毒和代谢。食物在小肠里转化成五谷精微，然后脾负责把五谷精微转化成人体需要的气和血。很多脂肪肝的女性患者中，很多人的脾胃都不好。女性如果脾不好，就很容易使得五谷精微不能转化为气血，变成脂肪堆积起来了，从而形成脂肪肝。

我们知道，穴位也就是经络线上出现异常反应的地方。身体有异常，穴位上便会出现各种反应。这些反应包括：用手指一压，会有痛感（压痛）；以指触摸，有硬块（硬结）；稍一刺激，皮肤便会刺痒（感觉敏感）；出现黑痣、斑（色素沉着）、和周围的皮肤产生温度差（温度变化）等。脂肪肝患者记住以下穴位的定位与按压方法可达到有效防治目的。

❶ 足三里

现代实验研究发现，按压患胃炎、胃溃疡或胃癌病人的足三里，可见胃电波增

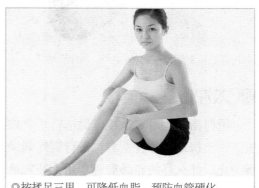

◎按揉足三里，可降低血脂，预防血管硬化。

加，且胃癌病人不规则的波形变得规则。长期按摩足三里，还可以降低血脂、血液黏度，预防血管硬化，预防中风发生。足三里穴的作用非常广泛。每天每侧按揉30~50次，酸胀为度。持之以恒，对于防治脂肪肝有极大的益处。

❷ 阳陵泉

阳陵泉、足三里、太冲、中脘穴的位置现在的中医学家之所以将阳陵泉列为脂肪肝治疗的要穴，亦与其主治有关。如《黄帝内经》："胆病者，在足少阳之本末，亦视其脉三陷下者灸之，其寒热者，取阳陵泉。"此是治疗胆腑病症，而这些症状与现在的脂肪肝临床症状多有相同。另外由于中医理论有肝胆相表里的说法。所以，阳陵泉在临床上就被用来作为脂肪肝治疗的要穴，效果明显。

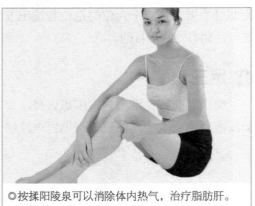

◎按揉阳陵泉可以消除体内热气，治疗脂肪肝。

❸ 太冲

用拇指指尖对穴位慢慢地进行垂直按压。一次持续5秒钟左右，进行到疼痛缓解为止。什么样的脂肪肝患者用太冲穴最好呢？最适合那些爱生闷气、郁闷、焦虑、忧愁难解的人。但如果你是那种随时可以发火、不加压抑、发过火后又可以谈笑风生的人，太冲穴对你就意义不大了。揉太冲穴，从太冲穴揉到行间，将痛点从太冲转到行间，效果会更好一些。

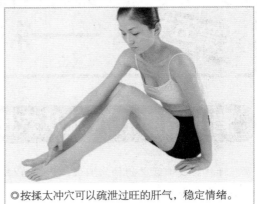

◎按揉太冲穴可以疏泄过旺的肝气，稳定情绪。

❹ 中脘

中脘穴按揉的方法是手掌按压在中脘穴上，手指按压在建里与下脘穴上，吸气时，两手由右往上向左揉按。呼气时，两手由左往下向右揉按。一吸一呼为一圈，即为一次，可连续做8~64次，然后，再按相反方向揉按，方法与次数同上。最后，做3次压放吸——呼动作，方法同上。

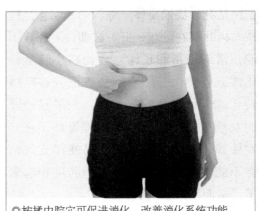

◎按揉中脘穴可促进消化，改善消化系统功能。

饮酒过量，小心酒精肝找上门

　　酒精性肝病是指长期酗酒而引起的酒精性肝损伤，包括酒精性脂肪肝，酒精性肝炎和酒精性肝硬化。

　　据国外报告，平均每日饮酒80克，持续2年即可发生肝损害。平均每日饮酒160克以上，且持续5年以内的嗜酒者，有90％发生各种损害，如按此量饮酒10年以上，则有34％发生慢性肝炎，25％发

展为肝硬化。各种酒都有不同含量的酒精，酒精进入人体后只有10％自肠胃排出，90％则在肝脏中代谢。酒精的主要成分是乙醇，乙醇进入肝细胞后经氧化为乙醛。乙醇和乙醛都具有直接刺激、损害肝细胞的毒性作用，能使肝细胞发生脂肪变性、甚至坏死。

　　女性对酒精较男性敏感。女性体型较小，体内脂肪含量高，喝相同量的酒，其血液中酒精浓度也高于男性，同时女性胃内乙醇脱氢酶较男性低，因此比男性更易发生酒精性肝病。在停止喝酒后女性也还可能由酒精性肝炎变成肝硬化。营养不良，蛋白质缺乏，可以加重酒精对肝脏的毒性，因此吃适量的脂肪和高蛋白饮食可以在一定范围内减轻酒精对肝脏的毒性。但过量饮酒，超过酒精中毒临界值，膳食调节就没用了。

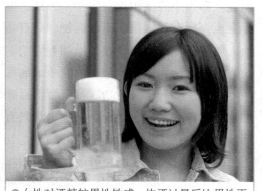

◎女性对酒精较男性敏感，饮酒过量后比男性更易发生酒精性肝病，因此女性一定要控制饮酒。

预防酒精肝日常注意事项

　　（1）节制饮酒：适量饮酒有益健康，关键要把握好饮酒量不要出现酒精肝。酒精对肝细胞有较强的毒性，95％的酒精直接影响蛋白、脂肪的代谢功能，从而降低肝脏的解毒能力，导致酒精肝。

　　（2）合理饮食预防酒精肝：预防酒精肝在饮食上应以素食、谷类为主，粗细搭配，宜清淡，忌油腻，富营养，易消化为原则，多餐，禁忌生冷、甜腻、辛热及生痰助湿之品。

　　（3）调畅情志：对于酒精肝或者正常人群而言，要保持良好的心理状态，以免因心理压力和精神因素导致病情的加重，影响整个疾病的康复过程和治疗效果。

　　（4）劳逸结合：对于健康没有酒精肝者而言要注意锻炼身体，平衡体内的脂肪，及时进行合理的代谢。对于酒精肝的患者要注意休息，做到起居有节，劳逸适量。

　　（5）早发现早治疗酒精肝：早期发现和治疗酒精中毒病人可预防酒精肝的发生。应定期到医院做肝功能以及体格的检查预防酒精肝，尤其是对于长期饮酒和素有肝脏或者消化系统疾病的人而言，更应如此。合理的代谢。对于酒精肝的患者要注意休息，做到起居有节，劳逸适量。

给你的肝加点儿柔软度——肝硬化的自愈调理法

肝硬化是一种常见的慢性肝病，可由一种或多种原因引起肝脏损害，肝脏呈进行性、弥漫性、纤维性病变。具体表现为肝细胞弥漫性变性坏死，继而出现纤维组织增生和肝细胞结节状再生，这三种改变反复交错进行，结果肝小叶结构和血液循环途径逐渐被改建，使肝变形、变硬而导致肝硬化。该病早期无明显症状，后期则出现一系列不同程度的门静脉高压和肝功能障碍，直至出现上消化道出血、肝性脑病等并发症死亡。

养生自愈疗法是一种遵循自然规律、人体规律的自然疗法（简称"养疗"），能启动人体自愈力，激发人体潜能，实现人体疾病的自我康复。人体自愈力是人类在漫长的进化过程中，大自然赋予人体的一种神奇的对疾病的自我修复能力。

自愈力是我们体内的医生，并陪伴我们一生的医生，是最好的医生。只有保持旺盛的自愈力，才是我们每个人健康一生的有力保障。通过启动自愈力，融合古老的养生精髓与现代营养学，对慢性病人进行营养补充，饮食调理，修复人体器官组织的慢性损伤，排出人体毒素等措施，并帮助病人纠正错误的生活方法，从而控制肝炎肝硬化的病情，并最终治愈肝炎肝硬化。

要治病，首先要阻断疾病生长所需要的条件。还需要考虑患者的年龄、生活习惯、情绪、健康状况。也就是要掌握疾病的整体发展规律，才能够消除疾病。就是要整体养疗。

肝炎肝硬化是由病毒引起的，病毒自身不能进行新陈代谢，只有侵入人体细胞，利用细胞的营养去进行新陈代谢。因此杀灭病毒实际是要杀灭人体细胞。使用物理化学的方法在体外杀灭病毒是容易的，可以使用加热、放射线、强酸强碱等方法。但在人体内不能使用这些方法。因此，世界上至今没有任何抗病毒的药物。只有激活人体中吞噬细胞的活性，增加吞噬细胞的数量来吃掉病毒，才是目前能杀灭病毒的唯一方法。人体自愈功能可以激活吞噬细胞的活性。实际上，一个肝脏平常只有部分肝细胞在工作，而其余的肝细胞是处于休眠状态。因此，肝炎肝硬化只是损坏了处于工作状态的肝细胞，而其余的肝细胞是健康的，只是处于休眠状态。而旺盛的自愈力可以激活处于休眠状态的肝细胞起来工作，其余的肝细胞一旦被激活，这样，肝炎肝硬化对人体的危害就可以完全消除。

良好的身体是治病的良好开端与保障，也是养疗的最大特色，这就是正宗中医说的"养病"。补充动物蛋白，以增强人体自愈力，增加吞噬细胞的数量，杀灭病毒，阻止肝炎肝硬化的进一步恶化，并修复病变的肝脏。这是治疗肝炎肝硬化最重要的一步。由于病人的饮食中普遍缺乏动物蛋白，因此，必须专门补充。补充纤维素，进行人体自然排毒，减少因慢性中毒对人体自愈功能的危害；补充酵素、维生素、矿物质，以维持人体正常新陈代谢，保护人体自愈功能的正常发挥。补充酵素，酵素是生命的源泉，也是健康的源泉。自愈力可以刺激人体组织生产更多的酵素，并激活人体中的酵素，加强酵素的活性与功能。

养疗可以活化休眠的吞噬细胞、修复病变的吞噬细胞、并再生新的吞噬细胞。养疗虽不能最终修复已坏死的肝脏，但可以阻止肝脏的进一步恶化，并激活其他肝细胞起来工作，最终消除肝炎肝硬化对人体的一系列危害。纠正病人的各种不良生活习惯，是治疗各类慢性病的基础。病灶不激不发，病灶不影响寿命。肝炎肝硬化患者因不良生活习惯激惹了病灶，而被损坏的肝脏就会变成一个杀人的恶魔。许多

医生和病人只知治病，而不愿纠正病人的不良生活习惯，那么其治疗结果只能是徒劳的，甚至是有害的。

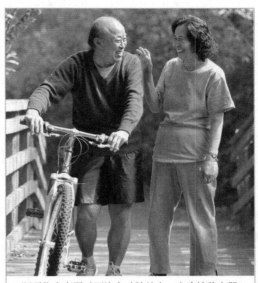

◎肝硬化患者平时要注意动静结合，在病情稳定器，可适当进行散步、太极拳等有益的体育锻炼。

养生锦囊

肝硬化病人在进行治疗的同时，也应注意以下问题：

（1）保持稳定的情绪：肝脏与精神情志的关系非常密切。情绪不佳，精神抑郁，暴怒激动均可影响肝的功能，加速病变的发展。树立坚强意志，心情开朗，振作精神，消除思想负担，会有益于病情改善。

（2）平时要积极预防：肝硬化是由不同原因引起的肝脏实质性变性而逐渐发展的一个后果。要重视对各种原发病的防治，积极预防和治疗慢性肝炎、血吸虫病、胃肠道感染，避免接触和应用对肝脏有毒的物质，减少致病因素。

（3）用药须谨慎：滥用一般性药物，会加重肝脏负担，不利于肝脏恢复。对肝脏有害的药物如异烟肼、巴比妥类要慎用或忌用。

（4）平时动静结合：肝硬化代偿功能减退，并发腹水或感染时应绝对卧床休息。在代偿功能充沛、病情稳定期可做些轻松工作或适当活动，进行有益的体育锻炼，如散步、做保健操、太极拳、气功等。活动量以不感觉到疲劳为度。

（5）不沾烟酒：酒能助火动血，长期饮酒，尤其是烈性酒，可导致酒精性肝硬化。因此，饮酒可使肝硬化患者病情加重，并容易引起出血。长期吸烟不利于肝病的稳定和恢复，可加快肝硬化的进程，有促发肝癌的危险。

慢性乙肝，中药"犀泽汤"是良方

乙肝病毒检测为阳性，病程超过半年或发病日期不明确而临床有慢性肝炎表现者均可诊断为慢性乙肝。

由于慢性乙型肝炎病久不愈，故病机多为湿热浸淫营血，胶结不化，缠绵腻滞。这类患者常表现为低热绵绵，面色晦黄，巩膜混浊，神疲乏力，心烦易怒，口苦而黏，齿龈出血……对于慢性乙肝的治疗，中医多遵循"湿温""瘟疫"等温病的传变规律辨证论治。国医大师颜德馨认为，本病从气分论治，投以疏肝、清气、祛湿、解毒等法，虽然也有效果，但疗程长，见效慢，且病情极易反复。他经过多年的临床实践，总结出了采用清营泻热法治疗慢性乙型肝炎的思路，并自拟犀泽汤，取得了非常好的疗效。其方如下：

【材料】广犀角（锉末吞服）3克，泽兰15克，苍术9克，四川金钱草30克，土茯苓30克，平地木30克，败酱草15克。

【用法】水煎服。

【加减】湿热胶结，气、营分同病，见脘腹、胁肋胀痛，恶心呕吐，可加沉香曲、川楝子、大腹皮、枳实、广木香、姜半夏、陈皮等辛开之品；血络瘀滞较甚而出现右胁刺痛，牙龈出血，舌质紫气，宜加丹参、桃仁、郁金、红花、赤芍、延胡索、三棱、莪术等通络之药；湿甚于热，以神疲肢重，不思饮食，溲混浊，大便溏而不畅为主者，配以藿香、佩兰、猪苓、茯苓、生薏苡仁、泽泻、木通等化湿利水之类；热甚于湿，以发热不退，心烦易怒，目赤口苦，齿龈出血鲜红，大便干结为主者，加入银花、黑山栀、夏枯草、蒲公英、连翘等辛凉泻热之类，热毒甚者则选用白花蛇舌草、龙葵、蜀羊泉、蛇石打穿、半枝莲、七叶一枝花（重楼）等清热解毒之类。

【功效】清营泻热，祛湿解毒。

治疗慢性乙肝过程中的注意事项

（1）调整心态，勇敢面对现实。心情好的人，体内免疫抗病能力增强，乙肝可以自然痊愈或仅限于病毒携带；心情抑郁焦虑的人，则病情进展恶化。慢性乙肝病人应适当调节心情，主动培养兴趣爱好，参加公益活动，增加朋友间的交往等。

（2）饮食调节，趋利避害。乙肝病人在饮食选择上，一般以高蛋白，富含维生素饮食为主，有利于肝细胞修复和再生；适量摄取葡萄糖和脂肪以减轻肝脏的负担。不宜吃炸，煎，熏，烤等食物。肝病患者多数胃肠功能不好，更应戒烟戒酒，忌生冷硬辣等食物。

（3）劳逸适度，增强体力。休息可以减轻肝脏负担，增加肝脏血液灌流，因而有利于肝功能恢复。在慢性乙肝中，除了病情较重或处于急性发作期外，一般无须卧床休息；适当参加轻体力劳动及娱乐活动有利于体力恢复，同时调整心态，陶冶情操，使患者增强战胜疾病的信心。

（4）慎用药物，以免伤肝。目前已经发现很多抗生素，抗癫痫药，解热镇痛药，镇静药及部分中药都有肝脏毒性。慢性乙肝病人患了其他疾病时，一定要咨询专科医生。

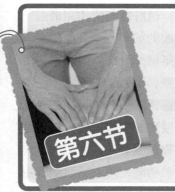

肝经之上生灵药，调养情志不可少
——足厥阴肝经大药房

第六节

大敦——不抱怨不生气的养肝穴

大敦穴，是肝经上的第一个穴位。敦同墩，大墩，大树墩的意思，这里指穴内气血的生发特性。大敦穴，性情敦厚，担负着调和周围的穴位的重担。它也是肝经上的井穴，就是经气汇聚的地方。大敦穴的主治疾病为：目眩、腹痛、肌肋痛、冷感症。除此之外，自古以来此穴亦被视为镇静及恢复神智的要穴。

《玉龙歌》说："七般疝气取大敦。"《胜玉歌》也道："灸罢大敦除疝气。"此穴为木经木穴（肝经属木），疏肝理气作用最强，善治因气郁不舒引起的妇科诸症，如闭经、痛经、崩漏，更年期综合征；同时还是治疗男子阳痿、尿频、尿失禁的要穴。

当我们生闷气、心情不畅的时候用大拇指指腹揉按穴位，有酸、胀、痛的感觉。每次左右揉按3～5分钟，先左后右。此穴用艾灸效果最好。此外，用指甲轻掐此穴还有通便之效。"病在脏者取之井"，若为慢性肝病，此穴更是必不可少的治疗

与保健要穴。中医讲肝藏血，所以肝经上的大敦穴能治疗出血症，且主要是下焦出血，像崩漏、月经过多等。利用大敦穴治病时，经常使用的方法是艾灸，艾炷灸3～5壮，艾条灸5～10分钟。

小贴士

大敦穴旁边有个隐白穴，属于脾经，也是止血的要穴，它们俩通常配合使用，止血的效果最好。灸的时候，先拿指节或指甲掐一下，哪个穴特别敏感就先灸哪个，如果两个都比较敏感就一块灸。

除了治疗疾病，大敦穴最主要的功用还是养生保健。很多现代人可能都有过这样的状况，整天工作繁忙，身体疲倦，但是躺在床上却无法入睡，早上醒来神不清、气不爽，身体倦怠，一点儿精神也没有，这种症状在30～40岁的中年人中非常普遍。这和年轻人前夜迟睡，因睡眠不足而迟醒的原因是截然不同的。它会对身体和精神产生非常强的危害。如果有这种毛病，

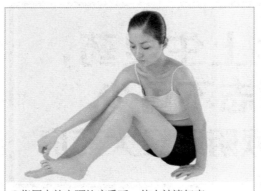

◎指压大敦穴可治疗昏睡，使人神清气爽。

指压大敦穴就是一个非常好的方法，它能治疗昏睡，使你神清气爽。指压时强压7～8秒钟，再慢慢吐气，每日睡前重复10次左右，第二天起床时效果明显。迟醒的早上，也不妨在床上加以指压。

除此之外，大敦穴还可以起到多种治疗及养生保健作用，总结起来主要具有以下几大功效。治疗疝气有特效。《玉龙歌》中说"七般疝气取大敦"；《胜玉歌》中也说"灸罢大敦除疝气"。火气较旺，多按摩大敦，身体比较虚寒，多按摩隐白穴。

大敦为木经木穴，疏肝理气的作用最强，善治气郁不舒引起的妇科诸症，如闭经、痛经、崩漏、更年期综合征。同时也是治疗男子阳痿、尿频、尿失禁的要穴。经常按摩大敦穴，有通便之效。"病在脏者取之井"，若患有慢性肝炎病，大敦穴更是不可缺少的治疗和保健要穴。针刺大敦穴还可调整大肠运动功能，对大肠运动有明显的调整作用，可使不蠕动或蠕动很弱的降结肠下部及直肠的蠕动加强，是治疗肠梗阻的有效穴。

职场充满了竞争和无奈，抱怨也是层出不穷。一个职场抱怨状态调查报告表明：在参与调查的5000余人中，6%～7%的职场人表示自己一天抱怨次数在1～5次。每天抱怨在6～10次的，男性比例反而超过女性3%～5%！调查中发现，抱怨更多的时候只是为了发泄，但这种方式却并没有完全达到减压的效果。相互的抱怨只会导致不良情绪的传染和积蓄。积极的想办法疏导情绪才是有益身体健康的做法。

养生锦囊

下面介绍给大家三个职场不抱怨的小贴士：

（1）忙中偷闲笑一笑。

放一本平时喜欢的漫画书或者笑话书在办公室抽屉里，累了就看看，让自己笑一笑，心情就能得到放松。还可以讲给同事听，把快乐散播出去。

（2）换只手戴手表。

如果发觉自己在抱怨，就将自己平时戴的手表、手链或戒指等换到另一只手上，直到可以做到持续戴在同一只手不换动21天为止，这会让你戒掉爱抱怨的坏习惯。

（3）每天吃一根香蕉。

香蕉有助于保持好的心情。每天吃一根香蕉，不仅可以预防便秘，还可以保持好心情。因为长时间加班，会影响内分泌，可能出现便秘，吃香蕉可谓是一举两得。

太冲——消气泻火，让自己有个好脾气

太冲是肝经上用得最多的一个穴位。太冲的有很多的作用，可以调节情绪，降低血压。当我们头昏脑涨、有气无力、心慌意乱，怒气冲天、眼睛酸涩，视物不清、夜里醒来难入睡或患有慢性肝病时，太冲穴可以帮你解决这些问题。

太冲穴，太，大也。冲，冲射之状。意指肝经的水湿风气在此向上冲行。太冲穴是肝经的原穴，原穴的含义有发源、原动力的意思。它是肝经上最重要的穴位，防止各类与肝有关的病有特效，如失眠、腰痛、血压高等，这也叫上病下治。

太冲穴又称"消气穴"，脾气暴躁的朋友，应常按此穴，利于护肝，心情不好，郁闷的朋友，按揉此穴，利于心情好转。另处，出现痛经等不适症，也是肝经有热造成的，来之前至经期间按揉，坚持两个周期，不适症就会消失。万病从气来，散了肝火，气消了，人就不易得病。通过对太冲穴的针灸、按摩等，确实可以疏解病人的情绪。

除了按摩法，还可用外敷穴位法保健、治疗。一是贴人参片法，把片放在穴位上，用医用胶布固住，每12小时换一次，隔天贴一次。二是贴黑干桑葚子法，贴法同上。桑葚子能滋补肝肾、收敛肝之元气，太冲穴是肝的元气集中地，通过它，肝气能够迅速回归肝脏。脂肪肝的根本病因是肝脏本身精气不足，不能够自行维持肝脏的功能所致，用此法补足肝的精气着手，能治疗脂肪肝。

中医讲"左升右降"，这也适用于经络，比方说，脂肪肝属肝气不足，就要用左边的穴位补肝；如果肝气过盛，肝火旺，生气就要用右边肝经的穴位泻肝火。这就意味着，同名的两侧穴位是左补和右泻，在左边的穴位上敷药，能补充脏腑的精气；在右边的穴位上敷药，能泻掉脏腑的一部分精气。从这个理论上讲，生气时应该按右面的太冲穴。所以，有的时候治病要补气，有的时候治病要泄气，多数情况下要用右侧穴位。还有一个理论，就是气是早升晚降，晚上按太冲穴效果会更好。

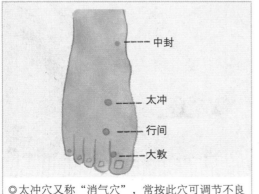

◎太冲穴又称"消气穴"，常按此穴可调节不良情绪，养护肝经。

小贴士

高血压症，已成为现在人们最头疼的问题，高血压是肝的问题。由于肝阳上亢而导致的血压增高。而太冲配合大敦穴就可以引血下行，阻止血压升高。太冲穴位于我们的脚部，所以每次泡完脚后，顺势掐揉3～5分钟，效果非常好。

章门——治疗黄疸肝炎的"退黄穴"

章门穴，章指贵重材料，五脏的气血汇聚点，揉章门能调节五脏。位置在第十一肋端，肝下缘处。章门穴是肝经上的大穴，对治疗肝脏疾病有这特殊的功效。它最大的作用就是祛除黄疸，强化肝脏功能。

古人将穿脱章服的起始处称为章门，章也通"障"，门是守护、出入的地方。刺激章门穴，就好像打开四围的屏障。作为肝经的大穴，章门穴对于肝脏上的疾病有特殊的功效。它最大的一个作用就是消除黄疸，强化肝功能。

黄疸病是一种常见的疾病，引发黄疸的原因有很多，在治疗上，不同的病机引发的黄疸要用不同的方法来治疗，但是作为人体的穴位来讲，却不存在这个问题。只要发现自己的肝功能不太好，或者出现类似黄疸的症状，或者作为平时保肝护肝的一种措施，如经常需要喝酒等，都可以经常刺激章门穴。有条件的可以每天拿艾炷在这里缓慢地灸十多分钟，没有条件的也可以用手指进行按摩。刺激章门穴不仅治疗疾病，还可以起到保护肝脏的作用。

另外，章门穴也是五脏的"会穴"，会是指五脏的"精气"都在此穴会聚，它是连接五脏的门户，可以通达五脏、调节五脏，是人身体八大要穴之一。刺激这一个穴，等于把五脏功能都调节了，经常按摩章门穴可以防治乳腺增生等妇科疾病。我们敲"带脉"减肥的时候，别忘了顺手把这个大穴也敲一敲，敲打章门穴可以增加胆汁分泌，胆汁分泌多了，人体消化能力就强了，就能把多余的脂肪消化掉。此穴还是脾经的"募穴"，募是聚集的意思，这个穴位可以清肝火补脾。此穴位还可以用灸法：艾炷灸5～9壮，艾条灸10～20分钟。

◎经常刺激章门穴，对其进行艾灸或按摩，可以减轻黄疸，保肝护肝。

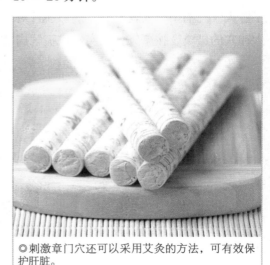

◎刺激章门穴还可以采用艾灸的方法，可有效保护肝脏。

期门——健脾疏肝，消除胸胁胀痛的顺气穴

肝经的期门穴，又名肝募。期的本意是期盼、期望。期，同时也有周期的意思；门，是出入的门户。中医讲，气血运行是有周期的，它从肺经的云门穴出来，历经肺经、大肠经……肝经，到期门穴为一个周期。

期门穴处在胸胁侧面，属于不阴不阳的坐标位置（腹为阴背为阳），因此，期门穴所募集的气血物质也属于不阴不阳。

期门穴一个最大的作用就是消除疼痛。期门穴，是肝经的气血汇聚点，揉开了期门穴，就是疏通了肝经。治胸胁胀痛。日常生活中，尤其是女性，心思细密，火气大，总是爱生闷气。这一类人可以每天按摩一下肝经在胸腹部这一

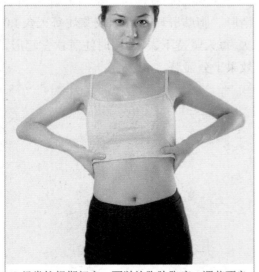

◎经常按揉期门穴，可以治胸胁胀痛，调节不良情绪。

块的经络，将手放在腋窝下面，然后从腋窝一直往下推，每次推 30 ~ 50 次，对于缓解两胁疼痛又很好的效果。而且，对于肝气的瘀滞导致的其他病症也有很好的疗效。爱生气的人士，可以多经常按揉，对修身养性有很好的帮助。此穴还可以用灸法：艾炷灸 5 ~ 9 壮，艾条灸 10 ~ 20 分钟。

期门穴是人体足阙阴肝经上的主要穴位之一，期门穴、行间穴等穴对肝病十分有效。行间穴在脚上，施压会强痛。在这些穴位上指压或者用灸术治疗都有效果。但并不是说一开始进行穴位刺激马上就会见效，作为一种长期的健康法，须持续地进行穴位疗法。

熬夜是美容的大敌。23 点到次日的凌晨 1 点是肝部排毒时间，如果这段时间不能入睡或睡眠质量不高，会影响肝脏排毒，导致肝火过剩，让脸色变得蜡黄粗糙，甚至出现痘痘。所以，调理肝脏是让美容觉发挥作用的关键。用双手拇指分别按压在两侧的期门穴上，圈状按摩，左右各 60 次，有疏肝养血、解除胸闷惊悸、促进睡眠的作用。

小贴士

期门穴在胸部，当乳头直下，第六肋间隙，前正中线旁开 4 寸。取法：仰卧位，先定第四肋间隙的乳中穴，并于其下二肋（第六肋间）处取穴。对于女性患者则应以锁骨中线的第六肋间隙处定取。

行间——消除肝脏郁结的去火穴

行，行走、流动、离开也。间，二者当中也。行间意指肝经的水湿风气由此顺传而上。本穴物质为大敦穴传来的湿重水气，至本穴后吸热并循肝经向上传输，气血物质遵循其应有的道路而行，因此而得名。此穴具有泄肝火、疏气滞的作用。

《黄帝内经》中说："肝出于大敦，……溜于行间，行间，足大指间也，为荥。"由此可知，行间穴在足背侧，当第一、二趾间，趾蹼缘的后方赤白肉际处。解剖，有足背静脉网；第一趾背侧动、静脉；腓神经的跖背侧神经分为趾背神经的分歧处。

行间穴是一个火穴，肝属木，木生火，如果有人肝火太旺，就泻其心火，这叫"实则泻其子"。行间穴是一个泻心火的穴位。如果你经常两胁胀痛、嘴苦，那是肝火旺；而像牙痛、腮帮子肿、口腔溃疡、鼻出血，尤其是舌尖长疱，就是心火成盛，这时火已经不在肝上，多揉行间穴就可以消火，

掐此穴对眼睛胀痛尤有显效。

《类经·图翼》上说："泻行间火而热自清，木气自下。"另外，此穴还治心里烦热，燥咳失眠。因肝经环绕阴器，所以行间还善治生殖器的热症，如阴囊湿疹、小便热痛、阴部瘙痒等。

除此之外，行间穴还可以配睛明穴治青光眼、降眼压；配太冲穴、合谷穴、风池穴、百会穴治肝火上炎、头痛、眩晕；配中脘穴、肝俞穴、胃俞穴治肝气犯胃之胃痛；配中府穴、孔最穴治肝火犯肺干咳或咯血。

刺激行间穴，可以采用大拇指指尖掐的方式，还可以艾炷灸3～5壮；或艾条灸5～10分钟。按压行间穴，会强痛，在这些穴道上每天两次指压，每次30下的强烈刺激即可。而有肝硬化和酒精肝、脂肪肝则用香烟或艾炷每天灸20次，每天坚持下去，并同时注意饮食起居，效果十分显著。

◎行间穴是一个火穴，经常按摩行间穴有助泻肝火，消除牙痛、眼睛胀痛等病症。

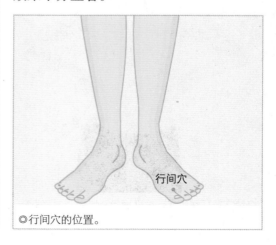

◎行间穴的位置。

行间穴

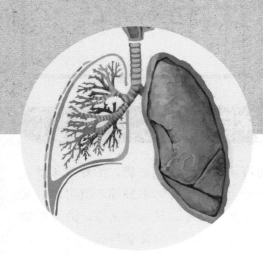

第四章

寅时日夜交替，娇生惯养的肺开始进行气血大分配

●寅时气血流注肺经，此时肺经气血最旺，这个时候也是肺经产生宗气的时候，宗气走呼吸道行呼吸，并贯心脉以行血气。人体顺应时令，这个时候就应该进入深度睡眠当中。

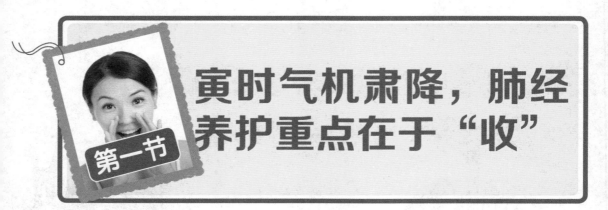

寅时气机肃降，肺经养护重点在于"收"

第一节

每天按摩肺经，补足肺气体自安

补肺气最好的方法莫过于按摩肺经。肺经是人体非常重要的一条经脉，它起始于胃部，向下络于大肠，然后沿着胃上口，穿过膈肌，属于肺脏。再从肺系横出腋下，沿着上臂内侧下行，走在手少阴、手厥阴经之前，下向肘中，沿前臂内侧桡骨边缘进入寸口，上向大鱼际部，沿边际，出大指末端。

肺经，即手太阴肺经之简称，十二经脉之一。该经发生病变时，主要表现为胸部满闷，咳嗽，气喘，锁骨上窝痛，心胸烦满，小便频数，肩背、上肢前边外侧发冷，麻木酸痛等症。

肺经上分布着四个很重要的穴位，分别是中府穴、尺泽穴、孔最穴和太渊穴。

中府穴是肺的募穴，位于锁骨下窝下一寸，距正中线六寸（夹紧上肢时，大约与腋下对齐）的地方，即肺脏气血直接输注的地方，肺的状态都可以从这里看出来。按摩中府穴可治疗咳嗽、气喘、胸痛的肺结核和支气管哮喘等疾病，

还可兼治脾肺两脏之病，治疗气不足，腹胀，消化不良，水肿等。就可以。又因为此穴是手、足太阴之会，故又能健脾，治疗腹胀、肩背痛等病。但中府穴下方肌肉偏薄，日常保健建议不要使太大的劲，稍稍施力按揉1～2分钟就行。曾经有喜欢健身的人，因为练扩胸拉伤了肌肉，选的就是中府穴，因为求"效"

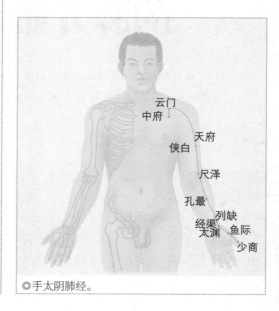

◎手太阴肺经。

心切，用力过大，结果第二天他更疼了。当时医生考虑刺激这个穴位并不是镇痛，而是要加快他身体自我恢复的过程，结果却是效果更糟糕。

尺泽穴位于人体的手臂肘部，取穴时先将手臂上举，在手臂内侧中央处有粗腱，腱的外侧外即是此穴（或在肘横纹中，肱二头肌桡侧凹陷处）。尺泽穴是最好的补肾穴，它与大肠经的曲泽穴位置相近，有泻热的作用。很多病症，如咳嗽、气喘、咯血、潮热、胸部胀满及咽喉肿痛等症状都能在这里有所反应。由于尺泽穴跟肱肌腱相近，而肱二头肌的作用是曲肘，所以也可以用来治疗肘关节痉挛。而通过降肺气而补肾，是最适合上实下虚的人，高血压患者多是这种体质，另外按压尺泽穴对于肺经引起的咳嗽、气喘、咯血、潮热、胸部胀满等也很有效。不过在按此穴时按压力度要大，这样才能有好的效果。

孔最穴在前臂掌面桡侧（大拇指方向），在尺泽穴与太渊穴（腕部动脉搏动处）连线上，腕横纹上7寸（手腕至肘共12寸，按比例取穴）。取此穴位时应让患者伸前臂仰掌。孔最穴是手太阴肺经的郄穴。郄穴一般主治急症，急性出血性疾病的病人都在阴经的郄穴上有反映。根据肺经的循行，按摩本穴除了可以泻肺热，治疗咳嗽、气喘、咽喉肿痛等症状外，尤其对由风寒感冒引起的咳嗽和扁桃体炎效果显著，另外对咯血、痔疮出血也有作用。

有人总觉得气不够用，有吸不上气

的感觉，这个时候就可以点揉太渊穴（仰掌、腕横纹之桡侧凹陷处）。太渊穴是肺之原穴，百脉之会。这个穴位不好按，很多人都找不准，因为它在手腕凹陷深处，所以叫太渊穴。找太渊穴有一个方法：左手横握手腕，用大拇指中间的指节的侧面按压，这样可以找准这个穴位，有疼痛感就对了。此穴为肺经原穴，补气效果尤佳。

我们光弄明白肺经的穴位还不行，要紧的是要掌握按摩肺经的最佳时间：肺经的经气旺在寅时，即在早上3点～5点，这段时间按摩最好。但这个时候应该是人睡得最沉的时候，怎么办呢？在同名经上找，也就是足太阴脾经（上午9～11点当令）。也就是说在上午9～11点脾经旺时进行按摩，也可以取得同样好的效果。

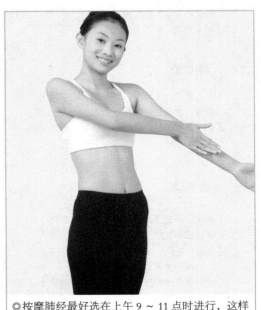

◎按摩肺经最好选在上午9～11点时进行，这样既保证了效果，又不影响睡眠。

鼻部全息图

对鼻子进行分区，可以与人体五脏六腑及四肢相对应，我们可以以此来推断身体的健康变化。从整体来看，人体各部位在鼻子的分布就像一个坐着的人。

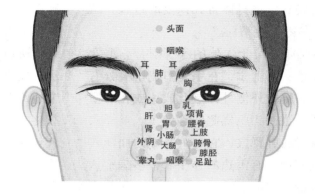

鼻子的颜色与征象

根据鼻子与脏腑的对应，当鼻子出现不同的颜色时，说明身体出现了异常。了解不同颜色的变化与所代表的征象，可以随时把握自己的健康状况。

鼻色青

①鼻部青黄：多为肝病；
②鼻头色青：主腹中痛；
③鼻尖青黄：多为淋病。

鼻色赤

①鼻头色赤：主肺脾二经有热，或主风病；
②面红、鼻更红：为常饮酒者；
③妇女鼻梁暗红，两侧有黄褐斑：多为月经不调、闭经。

鼻色黑

①鼻头色黑光浮而明：为暴食不洁食物；
②鼻头黑而枯燥：为房劳；
③鼻部色灰黑：多为血虚、血瘀之疾；
④妇女鼻头微黑：为膀胱及子宫病；
⑤男子鼻头黑色且侵入人中：乃寒伤肝肾，主阴茎睾丸痛。

鼻色黄

①鼻部黑黄而亮：有瘀血；
②鼻部黄黑枯槁：主脾火津涸；
③鼻头色黄：内有湿热，还主胸中有寒。

鼻色白

①鼻部色淡白：主肺病，如寒痰、慢性支气管炎；
②鼻部色皎白：为气虚、血虚，还主脾虚，脾胃虚寒。

寅时肺经当令，开始对全身气血进行大分配

寅时是凌晨的3点~5点，此时肺经当令。寅时全身气血都流注肺经，此刻肺对全身的气血重新进行分配。因此，为了使肺正常工作，寅时各器官必须进入熟睡"休眠"状态。

凌晨3点~5点，也就是我们所说的寅时，这时候肝经已经"下班"了，轮到肺经当令了。在中医当中，肺经是非常重要的，人体各脏腑的盛衰情况，必然会在我们的肺经上有所反映。另外，我们身体的经脉是从肺经开始的，人体的气机都是顺应自然的，所以寅时也正是阳气的开端，是人从静变为动的一个转化的过程，此时需要有一个深度的睡眠。

在《黄帝内经》中，有"肺朝百脉"之说，意思就是说全身各部分的血脉都直接或间接地汇集于肺部，然后再向全身输布。那么，肺在什么时候开始对全身进行气血分配的呢？当然就是在肺经当令的寅时。这个时候，如没有一个深度的睡眠，就会干扰肺对身体气血的输布。

我们知道，人在深度睡眠的时候，身体的各个器官是比较平衡的，这样一来，气血就会比较均衡地分布全身，维持人体这一天正常的气血运营。而如果在这个时候，人体的某个器官异常活跃，比如大脑比较活跃，那么肺就只好多分配一些气血给大脑，那么第二天人就会感到四肢乏力，非常疲惫，这就是由于气血虚弱造成的。长此以往，就有可能造成重大疾患。

因此，对于睡眠不好的人来说，想要让自己在寅时进入深度睡眠状态，就必须要做到每天晚上22点~22:30上床睡觉。因为，按照人体的一般规律，人在入睡40分钟后会进入睡眠的最佳状态。反之，过了23点再入睡，由于体内阳气开始生发，此时头脑就会过于兴奋，就很难入睡了。即使睡着了，也会一直维持在浅睡眠状态，从而容易被惊醒、容易做梦。

总之，人体如一架运行精确的仪器，每个时辰都有对应的工作来做。我们所要做的，就是顺应天时，只有这样方能达到"天人合一"的养生境界，让自己活到天年。所以，凌晨3点到5点，应该是人睡得最沉的时候，即使迫不得已要熬夜，也不要超过这个时间。

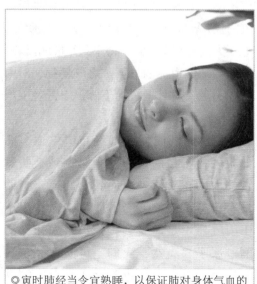

◎寅时肺经当令宜熟睡，以保证肺对身体气血的输布。

老人寅时睡不着，多是气血不足

中医有"津血同源"的说法，因为津液和血都是饮食的精气所化，彼此可以相互滋生、相互影响。气血亏，津液就会不足；同样津液耗损过多，气血也会出现亏损。寅时醒来睡不着，怎么办呢？此时可练练"漱玉津"法，即可化生气血，又可益肺，对肾脏也有好处，可谓一举多得。

我们已经知道，凌晨3点~5点是肺经当令的时段，是需要深度睡眠的，但很多老年人这时会莫名其妙的醒来，然后很长一段时间翻来覆去睡不着，这是怎么回事呢？很多人可能觉得，人老了，睡不好觉很正常。

真是这样吗？《黄帝内经·灵枢·营卫生会》中说："老者之气血衰，其肌肉枯，气道涩，五脏之气相搏，其营气衰少而卫气内伐，故昼不精，夜不瞑。"意思很明显，老年人气血衰弱，肌肉得不到足够的滋养，从而导致气道滞涩，五脏之气耗损，对内供养不足，对外抵抗力下降，于是晚上难以入眠。

在寅时的时候，肺经布输气血，而如果气血不足的话，就会影响到某些器官气血的正常流通。而我们知道，身体是有自愈功能的，为了使这个器官不至于因气血不足而受到损伤，只好让你清醒过来了。当然，我们不可能去医院找医生补一补气血，也不可能马上去健身或吃一些东西来补充气血。这时候，只要大口地咽几口唾液就能起到补气血的作用。可能有的人会疑问了，几口唾液就有这么大的功效吗？可千万别小瞧了自己的唾液。

《黄帝内经》认为，唾液由人体精气上升而形成的，它处在不断的运动变化之中——溢、聚、散、降。这就像自然界的风云际会一样，水由下而上，溢成气，聚成雾，散为云，降为雨露，滋润大地万物。唾液也像自然界的雨露一样，升降循环，滋润着人的五脏六腑。

其实，中医认为唾和液是两个不同的东西。《黄帝内经》中说："脾为涎，肾为唾。"脾液为涎，就是平时所说的口水、哈喇子，肾液为唾。肾是先天之本，脾是后天之本，而唾液就来源于人的这两个根本。

举一个生活中的例子，糖尿病在中医里叫"消渴症"。为什么叫"消渴症"呢？糖尿病是因为脾肾功能不好，不能产生足够的津液，脏腑得不到灌溉和滋润，虚火上升，患者就会经常感觉口干、口渴，所以又叫消渴症。

唾液是与生命密切相关的天然补品，与脏腑的功能密切相关。所以，早早地就醒来睡不着的时候，不妨就咽几口唾液。另外，我们在平时也不要随地乱吐口水，这与现代文明格格不入，还是养生之大忌。正确的做法是经常咽咽口水，这不仅可以治病，还可以延年益寿。

早睡早起的习惯并不适合老年人

清晨正好是人体阳气生发的时候，静静地休息可以避免人体潜伏的阳气受到干扰。如果清晨过早起床锻炼而会使阳气过早消耗，相当于"竭泽而渔"。寅时温度很低，寒气袭人，为了抵御寒气，我们体内刚刚生发起来的阳气也会受到消耗。尤其对于老年人而言，早起不是健康之道。

俗话说："早睡早起，精神百倍。"因此，很多人认为，早一点儿起床，对身体是有好处的。尤其是老年人，经常有早起的习惯。然而，事实上这个习惯却正好不适合于老年人。

从医学角度考虑，老年人睡眠时间应比一般中年人要长一些，随年龄的增长而有所增加，60 ～ 70 岁的老年人，平均每天应睡 8 小时左右；70 ～ 90 岁的老人，每天应睡 9 小时左右；90 岁以上的老人，每天应睡 10 ～ 12 小时为好。当然，并不是说睡眠时间越长越好，但如果睡不够时辰，对健康是非常不利的。

在日常生活中，很多老年人一般都是早上四、五点钟就起床，这时候还是寅时，是肺经布输血气的时间。而老年人之所以会在这个时间段醒来，与我们前面提到的根源是一样的——气血不足。如果这个时候醒来小便的话，代表老人比较虚；如果这个时候醒来，同时大汗淋漓的话，就要警惕了，可能因为气血不足导致心脏病的发生。这也是为什么凌晨三四点钟心脏病人容易死亡的原因。

对于健康的人而言，寅时应该处于深睡状态，即通过深度睡眠来完成生命由静而动的转化。可是，身体虚弱的人或老人这时会失眠或醒来，这是因为身体各部位对血的需求量增加，相应的，脑子得到的血减少了，用中医的话说，就是只有"宣发"而没有"肃降"，生命自然就会有危险。

可见，早起再睡并不是一种好习惯，它反而是某些老年疾病的预兆。因此，老年人也要注意保证睡眠质量和保证充足的睡眠时间，预防老年疾病的发生。

另外，给大家个提醒，一般老人心脏功能不太好的话，不提倡早锻炼。有心脏病的病人一定要晚点儿起床，同时要慢慢地起床，而且不主张早上锻炼。晚上是一片阴霾之气，可以活动一下，而早晨是阳气生发的时候，就顺其生发好了。比如《黄帝内经》里讲春天的时候你要散步，但是要慢慢地散步，要让生发之机慢慢起来，不要一下子就起来。第一要缓缓地生发，第二要精神放松。

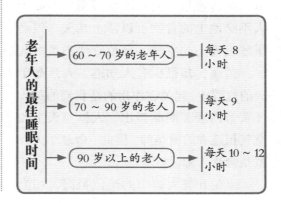

老年人的最佳睡眠时间
- 60 ～ 70 岁的老年人 → 每天 8 小时
- 70 ～ 90 岁的老人 → 每天 9 小时
- 90 岁以上的老人 → 每天 10 ～ 12 小时

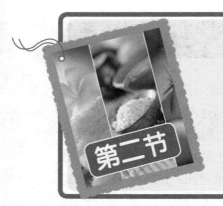

肺主气，司呼吸，养肺就是养清气

第二节

天气通于肺，肺与我们的生命息息相关

《黄帝内经》里说："惟贤人上配天以养头，下象地以养足，中傍人事以养五藏。天气通于肺，地气通于嗌，风气通于肝，雷气通于心，谷气通于脾，雨气通于肾。"意思就是，懂得这些道理的人，把人体上部的头来比天，下部的足来比地，中部的五脏来比人事以调养身体。天的轻清之气通于肺，地的水谷之气通于嗌，风木之气通于肝，雷火之气通于心，溪谷之气通于脾，雨水之气通于肾。因此，肺在人体里的重要地位可见一斑。

关于"命悬于天"这个词，想必很多人都听说过，其道理也很简单。因为人不吃地上的食物可以活上几天，但是不呼吸天上的空气，恐怕就活不了多久了。然而，却很少有人知道，人悬命于天的过程中，起关键作用的是我们的肺。《黄帝内经》明确指出，人体与天上的空气相连靠的就是肺。因此，命悬于天，就是命悬于肺。

肺在五脏六腑中的地位很高，相当于一个王朝的宰相，中医有"肺为水之上源"之说。一旦肺热或肺寒，宣发肃降功能失调，人的气机运行就会受阻，人就会生病。最典型的症状就是咳嗽。不过，咳嗽有寒热之别，不能"一视同仁"。受寒后，鼻塞流涕，或者稍微有些发冷打战，这种病应该服生姜、葱白，一日两次，不宜长服；患热咳的人，晚上咳得尤其厉害，喉咙发痒，还会有口渴之感，这种病应该服一些淡盐汤水，病初服用很快就会治愈，也可以长期服用。

同时，生命离不开两样东西，一是空气，一是食物。人体内负责运化空气的是肺，负责传导食物的是大肠。所以，肺经与大肠经相表里。

在五行里，肺与大肠同属金，肺属阴在内，大肠为阳在外。肺为"相傅之官"，主气；大肠为"传导之官"，变化水谷，传导糟粕。正因肺与大肠相表里，所以，大肠的邪气容易进入肺，肺的邪

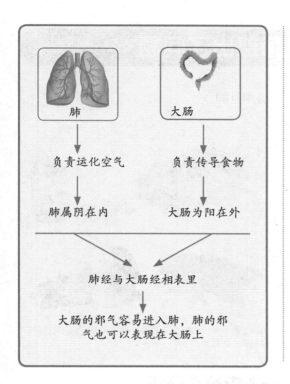

肺 大肠

负责运化空气 负责传导食物

肺属阴在内 大肠为阳在外

肺经与大肠经相表里

大肠的邪气容易进入肺，肺的邪
气也可以表现在大肠上

气也可以表现在大肠上。

一旦外邪进入大肠，就会出现感冒发烧和"上火"等症状，有的人会喉咙、牙齿疼痛，有的人会出现痤疮、雀斑、酒糟鼻，有的人会腹胀、腹泻、便秘、上肢不遂。如果这时候不采取措施阻止外邪的进攻，外邪就会长驱直入，进入人体的内部，表现为较严重的肺部疾病。因此平时感冒发烧，如果不及时治疗，就容易转化成肺炎。

弄清楚了肺与大肠相表里的关系，就会更加深入地明白为什么中医常说"命悬于天"了。

养生锦囊

这里，为大家推荐两款养肺的茶饮，希望能对大家有所帮助：

（1）枸骨叶茶

【材料】嫩枸骨叶 25 克。

【做法】将嫩枸骨叶洗净，加入适量沸水中沏，加盖闷泡 15 ～ 20 分钟即可。

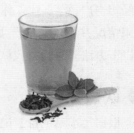

【功效】本品具有滋阴退热、养血止咳之功效，适于肺痨咳嗽症患者饮用。

（2）玄麦柑橘茶

【材料】玄参 5 克，麦冬 5 克，桔梗 3 克，生甘草 2 克。

【做法】将以上各味一同研成末，装入干净纱布袋中，置于杯中用沸水冲沏，加盖闷泡数分钟即可。

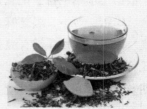

【功效】本品具有润肺生津、解渴止咳之功效，适于肺痨干咳、盗汗、口渴症患者饮用。

寅时猛然惊醒，可能是肺部出了问题

有些人在早晨3点~5点这段时间会莫名其妙地醒来，还有一些人，他们醒来不是莫名其妙的，而是被惊醒的。而且，醒来之后还会发现自己已经汗流浃背了，这时候可能就是肺部出问题了。

大家都知道，有些人在早晨3点~5点这段时间会莫名其妙地醒来，还有一些人，他们醒来不是莫名其妙的，而是被惊醒的。而且，醒来之后还会发现自己已经汗流浃背了，这时候可能就是肺部出问题了。我们知道，如果晚上燥热出汗，白天畏寒怕冷，根源就是肺气不足，无力助心火以驱散风寒，所以寅时肺气盛才能发汗解表，所以，这段时间除了惊醒，还会流汗。如果你几乎每天都是如此，那么可能症状已经相当严重了，建议你去医院检查一下。如果情况并不是非常严重，那么你可以采用以下方法先进行自我调理。

❶ 饮食养肺法

根据《本草纲目》记载，甘蔗、秋梨、百合、蜂蜜、萝卜、黑芝麻、豆浆、豆腐、核桃、松子等食物，都有滋养润肺的功能，因此可以通过食疗来养肺。口鼻皮肤干燥的朋友，秋季可以多吃上述食物，也可以根据喜好做成药膳使用。《本草纲目》中提出了这样的方子："烦闷咳嗽，用新百合四两，加蜜蒸软，时时含一片吞津。"此方润肺止咳，润肠通便。另外，《本草纲目》记载：百合也可以消"肺脏热"，温润补肺。

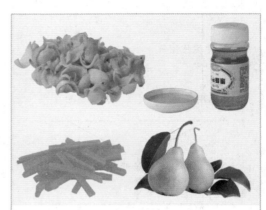

◎蜂蜜、萝卜、秋梨等食物，都有滋养润肺的功能，以通过食疗来养肺。

❷ 中药养肺法

在《本草纲目》中，记载了南沙参、北沙参、麦冬、五味子、冬虫夏草、燕窝等都有养肺的功能，但这些药物最好在医生指导下使用。除此之外，肺阴虚的朋友，在秋冬季节用中药膏方进补，也是不错的选择。

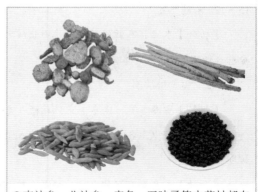

◎南沙参、北沙参、麦冬、五味子等中药材都有养肺的功能，可以在医生指导下选用。

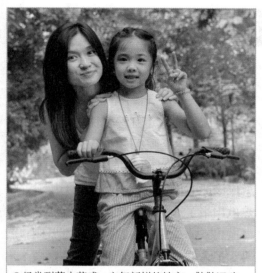

◎经常到草木茂盛、空气新鲜的地方，做做运动，做做深呼吸，有利于肺的调养。

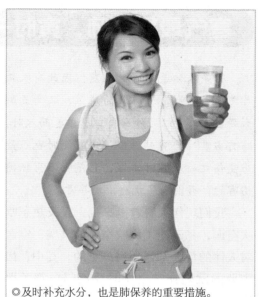

◎及时补充水分，也是肺保养的重要措施。

❸ 以气养肺法

肺主气，司呼吸。清气和浊气在肺内进行交换，吸入气体的质量对肺的功能有很大影响。要想使你的肺保持清灵，首先要戒烟，并避免二手烟的危害，不要在空气污浊的地方长期逗留。闻到有异常气味时，要迅速用手绢或纸巾把鼻子保护起来。有条件的朋友，可以经常到草木茂盛、空气新鲜的地方，做做运动，做做深呼吸，并通过有意的深长呼气，将体内的浊气排出。定期到森林、草原、海边散散步、吹吹风，更有利于肺的调养。

❹ 以水养肺法

我们知道，肺是一个开放的系统，从鼻腔到气管再到肺，构成了气的通路。肺部的水分可以随着气的排出而散失，特别是秋冬干燥的空气，更容易带走水分，造成肺黏膜和呼吸道的损伤。这就是中医所说的，燥邪容易伤肺。因此，及时补充水分，是肺保养的重要措施。

通常，一个健康的成年人，每天至少要喝1500毫升的水，而在秋天，喝水2000毫升以上才能保证肺和呼吸道的润滑。因此，建议朋友们每天最好在清晨和晚上临睡之前各饮200毫升水，白天两餐之间再各饮水800毫升左右。

❺ 以动养肺法

适当运动，可以增进肺的功能。秋季气温渐降，朋友们可以根据自身条件，选择合适的运动，如慢跑、爬山、踢毽、跳绳、练功、舞剑等，以激发锻炼人体的御寒能力，预防感冒的发生。但需注意，秋冬的健身锻炼不能过量，以周身微热、尚未出汗或轻微汗出为度。

寒气最易袭肺，寅时一定要注意保暖

肺是人体最娇贵的脏器，因此有人又称之为"娇脏"。肺既为娇脏，又为五脏六腑之盖。所以当外邪自口鼻皮毛而入时，肺首当其冲。寅时肺经值班，此时也是最易受伤之时。肺叶娇嫩，它是受不得任何伤害的，否则功能就会出现异常。

我们现代人看着挺享福，夏天热了吹吹空调，冬天冷了也吹空调。其实，空调对人体的危害却是相当严重的。其中，最主要的就是在吹空调时要把门窗都关严实，这样空气就不流通了，常年待在空调环境下易引发"空调病"。"空调病"的表现症状也与感冒差不多，就是发烧、腹泻、恶心、呕吐，甚至引起哮喘，还会出现鼻塞、皮肤瘙痒、头昏、打喷嚏、耳鸣、乏力、记忆力减退等综合性症状。用中医怎么来解释这个呢？

长期吹空调首先伤的是皮毛。夏天人就应该把毛孔宣开，好把里面的热散出来，热散出来了人就不会有不适的症状。但空调散出来的冷气让你的毛孔全部紧闭，就等于把人的热全憋在里头，等从室内一出来，毛孔又都马上开了，再进屋子"啪"的又闭了，一开一闭，一闭一开，等于把皮毛的气机都给毁伤了，久而久之，等再出去就开不开了，开不开了就会落下毛病。

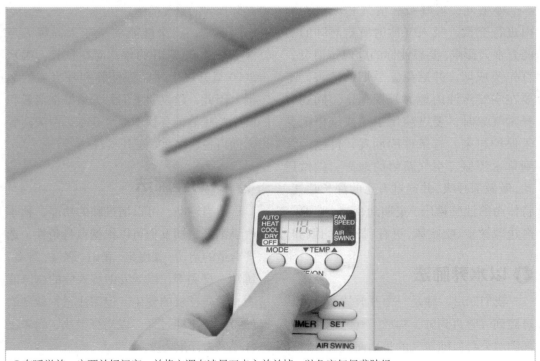

◎在睡觉前一定要关好门窗，并将空调在凌晨三点之前关掉，以免寒气侵袭肺经。

还有，如果常年在空调屋子里待着，夏天不会出汗，整个人憋得慌，浑身刺痒，再加上焦虑，很容易得皮肤病。所以现在住在城里的人，得皮肤瘙痒症的特别多，就是因为这些人已经把肺主皮毛这个功能损坏了。

我们知道，肺是人体最娇贵的脏器，因此有人又称之为"娇脏"。《黄帝内经·素问·宣明五气篇》中说："五脏所恶，……肺恶寒。"肺既为娇脏，又"恶寒"，所以当寒邪自口鼻皮毛而入时，肺首当其冲。

在凌晨3点多的时候，肺经开始值班，开始输布身体的气血，而此时已经到了后半夜，寒邪下注，室内暑湿上蒸，二者相交在一起，这时寒气就很容易从呼吸系统进入肺部，进而侵入人体，导致人体经脉阻滞、气血不通，出现腹部疼痛、呕吐、不思饮食、腹泻等症状。

因此，一定要在寅时保护好自己的肺，不使之受到寒气侵袭。这就要求我们在睡觉前一定要关好门窗，即使要用空调或电扇，也一定要事先调好时间，确定它在凌晨3点之前关掉。但如果天气太热，让人无法入睡怎么办呢？这时可以先将空调打开，然后在入睡前冲个澡。冲完澡后立即上床，并将空调关掉。此时温度较低，人也会很快入睡，等到温度回升时，基本上就已经睡熟了。另外，洗澡也可以起到养肺的功效。因为皮毛为肺的屏障，洗浴可促进气血的循环，使肺与皮肤的气血流畅，从而达到润肺、养肺的目的。

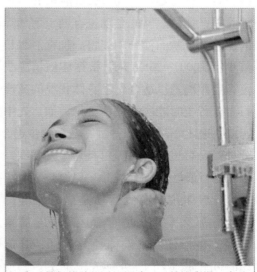

◎皮毛是保护肺的重要屏障，睡前洗个澡，有助增强肺部的防御功能。

养生锦囊

　　除了晚上要注意防止寒气入侵之外，再教大家一个方法，经常练习可以起到养肺的功效。在以呼吸吐纳为主要手段的"健身六字诀"中，有一个字诀与肺相对应，就是"呬"（音"嘶"）。发这个音时，上下齿对齐，中间略微留一狭缝，然后将舌尖抵在齿缝中间。当然，仅口型正确是不够的，还要注意呼吸方式，需采用逆腹式呼吸法。其要领就是鼻吸口呼。鼻吸气时，胸腔扩张，腹部内收，吸气直达小腹（即丹田），同时舌抵上腭。呼气时正好与此相反，胸腔内收，腹腔扩张，舌头随之放平。经常练习此方法可泄出肺之浊气、调理肺脏的功能。

什么样的运动最有利于健肺

肺功能的好坏直接影响到运动水平的发挥，而体育运动对呼吸系统尤其肺又有一定的反作用。运动对改善肺功能有较好的帮助。

有研究显示，运动对改善肺功能有较好的帮助，最简单的方法就是步行，两腿按一定速度行走，可促进腹部肌肉有节律地收缩，加之双臂的摆动也有助于增加肺的通气量，从而使肺功能得到加强。每日可步行1000～3000米，根据体质情况决定行走距离，以适合自己身体状况的速度行走。行走时能变换速度更好，如：先中速或快速走30秒～1分钟，然后缓步走2分钟，交替进行。每天可行走1～2次，早晚进行最好。

一般来说，有氧运动是最好的健肺运动。那么，什么是有氧运动呢？简单来说，是指任何富韵律性的运动，其运动时间较长（约15分钟或以上），运动强度在中等或中上的程度（最大心率之

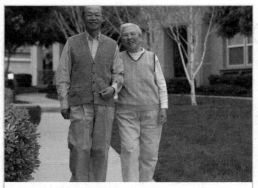

◎运动对改善肺功能有较好的帮助，最简单的方法就是步行。

75%～85%）。

有氧运动的目的在于增强心肺耐力。在运动时，由于肌肉收缩而需要大量养分和氧气，心脏的收缩次数便增加，而且每次压送出的血液量也较平常为多，同时，氧气的需求量亦增加，呼吸次数比正常为多，肺部的收张程度也较大。所以当运动持续，肌肉长时间收缩，心肺就必须努力地供应氧气分给肌肉，以及运走肌肉中的废物。而这持续性的需求，可提高心肺的耐力。当心肺耐力增加了，身体就可从事更长时间或更高强度的运动，而且较不易疲劳。具体的来说走步、慢跑、长距离慢速游泳、跳舞、骑自行车、打太极拳、跳健身舞、做韵律操等都是有氧运动。

除此之外，肺功能受损的人群该如何改善呢？肺功能受损的分级不同，治疗和康复的方法也不同。如慢阻肺患者，可以多做缩唇呼吸、腹式呼吸，适宜进行快步走、打太极拳等运动。此外，慢阻肺患者也比较适宜做上肢运动，如扩胸运动、投篮等。但总体来说，运动的时间不宜太长，每次运动的时间最好控制在20～30分钟。活动量也不宜太大，可以分几个时段一天锻炼两三次。运动要以不产生呼吸困难为宜。有运动性哮喘的患者不宜剧烈运动，否则剧烈运动会引发病情的大发作，甚至有生命危险。有严重缺氧的患者也不宜剧烈运动，最好在运动时带上氧气，避免低氧血症。

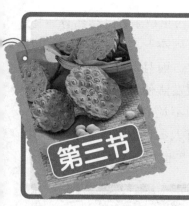

寅时失眠，该给身体补补气血了

阴转阳时，肺经开始分配全身气血

凌晨的3点～5点，是"肺"活跃的时候，也就是我们人体的气血又开始重新分配了。这个时候，我们应该是在深度睡眠中，因为气血的重新分配只能在深度睡眠中才能完成。有过熬夜经验的人都知道，熬到1点或2点还凑合，但是3点或4点就很难能熬过，这就是身体在重新分配气血的原因。

《黄帝内经·素问·灵兰秘典论》指出："肺者，相傅之官，治节出焉。"凌晨3点～5点钟，正是人们熟睡之际。但我们身体里的这位"相傅"却没有闲着，它在忙着调兵遣将。全身的气血在此时都要流注于肺经。肺作为"相傅之官"，就要均衡天下。它的作用

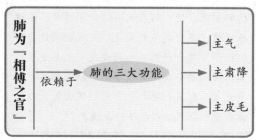

就是宣发和肃降。宣发是指在肺气的推动下，使气血津液输布于全身，内养脏腑外润皮毛。肃降是指肺气宣清宜降，使气和津液下行，保证水液的运行并下达于膀胱而使小便通利。通过肺的"宣发"和"肃降"，人体气血得到了重新分配，人体各器官的功能才能正常。寅时大地阴阳开始发生转化，是阳气的开端，人体气血由静变动，这时全身器官都要休息，只有这样，肺才能合理地分配气血。所以，此时人体不仅要睡，而且要熟睡。只有处于深度睡眠当中，才能使全身的各个器官都进入"休眠"状态，我们的"宰相大人"才能够不受打扰地工作。寅时睡得好的人，第二天清晨就会显得面色红润，精神也充沛。肺能够促进血液在心脏中的运行，血液循环必须在心脏和肺的共同作用下才能完成。

寅时肺经当令。此刻肺经最为活跃，也最易受伤。肺的宣发和肃降正常，自然

就不会再咳嗽、气喘了。太渊穴有两个最重要的功能，就是理气补气和调心率。有些人老爱咳嗽；有的人喘气很费劲，好像到了氧气稀薄的高原一样，感觉吸入的氧气不够用；有些人走几步路，爬会儿山，甚至稍微一动就满头大汗；还有的人觉得憋气、烦闷、胸部胀满，都可以用这个穴位来补气理气。此穴还善治"心病"，比如什么心痛、心悸、心律失常、房颤都在它的职责之内。

草之王"的美誉，更被东方医学界誉为"滋阴补生，扶正固本"之极品，具有强有力的补气效果，而且最善补肺气和脾胃之气，采用敷贴法便可使人参的药效直达肺脏，不知不觉中就将肺调理好了。如果家里没有人参也没有关系，可以用枸杞取代，效果也相当不错。

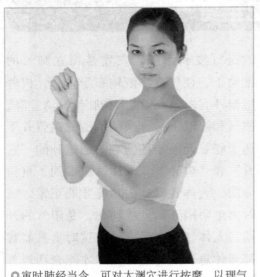

◎寅时肺经当令，可对太渊穴进行按摩，以理气补气，调养肺经。

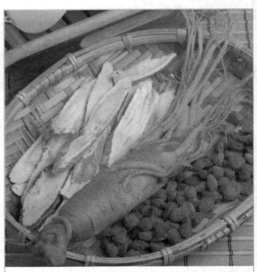

◎人参是补气的，将人参捣碎后敷贴在太渊穴，也有助于补充不足的肺气。

找这个穴位时要将手放平，每次按摩2～3分钟，只要感到有酸胀感就说明得气了。不过有些人往往嫌按摩费时费力，不能坚持。这时可采用敷贴法，敷贴法不仅方便，而且不会占用你很多时间。只要去药店买根人参，然后将其一半切碎后捣烂，临睡前敷在太渊穴上，然后用医用胶带固定上，第二天起床后揭下就可以了。人参自古以来拥有"百

养生锦囊

笑是最"便宜"且有效的养肺方法。中医有"常笑宣肺"一说，而现代医学也有研究证明，笑对机体来说的确是最好的一种"运动"，不同程度的笑对呼吸器官、胸腔、腹部、内脏、肌肉有适当的协调作用。大笑能使肺扩张，使人不自觉地进行深呼吸，清理呼吸道，吸收更多的氧气。笑可祛病健身，但必须适度，否则会乐极生悲。尤其是患有高血压和动脉硬化者及手术后病人都不宜放声大笑、狂笑；孕妇也不宜经常大笑，以免造成腹部猛烈抽搐致早产或流产。

气血不足寅时醒，"赤龙搅海"来补充

寅时肺经当令，人体应该进入熟睡状态，如果在此刻醒来，就说明你的肺气不足或者气血虚了。中医有"津血同源"的说法，所以此时可练练"赤龙搅海"法，即可化生气血，又可益肺，对肾脏也很有好处，可谓一举多得。

寅时经脉气血循环流注至肺经，肺有病的人经常会在此时醒来，这是气血不足的表现。寅时肺经当令，此时人体都会进入熟睡状态。如果凌晨四五点钟总会早早醒来，就说明你的肺气不足或是气血虚了。中医有"津血同源"的说法，故此时可练练"赤龙搅海"法，即可化生气血，对肾脏也很有好处，可谓一举多得。

所谓"赤龙"，实际上就是舌头，而"海"指的则是口腔，那么"赤龙搅海"就是用舌头在口腔内搅动，使体内水分上升至口腔，通过唾液腺变为唾液，再徐徐咽下，从而达到健身祛病、延年益寿的目的。

下面就为大家详细介绍一下"赤龙搅海"功法的具体做法：

1. 舌舔上腭：散步中闭目冥心，以舌尖轻舔上腭，调和气息，舌端唾液频生。当津液满口后，分3次咽下，咽时要汩汩有声，直送达丹田。这样一来，便可五脏邪火不生，气血流畅，百脉调匀。

2. 赤龙搅海：用舌头在口腔内舔摩内侧齿龈，先由左至右、由上至下为序划两个9圈；然后，舌以同一顺序舔摩外侧齿龈两个9圈；共计36圈。此法可以固齿，健脾胃，轻身，祛病。

3. 鼓漱华池：口唇轻闭，舌头跟随舌根的带动在口内前后蠕动，当津液生出后要鼓漱有声，共36次。津液满口后分3次咽下，并用意念引入丹田，此谓之"玉液还丹"，即玉液灌溉五脏，可以润泽肢体。

4. 赤龙吐芯：抬头闭口，随后突然把口张大，舌尖向前尽力伸出，使舌根有拉伸感觉。在舌不能再伸长时，再用力把舌缩回口中并闭口。如此一伸一缩，面部和口舌随之一紧一松，共做9次。每日次数不限。此法不但利五脏养颜面，尤其可以使前颈部的皱纹平滑。

对于气血虚弱的老年人来讲，经常按此方法进行练习会收到很好的养生效果。所以"日咽唾液三百口，一生活到九十九"并非侈谈。

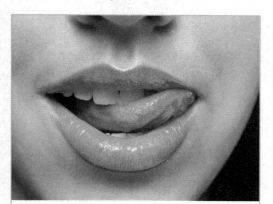

◎早上3点到5点突然醒来多是因为气血不足，可用舌头在口腔内搅动，促进唾液分泌，以起到补气血的作用。

老人不要早起，静静躺着让阳气慢慢生发起来

老年人不要早起，静静地躺着让气血活动，阳气就会慢慢生发起来。清晨正好是人体阳气生发的时刻，静静地休息可以避免人体潜伏的阳气受到干扰。如果清晨过早起床锻炼，反而会使阳气过早消耗，相当于"涸泽而渔"，对人体健康极为不利。

生活中，老年人大多有早起的习惯。但由于老年人体内各器官的退化，如不注意保健，早起也可能对健康不利。

寅时肺经值班。人体的气机，从肺经开始这个时候是阳气的开端，此时也是人从静变为动的一个开始，是一个转化的过程，需要深度睡眠。这是因为，寅时外界的温度是非常低的，而为了抵御外界的寒气，我们体内刚刚生发起来的阳气就会被消耗，而那些身体抵抗力较弱的老年人过早外出活动，就会很容易因寒气入侵而致病。同时，太阳还没有升起来，瘴气、浊气往上走，人体锻炼时若是吸进了这些空气，对身体同样也是不利的。老年人7点后起床比较合适。

老年人大多醒得比较早，这时可以闭着眼睛躺在床上。清晨正好是阳气生发的时候，静静地休息可以使人得到神志安定，人体潜伏的阳气也不易受到干扰。即使每天醒得很早，最好也先不要起床，静静地躺在床上就可以养阳气。老年人椎间盘比较松弛，如果突然由卧位为立位，不仅容易扭伤腰背部，还可能影响神经系统。故老年人醒来后，应躺在床上稍微休息一会

儿再下床。如果你实在闲得无聊的话，也可以在床上做一些简单的运动，对身体也是非常有好处的。一般来说，老年人可在起床前做一下这几个小运动：干梳头；轻揉耳轮；转眼睛；叩齿；按摩肚脐；收腹提肛；左右翻身；摩擦脚心；伸屈四肢。做完这些小动作之后，天基本上就已经大亮了，这时可以起床了。

老年人晨起前还应做到三个半分钟，可有效预防心脑血管疾病的发作，具体是哪三个半分钟呢？第一，早晨睡醒后，不要立刻起床，先躺在床上清醒半分钟；第二，清醒一会儿后，不要立即下床，坐床上半分钟；第三，坐一会儿后，把双腿在床沿搭半分钟，然后才可以下地。老年人晨练可选择慢跑等放松精神的锻炼。

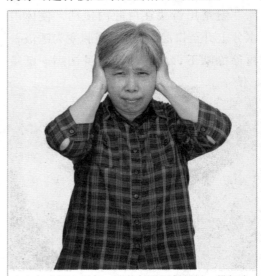

◎老年人不宜早起，即使每天醒得很早，最好也先不要起床，可以进行一下干梳头、轻揉耳轮等动作，以促使气血运行。

润肺清燥，抵抗"秋老虎"

秋燥又可分为"温燥"和"凉燥"，前者见于初秋天气尚热或久晴无雨的时候；后者则见于深秋天气转凉之时。但无论温燥还是凉燥，其结果都会导致阴津耗损，出现皮肤干燥和体液丢失等症状，并伤及人体肺部，可表现为口干、唇裂、鼻塞、咽痛、阵发性干咳，甚至流鼻血或咯出带血的痰等一系列类似上呼吸道感染的"干燥症"。

传统医学以为，燥主秋令，且"燥易伤肺"，所以秋天来了，要以养肺护肺作为保健根本，为冬天减少呼吸系统疾病打好基础。肺主一身之气，要防止干燥症，关键在于养肺。

只有肺好了，全身跟肺相关的其他功能才能跟着好起来。一旦出现"燥咳"或其他可疑的"干燥症"，不要不当回事，而应及时调治以润燥，解除对肺乃至全身的"威胁"。肺是柔嫩、容易受邪的脏器。肺既恶暖，又怕寒，它外合皮毛，主呼吸，与空气接触。外邪进犯人体，不管从口鼻吸入，还是由皮肤侵袭，都容易犯肺而致病。即便是伤风感冒，也往往会有咳嗽，阐明肺是一个柔嫩的脏器。

到了秋天，应该"早卧以避风寒，早起以领略秋爽"，使精神安定宁静，才能不受秋天肃杀之气的影响。心态方面要使"精神内守，不急不躁"，这样在秋天肃杀的气象中，仍可得到平和，肺呼吸正常，这是"秋天的养生大道"。

"秋燥"并不是一种单一的病症，而是统指秋天发生以"肺症状"为主的身体不适。秋季主燥，而肺为娇脏，更易遭受燥邪侵袭而发病，因此，及时补充水分是非常重要的。一般秋季要比其他时节每天多喝水500毫升以上，以坚持肺脏与呼吸道的正常湿润度。还可间接将水"摄"入呼吸道，办法是将暖水倒入杯中，用鼻子对准杯口吸入，每次10分钟，逐日2～3次即可。按照五行配五脏的中医理论，秋季通肺，代表颜色是白色，因此，中医理论认为，多吃白色食物有利于肺的功能。比如燕麦、淮山、莲子、芡实、鱼鳔、银耳、雪梨、蜂蜜等都有滋阴润肺作用。"冰糖银耳""雪梨汁"是很多女孩子都喜欢吃的甜品，都可以起到润肺的作用。传统中医认为，常笑宣肺一说。大笑能使肺扩张，还可以清洁呼吸道"浊气"。人在开怀大笑时，可吸收更多的氧气进入身体，跟着流利的血液行遍全身，让身体的每个细胞都能取得充足的氧气。

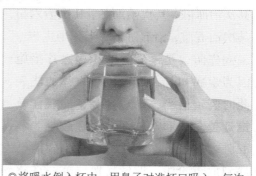

◎将暖水倒入杯中，用鼻子对准杯口吸入，每次10分钟，也有助于预防秋燥。

第四节 肺主皮毛，肺气充足了，皮肤才会雪白粉嫩

肺有毛病，先通皮毛——"善治者治皮毛"

《黄帝内经》认为，肺属金，对应白色，面色发白，有过敏体质的人，往往肺不好、抵抗力差，呼吸系统容易有问题。肺是管皮肤的，它开窍于鼻，其华在毛。肺能将身体里的气血和津液输送到皮肤、毫毛中来，起滋润营养作用，它还能调节汗孔开合，调节体温和抵抗外邪。肺气充沛，则皮毛就会得到温养而润泽，体温适度并不受外邪侵袭。若肺气虚弱，则皮毛失养，汗孔失于调节而多汗或少汗，体温就会失常，容易惹病。

《黄帝内经》中说："善治者，治皮毛，其次治肌肤，其次治筋脉，其次治六腑，其次治五脏，治五脏者，半死半生也。"未病先防，是最理想的积极医疗措施。因为疾病初起，邪气侵袭人体的浅表，此时医治恰当，比较容易，能获佳效。拖延越久，邪入越深，治疗越难。邪入五脏，病根已深，正气已衰，病情已发展到危重阶段，即使良医，亦往往感到棘手。

《黄帝内经·素问·热刺》云："肝热病者，左颊先赤。心热病者，颜先赤。脾热病者，鼻先赤。肺热病者，右颊先赤。肾热病者，颐先赤。病虽未发，见赤色者刺之，名曰治未病。"根据赤色之见而刺之，则"病虽未发"当为已受邪，此时通过恰当的治疗就能防止疾病的形成。《素问·调经论》认为，在"血气未并，五脏安定"之时仍可有微病发生，此时亦当抓住有利时机，如适中经络，未流传脏腑，即医治之，并可采用多种方法，四肢才觉重滞，即导引、吐纳、针灸、膏摩，勿令九窍闭塞，从而使机体气血畅行，驱邪外出，"无令恶血得入于经，以成其疾"。

《黄帝内经·素问·六节藏象论》中说："肺者，气之本其华在毛，其充在皮。"肺主气，分管呼吸，是人体内外清气和废气的交换场地，人正是通过肺吸入自然界的清气，也就是氧气，呼出体内的废气，也就是二氧化碳。这样新旧交替、吐故纳新，才使身体中的气体不断和外界交换。肺者，相傅之官。主气司呼吸，为气之主。主通调水道，肺的宣发和肃降对体内水液的输布、运行和排泄起着疏通和调节的作用。《黄帝内经》又云："肺气通于鼻，肺和则鼻能知臭香矣。"面部和肺部联系最紧密的器官就是鼻子了。鼻子是气体出入的通道，与肺直接相连，所以称鼻子是肺之窍。鼻子的通气和嗅觉作用必须依赖肺气的作用。只有肺气畅快，嗅觉才能正常，感冒的时候鼻塞咳嗽，对食物的味觉和嗅觉就钝化许多，也是体内毒气排不出去的时候，所以说"肺气通于鼻"。体内的毒素就让我们的脸色显得较差。只有了解到怎样排"肺气"才能"和颜悦色"。

中医对肺进行描述时说，"肺主宣发，外合皮毛""肺为娇脏"。外部的环境变化时最能伤害到肺的。因此，肺既怕湿气又怕干燥，恶劣的气候很容易对肺的功能造成影响，出现少痰干咳、口干舌燥、潮热盗汗、痰中带血、五心烦热等症状。此时，便要从饮食上对肺进行适当地调理。

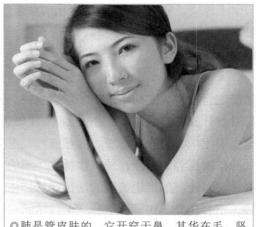

◎肺是管皮肤的，它开窍于鼻，其华在毛。坚持按摩、针灸肺经，可充沛肺气，使皮毛得到温养而水润光泽。

养生锦囊

下面，给大家介绍一些肺的保健食谱

（1）冰糖银耳

【材料】银耳、鸡蛋、冰糖、猪油各适量。

【做法】先将银耳用温水泡发，清洗干净放进锅里加入适量的水熬煮，直至银耳煮烂。将冰糖放进另一个锅内，加水熬成汁，并用纱布过滤。将鸡蛋打匀，加入清水搅拌后倒进锅内煮沸，最后将鸡蛋、银耳和冰糖一起煮沸，起锅放进猪油即可。

【功效】生津益气、滋阴润肺。

【适用对象】咳嗽、咽干、咳血及高血压、失眠、胃炎等疾病患者。

（2）山药炖鸡

【材料】母鸡1只，山药、玉竹、沙参各适量。

【做法】将母鸡清洗干净后放进锅里，加入适量的清水煮沸，将山药、玉竹、沙参洗净后用纱布包好放进锅里，再加入葱、姜、料理米酒用小火熬煮，等到鸡肉煮烂时放入盐和味精即可。

【功效】止咳润肺、健脾益气。

【适用对象】咳嗽、咳血、口干舌燥、盗汗、肺结核等疾病患者。

清肺润燥，延缓皮肤衰老的秘法

《遵生八笺》有云"肺风者，鼻即塞也；容色枯者，肺干也；多恐惧者，魄离于也；身体黝黑者，肺气微也；多怒气者，肺盛也；不耐寒者，肺劳也，肺劳则多睡；好食辛辣者，肺不足也；人之颜色莹白者，肺无病也"。肺不好，对容颜和身体都有严重影响。

《黄帝内经》中这样记载肺的功能："肺之合皮也，其荣毛也。"意思是说，肺管理汗孔的开合。皮毛包括皮肤、汗腺、毫毛等组织，为一身之表，依赖肺宣发卫气和津液温养、润泽，是机体抵抗外邪的屏障。因此，如果想美容的话，那就搓按肺（左右都要）和横行结肠－下行结肠－S状结肠，两个部位各按摩5分钟，有排毒的功效。敲打肺经是补肺最简单的方法：但是如果哪一天，你敲打它的时候发现疼痛难忍，那么赶紧找找镜子看看，十之八九你的面色是没有光泽、萎靡。

肺经走在手臂的阴面上，从靠近拇指那里开始，一直往上臂走，平时敲打的时候稍有酸痛感是正常的，这说明你敲对了地方。常常敲打它，它定能还你一个清新的容颜。因为肺经是肺在身体表面最直接的通道，当你还没有感觉到任何不舒服的时候，在肺经上已经表现出来了，这就是你该好好补肺的警示。

从秋天你的脸色和舒适程度都可以看出来你是否有阴虚血虚问题。肺在胸部的上方，在内脏中位置最高，中医称之为"华盖"，意思就是肺像一把大伞一样盖在五脏六腑的上面，因为它是娇脏，所以很容易受到外邪内患的伤害。肺又喜润恶燥，所以多食用滋阴润肺的食品。

到了秋天，明显感觉到手脚皮肤的干燥，头发也不像夏天那般顺滑，而是毛躁

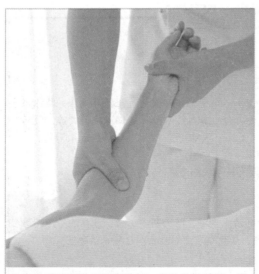

◎常常对肺经进行按摩敲打，有助补肺养肺，增强肺脏对皮肤的滋养作用。

小贴士

为了养肺要在夏天多吃辛辣的食物，夏天阳气需要得到抒发，吃辛辣的食物可以帮助阳气的生长和发散，让人感觉舒服，但是秋天外界燥邪伤津耗液，如果再吃辛辣的对肺有益的食物，则加重阴津的损失，使得秋天对身体的影响更为严重，所以一定要记得虽然辣味对肺好，但不能在秋天吃。除此之外，烧烤、油炸的也一样要少吃。

干枯没有光泽，严重的会脱发增多。另外，肺与大肠相表里，所以肺的干燥会影响到大肠，很多人会出现便秘或者痔疮。还有，由于全身津液被燥气损耗，造成内部五脏都处于燥热状态，使得人容易疲劳、情绪低落，人也变得懒散。

外养的底线则是面部按摩。女性大都容易有阴虚体质，这种体质在秋天会加重，让人感觉更加不舒服。所以，在秋天更要好好注意饮食调理。中医认为五味是人体后天精气的生化之源，《黄帝内经》说"五味入胃，各归所喜，酸先入肝，辛先入肺"，所以，秋天的饮食要以甜淡口味为主，根据"甘先入脾"的原理，吃些甜食可以养脾，在五行中，脾脏属土，而脾土生肺金，从而可以使得肺金气足，甜味同时还有生津的功效。还应该知道，肺金克肝木，在气血都集中到肺系统上来的时候，要注意扶持处于弱势的肝脏，增加酸味食物，从而补养肝气，而酸味同样也有生津润燥的效果。这两种口味在秋天都是最适合的。

中医有"秋冬萝卜赛人参"的说法，《本草纲目》认为，萝卜"泡煮服食，大下气，消谷和中，祛痰，肥健人；生捣汁服，止消渴，利关节，理颜色，练五脏恶气，制面毒，行风气，驱邪热气，利五脏，轻身。"或者每天都煮萝卜汤喝，都有健脾美容的效果。秋天是最适合吃冬瓜的季节，它能清热解毒，利尿消肿，特别能润肺。

养生锦囊

女人对于脸部肌肤总是小心翼翼，动不动进美容院。然而，如果你未雨绸缪，皱纹必定晚到10年。

不同年龄段女人需要不同的保养方式。女人到20岁左右，角质层含水量稍减，皮肤虽然光滑平整，但此时如不注意补水，导致含水量进一步减少，会出现"假性"皱纹，这时应及时给皮肤补水、25～30岁，人可能出现第一条小皱纹，即在面部的外眼角形成鱼尾细纹。这时要注意补水，并用保湿滋润类面膜和保湿乳液类护肤，防止第一条皱纹产生。30～40岁的女人，内分泌和卵巢功能逐渐减弱，易出现皮肤干燥，光泽消退，眼尾鱼尾纹和下巴肌肉松弛，这时需用抗皱、保湿霜类产品、营养型的面膜和具有保湿、除皱功能的精华液。40～50岁的女人，激素平衡失调，皮肤容易脱水，面部也开始松弛。护肤重点在防皱纹、补水和令肌肤再生加快。

经常涂抹富含不同维生素成分的营养霜，给肌肤以丰富的营养。在护肤过程中，须加上皮肤的美容按摩、热敷，让皮肤皱纹的线条淡化，并确保保养品更好地渗透，从而改善整个皮肤状况。通常来说，皱纹一旦产生，即使加倍努力也很难去除，所以在皱纹产生之前应注意在额头、眼角、唇角等部位着重使用防皱的化妆品，尤其应该针对性地选择预防性眼霜，以及眼部卸妆液。通常情况下，眼睛过度疲劳易使眼周产生皱纹，并出现黑眼圈、眼袋、水肿等问题。所以应该加强眼部的按摩，涂抹眼霜，为眼部缓解疲劳、提供营养。

长时间用电脑，这几招让你防治计算机皮肤

大多的职业女性已经习惯这样的生活，一早冲进办公室头件事就是打开电脑，一天工作从此开始。回家后不少女孩仍要在电脑前流连，本来光滑漂亮的肌肤被难看的"计算机皮肤"悄悄取代——脸上无端地生出许多痘痘，莫名其妙地添了几粒色斑，有时还会一连几天干痒起皮，脸色灰暗。

信息时代，人们享受着电脑带来的高效、便捷，但同时我们的皮肤也在遭受着电脑的无声侵害——肤色黯淡、干燥缺水、毛孔变粗、痘痘外冒、眼睛干涩、黑眼圈形成并加重……这一类病态皮肤，医学专家冠之以一个新名称"计算机皮肤"。

计算机皮肤究竟是怎样形成的呢？电脑在开机状态产生的静电对皮肤的杀伤力很大。静电作用会使荧光屏表面吸附许多空气中的粉尘和污物，我们与电脑近在咫尺，大量的灰尘也会落在皮肤上，让皮肤变脏，毛孔堵塞、逐渐变粗，痘痘滋生；同时也吸附了肌肤表层的水分，使表皮脱水。久而久之，就会出现干性肤质越来越干，油性肤质越来越油的恶性循环。电脑产生的辐射伤害皮肤和眼睛，导致眼睛干涩，黑眼圈的生成并逐渐加重，皮肤发干，并有可能导致光敏性皮肤病——皮肤上出现小红疹或红斑。

所以在此提醒整天忙着无纸化办公的女孩们，一定不要忘记保护电脑前的娇嫩肌肤。那么如何避免计算机皮肤呢？

防治『计算机皮肤』有七招	
	第一招，保证荧光屏清洁。每天开机前，用干净的细绒布把荧光屏擦一遍，减少灰尘的附着与飘散。
	第二招，隔离最重要。学会使用隔离霜，薄薄的一层，就能够让皮肤与灰尘隔离。另外，具有透气功能的粉底也能在肌肤与外界灰尘间筑起一道屏障，但不要选择油性粉底。
	第三招，注意清洁面部。"静电吸尘"会让你的脸"看起来很干净"，其实早已藏污纳垢。半天工作下来，一定要仔细地清洗脸手，根据肤质选用不同系列的洁面乳，让皮肤彻底放松；下班后应及时洗澡。
	第四招，随时补水。电脑辐射会导致皮肤发干，手边放一瓶水剂产品，如滋养液、柔（爽）肤水、精华素等，经常给脸喷喷水。同时，在自己的护肤用品中添加一些高保湿成分的护肤霜或抗皱霜。
	第五招，每周做一次深层清洁面膜和保湿面膜。对皮肤进行深层清洁和保湿有助于收缩越来越粗大的毛孔，同时注意保持正常的作息、饮食习惯。
	第六招，多喝绿茶。绿茶中的茶多酚具有很强的抗氧化作用。（提示：每月生理期不宜喝绿茶；饭后不宜喝绿茶；怀孕期不宜喝浓绿茶；哺乳期不宜多喝绿茶。）
	第七招，常喝鲜果汁和生菜汁。不经煮炒的鲜果汁和生菜汁是人体的"清道夫"，能排出体内堆积的毒素和废物。体内毒素少了，皮肤自然会光洁许多。

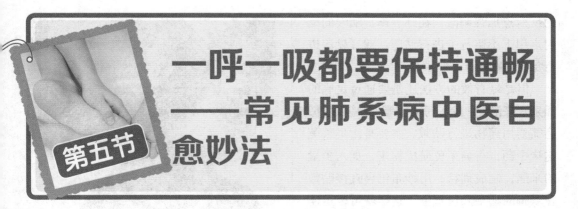

一呼一吸都要保持通畅
——常见肺系病中医自愈妙法

咽炎分清急性慢性，再对症施治

当然对于慢性咽炎也有很多偏方，乌梅肉。因为乌梅是一味治疗咽部不适很好的药材，那么用提出梅核的肉质每天含服，这样仅能减轻烟酒和职业对咽喉造成的损伤，也是非常好的预防慢性咽炎的方法。

咽炎这种病是比较麻烦的，因为现代生活的快速高节奏，加之不良生活习惯的影响，烟酒的刺激，很容易出现咽炎。之所以说咽炎比较麻烦，是因为它分成急性咽炎和慢性咽炎两种，一般急性咽炎很好解决表现出来的不适，就导致治疗不彻底。而多次出现咽炎，迁延不愈就会成为慢性咽炎，到了慢性的咽炎，即使是知道什么原因造成的，也会极难治愈。

还有一些人是因为上了年纪，逐渐地出现声音沙哑，咽炎也就出现了。其实大多数的人是因为过多的刺激引起的，还有一部分是因为工作造成的，例如教师等。所以一旦有患咽炎的趋势，就一定要加以注意了。

首先要了解一下急性咽炎和慢性咽炎的表现都有哪些。一般急性发作的咽炎会有咽部干燥、灼热的现象，吞咽的时候还会感觉加重，还可能会出现一些全身的表现，例如发热、不适、关节酸痛，等等。

而慢性咽炎则会出现咽喉红肿，干咳没有痰，声音嘶哑，倒是疼痛的感觉不明显，很多的女性还会感觉咽部有异物，但是吞咽不受影响，即使是去医院检查也不会发现真的有什么异物。几乎所有的慢性咽炎都会感觉到咽部干燥，发痒，灼热，但是全身的症状基本没有。

看到这些不同的表现，就能理解急慢性咽炎的区别，当然解决了慢性的咽炎自然急性咽炎也没有问题了。

所以针对慢性咽炎要从以下几个方面入手：

首先就是足部反射区的治疗，咽炎肯定要选择咽喉、气管、支气管、肺的反射区，要每天用温热的水浸泡双脚，然后在反射区上推按10分钟左右。同时要选择耳上的反射点加强刺激，在肺、鼻、咽喉的反射点用王不留行子进行贴压。双耳轮流进行每天的贴按。

但是最有效的方法还是要通过足底的涌泉穴来治疗，除了每天按摩涌泉穴之外，还需要用药物进行贴敷。主要是用吴茱萸这味中药，将吴茱萸研成粉末，加入少量的米醋，制成糊状，用纱布包裹直接贴敷在双脚的涌泉穴位置上，这样就可以迅速地消除咽喉肿痛的症状。如果先用热水浸泡双脚，然后进行贴敷，就能很快治愈急性咽炎。

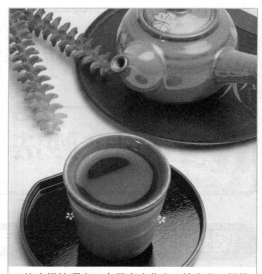

◎治疗慢性咽炎还有很多小偏方，清音茶、橄榄茶等，可对症服用。

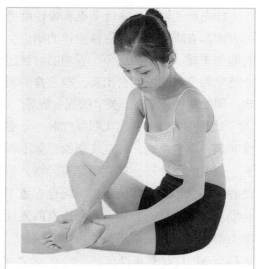

◎通过每天按摩涌泉穴，可迅速地消除咽喉肿痛的症状，减轻咽炎。

咽炎的方法有很多，只要能自我进行反射区疗法，注意日常的起居和饮食，那么避免出现急慢性的咽炎都是可以做到的。切莫因为已经患有了慢性咽炎，而四处轻信没有根据的方法，以免加重咽炎的病情。

患者忌食辛辣，应戒绝烟酒，保持大便通畅。起居要有规律性，选择太极拳等锻炼身体，增强体质，防止感冒。出门可戴口罩以避灰尘。

治疗慢性咽炎还有很多偏方，下面列举一二，仅供参考。

橄榄茶：取橄榄两枚，绿茶1克。将橄榄连核切成两半，与绿茶同放入杯中，冲入开水，加盖闷5分钟后饮用。适用于慢性咽炎，咽部异物感者。

清音茶：胖大海5克，蝉衣3克，石斛15克。水煎代茶饮。功能养阴润喉，利咽治喑，适用于慢性咽炎伴有声音嘶哑者。

罗汉果茶：取一个罗汉果，将其切碎，用沸水冲泡10分钟后，不拘时饮服。适用于慢性咽喉炎伴有咽喉干燥不适，喉痛失音，或咳嗽口干等。

另外，乌梅也是一味治疗咽部不适很好的药材，那么用提出梅核的肉质每天含

一吸一呼蛤蟆功，多年哮喘去无踪

蛤蟆功可以有效地锻炼人体的呼吸系统，尤其对哮喘患者有特殊疗效，只要坚持每天一次，每次练20分钟即可，在练功的同时，最好听比较安静、令人心情愉悦的音乐。

支气管哮喘（简称哮喘），是一种过敏性疾病，多数在年幼或青年时发病，以后每遇气候变化、疲劳过度、饮食不当、起居失宜等因素而诱发。

中医理论认为，哮喘最初多是由感冒引起，外邪犯肺，必先于表，如不用宣肺的辛温、辛凉解表医治，往往不能彻底治疗，使外邪不断传里未能透达，损伤肺气（破坏了气管内壁纤毛上皮），气机失调，以致肺气不能下行归肾，肾不能摄纳来自上部的肺气，所以由最初

感冒症状的恶寒、流鼻涕、头痛、咳嗽发烧等"肺卫表证"的正常反应、抗病反应，而转入以喘为主"肺脾肾里证"状态的过敏反应、变态反应，即功能亢进的抗病反应，因此形成哮喘。

哮喘病无法预防，但可以通过一种专治哮喘的养生功来治疗——"蛤蟆功"。具体做法如下：双腿跪在床上，双手压在床上，身体前倾，全身放松。鼻子深吸气，同时肚子往外鼓，气在丹田停留一分钟，然后用嘴呼气，同时瘪肚子。

中医认为，这种蛤蟆功可以有效地锻炼人体的呼吸系统，尤其对哮喘患者有特殊疗效，只要坚持每天一次，每次练20分钟即可，在练功的同时，最好听比较安静、令人心情愉悦的音乐。

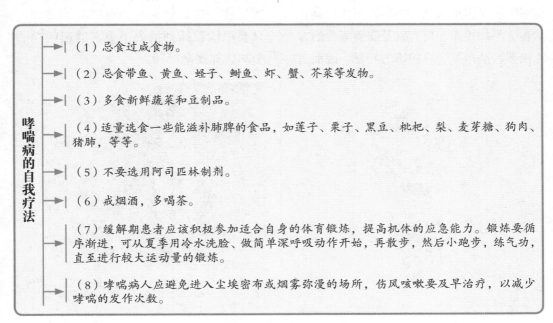

哮喘病的自我疗法

（1）忌食过咸食物。

（2）忌食带鱼、黄鱼、蛏子、鲥鱼、虾、蟹、芥菜等发物。

（3）多食新鲜蔬菜和豆制品。

（4）适量选食一些能滋补肺脾的食品，如莲子、栗子、黑豆、枇杷、梨、麦芽糖、狗肉、猪肺，等等。

（5）不要选用阿司匹林制剂。

（6）戒烟酒，多喝茶。

（7）缓解期患者应该积极参加适合自身的体育锻炼，提高机体的应急能力。锻炼要循序渐进，可从夏季用冷水洗脸、做简单深呼吸动作开始，再散步，然后小跑步，练气功，直至进行较大运动量的锻炼。

（8）哮喘病人应避免进入尘埃密布或烟雾弥漫的场所，伤风咳嗽要及早治疗，以减少哮喘的发作次数。

痰多，嗓子发痒、发干的家庭基础调理法

要祛除嗓子干痒、痰多等现象，就应该从消除这些虚热来做。在双脚足部的反射区，选择肺、气管、支气管还有胸部淋巴反射区，用比较重的力量进行刺激，最合适就是用一些专业的器具，反复在这几个反射区进行推按。

嗓子发痒，痰多，随时随地都想吐痰，也有时会变成干咳无痰的样子。这是现代中年男性容易出现的状态。有太多的人经常在干咳，感觉喉咙中有痰，却又非常难咯出来。或者就走了另外一个极端，不停地咳痰，甚至要备上很多的纸用来咳痰。

经常有痰也会导致口腔中的味道非常难闻，无论是别人还是自己，都能感到这种嗓子痒痰多的现象非常让人厌恶。究竟为什么会出现这种情况，为什么又是男性居多呢。原因是现代的生活水平比较高，饮食上不加控制，再有就是防御寒冷的方法很多，基本不会有挨冻的问题，因而造

就出现代绝大多数的人都是虚热的体质。

现代人中男性又更加是虚热的体质，这是因为男性的体内会相对女性来讲阳气更加旺盛，那么当这些阳气无法消耗的时候，就会转化成热。所以男性更加偏重虚热，如果出现虚热，咽喉这个连接人体内外部分的要道就会受很大的影响，一边是热气上升，就汇聚在咽喉这个部位，另一方面是咽喉也会被外界的寒热之气所影响。

所以，要祛除这些嗓子干痒、痰多等现象，就应该从消除这些虚热来做。在双脚足部的反射区，选择肺、气管、支气管还有胸部淋巴反射区，用比较重的力量进行刺激，合适就是用一些专业的器具，反复在这几个反射区进行推按。如果已经是嗓子痒、痰多的话，那么在支气管的位置就会感到有沙粒的感觉，只要把沙粒揉到消失不见，就说明嗓子和肺脏都逐渐好转。

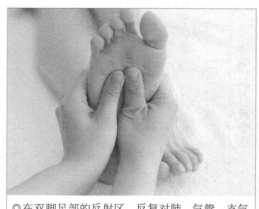

◎足底反射区示意图。

◎在双脚足部的反射区，反复对肺、气管、支气管还有胸部淋巴反射区进行推按，有助消除虚热，去除嗓子干痒、痰多等症状。

慢阻肺患者的康复之路

对于有心理障碍的慢阻肺病人，可以借助一些抗抑郁药物，结合社会心理的干预，鼓励病人多参加集体活动，放松心情，同时，家人应给予积极的诱导。有研究显示，得到家属经常关心和鼓励的慢阻肺病人，他的愈后比没有家属关心的病人要好一些，所以，家庭的关心鼓励对病情的控制，以及对克服心理障碍，皆有很重要的意义。

慢阻肺，全称慢性阻塞性肺疾病，是以不完全可逆的气流受限为特征的疾病，具有进行性不可逆为特征的气道阻塞性疾病，是一种破坏性的肺部疾病。常说的慢性支气管炎和肺气肿，大部分属于慢阻肺。一般在季节转换阶段，慢阻肺病人由于受到气候影响，很容易发病，如果患者反复发作，就会影响全身的肌肉和肌力，降低身体抵抗病毒和细菌的能力，甚至出现生命危险？那么，在这慢阻肺高发的季节，这些易感人群应该如何重视预防呢？也许有人要问，慢阻肺怎么会影响到人的心理呢？可实际上，慢阻肺病人或多或少存在心理障碍？

目前，对于慢性气道疾病，还没有非常有效的方法能够根除这类疾病。所以，很多病人长期被病痛折磨，却又无法治愈，病人在心理上产生失望感，对治疗缺乏信心？还有些病人病情较重，反复发作，剧烈气喘，无法平躺，甚至生活上不能自理，常要他人帮助。所以，病人"感到自己无

用"，久而久之产生情绪低落，甚至有的人有自杀倾向。

对于有心理障碍的慢阻肺病人，可以借助一些抗抑郁药物，结合社会心理的干预，鼓励病人多参加集体活动，放松心情，同时，家人应给予积极的诱导。有研究显示，家属经常关心和鼓励的慢阻肺病人，他的愈后比没有家属关心的病人要好一些，所以，家庭的关心鼓励对病情的控制，以及对克服心理障碍，皆有很重要的意义。

首先，预防慢阻肺要戒烟。资料显示：吸烟会增加患慢阻肺的概率，吸烟者比不吸烟者高出3倍左右；在吸烟人群中，有15%～20%的人会得慢阻肺；而在慢阻肺

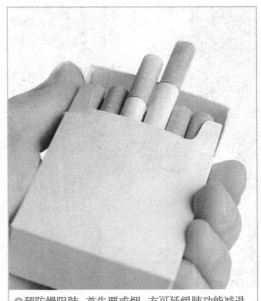

◎预防慢阻肺，首先要戒烟，方可延缓肺功能减退，有助于预防疾病的发作。

患者中，有 70%～80% 的人都是吸烟者。吸烟能使支气管上皮纤毛发生改变，降低抵抗力，削弱肺泡吞噬细胞的吞噬灭菌作用，又能引起支气管痉挛，增加气道阻力。积极地戒烟，可延缓肺功能减退，有助于预防疾病的发作。另外，人们还应积极避免被动吸烟。

其次，积极预防感染。此段时间，气温有所下降，特别是早晚冷空气会刺激呼吸道，削弱呼吸道黏膜的防御功能，使人容易受到病毒和细菌感染。当寒潮来时，人体内的儿茶酚胺类物质分泌增加，支气管黏膜表面的纤毛活动明显减少，必然降低支气管的自净与排出功能，又会构成病毒、细菌滋生和扩散的基础，从而导致慢阻肺的发生。因此，慢阻肺患者应及时增减衣物，并提高耐寒能力，减少疾病发作次数。

再次，远离刺激物。生活中的油烟、油漆气味、煤气味、寒冷，以及过敏物质如动物毛发及其排泄物，毛毯、被子的灰尘等，都可能对慢阻肺病人带来影响，刺激支气管黏膜，诱使疾病发作，或加重病情。另外，空气中悬浮的二氧化硅、煤尘等粉尘也会对支气管黏膜产生刺激，诱发疾病。所以，病人应该远离过敏源，同时注意居住环境的通风透气。

最后，预防感冒。感冒对于一般人来讲，可能过几天就好了，也不一定需要很特别的治疗，但是，对于中重度的慢阻肺病人来说，感冒不容忽视。临床资料显示：很多慢阻肺的发作，甚至慢阻肺的死亡都跟感冒有关系，所以，世界卫生组织推荐，众多慢阻肺患者，尤其是在 65 岁以上者，应该常规地打流感疫苗，预防流感。

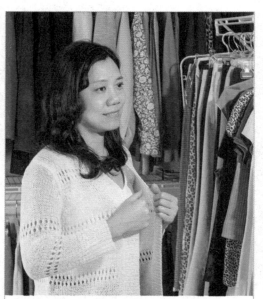

◎慢阻肺患者应及时增减衣物，并提高耐寒能力，以免感染病毒，引发疾病。

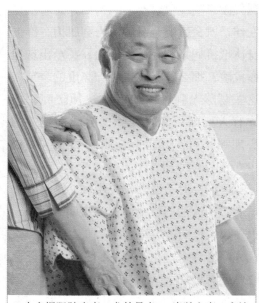

◎众多慢阻肺患者，尤其是在 65 岁以上者，应该常规地打流感疫苗，预防流感。

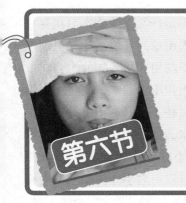

调治呼吸找肺经，补足清气一身轻松
——手太阴肺经大药房

第六节

少商——咳嗽、打嗝，全都可以找它

少商有个很好的疗效就是可以治疗咳嗽。少商位于大拇指的指角，我们可以用棉签或者牙签的大头来刺激。其实随时随地利用些圆钝头的东西就可以刺激这个穴位。

少商穴，别名鬼信穴，《黄帝内经·灵枢》说："肺出于少商，少商者，手大指端内侧也，为井（木）"，可知此穴在拇指上，是肺经传入大肠经的起始处。少，与大相对，小也，阴也，指穴内气血物质虚少且属阴；商，古指漏刻，计时之器，滴水漏下之计时漏刻也。该穴名意指本穴的气血流注方式为漏滴而下。

本穴物质为鱼际穴传来的地部经水，因经过上部诸穴的分流散失，因而在少商的经水更为稀少，流注方式就如漏刻滴下。少商在拇指之端，其滴下的位置是从地之上部漏落到地之下部，即由体表经脉流向体内经脉。

少商有个很好的疗效就是可以治疗咳嗽。少商位于大拇指的指角，我们可

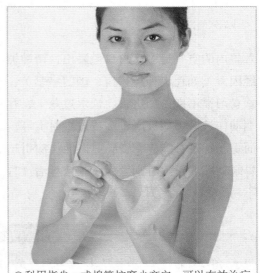

◎利用指尖，或棉签按摩少商穴，可以有效治疗咳嗽。

以用棉签或者牙签的大头来刺激。其实随时随地利用些圆钝头的东西就可以刺激这个穴位。

另外，在生活中我们有时会连续不断地打嗝。其实，引起打嗝的原因有多种，包括胃、食管功能或器质性改变。也有外界物质，生化、物理刺激引起。比如：进

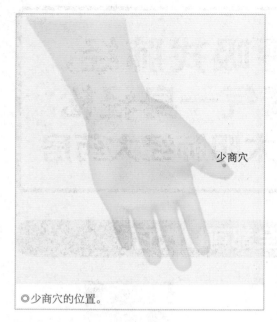

少商穴

◎少商穴的位置。

入胃内的空气过多而自口腔溢出，精神神经因素（如迷走神经兴奋、幽门痉挛）、饮食习惯不良（如进食、饮水过急）、吞咽动作过多（如口涎过多或过少时）等，而胃肠神经官能症、胃肠道慢性疾病引起胃蠕动减弱所致时则发病率频繁且治疗时不易改善。

打嗝虽然不是什么大毛病，但在有些场合，打嗝是很尴尬的，但往往又很难控制。这时候，不妨用一用手指的少商穴。方法很简单：用指压少商穴，同时配合用意念把上逆之气往下引，至下腹丹田处，再由下吞咽口水，如此数次即可止住，按压以有酸痛感为度，持续15秒到1分钟即能生效。也可以用右手作剑指，指喉头处，从上往下导引，同时意念配合往下吞，只三两下即止，大家不妨一试。

除咳嗽、打嗝之外，少商穴对以下几类疾病也有缓解的功效：

（1）呼吸系统疾病：扁桃体炎、腮腺炎、感冒发烧、支气管炎、肺炎、咯血。

（2）精神神经系统疾病：休克、精神分裂症、癔症、失眠。

（3）消化系统疾病：食道狭窄、黄疸。

（4）五官科系统疾病：齿龈出血、舌下肿瘤、口颊炎。

（5）其他：脑出血、盗汗、小儿惊风、手指挛痛。

养生锦囊

治疗打嗝，首先要治疗引起嗝逆的原发疾病，其次才是对症治疗。下面介绍的是一些民间常用简便的方法，能够阻断神经反射而使呃逆中止。

（1）分散注意力，消除紧张情绪及不良刺激。

（2）喝开水，特别是喝稍热的开水，喝一大口，分次咽下。

（3）洗干净手，将食指插入口内，轻轻刺激咽部。

（4）嚼服生姜片。

（5）将生韭菜洗净，榨出菜汁后口服。

（6）将混合气体装入塑料袋中吸入，混合气体中含90%的氧气和10%的二氧化碳。

（7）先深吸一口气，然后憋住，尽量憋长一些时间，然后呼出，反复进行几次。

（8）柿蒂（指新鲜柿子或柿饼的蒂）每次20枚，煎水500毫升成100毫升，分两次口服，一次50毫升。也可酌情加韭菜子同煎。

列缺——通上彻下，调理呼吸通道

列缺穴，别名童玄、腕劳。列，裂也，破也。缺，少也。列缺名意指肺经经水在此破缺溃散并溢流四方。本穴物质为孔最穴下行而来的地部经水，因其位处桡骨茎突上方，下行的经被突出的桡骨（巨石）所挡，经水在此向外溢流破散，故名列缺。

列缺穴在解剖上的位置就正好位于两条肌腱之间。而且列缺是肺的络穴，从这里又开始走入大肠经，一分为二，贯穿于两条经络之间，正好应了列缺之名。在《四总穴歌》中说："头项寻列缺。"也就是说，列缺的主要作用是治疗头部疾病。当人们头晕目眩的时候寻列缺，能很好地提精神，使人头脑清醒。

列缺穴位于前臂桡侧远，桡骨茎突的上方，腕横纹上1～5寸，呈凹陷状。握拳，掌心向内，手腕微微向下垂，腕后桡侧可见一高骨突起，此即桡骨茎突。该茎突的上方在用力握拳时可见一凹陷，即是列缺穴。

按摩列缺穴，有助于治疗偏头痛、头痛、颜面神经痉挛及麻痹、咽喉炎、牙关紧闭、齿痛等头面部疾病。列缺穴还可以治疗上肢病变，如手肘、腕无力及疼痛，半身不遂等，均可在列缺穴处按摩。

列缺是肺经的络穴，功效就是止咳，所以单纯性的咳嗽，只按列缺就可缓解。因列缺位于窄小的骨缝中，所以治疗时只需将拇指立起用指尖掐按，做下掐上提的连续刺激。每次3～5分钟，每日5～10次。

按揉列缺穴进行刺激时，先把两手大拇指的指甲剪平，双手宜轻握拳，拳心向上，轻放桌上，一手从小指方向抓住另一手的手腕，其他四指扣住手腕背部，然后用大拇指尖去按揉列缺穴，两手交换着来，按摩时以有酸胀感为好，每侧3分钟即可。需要提醒大家的是，此处血脉聚集，按揉时不可太用力。

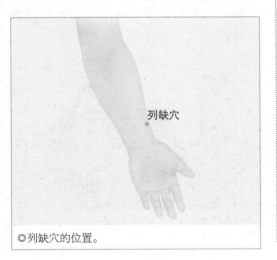

◎列缺穴的位置。

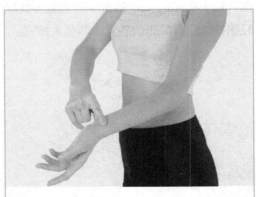

◎用指尖掐按列缺穴，对于治疗感冒、支气管炎、支气管扩张咯血及咳喘等肺经病证有很好的疗效。

太渊——补肺的最佳选择

太渊穴，别名太泉，属于手太阴肺经上的腧穴。"渊"，指水很深。"太"，隐含的意思就是大。太渊就是指宽广很深的水。此处穴位的手内横纹的凹陷处，经水的流向是从地之天部流向地之地部的，就如同经水从山的顶峰流进地面深渊的底部，因此得名太渊穴。

古人称太渊穴为"状如深渊，上通天穹，下达地渊"，是天、地、人三脉之气交汇的地方。当肺脏发生状况时，不适感首先会在太渊穴处表现出来，而你通过此穴处的各种变化也能推知肺脏功能的盛衰。所以，用此穴来补益肺气能有效地促使经络中的肺气回归，以补肺脏之虚。

太渊穴在腕掌侧横纹桡侧，桡动脉搏动处。仰掌，在腕横纹上，于桡动脉桡侧凹陷处取穴。自我取穴时，正坐，手臂前伸，手掌心朝上，用一只手的手掌轻轻握住另一只手腕，握住手腕的那只手的大拇指弯曲，用大拇指的指腹和指甲尖垂直方向轻轻掐按，会有酸胀的感觉。即是太渊穴。

太渊穴可以用于治疗呼吸系统疾病，如扁桃体炎、肺炎等，还可以用来治疗心动过速、脉管炎等循环系统疾病。它对于失眠、肋间神经痛、桡腕关节及周围软组织疾患、膈肌痉挛也有一定的疗效。

太渊穴可以配尺泽、鱼际、肺俞，治咳嗽、咯血、胸痛；也可以配人迎，治无脉症。

刺激太渊穴时应注意，本穴在动脉搏动之处，所以在按摩时不可以用力按压，宜轻柔按摩。按摩也不宜太久，每天3～5次，每次1～2分钟。儿童或老年人要酌情按压，尽量不要过长时间按压。本穴可采用灸法，艾炷灸1～3壮，艾条灸5～10分钟。

而每条经都有一个原穴，这原穴是管每条经所对应的脏腑的。所以，按摩肺经的原穴太渊，就相当于把肺经上的门给推开了。这样，外来的营养物质便可以更多地进入肺脏，于是便达到了补益肺脏的目的。

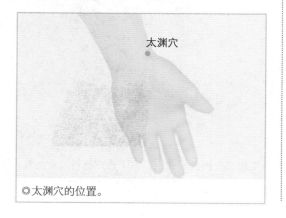

◎太渊穴的位置。

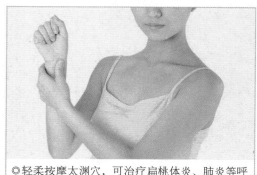

◎轻柔按摩太渊穴，可治疗扁桃体炎、肺炎等呼吸系统疾病。

手太阴肺经特效穴

通畅肺腑中府穴

正坐或仰卧，以右手食指、中指、无名三指并拢，用指腹按压左胸窝上，锁骨外端下，感到有酸痛闷胀之处，向外顺时针按揉1～3分钟，再用左手以同样的方式，逆时针按揉右胸中府穴。

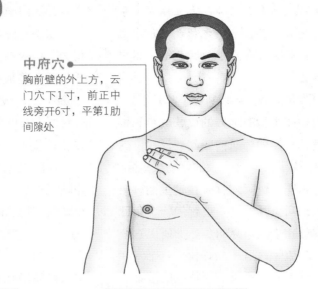

中府穴
胸前壁的外上方，云门穴下1寸，前正中线旁开6寸，平第1肋间隙处

气血不足太渊相助

头疼咳嗽列缺穴

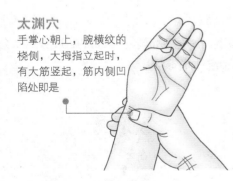

太渊穴
手掌心朝上，腕横纹的桡侧，大拇指立起时，有大筋竖起，筋内侧凹陷处即是

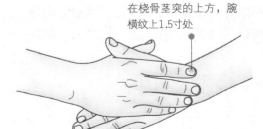

列缺穴
在桡骨茎突的上方，腕横纹上1.5寸处

取穴的时候，应该让患者采用正坐的姿势，手臂前伸，手掌心朝上。太渊穴位于人体的手腕横纹上，拇指的根部，用一只手的手掌轻轻握住另一只手，握住手臂的那只手，大拇指弯曲，用大拇指的指腹和指甲尖垂直方向轻轻掐按，会有酸胀的感觉。分别掐按左右两手，每次掐按各1～3分钟。

两只手的拇指张开，左右两手的虎口接合成交叉形，右手食指压在左手的桡骨茎状突起的上部，食指尖到达的地方，用食指的指腹揉按，或者用食指的指甲尖掐按，会有酸痛或酥麻的感觉。先左手后右手，每次各揉(掐)按1～3分钟。

鱼际——哮喘发作了，揉揉鱼际穴

鱼际穴，属手太阴肺经上五输穴之荥穴，五行属火。鱼，水中之物也，阴中之阳也；际，际会、会聚也。该穴者，水中之阳聚集也。

我们摊开手掌，会看到在手掌心里面、靠近大拇指和小指的地方的皮肤颜色和别的地方是不一样的，肌肉隆起，泛白。这两个地方一块大一块小，大的就为大鱼际，与大拇指相连，鱼际穴就藏在这里面。鱼际穴为什么叫鱼际，这个位置像一个鱼肚子，所谓鱼肚子的边际叫鱼际。所以这个穴就在手的边际这里，很好找。这个穴属性来讲属于火穴，所以治疗热性的咳嗽、喘促有效果。心中烦热揉鱼际也管用，另外它也治疗小孩疳积症，消化不好，肚子停食了，可以揉鱼际。

鱼际穴在手拇指本节（第一掌指关节）后凹陷处，约当第一掌骨中点桡侧，赤白肉际处。仰掌，在第一掌指关节后，掌骨中点，赤白肉际处取穴。

点按鱼际时拇指要微微弯曲，并稍加用力，以免在点按的过程中出现手指过伸或过曲，造成损伤。按摩本穴时间可以适当加长，一般每天3～4次，每次3～5分钟。本穴可采用灸法，艾炷灸1～3壮；或艾条灸3～5分钟。

鱼际穴主要有宣肺解表、清热泻火、止咳平喘等功效，主治咽喉、胸肺部病症，也能治疗局部的病症，如臂痛指挛等。

鱼际穴能治疗哮喘。根据"经脉所过，主治所及"的原则，每个经穴的治疗作用都可以体现在本经的经外病候及脏腑的病候两个方面。鱼际穴为手太阴肺经之腧穴，故能疏通肺经经气，调理肺气，起到解表宣肺的作用。又因本穴为荥火之穴，所以针泻鱼际穴有清热泻火的作用。临床上常用于治疗热邪壅于肺经的咽喉肿痛及急性扁桃体炎等症。

◎鱼际穴的位置。

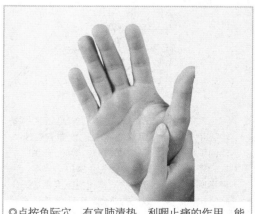

◎点按鱼际穴，有宣肺清热、利咽止痛的作用，能治疗哮喘。

中府——调补中气的要穴

中府穴，别名膺中外俞、膺俞、膺中俞、肺募、府中俞，是调补中气的要穴。中府是指天地之气在胸中聚积之处，因此中府穴有宣肺理气、和胃利水、止咳平喘、清泻肺热、健脾补气等功效。

现在人们的生活压力较大，因此经常会导致长期闷闷不乐、心情烦躁等现象，也伴有胸闷、气短等症状。遇到这种情况，只要按压一下中府穴就会好很多。《针灸大成》中记载的"治少气不得卧"最有效。从中医的病理来说，"少气"即气不足的人，"不得卧"是因为气淤积在身上半部分，所以，按摩中府穴可使体内的淤积之气疏利升降而通畅。

中府穴在胸前壁的外上方，云门下1寸，平第1肋间隙，距前正中线6寸。可采用仰卧位，在胸壁的外上部，平第一肋间隙，距胸骨正中线6寸处取穴。直立时，两手叉腰立正，锁骨外端下缘的三角窝处为云门，此窝正中垂直往下推一条肋骨（平第一肋间隙）即本穴。

中府穴可以用来治疗呼吸系统疾病，如支气管炎、肺炎、哮喘、肺结核、支气管扩张等，也可以用来诊断肺结核、肺与支气管疾患；还可以治疗肩关节周围软组织损伤如肩周炎等运动系统疾病。

刺激中府穴时，手法要轻柔，不可过度用力。要是采用点按手法保健后，宜轻揉一小会儿，可以消除因点按出现局部的酸痛感；每日2～3次，每次治疗时间2～5分钟即可。可采用灸法，艾炷灸3～5壮，艾条灸10～15分钟。

点揉中府穴和风门穴，可疏理肺气，祛风解表，有治疗感冒的作用。具体方法如下：先用拇指点揉中府穴36次为一遍，再用手掌根按揉风门穴36次为一遍，一般交替施治3～5遍即可或揉至局部有热感效果更好。

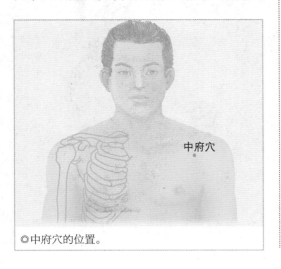

◎中府穴的位置。

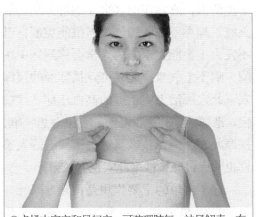

◎点揉中府穴和风门穴，可疏理肺气，祛风解表，有治疗感冒的作用。

尺泽——腹痛发热的首选穴

尺泽穴，属于手太阴肺经，出自《灵枢·本输》，又名鬼受，鬼堂，为肺经的合穴。尺，"尸"（人）与"乙"（曲肘之形象）的合字，指前臂部。泽，浅水低凹处。因其位置特点而名。《明堂》杨上善注："泽，谓陂泽水钟处也。"

尺，谓从此向口有尺也。尺之中脉注此处，留动而下，与水义同，故名尺泽。尺泽穴为清热和胃、通络止痛的要穴。又说，尺在这里暗指肾的意思，泽是雨露的意思，就是恩泽、灌溉，尺泽意思就是补肾的穴位。

尺泽穴对呼吸系统疾病，如胸膜炎、肺炎、支气管炎等所致的咳、痰、喘、吐血、喉咙疼痛有效，也可治疗肘关节疼痛，发凉。人体穴位配伍：配太渊穴，经渠穴治咳嗽，气喘；配孔最穴治咯血，潮热；配曲池穴治肘臂挛痛。尺泽穴也是最好的补肾穴，通过降肺气而补肾，最适合上实下虚的人，高血压患者多是这种体质。肝火旺，肺亦不虚，脾气大但很能克制自己不发火（金能克木）的人常会感到胸中堵闷，喘不上气来。此时可点揉肺经的尺泽穴。此穴可治上实下虚的高血压症、哮喘症、遗尿症。肺火很旺时，夜里总想咳嗽，按摩此穴，两天咳嗽就消失了。有的人感冒也肺火很旺，按摩此穴也有效果。

这个穴位的主要作用是泻热。因此，对于肺经热引起的咳嗽气喘、胸部胀痛等病症是有效的。此外，因为尺泽穴接近肱二头肌的肌腱，而肱二头肌作用是屈肘，因此此穴也能够缓解和治疗肘关节的痉挛。

经常揉捏尺泽穴可以预防哮喘，对于哮喘病人来说则有助于缓解病症。揉这个穴位，可以把肺经多余的能量补到肾经上去。哮喘病多是逆气上来所致，当体内之气上实下虚、头重脚轻时，称肾不纳气，就是肾虚。通过揉尺泽穴可以把气降下去，这个穴位有降逆气的作用，自然会缓解哮喘的病症。

按揉尺泽穴时，用力要大，这样才能有好的效果；儿童除外，不可太过用力。按揉本穴时不宜时间过长，每天3～5次，每次2～3分钟即可。本穴可以采用灸法，艾炷灸或温针灸5～7壮，艾条灸10～20分钟。

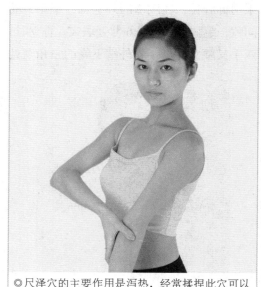

◎尺泽穴的主要作用是泻热，经常揉捏此穴可以泻出体内的热气，缓解哮喘的病症。

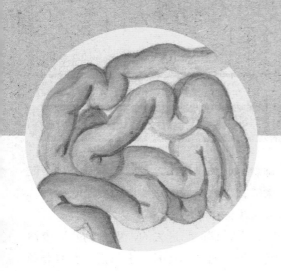

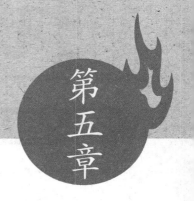

第五章

卯时太阳升，排便通肠是对大肠经很好的呵护

●寅时气血流注肺经，此时肺经气血最旺，这个时候也是肺经产生宗气的时候，宗气走呼吸道行呼吸，并贯心脉以行血气。人体顺应时令，这个时候就应该进入深度睡眠当中。

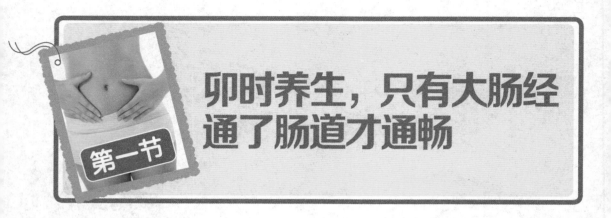

卯时养生，只有大肠经通了肠道才通畅

第一节

卯时大肠经当令，正常的排便是健康的保障

卯时就是清晨5～7点，卯时大肠经当令，大肠的功能就是将人体内的垃圾清理出体外，每天按时排便，健康才会有保证。

《黄帝内经》说："大肠者，传道之官，变化出焉。"这里的"传道"中的"道"，同"导"。"传道"就是"传导"，转送运输。这句话就是说大肠管理输送，能使糟粕变化成粪便由此排出。

卯时，气血运行到大肠经，大肠经的功能在这时最兴奋。大肠的主要功能是传化糟粕，这很好理解，大肠接受小肠的食物残渣，吸收多余的水分，形成粪便。就是在早上的5～7点，大肠的蠕动在一天中这个时候是最快的，于是人产生了便意，理所当然应该排出；即便没有便意，也不妨在马桶上坐坐，久而久之，便会形成一种条件反射，每天一到这个时候就会有排便的欲望。相反的话，如果你早上起来，不按时"蹲坑"的话，不养成按时排便的习惯，长此以往，就会便秘，肠内的残渣

毒素不能及时排出，导致肥胖及各种不健康的状态。肥胖的重要原因就是吃得多，排得少。

平时我们吃进去的一些食物残渣废物及毒素，如果不及时排出的话，有些会顽

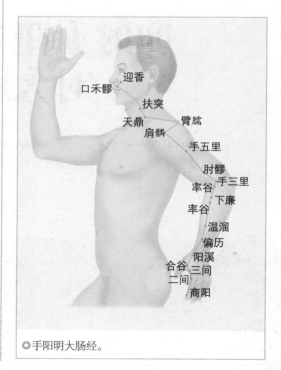

◎手阳明大肠经。

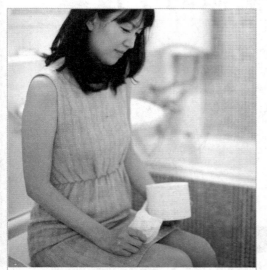

◎卯时大肠经当令，宜排便，以促进体内毒素的排出。

固地附着在肠壁上，使肠壁变得异常狭窄，导致排泄困难，便秘加重。有人做过统计，一天不大便，身体里积累的毒素等于三包烟产生的那么多。几乎所有的食物在人体停留时间过长，都会释放毒素。毒素较少时，肝脏可以清除；毒素较多时，肝脏就无能为力了。于是毒素随着血液流向人体各个角落，损害人体各个器官，引发各种疾病，出现记忆力减退、疲劳、面色灰黄、痔疮、内分泌失调、便秘和肥胖等。当食物在肠道内停留超过12个小时，会释放出大量毒素。这时肝脏只能袖手旁观，眼看着毒素侵害人体。

排便异常这种不易被人们引起重视的病症，实际上是多种疾病的诱发源，它可以引起疲乏、无力、健忘，注意力不集中、神经过敏、失眠多梦、头痛、心慌、忧虑等症状；导致肠胃不舒、腹胀、食欲减退、烦躁不安、睡眠不宁、精神不振；可造成头发枯黄、分叉、皮肤粗糙、腰膝酸软、健忘、脱牙及牙齿松脆易断。长期排便异常可导致痔疮、肛裂、脱肛、肠梗阻、智力下降及老年性痴呆症、结肠癌、直肠癌等，是中风、心肌梗死、猝死的重要常见诱因。排便异常还能影响妇女身体健康，引起生活质量下降。

正常的排便是健康的保证，是人体新陈代谢状态的重要方面。疾病的最初虽没有明显不适，但会出现排便异常。排便异常表示某些传染病和食物中毒在人体的反映，还包含着饮食营养不当，对人体所造成的危害，故排便不良是身体不健康的信号；排便异常，说明人体抵抗力低下，病毒易侵入。所以，排便不能仅仅是排出，关键要正常，正常的排便既不便秘也不腹泻。

小贴士

正常的大便为：健康人每日或隔日大便一次，排便通畅，成形不燥，内无脓血、黏液和未消化食物等；每次排量为100～200克，颜色为黄色或棕黄色，近似圆柱状，直径约3厘米，长度为25～30厘米，多食肉者，排量少，多食蔬菜者量大；粪便表面略带光泽，水冲不散，便后粪便不粘卫生纸为最佳。

异常的大便为：便秘（排便次数少、间隔时间长、大便干燥、排便困难）、腹泻（一日多便且不成形）、前干后稀或时干时稀、大便带血或黏液、黑色柏油样便、白色陶土样便等。

起床后一定要做的小按摩

1 热手搓脸

搓热双手，然后用双手食指同时按摩位于鼻孔两侧的"迎香穴"一分钟；接着双手四指上行搓到额头数秒，再向两侧分开，缓缓沿着两颊向下，最后双手四指在下巴处汇合。

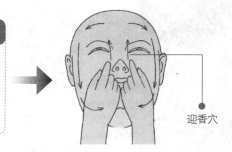

迎香穴

2 轻弹脑勺

将两手掌心分别按紧两侧耳朵，用双手的四指同时轻轻弹击后脑勺数十次。

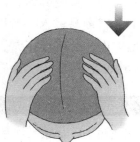

3 腹部按摩

取仰卧位，放松全身，采取腹式呼吸，右手手心轻轻贴于肚脐，左手重叠于右手之上，先按照逆时针揉摸30次，接着再按照顺时针揉摸30次。按摩腹部时切忌用力过度，要适度，呼吸自然顺畅。

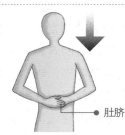

肚脐

4 十指代梳

坐在床上，披散着头发，把十指插入发根。从前额梳到后脑勺，再从两侧梳到头顶，反复十次以上。

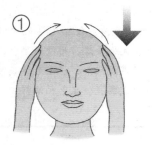
①

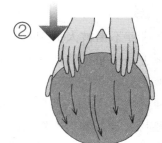
②

肺和大肠的保护神——手阳明大肠经

肺与大肠相表里，它们通过手阳明大肠经紧紧地联系在一起，大肠经不通畅了，肺和大肠就会出问题。另外，如果肺和大肠内部有了病变，会在大肠经循行的外部地方表现出来，经常按摩大肠经，不仅能够保健身体，还有预知疾病的功效。

手阳明大肠经起自食指桡侧（挨着拇指的一侧）顶端，沿着食指桡侧上行，经过第一、二掌骨之间，向上沿前臂桡侧进入肘外侧（曲池），再沿上臂前外侧上行，至肩部，然后向下进入锁骨上窝，络肺脏，通过膈肌，属大肠）。

有句话叫"循行所过，主治所及"，就是说经从哪儿过就能治哪儿的病，从上面的循行路线可以看出，与手阳明大肠经关系密切的内脏有肺和大肠，所以疏通此经气血可以防治呼吸系统和消化系统的疾病。虽然，肺和大肠看起来是风马牛不相及的两个内脏，其实它们通过大肠经互相联系，互相影响。日常生活中人们常常出现这样一些症状，嗓子哑了或者咽喉肿痛，同时还有便秘。不知道经络奥秘的人是不会把这两个症状联系到一块儿的，其实这是大肠之火通过经络上传到跟肺相连的咽喉引起的，大便通畅了，嗓子自然也会好了。这在中医里面叫作"金实不鸣"，因为五行里面肺和大肠都属金。

怎样才知道是不是大肠经出现问题了呢？这就用到经络的诊断作用。简单的操作方法有循经按压或者按压穴位，看看在穴位上有没有压痛和与平时不一样的感觉。所以说，平时多按揉不但能保健，还能预知疾病。

按摩大肠经可以驱除身体里的"邪"，我们说大肠经属于大肠，络于肺，再说得通俗一点儿，大肠经是大肠的大肠经，大肠和它的关系比其他器官都紧密，大肠经的经气足、气血充盛了，就能更好地给大肠提供营养，大肠的功能正常，才能把它感染的病邪"驱逐出境"。

那么什么时候按摩大肠经最好呢？大肠经当令的时间是 5 ~ 7 点，这时候按摩最好。大肠经很好找，你只要把左手自然下垂，用右手敲左臂，一敲就是大肠经。敲时有酸胀的感觉。或一手下垂，以另一只手的掌心推擦大肠经，也可以。

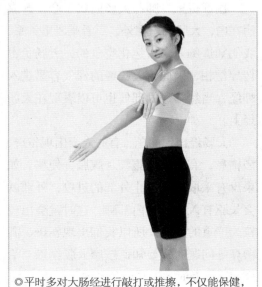

◎平时多对大肠经进行敲打或推擦，不仅能保健，还能预防大肠经相关的疾病。

大肠经是人体血液的清道夫

大肠经为多气多血之经，阳气最盛，用刮痧和刺络的方法，最能驱除体内热毒。如果平时进行大肠经敲打，可以清洁血液通道，预防青春痘，还能对荨麻疹、神经性皮炎、日光性皮炎、牛皮癣、丹毒等有缓解作用。

大肠经起于食指末端的商阳穴，沿食指桡侧，通过合谷、曲池等穴，向上会于督脉的大椎穴，然后进入缺盆，联络肺脏，通过横隔，入属于大肠。

大肠经为多气多血之经，阳气最盛，用刮痧和刺络的方法，最能驱除体内热毒，如果平时进行敲打，就可以清洁血液通道，预防青春痘。还能对荨麻疹、神经性皮炎、日光性皮炎、牛皮癣、丹毒等有缓解作用。

在五行里，肺与大肠同属于金，肺属阴在内，大肠为阳在外，二者是表里关系，我们知道肺是负责运化空气的，大肠负责传导糟粕，因此，大肠经的邪气容易进入肺经，当然肺经的邪气也可以表现在大肠经上。

大肠经出现问题，有的人会出现雀斑、酒糟鼻，有的人会腹泻、腹胀、便秘。如果没有采取措施阻止外邪的进攻，外邪就会长驱直入人体的内部肺，这时就会出现较为严重的肺病。所以我们出现雀斑、酒糟鼻等问题时，要知道按摩大肠经以"治未病"，及时击退疾病的入侵。

大肠经是多气多血之经，阳气最盛，

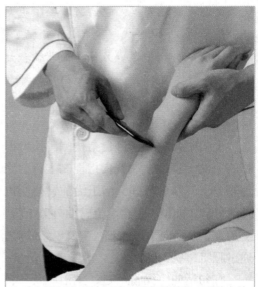

◎对大肠经进行敲打后，再进行刮痧，可以有效清洁血液，促进体内毒素的排出，预防便秘、痘痘等问题。

用刮痧和刺络的方法，都可有助帮助大肠经去除体内热毒。若平日常常敲打，可清洁血液通道，增强人体免疫力，预防青春痘、雀斑等问题。

那么，大肠经应该如何敲打呢？其实方法很简单，先给身体冲个澡，然后拍打了两条手臂外侧几分钟的，等到手臂外侧已经有些微红了，用刮砂石刮痧板涂上些中草药油，如果没有中草药油，用家里的食用油也是一样的效果，只是在刮痧后，记得用纸巾擦干表面的油脂残留了。一般来说，如果体内有毒，当刮痧板稍用力压刮时，就会出痧，否则只是红而不会有明显的出痧现象的。

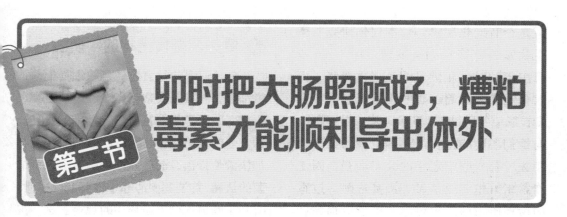

卯时把大肠照顾好，糟粕毒素才能顺利导出体外

第二节

大肠为传道之官，肠道健康才能顺利排出糟粕

水谷化为血，血里边更加精致的东西一旦被吸收就成为津液。液不一定在脾胃处被彻底消化吸收，有一部分要经过大肠和小肠的进一步吸收和分泌，分出清和浊，清为液，由小肠吸收，浊为糟粕，由大肠传导出去。把精华的液渗透出来，就是"津"。大肠就像管理道路运输一样，能够传达糟粕，也能传达津液，所以称之为"传道之官"。

大肠是人体消化系统的重要组成部分，为消化道的下段，成人大肠全长约1.5m，起自回肠，包括盲肠、升结肠、横结肠、降结肠、乙状结肠和直肠六部分。全程形似方框，围绕在空肠、回肠的周围。大肠在外形上与小肠有明显的不同，一般大肠口径较粗，肠壁较薄。

《黄帝内经》曰："大肠者，传道之官，变化出焉。"大肠这一功能是胃降浊功能的延伸，同时与肺的肃降有关。

大肠的功能，是将体内的垃圾排出体外。如果大肠在排出垃圾的过程中，不能充分发挥自己的功能，那么滞留在肠内的垃圾就会在肠内腐烂、发臭，制造出大量的有害物与有害气体和毒素。与此同时，我们的大肠还有相当的分泌功能，能够分泌出一些物质，起到保护黏膜和润滑粪便的作用。

一般来讲，现代人的饮食纤维素不足，因此大大减少了肠的蠕动，使肠运动低下，出现便秘。如果体内产生毒素物质，就会在大肠壁上引发大肠炎等各种疾病。另外，由于现代人的饮食在加工过程中，营养大量流失，使得机体免疫力下降，有害细菌、病毒等就会感染大肠，也会引发肠炎、肠无力等各种疾病。

总之，肠道内微生态环境对人体健康至关重要，于是，科学家提出了"肠道年龄"的新概念。所谓肠道年龄，实际上就是随着生理年龄的增长，肠道内菌群势力分布变化的阶段反映，并作为一种反映体质状况的健康数据。通过肠道菌群之间的平衡程度，人们可判断肠道是否有老化现象。日本理化研究所微生物室的专家经调查发现，10 ~ 20 岁青少年的肠道年龄呈明显老化趋势，而女孩子尤为显著。有些正值花季的少女如按肠道年龄推断，却有60岁。这一现象，与她们不良的饮食习惯等生活因素密切相关。有一些中老年的公司职员，因工作紧张繁忙，经常参加酒宴应酬，过重的精神压力而产生焦虑、抑郁等情绪，导致神经内分泌系统功能失调，肠道生理功能紊乱，使肠道内微生态环境失去平衡，进而造成肠道老化。

肠道老化，菌群失调，可危及生命与健康。这是因为肠道内有益菌群如双歧杆菌减少了，而那些荚膜杆菌、梭菌、大肠杆菌及腐败性细菌便会大肆生长繁殖，兴风作浪，产生有害毒素，肠道内硫化氢、氨等有毒物质增多，被吸收入血液后，就会对心、脑、肝、肾等重要脏器造成危害，引发多种疾病，使人体过早衰老。对中老年人来说，由于肠道的张力和推动力逐渐减退，加上吃的东西过于精细，运动量小等原因，致使胃肠道的消化、蠕动功能差，极易引起便秘，粪便在肠道停留时间过长，菌群生态发生改变，有害菌群增殖而影响健康。如果经常吃高蛋白及高脂肪类食物，可促使胆囊向肠道排泄胆汁增加，某些细菌将部分胆汁转化为二次胆汁酸，这些胆汁酸是一种促癌物质，和其他致癌物质共同刺激肠壁，易引发大肠癌。

"肠道年龄"事关每个人的健康。那么，怎样才能让肠道"青春"永驻呢？

❶ 要关注膳食结构的平衡合理

一日三餐的饮食应做到粗细搭配，荤素都吃，尤其是要常吃些全谷类、薯类、豆类、蔬菜瓜果等富含膳食纤维的食物。研究表明，膳食纤维不仅能促进肠道蠕动，加快粪便排出，而且能抑制肠道内有害细菌的活动，加速胆固醇和中性脂肪的排泄，有利于肠道内微生态环境的稳定。这与古代医家提出的"要想长生，肠中常清"的道理是一样的。此外，做到吃饭定时定量，不暴饮暴食，不酗酒，注意饮食卫生等，对保持肠道年轻都至关重要。

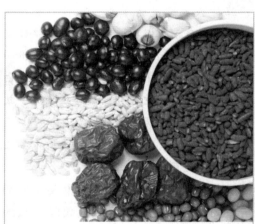

◎常吃些全谷类、薯类、豆类、蔬菜瓜果等富含膳食纤维的食物，有助促进肠道蠕动。

❷ 坚持适度的运动锻炼

人们可选择自己喜爱的运动项目，并持之以恒地参加锻炼，还可常做俯卧撑、揉腹等运动。适当运动有助改善和增强消化系统的功能，通过加强胃肠道蠕动，促进消化液的分泌，加强胃肠的消化和吸收功能。还可促进肠道蠕动，加速排出粪便，

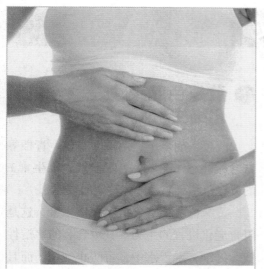

◎常做俯卧撑、揉腹等运动，有利于增强腹肌，还可促进肠道蠕动，防止肠道老化。

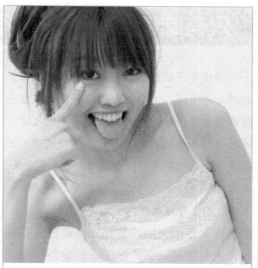

◎保持良好的情绪，对维护肠道内环境稳定也大有裨益。

使肠道内菌群保持平衡，防止肠道老化，延缓衰老。

❸ 合理用药

时下不少人小病大治，无病吃药，滋补成风，特别是滥用抗生素现象异常普遍。结果吃坏了肠胃，有益的细菌被杀灭了，有害菌变得猖獗，肠道内微生态环境恶化，致使出现了许多疾病。因此，我们要学会合理用药。

❹ 要有愉悦的情绪

肠道是人的"第二大脑"，情绪的好坏关乎肠的安危。据研究，诸如过度紧张、焦虑、恼怒、忧愁等不良情绪，皆可导致胃肠道生理功能发生紊乱，引起肠道内微生态环境失衡。而良好的情绪则有益于胃肠系统的正常活动因此，要学会调控和驾驭自己的情绪，保持一颗淡泊宁静的平常

心，对维护肠道内环境稳定大有裨益。

养生锦囊

想了解你体内的毒素堆积到什么程度了？那就来给自己测试一下吧！答案依照程度：从来不 =0分，有时是 =1分，经常是 =2分。

（1）睡眠质量差、多梦？

（2）经常熬夜？

（3）每天抽烟？

（4）每天用电脑3小时以上？

（5）平时喜欢吃甜食、零食？

（6）每天吃不上3种蔬菜？

（7）喜欢香肠、热狗等腌制品？

（8）经常忘了喝水？

（9）总喜欢点一些炸鸡腿、排骨等食品？

如果你的总分为 0 ~ 6 分，表明你有健康理念与意识。如果为 7 ~ 12 分，表明你有毒素累积的危险，要注意小疾病，多吃天然食品。如果为 13 ~ 18 分，说明你要马上制订排毒计划，尽快调整自己的生活和饮食习惯。

只有吃得好，才能拉得好

西洋李子的水溶性纤维是苹果的5倍，能够治愈腹泻，尤其适合便秘和腹泻交替出现的痉挛性便秘。此外，西洋李子中还富含能够帮助肠道蠕动的钙和镁。一般来说，西洋李子的浓缩果汁可以直接喝，如果是干果，一天吃一两个，就足以帮助润肠通便了，吃多了反而会导致腹泻。

几十年前人们的食物还是粗糙又自然的，没有经过过多的加工。但是近年来，生活水平日益提高，饮食也开始走精致路线。稻米磨到最精最细，变成香软细致的白米饭；蛋糕软到入口即化几乎不用咬；饼干、糖果只求口感好，加了许多添加物及色素。

这样的食物除了吃下去的那一刻感觉到精致，之后却会对身体造成负面影响。因为这类型的食物几乎没有纤维质的含量，而且内含非常高的热量，吃了不但对健康没有帮助，还会造成危害，实在应该减少食用量。

所以我们的饮食不但不应该求精致化，反而应该回归自然，许多食物里含有纤维质，吃起来或许口感没那么完美，但却可以促进肠胃蠕动，有益排便。粗茶淡饭的生活，反而能够减少器官的负担，让身体更健康。

俗话说："只有吃得好，才能拉得好。"除建议大家吃一些粗茶淡饭之外，再推荐一些畅便的食物吧：

❶ 黄绿色蔬菜——富含抗氧化维生素

菠菜、胡萝卜、南瓜、甘蓝、青椒等富含维生素C、β-胡萝卜素、维生素E的黄绿色蔬菜堪称人体健康的宝库。

黄绿色蔬菜富含抗氧化维生素，这是阻止老化进程的主力。其中含有的水溶性膳食纤维，融于水中，可防止硬结。而且对肠道的刺激小，还有清洁作用，尤其适合那些痉挛性便秘患者。

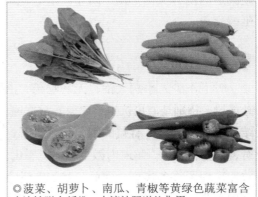

◎菠菜、胡萝卜、南瓜、青椒等黄绿色蔬菜富含水溶性膳食纤维，有清洁肠道的作用。

❷ 海藻类——富含水溶性膳食纤维

海带、紫菜、苔条、裙带菜、麒麟菜等海藻类富含多种维生素和矿物质。其中水溶性纤维藻胶和甘露醇不仅可以缓解便秘，还可以降低胆固醇和血糖。

可食用的海藻均属碱性食物，常食海藻食品可有效地调节血液酸碱度，避免体

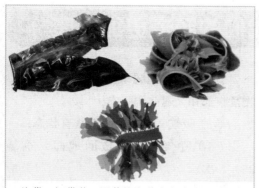

◎海带、裙带菜、褐藻等海藻类富含多种维生素和矿物质，不仅可以缓解便秘，还可以降低胆固醇和血糖。

内碱性元素（钙、锌）因酸性中和而被过多消耗，从而有助于改善现代人的酸性体质，强化人的免疫功能，增强人体的抗癌能力。

❸ 大蒜——增加双歧杆菌的数量

　　大蒜性温，味辛平。大蒜有抗菌消炎的作用，可保护肝脏，调节血糖，保护心血管，抗高血脂和动脉硬化，抗血小板凝集，还能帮助人们消除疲劳，预防感冒，治疗失眠和各种成人病。营养学专家发现，

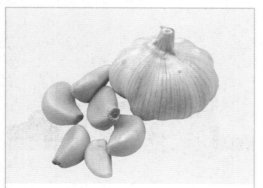

◎大蒜能增加肠道内双歧杆菌的数量，可以促进肠道蠕动。

大蒜提取液有抗肿瘤的作用，建议每日生吃大蒜 3～5 克。大蒜多食则伤脾、损肺、坏肝、伤耳、生痰、发嗽。另外，大蒜能增加肠道内双歧杆菌的数量，大蒜辣素还可以促进肠道蠕动，每天吃一点儿大蒜，会对身体非常有好处。但因大蒜属于湿热之品，亦有刺激性，吃多了会导致腹泻等问题，所以吃大蒜时要控制好数量。

❹ 牛蒡、莲藕、红薯等根茎植物——富含膳食纤维

　　莲藕中的膳食纤维含量尤其丰富，是润肠通便的首选食品，而且其中的维生素 C 含量也非常丰富，可缓解压力。牛蒡的营养中 42% 为膳食纤维，是便秘患者的珍宝，其中的菊酚成分还有利尿、清洁肠道的功能，可以帮助排泄诱发癌症的有害物质，是预防大肠癌的首选食品。

　　红薯的膳食纤维含量也非常丰富，生吃熟吃都可以。生红薯的白色汁液对治疗便秘有奇效，此外，其中的抗氧化维生素和丰富的矿物质，可以调节血压，预防癌症。

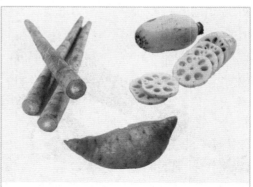

◎牛蒡、莲藕、红薯等根茎植物富含的膳食纤维，是润肠通便的首选食品。

每天练练畅便瑜伽，让我们的肠道更加健康

改善饮食是畅便的"内部功课"，如果再结合"外部功课"——瑜伽，那你的肠道就会更健康，畅便也就是水到渠成的事情了。

有首顺口溜说得好："要想身体健康，必须大便通畅，废渣糟粕不去，肯定断肠遭殃。"一语道出便秘的危害和肠道畅通的重要性。中医早在汉代便提出腑气不通致衰的理论："欲得长生，肠中常清；欲得不死，肠中无滓。"说明了肠道通畅能延年益寿这个道理。

那么如何保持肠道的通畅呢？前面，我们讲了饮食等畅便的"内部功课"，如果能够再结合运动，做好"外部功课"，那畅便、排毒将会事半功倍。下面，推荐给大家一套简单有效的畅便瑜伽。

❶ 犁式——缓解慢性便秘

（1）仰面平躺，双手放在臀部两侧；

（2）吸气，将两腿抬至与地面垂直；

（3）呼气，两腿举至头后，脚尖贴地，收紧腹部和大腿前侧肌肉；

（4）吸气，将腿收回至垂直状态；

（5）呼气，轻轻放回地面，重复2～3次。

❷ 仰卧扭腰式——缓解顽固便秘

（1）仰面平躺，深深吸气，并拢双腿，膝盖弯曲，抬高双腿至与身体平行；双臂打开，与肩齐平。

（2）慢慢呼气，将并拢的双腿右倾；

（3）此时，头和眼睛的视线放在相反方向，应该注意的是，并非只是双腿右倾，而是腰部以下都要右倾，保持此姿势5秒钟；

（4）抬高双腿的时候吸气，向右、向左倾斜的时候慢慢呼气。如果将并拢的双腿左倾、右倾感觉太吃力的话，可以将双腿弯曲，必须感觉两胁和双腿的肌肉都

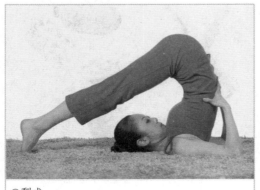

◎犁式。

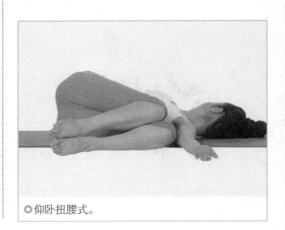

◎仰卧扭腰式。

被拉紧。

③ 弓式——缓解便秘，消除腹部赘肉

（1）俯卧，双腿后屈，抬高双腿，双手抓住脚踝；

（2）呼气，然后深深吸一口气，同时抬高上身；

（3）抬头，尽量后仰，向上看。同时抬起双腿，使膝盖离开地板，尽量只让小腹贴住地板，此时，两膝盖间最大限度地保持与骨盆平齐；

（4）拉紧小腹肌肉，尽量保持此姿势，然后慢慢呼气，舒缓身体；

（5）休息片刻，重复做3次。

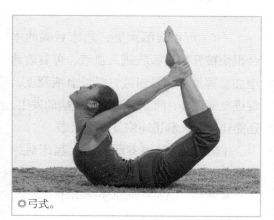

◎弓式。

④ 髋关节伸展运动——促进便意

（1）挺胸直腰席地而坐，双脚并拢，向大腿内侧方向拉近；

（2）双手抓住双脚，尽量让大腿贴向地面；

（3）放下大腿的时候，吸气，同时

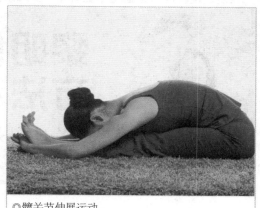

◎髋关节伸展运动。

收缩肛门，保持5秒钟；

（4）呼气，同时慢慢放松，反复做此动作10次。

⑤ V字式——最适合弛缓性便秘

（1）屈膝坐下，双手抓住双脚；

（2）将上半身微微后倾，深吸气；

（3）将双腿伸直，抬高45度，保持10秒钟；

（4）反复做3次，熟练后，可以同时将双臂向前伸直，保持水平，效果会更佳。

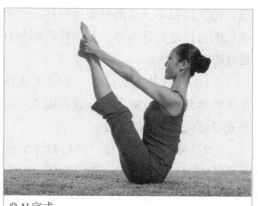

◎V字式

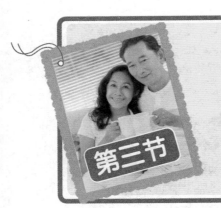

黎明保健要小心，方法不对最伤身
——卯时养生宜忌

第三节

起床第一杯水，喝得科学才有益健康

清晨喝水必须是空腹喝，也就是在吃早餐之前喝水，否则就收不到促进血液循环、冲刷肠胃等效果。最好小口小口地喝水，因为饮水速度过快对身体是非常不利的，可能引起血压降低和脑水肿，导致头痛、恶心、呕吐。

清晨的第一杯水，又被人称为"救命水""健康水""美容水""排毒水"，为什么这么叫呢？因为人们在一夜的修整中，无论尿液、皮肤、呼吸、汗液都消耗了大量的水分，清晨人体处于生理性缺水的状态，这第一杯水对我们非常重要，不仅如此，如果每天清晨都坚持喝杯水，对我们的身体是好处多多，那具体有哪些有好处呢？如下所示：

（1）可以补充水分：一个晚上人体流失的水分约有450毫升，晨起喝水可以补充身体代谢失去的水分。

（2）可以防止便秘：清晨起床后饮水还能刺激胃肠的蠕动，湿润肠道，软化大便，促进大便的排泄，防治便秘。

（3）可以冲刷肠胃：早上起床后胃肠已经排空，这时喝水可以洗涤清洁肠胃，冲淡胃酸，减轻胃的刺激，使胃肠保持最佳的状态。

（4）可以清醒大脑：起床后喝的水会很快被肠黏膜吸收进入血液，可有效地增加血容量，稀释血液，降低血液稠度，促进血液循环，防止心脏血管疾病的发生，还能让人的大脑迅速恢复清醒状态。

（5）可以美容养颜：早上起床后为身体补水，让水分迅速输送至全身，有助于血液循环，还能帮助肌体排出体内毒素，滋润肌肤，让皮肤水灵灵。

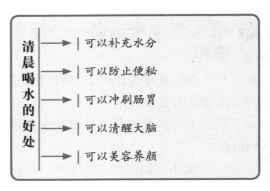

清晨喝水的好处
- 可以补充水分
- 可以防止便秘
- 可以冲刷肠胃
- 可以清醒大脑
- 可以美容养颜

因此，清晨喝杯水，健康又漂亮。不过，这清晨第一杯水不是随便喝喝就会有效，有时候喝的不对不仅对我们身体没有任何好处，还会产生很大的害处。

❶ 喝什么

新鲜的白开水是最佳选择。白开水是天然状态的水经过多层净化处理后煮沸而来，水中的微生物已经在高温中被杀死，而开水中的钙、镁元素对身体健康是很有益的。有研究表明，含钙、镁等元素的硬水有预防心血管疾病的作用。有不少人认为喝淡盐水有利于身体健康，于是晨起就喝淡盐水，这种认识却是错误的。研究认为，人在整夜睡眠中未饮滴水，然而呼吸、排汗、泌尿却仍在进行中，这些生理活动要消耗损失许多水分。早晨起床如饮些白开水，可很快使血液得到稀释，纠正夜间的高渗性脱水。而喝盐水则反而会加重高渗性脱水，令人更加口干。何况，早晨是人体血压升高的第一个高峰，喝盐水会使血压更高。早上起来的第一杯水最好不要喝果汁、可乐、汽水、咖啡、牛奶等饮料。因为这些饮品中含有相应的糖、脂肪、蛋白质，不是以单纯的水的形式存在，饮用后，在体内要有消化吸收的过程，这样失去了清晨第一杯水清扫身体内环境的作用。饮品作为第一杯水，不能有效地补充机体的水分，也失去了排毒的功效。在体内没有清除废弃物时，这些又和体内的残渣结合，二次为身体

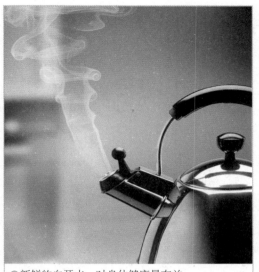

◎新鲜的白开水，对身体健康最有益。

提供新旧的杂合物质，不利于健康。而且汽水和可乐等碳酸饮料中大都含有柠檬酸，在代谢中会加速钙的排泄，降低血液中钙的含量，长期饮用会导致缺钙。

❷ 喝什么温度的水

低于体温的水是"凉"水，高于体温的是"温"水。如果水的温度与个人体质相适，就不会出现阴阳失衡。就个人的身体状况要正确选择适合自己的水。有的人喜欢早上起床以后喝冰箱里的冰水，觉得这样最提神。其实，早上喝这样的水是不适宜的，因为此时胃肠都已排空，过冷或过烫的水都会刺激到肠胃，引起肠胃不适。晨起喝水，喝与室温相同的开水最佳，天冷时可喝温开水，以尽量减少对胃肠的刺激。研究发现，煮沸后冷却至 20～25℃ 的白开水，具有特异的生物活性，它比较容易透过细胞膜，并能促进新陈代谢，增强人体的免

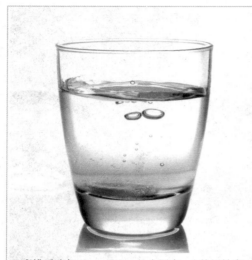

◎煮沸后冷却至 20 ~ 25℃的白开水，生物活性高，可增强人体的免疫力，最适宜晨起饮用。

疫功能。凡是习惯喝温、凉开水的人，体内脱氧酶的活性较高，新陈代谢状态好，肌肉组织中的乳酸积累减少，不易感到疲劳。在头天晚上晾开水时一定要加盖，因为开水在空气中暴露太久会失去活性。

③ 喝多少

一个健康的人每天至少要喝 7 ~ 8 杯水（约 2.5 升），运动量大或天气炎热时，饮水量就要相应增多。清晨起床时是新的一天身体补充水分的关键时刻，此时喝 300 毫升的水最佳。

④ 怎么喝

清晨喝水必须是空腹喝，也就是在吃早餐之前喝水，否则就收不到促进血液循环、冲刷肠胃等效果。最好小口小口地喝水，因为饮水速度过快对身体是非常不利的，可能引起血压降低和脑水肿，导致头痛、恶心、呕吐。

总之，只有正确地饮用清晨第一杯水，而且坚持不懈，才会使我们拥有健康的身体和美丽的肌肤。

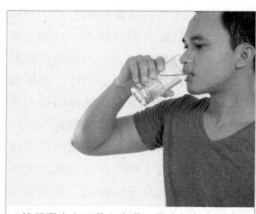

◎清晨喝水必须是空腹喝，平时应小口小口地喝水。

养生锦囊

不可否认，早晨起来喝白开水是一种健康的生活习惯，但是，喝水之前，我们要做的第一件事应该是刷牙。因为夜晚睡觉时，牙齿上容易残存一些食物残渣或污垢，当它们与唾液的钙盐结合、趁机，就容易形成菌斑及牙石。如果直接喝水，会把这些细菌和污物带入人体。

不过，有些人可能会说，如果先刷牙，就会把唾液里的消化酶刷走，岂不可惜？

其实，唾液里的消化酶只有在吃东西的时候，才有分解消化食物的作用，不吃东西时，它处于"休息"状态。而人们在睡觉时，唾液分泌本就很少，因此产生的消化酶也很少。并且，人体的胃肠道里本身就有消化酶，唾液产生的只是很少一部分，它的消化作用微乎其微，即使在刷牙时被刷去，也不会影响对食物的消化。

"黎明同房，瘫倒一床"，千万要远离五更色

一般来说，性生活的时间最好在夜晚入睡之前，一旦完成了性交活动便可安然入睡，这样能使体力得到恢复。可有的人喜欢在清晨过性生活，这就弊多利少了。

我国民谚中有"早酒晚茶五更色，阎王鼻子要早摸"之说。"五更色"是指黎明时分过性生活。因为双方都得不到休息，使机体的平衡失调，降低抵抗力。一般来说，房事过后应该需要一个养息和调整的过程，以使身体得到恢复。如果男女交合之后匆匆爬起来赶去上班，不仅会因精力不济而很难进入工作状态，若再加上外感风邪，还很容易引起健康问题。正如俗话所言："黎明同房，瘫倒一床。"所以，哪怕黎明前会出现性欲高潮，也一定要节制，不可行房事。

不管现代男女多么标新立异，勇于打破传统的生活方式，我们都不能否认，最佳的性爱时间依然是这个古代医学家推荐的时段（晚上 10 点至午夜入睡前）。此时夜幕已完全降临，睡意还没有袭来，我们可以尽情把自己交给感官，然后安静地睡去。一个高潮比安眠药更有助睡眠。

研究表明，在性爱的时候，人体所释放的内多酚，能够提高痛阈（指引起疼痛的最低刺激量），这样你不会意识到头痛、背部痛，以及其他不适。所以晚上性爱，可以消除一天工作带来的身体酸痛感，让你能美美地睡上一觉。研究表明，性爱能降低你的应激激素，消除你的紧张感和坏情绪。每周晚上 1 ~ 2 次性爱的人，拥有更高一种抗体水平——提高感冒和流感免疫力的抗体素。对于男女来说，达到高潮前，会释放后叶催产素，能让你轻松入睡。

性生活的频率，从医学角度来讲是要看双方的需要。每天一次也好，一个礼拜一次也好，一个月一次也好，只要身体都能够适应，能够承受住负荷都是正常的。比如说：有的年轻人一个礼拜三四次，身体状态很好，负荷很好，那也是正常的。有人一个礼拜一次，两个礼拜一次，老年人三个礼拜一次，只要是觉得身体条件可以胜任，什么样的频率都是可以的，没有严格的一定要多少次的限定。

但是需要注意的是：如果每天一次，到了第二天就腰酸背痛，身体出现不适却仍要每天行房，这就不科学了。或者两个礼拜一次性爱，有时候性欲来了就觉得憋得难受，那也不是健康的。

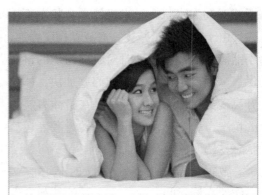

◎清晨不宜过性生活，这样对肾阴损伤最大，故性生活的时间最好在夜晚入睡之前进行。

晨练并非好习惯，傍晚锻炼才明智

夜间植物吸收氧气，释放二氧化碳，清晨阳光初露，植物的光合作用刚刚开始，空气中的氧气相对较少，二氧化碳的浓度较高。在大中城市里，清晨大气活动相对静止，各种废气不易消散，是一天中空气污染较严重的时间。因此，清晨并不是锻炼的好时间。

我国早有闻鸡起舞的习惯，在晨曦朦胧的清晨，公园、林荫道上到处都是晨练的人们。但从医学角度看，清晨并不是锻炼身体的最佳时间。其主要原因是，夜间植物吸收氧气，释放二氧化碳，清晨阳光初露，植物的光合作用刚刚开始，空气中的二氧化碳的浓度较高。在大中城市里，清晨大气活动相对静止，各种废气不易消散，是一天中空气污染较严重的时间。

另一方面，从人体的生理变化规律来看，人经过一夜的睡眠，体内的水分随着呼吸道、皮肤和便溺等丢失，机体的水分入不敷出，使全身组织器官以至细胞都处于相对的失水状态。当机体水合状态不良时，由于循环血量减少，血液黏稠度增加，不能满足机体在运动时对肌肉组织的供血供氧，因而运动时易出现心率加快、体温升高现象，严重时，特别是在身体有疾患的情况下，突然由静止状态转为激烈运动状态易诱发血栓及心肌梗死。

数据显示，上午6～11时是心脏病发作的高峰时间，70%～80%的猝死发生在这个时间段，因而被比喻为"魔鬼时间"。

清晨时间，人体的脉搏跳动、血液流动在一天中是最差的。此时间段内，人体的血糖低，血浓度高，如果这时候不及时补充水分和食物，很容易因为低血糖而诱发心脏病。因此，心脏病患者晨起宜提前服药，上午不宜安排过量活动。就是没有心脏疾病的人，也最好不要晨练。

那么一天中运动的最佳时间是什么时候呢？是傍晚。因为一天内，人体血小板的含量有一定的变化规律，下午和傍晚的血小板量比早晨低20%左右，血液黏稠度降低6%，早晨易造成血液循环不畅和心脏病发作的危险，而下午以后这个危险的发生率则降低很多。傍晚时分，人体已经经过了大半天的活动，对运动的反应最好，吸氧量最大。另外，心脏跳动和血压的调节以下午5～6时最为平衡，机体嗅觉、触觉、视觉也在下午5～7时最敏感。

不过，说运动的最佳时间在傍晚，不是说大家只能在傍晚活动。运动是人性化的活动，融合了人的生理、心理、习惯等多方面的因素，而这些都会对身体活动的效果产生影响，我们上面所说的一天中的最佳运动时间是指对一般生理因素而言的。每个人的性情、作息习惯有别，不能要求人人都能在这个时间锻炼。运动的关键是能形成习惯，如果能根据自己的心理和作息规律，选择一天中固定的时间进行运动，并形成运动的习惯，持之以恒，都会对身体有益。

劝君莫饮卯时酒，否则阎王不催命难留

卯时即早晨 5 ～ 7 点钟，你见过这时喝酒的人吗？很显然，这时饮酒对身体肯定是大大的不利。饮酒本来就对人的健康不利，而晨起空腹喝酒，对机体害处更多。

卯时即造成 5 ～ 7 点钟，你见过这时喝酒的人吗？在浙江省平湖市城郊之北钟埭镇，过去沿袭着吃"卯时酒"的饮食习俗。很显然，这时饮酒对身体肯定是大大的不利。首先，早上起来肯定是空腹，空腹喝酒害多益少，饮酒本来对人的健康不利，而往往有些人晨起空腹喝酒，这种喝法对机体害处更多。

晨起时喝酒，胃内无食物缓解，酒就会直接侵蚀胃黏膜，破坏胃酸，抑制胃肠各种消化酶的分泌，减缓胃肠蠕动，易引起恶心呕吐、腹痛腹胀、便秘。同时，晨起空腹喝酒，酒精成分吸收得快，对大脑、神经、肌肉、肝、肾等影响较大，能导致头晕耳鸣、心跳气短、肝区胀痛等。

由此可知，晨起喝酒所造成的危害非常多。所以，不论何种酒，均不宜在晨起空腹时喝，尤其戒烈性酒在饥饿时喝，否则，危害更多更重。酒应在胃中食物未完全消化时喝，或在进食一些饭菜后喝方为适当，可以减轻酒对机体的危害。

白居易的诗《卯时酒》写道："佛法赞醍醐，仙方夸沆瀣。未如卯时酒，神速功力倍。一杯置掌上，三咽入腹内。煦若春贯肠，暄如日炙背。"说卯时酒有酒精，一杯酒分三开饮下，肚子里热乎乎的，后背也像太阳烤一样。不吃早饭就喝酒，胃里就火烧火燎的，而且，早上肝脏的代谢功能较差，酒里的大量酒精不能及时排出，对人体伤害很大。

饮酒对人体到底是有好处还是有坏处？这个问题关键是要看量，每天适量饮酒应该说对人体有舒筋活血、养颜美容等作用，特别是红葡萄酒，它对人体的血管还有软化作用，能降低人的血脂。但是任何事物都有个度，如果喝酒过量了，甚至嗜酒，那将会对身体带来很不好的影响。特别是喝醉酒，对身体更不好，所以说喝酒要适量。

饮酒适量，一天两杯，能够减少死于心脏病的可能性。酒精其实有助于防止血栓的形成，因而有效地防止了中风和心脏病发作的可能，适量饮酒的人比滴酒不沾的人还长寿！大量的研究表明，适量饮酒还有助于防止动脉硬化症，也就是防止了心脏病发作的主要原因。

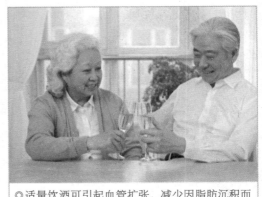

◎适量饮酒可引起血管扩张，减少因脂肪沉积而引起血管硬化阻塞的机会，防止心脏病发作。

清晨练练叩齿功，虚火再不致牙疼

晨起先叩臼（后）齿36下，次叩门（前）齿36下，再错牙叩犬齿各36下，最后用舌舔齿周3～5圈。早、中、晚各叩齿一次，多做更佳。早晨叩齿最重要，因为人经过一夜休息，牙齿会有些松动，此时叩齿，既巩固牙龈和牙周组织，又兴奋了牙神经、血管和牙髓细胞，对牙齿健康大有好处。

俗话说"牙疼不是病，疼起来真要命"，牙疼主要是由风热侵袭、胃炎上蒸、虚火上炎等多种原因造成的。前面我们说过，邪气之所以致病，是因为正气不能制服它。人的口腔是人体吐纳的主要通道，属于正气比较薄弱的环节，故而火邪常常会在大口腔肆虐。因此，我们的日常保健千万不能忽略了口腔。

古人认为齿健则身健，身健则长寿。唐代名医孙思邈主张"清晨叩齿三百下"。明代百岁寿星冷谦在谈长寿秘诀时，也强调"齿宜常叩"。可见，叩齿对牙齿保健

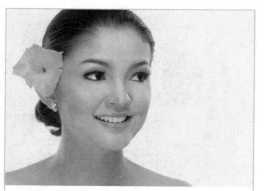

◎晨起叩齿，可增强牙齿的坚固，兴奋消化系统，促进消化功能。

确实能起到很大的促进作用，经常叩齿可增强牙齿的坚固，使牙齿不易松动和脱落，加强咀嚼力，促进消化功能。

具体做法是：晨起先叩臼（后）齿36下，次叩门（前）齿36下，再错牙叩犬齿各36下，最后用舌舔齿周3～5圈。早、中、晚各叩齿一次，多做更佳。早晨叩齿最重要，因为人经过一夜休息，牙齿会有些松动，此时叩齿，既巩固牙龈和牙周组织，又兴奋了牙神经，对牙齿健康大有好处。

即使我们一直在做着保健工作，人老了也免不了要掉牙。这是为什么呢？《黄帝内经》认为肾主骨，牙齿是肾精的外现，也是骨头的表象，一个人牙齿好不好和肾精是否充足有关。随着年龄的增长，人的肾精越来越少，超过一定的限度后，牙齿就会慢慢脱落。所以，平时我们一定要注意节情控欲，戒除不良生活方式，以防阴精暗耗。

介绍了牙齿的日常保健方法，我们再回到开头提到的牙疼问题上。叩齿虽然功效不错，但只能作为日常保健和预防措施，一旦火邪已经导致牙疼，那还是远水救不了近火。那该怎么办呢？这里就教大家一个快速简单的治疗牙疼方法：取10克花椒，加入适量的水，约煮5分钟，加入1两左右的白酒，完全凉后，将花椒过滤掉，再把白酒花椒水倒入洁净玻璃瓶中备用。牙痛时，用洁净棉签蘸此水后放入牙疼的部位咬住，很快就能止疼。

自己按摩治牙疼

以合谷穴为主穴，伍配三间穴和商阳穴，按照以下按摩顺序和技法便可缓解牙疼：用一只手的大拇指的外侧缘来回刮另一手的食指的外侧边，然后依次揉按三间穴、合谷穴和商阳穴各3分钟。

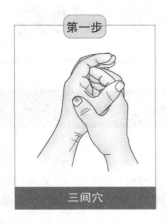

第一步

三间穴

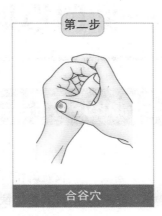

第二步

合谷穴

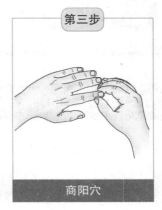

第三步

商阳穴

摆脱失眠的痛苦

首先用大拇指指腹按压位于腕横纹尺侧端，尺侧腕屈肌腱的桡侧凹陷处的神门穴1分钟；然后按压上脘穴3分钟，最后按摩合谷穴3分钟。

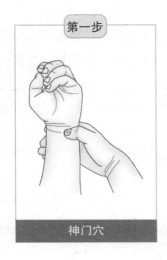

第一步

神门穴

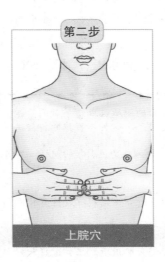

第二步

上脘穴

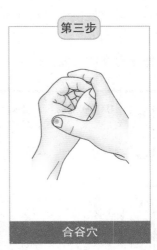

第三步

合谷穴

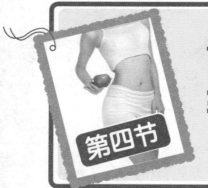

便秘与腹泻，大肠给你的健康提醒

第四节

——卯时百病防治秘要

为女性白领解决便秘的"难言之隐"

秋意渐浓，去医院求治便秘的年轻女性越来越多。专家指出，现代人便秘高发的年龄明显提前，20～30岁的白领女性开始加入"难言之隐族"。

由于长时间坐着工作，运动不足；工作压力大，经常精神紧张；不愿上外面不干净的厕所而长时间的忍便等原因，导致越来越多的办公室女性深受便秘之苦，长此以往不仅使得人面色灰暗、精神不振，还会生出习惯性便秘、乳腺癌、高血压等病症。

便秘对女性的危害很大，除了伴随的

症状有呕吐和头痛，肌肤失去光泽，脸上长雀斑和粉刺，精神不振、烦躁不安，腹胀、腹痛和排便困难；还容易引发各种疾病，如大肠癌、痔、高血压、乳腺癌，每天排便的女性患乳癌的概率为5%，每周排便2次以下的女性患乳腺癌的概率为25%。此外，国外一项最新研究成果表明：育龄女性便秘，会丧失生儿育女的机会，因为粪便中有一种特殊的化合物，会妨碍排卵而导致不育。

要想解决便秘困扰就要先弄清导致便秘的原因，事实上很多的便秘问题都是由

便秘的各种类型

1. 习惯性便秘：因为嫌外面的厕所脏或清早时间紧迫，有便感时也忍着，致使直肠里再有了大便时感觉神经却迟钝了。这种不规律的排便造成习惯性的便秘。

2. 迟缓性便秘：大肠松弛，送便能力差引起的便秘。体弱、运动不足的女性便秘者大多属于这个类型。

3. 单纯性便秘：由于外出旅行等生活规律发生变化而引起的一时便秘。一旦生活恢复正常症状就会自行消失。

4. 痉挛性便秘：便秘和腹泻交替出现。工作过度和精神紧张是根本诱因。

于肠道蠕动异常引起的，肠道本身没有器质性。

对于各种类型的便秘，解决方法有很多，在这里我们不为大家介绍药物，而是主要说一下家庭日常自我保健疗法。

患了便秘之后不要忙着购买电视广告上那些"很有效"的排毒、减肥药物——虽然它们可以很快地使你收到立竿见影的排便效果，可是它们也会叫你产生药物的依赖，一停药就又开始便秘。患了便秘之后首先应该运用食疗和改变不良排便习惯的方式治疗便秘，在一切努力无效的情况下再服药也不迟。用药应从温和的泻药开始，如果不见效再选择药力大的药。腹泻不应是服药的必然结果，如果腹泻就应适量地减药。服药应在晚上，经过一夜，第二天早上就可以顺利排便了。

❶ 冷饮疗法

早晨起床空腹饮用一杯凉开水，胃肠会受到刺激产生便感。长期的坚持就会形成条件反射，就会形成早上排便的好习惯。

❷ 食醋疗法

米醋30毫升（两大勺），蜂蜜两勺，搅拌3～5倍的水，每餐后饮用。因为醋有促进排便的功效。

❸ 酸奶疗法

经常饮用酸奶可以有效解除便秘，在酸奶中加入香蕉、草莓、桃子后，润肠通便的效果会更好。

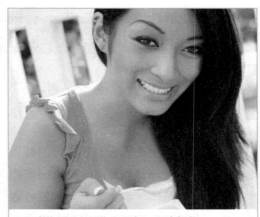

◎经常饮用酸奶可润肠通便，预防便秘。

❹ 零食疗法

有便秘的女性可以选择以下这些对缓解便秘有帮助的零食，例如，核桃、酸奶、烤紫菜、青梅干。核桃具有补肾、暖肺、润肠的作用，体弱、产后的便秘妇女尤其适合。核桃对大便异常干燥者十分有效。青梅干中的柠檬酸不仅可以刺激胃，还可以刺激肠的蠕动。

长期坐办公室一族可以利用工作间隙做一做提肛运动，每次30～50下为宜，增加肛门周围肌肉的收缩力，促进局部血液循环。

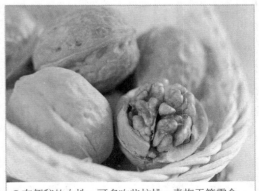

◎有便秘的女性，可多吃些核桃、青梅干等零食，以润肠通便。

清宿便，排肠毒，两招就够

宿便中所含的毒素是百病之源！它攻击人体的各个部位，对身体造成严重危害。宿便堆积在大肠中，不光能引起腹胀、口臭、头晕、食欲缺乏、乏力等症状，而且这些在肠道停滞淤积的粪便，由于细菌的作用而不断地发酵、腐败，产生有害的毒素气体，并被人体吸收入血液，刺激毒害皮肤，引起面部雀斑、粉刺、脓包、痘痘、皮肤粗糙等皮肤病。

我们都知道，每个生活小区里都有垃圾箱，我们人体同样也有自己的"垃圾桶"，它就是大肠。在胃和小肠内未被消化吸收的食物残留物（包括水和食物中的污染物），都要由大肠受纳后形成大便排出体外。大肠是一个长达 5～6 米，并且千褶百皱的管道。就像自来水管内壁上会累积厚厚的水垢一样，在长年累月的运输废物残渣的过程中，大肠壁特别是大肠皱褶处形成的憩室中，也不可避免地会附着这些食物残渣，而大肠又长期得不到清洗，这些垃圾就会越积越厚，它们在细菌的作用下干结、腐败、发酵，并像锈一样牢牢地粘连在肠壁上，就会形成黑色、恶臭、有毒的物质，这就是宿便。

《黄帝内经》认为，宿便中所含的毒素是百病之源！它攻击人体的各个部位，对身体造成严重危害。宿便堆积在大肠中，不光能引起腹胀、口臭、头晕、食欲缺乏、乏力等症状，而且这些在肠道停滞淤积的粪便，由于细菌的作用而

长期宿便可能引发的疾病

1.诱发痔疮：长时间用力排便，或蹲便时间过久，都可使直肠肛周静脉丛压力增高，逐渐使静脉曲张而形成痔疮。

2.诱发肛裂：因为粪便干硬，可能会造成肛管处的皮肤损伤，然后继发细菌感染，从而形成肛裂。

3.诱发胃肠功能紊乱：积存在体内的粪便，会放出有毒物质，让人食欲不佳、腹胀或痛、呃逆嗳气等。

4.诱发脑出血：由于用力排便，可使腹压升高，静脉血回流增多，心脏负担加重，血压升高，导致脑出血，相当一部分脑出血病例发生在卫生间里就是这个道理。

5.诱发心脏病：道理与引起脑出血相同，可以导致心绞痛甚至心肌梗死。据统计，脑出血、心梗有大约四分之一的病例因是由宿便诱发的。

6.诱发肿瘤：由于粪便长时间潴留，致癌物质不能有效排出，导致大量吸收，可能诱发肿瘤，首先是肠癌。而据美国的研究表明，有宿便史的女性，患乳腺癌的概率更高。

7.影响儿童发育：小儿如果长期宿便，影响消化功能，吸收太差，可使发育不良。由于粪便经常滞于肠道，毒素吸收入血，循环到大脑后，可使神经敏感性降低，导致智能发育落后。

不断地发酵、腐败，产生有害的毒素气体，并被人体吸收入血液，刺激毒害皮肤，引起面部雀斑、粉刺、脓包、痘痘、皮肤粗糙等皮肤病。

以上可不是危言耸听，宿便的危害就是这么大，我们千万不可掉以轻心。下面，我们就为大家推荐两招简单有效的宿便清除窍门：

❶ 按摩通便

先用手指揉按脐上 13 厘米处的中脘穴，顺时针方向环绕 50 ~ 100 次；再以手掌按揉腹部（以脐为中心），顺时针方向环绕 50 ~ 100 次；再以两手掌小指侧，由上向下推擦 50 ~ 100 次；然后摆动腰部，顺时针方向环绕 50 ~ 100 次；最后双手叉腰，提肛 50 ~ 100 次以增强肛提肌张力。

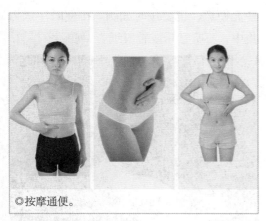

◎按摩通便。

❷ 调整饮食通便

我们也可以通过饮食的方式来排出宿便。黑木耳就是一种非常好的清肠食物，而且经过风干的黑木耳遇水后膨胀，会给肠道带来更多水分。不过对于排便困难者，仅吃一顿黑木耳便想解决宿便那是很困难

的，除非加上辅助运动，例如上面提到的按摩排宿便法。

蜂蜜中所含的糖类比较丰富，可吸收体内水分到肠腔里，有利于排便，尤其在空腹时进食更能加快肠道蠕动，所以晨起空腹喝一杯蜂蜜水有助于排宿便。但是值得提醒的是，冲调蜂蜜的最佳水温在 60℃左右，太热或太冷的水都会破坏蜂蜜的营养结构。

苹果中的纤维素含量比一般水果要高，并且苹果内含的一些果胶有助于大便变软，对排便很有帮助。不过对于那些肠道问题比较严重的人，靠吃苹果清肠，其效果不会很明显。

总之，清宿便就要多吃含植物纤维素较多的粗质蔬菜和水果，适量食用粗糙多渣的杂粮，如糙米、山芋、绿豆、凉粉、薯类、玉米、燕麦片等；多食各种新鲜瓜果和蔬菜，尤其是西瓜、香蕉、梨、苹果、苦瓜、黄瓜、荸荠、白菜、芹菜、丝瓜、黄花菜等；适当吃一些富含油脂类的干果，如松子、芝麻、核桃仁、花生等；少吃肉类和动物内脏等高蛋白、高胆固醇食物，少吃辛辣刺激性食物。

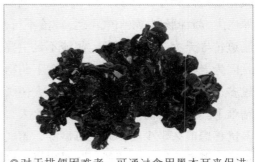

◎对于排便困难者，可通过食用黑木耳来促进排便。

老年人便秘自我治疗，须从六点切入

老年人与中青年人比较，更容易发生便秘，且便秘程度随年龄增长而加重。据统计，中青年便秘发生率为 1% ~ 5%，老年人为 5% ~ 30%，长期卧床的老年人可高达 80%。

老年人便秘的主要表现是排便次数减少和排便困难，许多患者的排便次数每周少于2次，严重者长达2 ~ 4周才排便1次。然而，便次减少还不是便秘唯一或必备的表现。有的患者可突出地表现为排便困难，排便时间可长达30分钟以上，或每天排便多次但排出困难，粪便硬结如羊粪状，且数量很少。此外还有腹胀、食纳减少以及服用泻药不当引起的排便前腹痛。体检左下腹有存粪的肠襻，肛诊有粪块。

中医认为，老年人便秘主要是由气血不足、阳虚寒凝、阴液不足、气机瘀滞、肠胃积热等原因造成的。气血不足主要因为年老体虚，脾胃功能不足，气血生化无源，气虚则大肠传导无力，血虚则津液枯竭，大肠失去濡润，而形成便秘。阳虚寒凝主要是因为年高体弱，阳气不足，则阴寒内生，凝滞肠胃，致阳气不运，津液不行，肠道传导无力，形成便秘。阴液不足主要是因为老年体弱或久病，或服用泻下药物过多，导致津液大伤，肠道干枯，大便燥结难下。气机瘀滞主要是因为老年之人，多忧善虑或久坐少动，致气机瘀滞，腑气不通，糟粕内停而致便秘。肠胃积热主要是因为素体阳盛，或饮酒过度，或过食辛辣厚味，致肠胃积热，或热病之后，余热未尽，耗伤津液，使肠道失于濡润而致便秘。说到底，老年人便秘都是因为大肠经的功能失调导致的。

老年人便秘可采用自我疗法，这样比药物治疗来得更健康，更有效果，可以从以下几个方面入手：

❶ 养成定时排便的习惯

通常情况下，人的日常饮食、排泄、睡眠都有一定的规律性，要养成定时排便的生活习惯是靠条件反射和人体生物钟建立起来的，老年人应养成每日一次定时排便的良好习惯。养成定时排便的习惯，即使无便意，也要按时如厕。排便时注意力集中，不听音乐或看报纸。

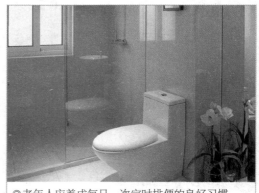

◎老年人应养成每日一次定时排便的良好习惯。

❷ 每天早晨喝一杯水

在现实生活中，缺水往往是便秘的重要因素之一，多饮水有助于缓解便秘。为了治疗便秘，每天饮水不应少于1千克，特别是清晨空腹饮淡盐水或凉开水一杯，效果尤佳。

❸ 合理安排自己的饮食

可以多吃一些富含纤维素的食物，因为纤维素在胃肠道中不易被消化、破坏，能吸收大量水分使大便软化，增加肠内容物，从而起到润肠的作用。含纤维素丰富的食物包括：粗粮、海带、芹菜、南瓜、菠菜、黄瓜、胡萝卜等蔬菜能治疗便秘。生食瓜果、苹果、香蕉、西红柿、梨子、柿子等含大量胶质的水果，能起到很好的润肠滑便作用，症状重者可于便前一小时加服适量蜂蜜，症状轻者可加开水稀释后服用。花生油、豆油、菜籽油等植物油不但能直接润肠，还能分解产生脂肪酸刺激胃肠蠕动，因此，平时在炒蔬菜时多加一些花生油等植物油脂或适当进食适量煮沸过的脂类可治疗便秘。

❹ 不妨试一试按摩

按摩腹部，患者取仰卧位或半卧位，自然放松，患者自己用手的大小鱼际在脐周沿顺时针方向按摩，每次 10 ~ 15 分钟，每天早晚各一次，也可饭前 20 分钟或餐后 2 小时进行，以促进蠕动，但该方法不适用于腹部术后两周内肠梗阻、肠内肿瘤、急腹症、急性心衰患者。

❺ 适当进行运动锻炼

老年人要想摆脱便秘，除一般散步、慢跑、打拳、舞剑、气功等全身运动外，应重点加强腹肌的锻炼，如收腹抬腿，仰卧起坐等，平时还可多做下蹲与屈身压腹动作，以促进肠蠕动。当然，进行这类运动时一定要适可而止，否则过犹不及。另外，平如应多活动，避免久坐久卧，增强腹肌力量，促进气血流通，早晚饭后有质量的行走 30 ~ 60 分钟，保持站位顺时针按摩腹部 10 ~ 20 次，然后左右转动腰骶部，上床睡觉前进行下蹲 10 次训练，可有效地缓解便秘。

❻ 气功也有帮助

首先排空小便，取正常蹲位，全身自然放松，口微闭，舌抵上腭、鼻吸鼻呼，呼吸要均匀。吸气时，意想丹心之气迫肠中粪便下排。此时，要放松肛门，切不可憋气用力，待片刻有便意之后，可将意念加强，粪便即可排出。

除了上述六种方法，我们当然也可以用敲打大肠经的方法，也能够很好地解决老年人的便秘问题。

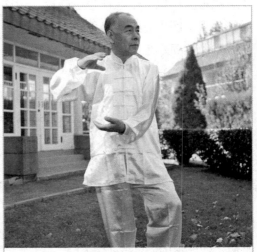

◎老年人多进行一些散步、慢跑、打拳，以及一些锻炼腹肌的运动，也有助缓解便秘。

对付阑尾炎，有时只需缓解一下情绪

要从根本上预防精神性阑尾炎，关键是保持良好的心境，培养乐观开朗的性格，遇到烦恼、伤心事的时候要善于驾驭自己的情绪，尽可能减少不良情绪的刺激，使自己的情绪处于稳定的状态之中。这样，精神性阑尾炎就不会"光顾"了。

现代人似乎已经习惯了快节奏的生活，工作永远繁忙，人际关系也需要马不停蹄地应酬，用脑本来就过度，如果再遇到失恋或突然受到惊吓等情况，就很容易产生消极情绪，这本是司空见惯的现象，但有些人会因此出现左下腹阑尾部分隐痛的症状，这是由精神过度紧张引起的貌似阑尾炎发作的现象，也就是精神性阑尾炎。

患者虽然表现出类似阑尾炎的症状，但其阑尾及阑尾系膜既不充血、肿胀，又无化脓表现。但是因为此病症状和阑尾炎十分相似，所以医生往往难以确诊。在这种情况下，医生有时不得不对患者进行阑尾手术，然而，患者表现出来的症状并没有得到缓解。

这到底是怎么回事呢？原来是情绪在作怪。因为精神过度紧张，所以会引起一系列类似阑尾炎的症状，如转移性右下腹疼痛、恶心、呕吐、发热、脉搏加快等，阑尾本身并无炎症反应。英国南安普敦大学的汉森教授曾调查过219名被诊断为急性阑尾炎的患者，术后证实56人的阑尾完全正常。也就是说，有26%的阑尾被枉割了！

研究发现，当精神处于高度紧张状态或情绪不良时，人体内的肾上腺皮质激素分泌增加，造成机体免疫功能下降及对疼痛的敏感性增高。过去曾经有人认为阑尾是人体多余的废物，应该在新生儿出生时就进行阑尾切除手术，以避免阑尾炎的发生。这种做法似乎有些道理，但确实是十分荒谬的，人体是一个整体，每个器官存在都有它的价值，如果阑尾是多余的，那么它自己会退化掉，而且现在研究证实，阑尾也是人体免疫系统的组成部分之一，在正常情况下，它具有体液免疫的功能。

因为阑尾具有体液免疫的功能，所以它也会受到肾上腺皮质激素的影响。因此，要从根本上预防精神性阑尾炎，关键是保持良好的心境，培养乐观开朗的性格，遇到烦恼、伤心事的时候要善于驾驭自己的情绪，尽可能减少不良情绪的刺激，使自己的情绪处于稳定的状态之中。这样，精神性阑尾炎就不会"光顾"了。

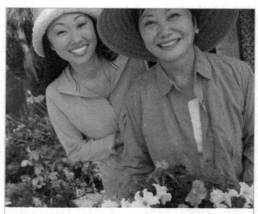

◎要从根本上预防精神性阑尾炎，关键是保持良好的心境，使自己的情绪处于稳定的状态之中。

千万别让小儿腹泻成为孩子的杀手

腹泻为婴幼儿时期的常见病，近年来本病的发病率已明显降低，但仍是婴幼儿时期的重要死亡原因。对小儿健康影响极大，必须引起高度重视。根据病因分为感染性和非感染性两种。发病年龄多在2岁以下，1岁以内者约占半数，夏秋季发病率最高，是我国儿童重点防治的四病之一。

秋季腹泻，是由轮状病毒引起的一种肠炎，在秋冬季节（10月至次年2月）高发。小儿秋季腹泻因其在秋冬季节发病率高而得名，主要侵犯对象是6～24个月的婴幼儿。主要经粪口传播，如果孩子的奶具或食物不干净，或孩子有吃东西不洗手、咬手指头等习惯，很容易使孩子感染轮状病毒，从而导致腹泻。

孩子感染轮状病毒后，最初往往出现感冒的症状，如发热、流涕、打喷嚏、鼻塞等。这时家长会误认为孩子感冒了而服用感冒药。但随后孩子会出现发热、呕吐、腹泻等症状，并逐渐加重，大便呈水样或蛋花汤样，每天3～10次不等。由于呕吐、腹泻，孩子可以出现脱水的症状，如尿量减少，哭时少泪或者无泪，皮肤黏膜干燥，囟门、眼窝凹陷等等。

婴幼儿腹泻是一种容易预防的疾病，根据腹泻发生的原因，应注意以下几点：

❶ 提倡母乳喂养

尤以出生后最初数月内应以母乳喂养。因母乳最适合婴儿的营养需要和消化

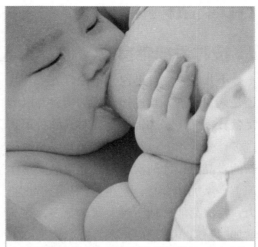

◎母乳最适合婴儿的营养需要和消化能力，宝宝出生后数月内坚持以母乳喂养，有助预防小儿腹泻。

能力。人乳中含有IgA，可中和大肠杆菌肠毒素，有预防感染埃希氏大肠杆菌的作用，帮除患结核、心肾及其他慢性疾病外，均应提倡母乳喂养。应注意正确的喂养方法，做到定时哺乳，避免在夏季及小儿有病时断奶。

❷ 注意饮食卫生

加强卫生宣教，对水源和食品卫生严格管理。食品应新鲜、清洁，凡变质的食物均不可喂养小儿，餐具也必须注意消毒。

❸ 注意饮食的质量

母乳不足或缺母乳采取混合喂养及人工喂养时，应注意饮食调配，不宜过多或过早地给米糊或粥食等食品，以免发生碳水化合物消化不良及影响小儿生长发育，

初出生至3个月内婴儿母乳不足，可喝牛奶或豆浆补充，无论用牛乳或代乳品均需要适当稀释，以利于消化和吸收；食欲不振时，不宜强制进食。

❹ 按时添加辅食

小儿生长发育迅速，不论母乳喂养儿还是人工喂养儿均应按时添加辅食，以满足营养需要。添加辅助食品时，品种不宜过多，变换不宜过频，要在婴儿逐渐适应新的食品后，才渐次增加其他食品。具体而言，添加辅食时，要注意婴儿的消化能力，每次只能增加一种，从少至多，逐渐增加。一般在出生后半个月开始添加维生素C及D，2～3个月加菜汤、奶糕或米糊，4～6个月添加蛋黄、肉末及碎菜等。

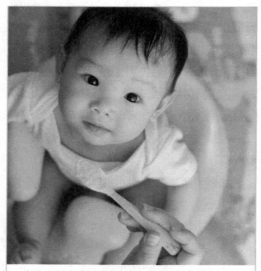

◎小儿生长发育迅速，应及时添加辅食，如2～3个月可添加菜汤、奶糕或米糊等。

❺ 平时增强体质

平时应加强户外活动，提高对自然环

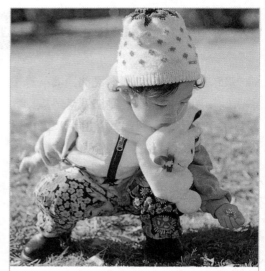

◎平时还应让孩子多参加户外活动，提高身体的抵抗力，避免感染各种疾病。

境的适应能力，注意小儿体格锻炼，增强体质，提高机体抵抗力，避免感染各种疾病。营养不良、佝偻病及病后体弱小儿应加强护理，注意饮食卫生，避免各种感染。对轻型腹泻应及时治疗，以免拖延成为重型腹泻。

❻ 注意避免不良刺激

小儿日常生活中应防止过度疲劳、惊吓或精神过度紧张。

❼ 避免交叉感染

感染性腹泻易引起流行，托幼机构及医院应注意消毒，隔离患儿。发现腹泻患儿和带菌者要隔离治疗，粪便应做消毒处理。

❽ 合理应用抗生素

避免长期滥用广谱抗生素，以免肠道菌群失调，招致耐药菌繁殖引起肠炎。

大肠经要好好敲，合谷更是宝中宝
——手阳明大肠经大药房

第五节

手三里——通经活络、消除疼痛的首选穴

手三里穴是手阳明大肠经的穴位，通常，牙痛、面颊肿痛都是由于胃肠有实热所导致的，因此，时常有类似症状的读者可以点按手三里穴，还可以配合之前提到的合谷穴一起点按效果会更好。

手三里穴是手阳明大肠经的穴位。位置在前臂背面桡侧，肘横纹下2寸处。有很多的人都已经非常熟悉足三里这个穴位了，认为养生益寿的重要方法就是要刺激足三里。

其实，手三里和足三里都是对人体

比较重要的穴位，二者相辅相成。并且，对于脾胃的调理，手三里有非常好的作用。总结起来，手三里具有以下3大功效：

（1）消除牙痛、面颊肿痛。手三里穴是手阳明大肠经的穴位，通常，牙痛、面颊肿痛都是由于胃肠有实热所导致的，因此，时常有类似症状的读者可以点按手三里穴，还可以配合之前提到的合谷穴一起点按效果会更好。

手三里穴点按方法：顺时针方向按揉

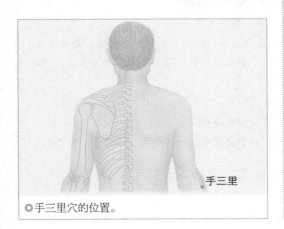

◎手三里穴的位置。

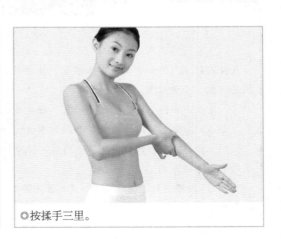

◎按揉手三里。

100 次有泻火、攻邪的作用，起到泻火、镇痛的效果。逆时针方向按揉 100 次则是调补气血，有补益之功，起到调养、止痛的效果。

（2）消除腹胀、吐泻等胃肠不适。同样的理由，因为手三里穴是手阳明大肠经的经穴，治疗胃肠不适本来就是它的职责所在，因此，常常出现腹胀，尤其是吃过饭后腹胀明显的读者，可以点按手三里穴，当然，还可以配合之前提到的内关穴，效果会更明显。

（3）消除手臂麻痛、肘部肌肉痉挛无力等。手三里穴的位置就在手臂靠近肘关节处，对于手臂麻痛、肘部肌肉痉挛无力这些症状的治疗属于近治作用，当你感到手臂麻痛、肘部肌肉痉挛无力时，就可以按摩手三里穴，效果不错。

除此之外，将手三里与肩外俞合用，还对精神性阳痿具有不错的疗效。那么，什么是精神性阳痿呢？精神性阳痿有以下一些特点：夫妇感情冷淡、焦虑、恐惧、紧张，对性生活信心不足，精神萎靡、性交干扰及过度疲劳等。

患精神性阳痿者，城市人数远比农村中要多，三四十岁的人更易患此病。人之所以会患精神性阳痿，主要是各种各样的精神因素和心理因素问题都会干扰大脑活动中枢的正常反射过程，使大脑神经中枢大部分时间处于抑制状态，以保证人的其他正常活动，如果大脑皮质抑制作用增强，可以累及性功能的全部环节，也可以只影响性功能的某一个特定的阶段和部位。若累及勃起中枢，就表现为阳痿。

因此，治疗精神性阳痿必须除去焦躁，使身体血液畅通无阻，使身体和精神都舒畅，指压肩外俞和手三里就可奏效。

另外，指压上述两穴时，最好先将手搓热，以便收到治疗精神性阳痿的效果。

小贴士

肩外俞位于背部第一胸椎和第二胸椎突起中间向左右各 4 指处。指压此处对体内血液流畅、肩膀僵硬、耳鸣非常有效。指压要领是保持深吸气状态，用手刀劈。在劈的同时，由口、鼻吐气，如此重复 20 次。

养生锦囊

以下食疗方是民间对治阳痿的常用方，选录于此，仅供大家参考：

（1）鹌鹑 2 只，小米 60 克，黄酒 300 毫升，葱白 2 根。将鹌鹑去毛、去内脏，洗净炒熟，放入黄酒稍煮，再加水放入小米煮粥，熟后放入葱白、精盐等调服，每日 1 次。适用于肾虚阳痿、腰膝酸软、小便频数。

（2）苦瓜种子适量，焙熟研末，每次 9 克，黄酒送服，每日 2～3 次。

（3）海参、狗肉各适量，共切片煮汤，加生姜、精盐等调服。

（4）小公鸡 1 只，去毛、去内脏，洗净切块，置于食盆中，加入白酒 200 毫升，隔水蒸食。适用于阳痿或举而不坚、早泄。

（5）猪腰 1 对，枸杞菜 250 克。将猪腰洗净切片，用麻油炒熟，加水适量，放入枸杞菜熬汤，熟后加入精盐、胡椒粉调服。

迎香——通窍治鼻炎，气畅心不烦

"不闻香臭从何治，迎香两穴可堪攻"，就是古人对迎香穴最好的治疗总结，迎香穴可以治疗所有跟嗅觉和鼻子有关系的疾病，所以治疗鼻炎就一定要通过迎香穴祛除。

鼻子是人进行呼吸的通道，一旦出现了鼻炎，就会使呼吸感觉非常难受，而且呼吸时无时无刻不在进行的，更重要的是鼻炎还会严重影响人的嗅觉，这就造成了日常生活中的不便。

迎香穴可以治疗所有跟嗅觉和鼻子有关系的疾病，所以治疗鼻炎就一定要通过迎香穴祛除。

究竟迎香穴在什么位置呢，其实非常好找，准确的位置是鼻翼的两旁，如果说人的鼻子就像两个括号一样的话，那么括号的中点位置就是迎香穴。由于它就在鼻子的两旁，所以想要打通鼻窍，让呼吸通畅就没有比迎香再适合的了。

刺激迎香穴的方法也非常简单，用拇指和食指同时放在鼻翼的两侧，也就是迎香穴的位置，掐住鼻子，同时屏住呼吸，间隔5秒钟后，放松手指，进行呼吸。反复进行多次就可以达到刺激迎香穴的作用。

迎香穴可以使鼻子的功能得到强化，鼻黏膜也会增强抵抗炎症的能力，当然鼻炎也就不会再犯。但是实际上只刺激迎香穴的话，会让很多鼻炎严重的人感到效果不明显，这是因为这类的人群已经鼻子和肺脏的功能都相应地丧失了一部分，所以在进行治疗的时候就会不敏感。这时可先在足部按摩刺激一下反射区，感到作用敏感的时候，再进行迎香穴的治疗，这样一个立体的综合治疗就建立起来了，鼻子和肺脏逐渐增加敏感性，功能也会慢慢地恢复。

所以想要鼻炎永远不存在，那么就记住迎香穴，辅助足部的反射区按摩，只要坚持一段时间，就能发现一窍不通已经变得窍窍通畅，呼吸也变得畅通无阻，嗅觉也越来越敏锐。

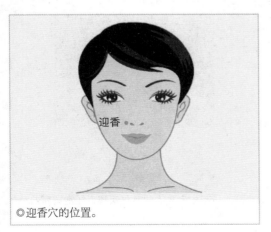

◎迎香穴的位置。

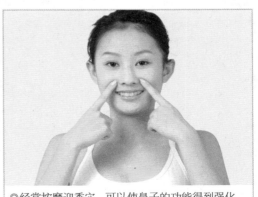

◎经常按摩迎香穴，可以使鼻子的功能得到强化，预防鼻炎。

曲池——调节血压的神奇穴位

闲来无事的时候，甚至看电视的时候都可以做，先将右手手掌摊开，左臂微微弯曲，用右手的掌侧，来敲打左手的手肘处，也就是曲池穴所在位置。这样敲打，可以同时刺激曲池以及旁边的穴位，有降压的功效。

曲池穴是手阳明大肠经的合穴，位置在屈肘成直角，位于肘横纹外端与肱骨外上髁连线的中点处。虽然曲池穴是大肠经上的一个穴位，但是曲池穴的作用确实非常广泛的，包括现在很多人都困扰的高血压。如果遇到了不知道怎么治疗的疾病，可以先从曲池下手。

实验结果表明，曲池穴对冠心病、房性早搏、心房颤动等有一定的治疗作用，可增强心肌收缩力，并可减缓心率。对血管舒缩功能有调节作用，轻刺激可引起血管收缩，重刺激多引起血管扩张。曲池穴的降低血压作用已被证实，且远期疗效较好。

在现代社会，高血压患者很多，一般来说，早6点至10点，下午3点至5点这两个时间段是高血压的发作高峰期，一定要加以注意。这时，就可用右手拇指顺时针方向按揉曲池穴2分钟，然后逆时针方向按揉2分钟，左右手交替，以局部感到酸胀为佳，可有效舒缓血压。有条件的患者，还可以寻求专家帮助，对曲池穴进行针灸，效果更佳。观察急性脑血管意外病人的血液流变学及脑血流图发现，针刺曲池等穴，可使脑血流量增加，脑血管阻力降低，起针后脑血流量增加仍可维持35分钟，脑血管阻力降低不明显。

另外，这里可以教给大家一个小方法，对降血压有很好的帮助。闲来无事的时候，甚至看电视的时候都可以做，先将右手手掌摊开，左臂微微弯曲，用右手的掌侧，来敲打左手的手肘处，也就是曲池穴所在位置。这样敲打，可以同时刺激曲池以及它旁边的穴位，对于我们右臂也有一个很好的锻炼作用。

曲池

◎曲池穴的位置。

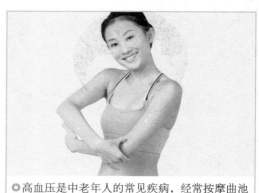

◎高血压是中老年人的常见疾病，经常按摩曲池穴可有效降低血压。

阳溪——手肩综合征的克星

阳溪最大的作用就是可以治疗手肩综合征，也就是手腕、手肘、肩膀等部位感到疼痛。如果手肩部酸痛，有一个非常好的方法，就是用右手握住左手的腕部，同时左右握拳，用拳头前后晃动，这样来帮助腕部的活动。在腕部活动的时候也能很好地刺激阳溪穴。

阳溪别名中魁穴，穴位于手背上，就是指阳气的溪流。阳，热也、气也，指本穴的气血物质为阳热之气。溪，路径也。该穴名意指大肠阳溪穴经经气在此吸热后蒸升上行天部。本穴物质为合谷穴传来的水湿风气，至此后吸热蒸升并上行于天部，故名。

阳溪穴位于人体的腕背横纹桡侧，手拇指向上翘时，当拇短伸肌腱与拇长伸肌腱之间的凹陷中。

阳溪穴有清热散风，通利关节的功效，主治狂言喜笑、热病心烦、胸满气短、厥逆头疼、耳聋耳鸣、肘臂不举、喉痹、痂疥、腕关节及周围软组织疾病，扁桃体炎等症。

阳溪最大的作用就是可以治疗手肩综合征，也就是手腕、手肘、肩膀等部位感到疼痛。如果手肩部酸痛，有一个非常好的方法，就是用右手握住左手的腕部，同时左右握拳，用拳头前后晃动，这样来帮助腕部的活动。在腕部活动的时候也能很好地刺激阳溪穴。

现代人的生活中离不开电脑，但是长期使用电脑的人经常在电脑前一坐就是很长的时间，长时间保持固定的姿势会使肩臂部甚至手指的肌肉僵硬，这都是气血流通不畅惹的祸。很多人在缓解腕部酸痛的时候都会活动活动手腕，其实做这个动作就是在刺激自己的阳溪穴，促进气血的流通。在临床中，医生也常常利用阳溪穴治疗腱鞘炎、中风半身不遂、腕关节及其周围软组织疾患等。

下面，再为大家说一说使用阳溪穴的注意事项：

（1）按摩本穴时，手要自然放松，不要紧张弯曲，以防影响到效果。

（2）给儿童进行按摩时要适度，不要用力太大。

（3）每次宜按揉 2 ~ 3 分钟，每天施治 2 ~ 3 次。

（4）刺法：直刺 0.5 ~ 0.8 寸。

（5）灸法：艾炷灸 3 ~ 5 壮，艾条灸 10 ~ 20 分钟。

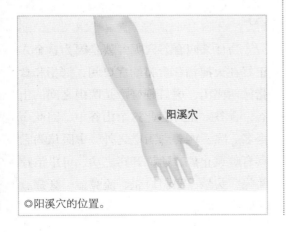

阳溪穴

◎阳溪穴的位置。

合谷——调养肺阴虚的最佳穴位

中医上常说的肺阴虚主要是指阴液不足而不能润肺，从而导致干咳、痰少、咽干、口燥、手足心热、盗汗、便秘等一系列生活中常见的症状。在人体的经穴中，合谷穴是调养肺阴虚的最佳穴位。

中医有"肺为娇脏"之说，指出肺是娇嫩、容易受邪的脏器。肺既恶热，又怕寒，它外合皮毛，主呼吸，与大气直接接触。外邪侵犯人体，不论从口鼻吸入，还是由皮肤侵袭，都容易犯肺而致病。即使是伤风感冒，也往往伴有咳嗽，说明肺是一个娇嫩的脏器，故名。所以，肺对外邪的抵抗力是很低的，尤其是老人和小孩，抵抗力就更低了。

因此，在平时，我们一定要注重肺的保养。肺不阴虚了，抵抗力强了，这些症状也就自愈了。在人体的经穴中，合谷穴是调养肺阴虚的最佳穴位。

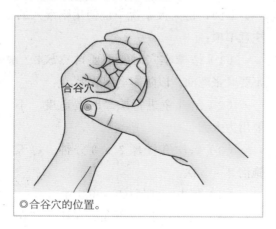

◎合谷穴的位置。

合谷穴是手阳明大肠经的原穴，位置在手背，第一、二掌骨间，第二掌骨桡侧

的中点处。简便取穴的方法是：以一手的拇指之骨关节横纹，放在另一手拇、食指之间的指蹼缘上，在拇指尖下就是此穴。还有一种简便方法，把拇指、食指合拢，在肌肉的最高处取穴。只要坚持每天按摩两侧合谷穴3分钟，就可以使大肠经脉循行之处的组织和器官的疾病减轻或消除，胸闷气短、多咳多痰、爱发高烧、多出虚汗等症状慢慢消失。但要注意的是体质较差的病人，不宜给予较强的刺激，孕妇一般不要按摩合谷穴。

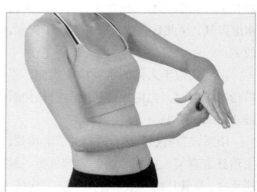

◎每天按摩和谷穴，可疏风止痛、通络开窍，有效减轻和消除大肠经脉循行之处的组织和器官的疾病。

为什么叫合谷穴呢？就是因为这个穴正好在大拇指和食指的虎口间，拇指和食指像两座山，虎口则好像是两山之间的山谷，合谷穴正好在此这个山谷中，因此而得名。除了调养肺阴虚之外，中医认为它具有疏风止痛、通络开窍之功，可以治疗头痛、头晕、眼斜口歪、流鼻血、牙痛、疟腮等疾病。

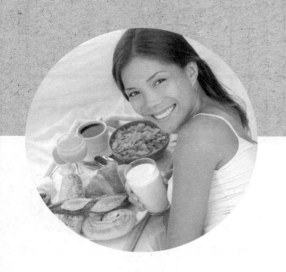

第六章

辰时胃经旺，一份完美
早餐是滋养胃气的关键

●辰时当令的是胃经，此时人体阳气旺盛，且胃是储存饮食，并对食物进行消化吸收的重要脏器。故辰时保健最重要的是吃好早餐，以养护胃气。

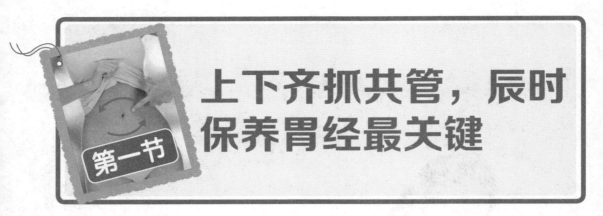

上下齐抓共管，辰时保养胃经最关键

第一节

辰时胃经当令，该给身体补充点儿养分了

清晨7～9点这段时间，人体经过一夜的时间，消耗了大量的体力能量，非常需要在这段时间补充足够的食物以备一天之用，所谓"一天之计在于晨"，一天的早晨是人体阳气升发的时刻，如果没有食物的及时补充，胃气的正常升降，人体的阳气升发不了，就会出现精神萎靡，就像没睡好觉一样，工作效率低下。

胃经在辰时当令，就是早晨的7点到9点，一般这段时间大家都非常忙碌，赶着去上学、上班，但是不管多忙，早饭都一定要吃好，而且最好是在这段时间吃。因为这个时候太阳升起来了，天地之间的阳气占了主导地位，人的体内也是一样，处于阳盛阴衰之时，所以，这个时候人就应该适当补阴，食物属阴，也就是说应该吃早饭。事实上足阳明胃经，这个时候吃早饭最能提升胃气了。

金代名医李杲在他的《脾胃论》中提出"人以胃气为本"，就是强调胃气在人体生命活动中的重要作用。胃主消

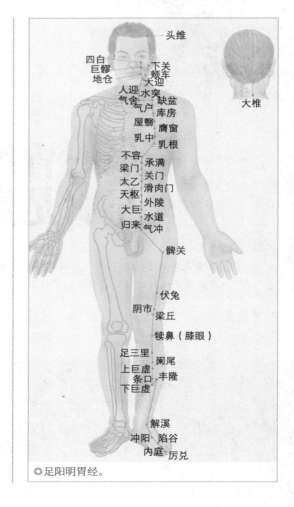

◎足阳明胃经。

化吸收食物的功能，把食物转换成我们人体所需要的营养和能量。胃是人体能量的发源地。在中医的藏象学说中，常以脾升胃降来概括整个消化系统的功能活动。胃气的通降作用，不仅作用于胃本身，而且对整个六腑系统的消化功能状态都有重要影响，从而使六腑都表现为通降的特性。

《临证指南医案·脾胃》说："太阴湿土，得阳始运；阳明阳（燥）土，得阴自安。以脾喜刚燥，胃喜柔润也。"这句话怎么理解呢？比如说戒刺激性的食物如咖啡、酒、肉汁、辣椒、芥末、胡椒等，这些食物是非常辛燥的，会刺激胃液分泌或是使胃黏膜受损，应避免食用或少量食用。所以，养生家们都提倡要饮食清淡。其实这都是从养胃气的角度出发。

清晨7～9点这段时间，人体经过一夜的时间，消耗了大量的体力能量，非常需要在这段时间补充足够的食物以备一天之用，所谓"一天之计在于晨"，一天的早晨是人体阳气升发的时刻，如果没有食物的及时补充，胃气的正常升降，人体的阳气升发不了，就会出现精神萎靡，就像没睡好觉一样，工作效率低下，反应迟钝，人体的各项功能都不能兴奋起来，所以辰时补充食物是非常必要的。再说，如果不吃早饭，胃在这个时候会分泌胃酸，没有进入消化，胃酸就腐蚀人体的胃壁，长此以往就会造成消化道溃疡。所以按时按量地吃早餐是非常必要的。

不吃早饭是等于慢性自杀的生活习惯。国外医学专家研究发现，不吃早餐不仅会伤害肠胃，使人感到疲倦、胃部不适和头痛，经常不吃早餐，还极易产生胆结石，而且特别容易使人显得"苍老"。长期不吃早餐的人，皮肤干燥、容易产生皱纹，提前老化。同时由于早餐离前一天晚餐时间相距太长，胃壁特别容易腐蚀而造成溃疡。

不吃早餐首先会精神不振，并影响胃酸分泌、胆汁排出，这会减弱消化系统功

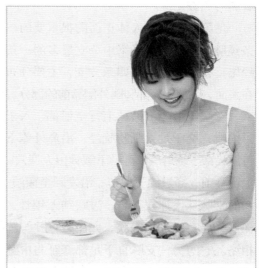

◎清晨7～9点，人体的阳气开始升发，需吃早餐以补充阳气，以保证胃气的正常升降。

能，诱发胃炎、胆结石等消化系统疾病。还会使人在午饭时出现强烈的空腹感和饥饿感，不知不觉吃下过多的食物，多余的能量就会在体内转化为脂肪，时间一长，脂肪在皮下堆积，反而导致肥胖。不吃早餐引起的营养不良，还会导致肌体抵抗功能下降，易患感冒、心血管疾病等各种不同疾病。

总而言之，早餐是一定要吃的，而且要吃得科学，吃得讲究。

"血变于胃"，胃经是身体多气多血的勇士

胃还有一个重要的功能——生血。古语有云"血变于胃"，是我们的胃将吸纳的谷物精华转变成血，从而滋养全身的器官。事实上，母亲的乳汁就是由血变成的，而血则是由食物的精华变成的。按摩胃经，可以充实胃经的经气，使它和与其联系的脏腑的气血充盛。

足阳明胃经是人体正面的很重要的一条经脉，也是人体经络中分支最多的一条经络，有两条主线和四条分支，主要分布在头面、胸部、腹部和腿外侧靠前的部分。

它起于鼻旁，沿鼻上行至根部，入于目内眦，交于足太阳膀胱经；沿鼻外侧下行至齿龈，绕口唇，再沿下颌骨出大迎穴；上行耳前，穿过颔下关节，沿发际至额颅。它的支脉从大迎穴下行，过喉结入锁骨，深入胸腔，穿过横膈膜，归属胃，并与脾相络。它的另一支脉直下足部二趾与中趾缝，此支又分两支，一支自膝膑下三寸分出，下行至中趾外侧，一支从足背分出，至大趾内侧，交足太阴脾经。

从胃经的循行路线可以看出，与胃经关系最为密切的脏腑是胃和脾。脾胃是人体的后天之本，这是因为每个人在出生后，主要依赖脾和胃以运化水谷和受纳腐熟食品，这样人体才能将摄入的饮食消化吸收，以化生气、血、津液等营养物质，才能使全身脏腑经络组织得到充分的营养，维持生命活动的需要。

除了消化吸收食物外，胃还有一个重要的功能——生血。古语有云"血变于胃"，是我们的胃将吸纳的谷物精华转变成血，从而滋养全身的器官。事实上，母亲的乳汁就是由血变成的，而血则是由食物的精华变成的。按摩胃经，可以充实胃经的经气，使它和与其联系的脏腑的气血充盛。按摩胃经，一方面可以充实胃经的经气，使它和与其联系的脏腑的气血充盛，这样脏腑的功能就能正常发挥，就不容易生病；另一方面可以从中间切断胃病发展的通路，在胃病未成气候前就把它消弭于无形。

当然，按摩胃经的目的主要还是调节胃肠功能，所以饭后1个小时左右就可以开始按揉胃经的主要穴位了，如足三里、天枢等一定要按到；然后在睡前1个小时左右灸一会儿，灸完后喝1小杯水。每天早上7～9点这个时间按揉的效果应该是最好的，因为这个时辰是胃经当令，是胃经经气最旺的时候。

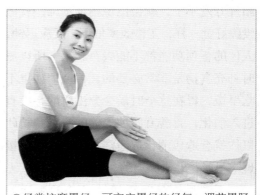

◎经常按摩胃经，可充实胃经的经气，调节胃肠功能，增强身体抵抗力。

为什么说胃经当令时怎么吃都不会胖

很多人以为不吃早饭就可以减肥，其实这是非常错误的观念。早饭即使吃得再多也不会胖，因为上午是阳气最足的时候，也是人体阳气最旺盛的时候，食物很容易被消化。因此，这个时候怎么吃也不会发胖。

现在有很多上班族为了按时上班，就省下吃早餐的时间。甚至有些人单纯为了能在被窝里面多赖一会儿，也把早饭给省了。一顿不吃还好，要是顿顿不吃早餐，这样长此以往，我们的健康就会受到威胁。因此我们再忙也不能忘了早饭。

很多人以为不吃早饭就可以减肥，其实这是非常错误的观念。此时吃早饭即使吃得再多也不会胖，因为上午是阳气最足的时候，也是人体阳气最旺盛的时候，食物很容易被消化。胃经以后是脾经当令，脾可以通过运化将食物变成精血，输送给人体五脏。如果不吃早饭，9点以后，脾就是在空运化，它也没有东西可以输送给五脏，这时人体会有不适现象产生，比较明显的表现就是头晕。所以，早饭一定要吃，而且要吃好。

另外，就是早餐应该吃"热食"。一些人贪图凉爽，尤其是夏天，早餐喝蔬果汁代替热乎乎的豆浆、稀粥，这样的制法短时间内也许不觉得对身体有什么影响，但长此以往会伤害胃气。

从中医角度看，吃早餐时是不宜先喝蔬果汁、冰咖啡、冰果汁、冰红茶、绿豆沙、冰牛奶的。早餐应该吃"热食"，才能保护胃气。因为早晨的时候，身体各个系统器官还未走出睡眠状态，这时候你吃喝冰冷的食物，会使体内各个系统出现挛缩、血流不畅的现象。也许刚开始吃喝冰冷食物的时候，不会觉得胃肠有什么不舒服，但日子一久或年龄渐长，你会发现皮肤越来越差，喉咙老是隐隐有痰、不清爽，或是时常感冒，小毛病不断。这就是因为早餐长期吃冷食伤了胃气，降低了身体的抵抗力。

因此，早饭应该是享用热稀饭、热燕麦片、热羊乳、热豆花、热豆浆、芝麻糊、山药粥等，然后再配着吃蔬菜、面包、三明治、水果、点心等。牛奶容易生痰，导致过敏，不适合气管、肠胃、皮肤差的人及潮湿气候地区的人饮用。

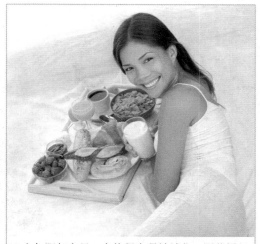

◎上午阳气充足，食物很容易被消化，因此胃经当令时怎么吃都不会胖。

保养胃经，抗击衰老，就找五行神腧穴

每天上午 7 ~ 9 点是胃经经气最旺的时候，在腿部的两条经上均匀涂上养生油，然后用经络刷来回刮痧，这样可以健脾养胃、化生气血，保证女人一天都精神焕发。

《黄帝内经》说："女子五七，阳明脉衰，面始焦，发始堕。"（阳明脉指胃经）。意思是说，女人从 35 岁开始，胃经就开始老了，经脉里的气血就一天天变得虚和弱了，身体里缺少气血来滋润，女人当然就会面色憔悴，皱纹一天比一天多，头发越来越稀。

胃经一旦衰弱，各种令人烦恼的衰老症状都会乘虚而入的。像头发大量脱落、变白、开叉断裂或没有光泽度；脸上的皮肤不再光滑，而且经络所过的好多地方都会出现色斑，皱纹悄悄滋生；

乳房逐渐变小萎缩，腰腹部脂肪囤积，卵巢和子宫功能下降，稍微干点活就腰酸腿疼等。

一个女人，如果脾胃总是不和，必然使得气血亏虚。那么，怀孕时孩子就会先天体质不好；生孩子时就等于过鬼门关；生孩子后，孩子要吃奶，而母亲的乳汁都是由气血化生而成的。这一切，都需要气血，如果没有气血，女人的这些环节都无法顺利进行，女人的健康和幸福就没有了基础。

专家建议每天上午 7 ~ 9 点胃经经气最旺的时候，在腿部的两条经上均匀涂上养生油，然后用经络刷来回刮痧，这样可以健脾养胃、化生气血，保证女人一天都精神焕发。

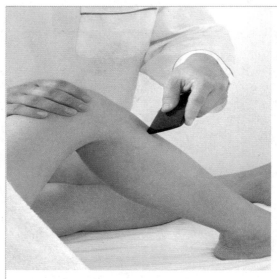
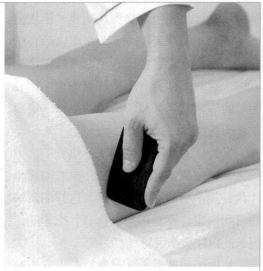

◎每天上午阳气最旺的时候，对腿部的胃经、脾经进行刮痧，可以健脾养胃、化生气血，延缓衰老。

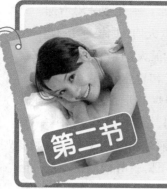

第二节

胃为仓廪之官，辰时养好胃，给身体一个固若金汤的"仓库"

胃为仓廪之官，是人体能量的发源地

《黄帝内经》曰："胃为仓廪之官，五味出焉。"仓廪：仓，谷藏也；廪，发放。仓廪，即管理财物并按时发放的官员，可以说，我们身体所需要的全部能量，都来自于胃的提炼、转化。

《黄帝内经》曰："胃为仓廪之官，五味出焉。"仓廪：仓，谷藏也；廪，发放。仓廪，即管理财物并按时发放的官员，可以说，我们身体所需要的全部能量，都来自于胃的提炼、转化。

胃上承食道，下接十二指肠，是一个中空的由肌肉组成的容器。金朝医学家说："胃者，脾之腑也……人之根本。胃气壮则五脏六腑皆壮也。"在中医理论中，胃被称为"水谷之海"，它最主要的功能便是接纳腐熟的水谷。可以说，在饮食物消化的过程中，胃的作用是至关重要的，所以中医将它与脾一起，合称为"后天之本"，于是也就有了"五脏六腑皆禀气于胃"，胃气强则五脏功能也就旺盛的说法。

所谓"胃气"，在中医理论中泛指以

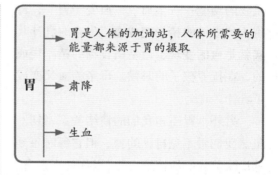

胃 → 胃是人体的加油站，人体所需要的能量都来源于胃的摄取

胃 → 肃降

→ 生血

胃肠为主的消化功能。在中医经典著作《黄帝内经》中有这样的记载："有胃气则生，无胃气则死。"也就是说，胃气决定着人的生与死。对正常人来说，胃气充足是机体健康的体现；对病人而言，胃气则影响到康复能力。

那么，如何判断一个人有无胃气呢？这就要看一个人是否有饥饿感。

婴儿饿了，就哇哇地哭，这就是饥饿感；小孩子饿了，就闹着要吃饭，这就是饥饿感；成年人早晨起来想吃东西，这就是饥饿感；病人病好点儿了，就有吃东西的欲望，这就是饥饿感。人能有饥饿感，就说明这个人是正常人、健康人，这也说明此人的胃气很好。

胃气是人赖以生存的根气，只可养，不可伤。因此在诊断上要审察胃气，在治疗上要顾盼胃气，在养生上要调摄胃气。胃气强壮，则气血冲旺，五脏和调，精力充沛，病邪难侵，可祛病延年。

《黄帝内经》认为，胃以降为顺，就是胃在人体中具有肃降的功能。胃气是应该往下行、往下降的，如果胃气不往下降，就会影响睡眠，导致失眠，这就叫作"胃不和则卧不安"。与此同时，胃还有一个重要的功能——生血。"血变于胃"，胃将人体吸纳的精华变成血，母亲的乳汁其实就是血的变现，血是由食物的精华变成的，在抚养孩子的时候，母亲的血又变成了乳汁。

另外，胃还和我们的情绪关系密切。虽然我们看不见自己的胃，但它每时每刻都反映着我们的情绪变化。当你处于兴奋、愉悦、高兴的情绪状态时，胃的各种功能发挥正常甚至超常，消化液分泌增加、胃肠运动加强、食欲大增。如果你处于生气、忧伤、精神压力很大的消极情绪状态，就会使胃液酸度和胃蛋白酶含量增高，胃黏膜充血、糜烂并形成溃疡。在你悲伤或恐惧的时刻，胃的情形更糟——胃黏膜会变白、胃液分泌量减少、胃液酸度和胃蛋白酶含量下降，导致消化不良。因此，我们要想养护我们的胃，最好先从情绪开始。

养生锦囊

有的孩子没有生病，但就是吃饭不香、脸色萎黄，这样的孩子是脾胃虚弱，需要健脾胃。这里给父母推荐一种健脾胃的手法：首先补脾经200～500次；摩腹2～5分钟；揉脐3～5分钟；按揉足三里50～100次；捏脊3～5次。再按揉脾俞、胃俞各30次。本法每天操作1遍，7天为1疗程，每一疗程完后可休息2天，一般宜在空腹时进行。这套儿童保健推拿简单易行，无痛苦，操作方便，具有健脾和胃、增进食欲、强壮身体、预防疾病的作用，使儿童更健康。

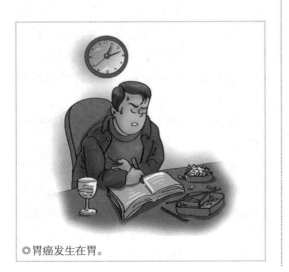

◎胃癌发生在胃。

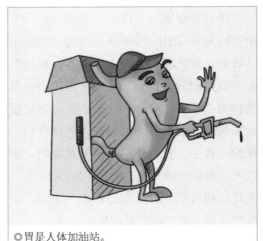

◎胃是人体加油站。

都市白领，保养肠胃当遵循这些原则

白领要注重养生保健，要向凉食说"不"。胃肠道对寒冷的刺激非常敏感，如果防护不当，就会引发胃肠道疾病或使原有的胃病加重。

据调查显示，从事销售、市场与技术工作的白领已经成为胃病的高危职业，这项调查包括了技术、金融、行政、市场、财务、物流、文员等多种白领职业。

不难看出，主要有以下四大原因导致白领成为胃病高危一族：工作不定时；工作超时；不良饮食习惯；工作压力大。我们知道，胃酸过多会引起胃不适感、胃部疼痛、恶心、腹胀、腹泻、烧心感（即心窝部烧灼感）等反酸症状及全身倦怠感等，正是职场人士最容易表现出来的症状。因此，对于这些都市白领来说，保"胃"战刻不容缓。具体来说，当从以下几点着手：

❶ 胃部保暖很重要

天气慢慢转凉，可是为了保持靓丽的

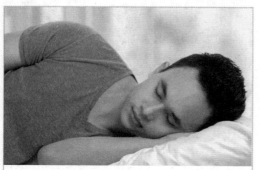

◎胃为"娇"脏，一定要注意保暖，夜晚睡觉盖好被子，以防腹部着凉。

形象，白领们却依然穿着薄薄的套裙。虽然写字间里四季如春，但是出门秋意依旧凛然。在这一凉一暖之间，胃可能受伤。适时增添衣服，套装里穿上小吊带。夜晚睡觉盖好被子，以防腹部着凉。

❷ 多喝暖汤保护胃

在职场拼搏的白领，晚上回到家中已经是筋疲力尽，一日三餐真的是为难了这些人们。何不来个懒人做饭法呢？买个电子汤煲，冰箱里储存些肉食，上班前煲好汤，晚上回来，既有热乎乎的汤可以喝。再从超市买些蔬菜、主食之类，既符合秋季食品需清淡的要求，又搭配较合理，简单的方法至少不辜负了这个胃。

❸ 要向凉食说"不"

胃肠道对寒冷的刺激非常敏感，如果防护不当，就会引发胃肠道疾病或使原有的胃病加重。清晨，不要因为赶时间上班喝个冷牛奶啃块凉面包，喝上一杯热腾腾的牛奶麦片，既养颜又护胃；把咖啡、浓茶换成红枣茶、纯橙汁、黑芝麻糊。

除以上三点之外，白领一族还应把秋季作为养胃的重点季节，尤其加强护养。在秋季，病菌繁殖快，食物易腐败，是急性胃肠病的高发期。预防此病的关键是加强饮食卫生管理，防止食品污染，不吃生的、腐败的和未经煮熟的肉、鱼、虾、贝类等。

老年人脾胃虚弱，管好嘴巴最重要

老年人每餐应以七八分饱为宜，尤其是晚餐更要少吃。另外，为平衡吸收营养，保持身体健康，各种食物都要吃一点儿，如有可能，每天的主副食品应保持10种左右。

金元四大家之一朱丹溪在"养老论"中，叙述了年老时出现的症状与保养方法，朱丹溪根据他的"阳常有余、阴常不足"与重视脾胃的学术思想，提出老人具有脾胃虚弱与阴虚火旺的特点，因此，老年人在养生方面，一定要注意管好自己的嘴巴。

❶ 节制饮食，但不偏食

在《养老论》中，朱丹溪指出，老年人内脏不足，脾弱明显，更有阴津不足，性情较为急躁者，由于脾弱故饮食物消化较为困难，吃完饭后常有饱胀的感觉；阴虚易生虚火，又往往气郁生痰，引发各种老年疾病，出现气、血、痰、郁的"四伤"的症候。故而提出诸多不可食的告诫。现代医学也认为，饮食失节失宜，是糖尿病、高脂血症、肥胖症、心脑血管疾病、普通老化症等代谢病的潜在诱因。

因此，老年人每餐应以七八分饱为宜，尤其是晚餐更要少吃。另外，为平衡吸收营养，保持身体健康，各种食物都要吃一点儿，如有可能，每天的主副食品应保持10种左右。

❷ 饮食宜清淡、宜慢

朱丹溪在《茹淡论》中说："胃为水谷之海，清和则能受；脾为消化之器，清和则能运。"又说，五味之过，损伤阴气，饕餮厚味，化火生痰，是"致疾伐命之毒"。所以，老年人的饮食应该以清淡为主，要细嚼慢咽，这是老年人养阴摄生的措施之一。

有些老年人口重，殊不知，盐吃多了会给心脏、肾脏增加负担，易引起血压增

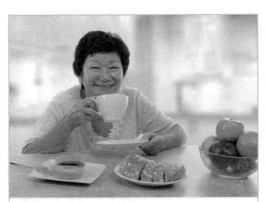

◎老年人由于脾弱故饮食物消化较为困难，所以每餐应以七八分饱为宜，为平衡吸收营养，各种食物都要吃一点儿。

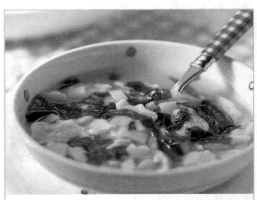

◎老年人牙齿常有松动和脱落，咀嚼肌变弱，因此，要特别注意照顾脾胃，饭菜要做得烂一些；老年人对寒冷的抵抗力差，所以饮食应稍热一些。

高。为了健康，老年人一般每天吃盐应以6～8克为宜。有些老年人习惯于吃快食，不完全咀嚼便吞咽下去，久而久之对健康不利。应细嚼慢咽，以减轻胃肠负担促进消化。另外，吃得慢些也容易产生饱腹感，防止进食过多，影响身体健康。

❸ 饭菜要烂、要热

朱丹溪指出老年人的生理特点是脏器功能衰退，消化液和消化酶分泌量减少，胃肠消化功能降低。故补益不宜太多，多则影响消化、吸收的功能。另外，老年人牙齿常有松动和脱落，咀嚼肌变弱，因此，要特别注意照顾脾胃，饭菜要做得软一些，烂一些。

老年人对寒冷的抵抗力差，如吃冷食可引起胃壁血管收缩，供血减少，并反射性引起其他内脏血循环量减少，不利健康。因此，老年人的饮食应稍热一些，以适口

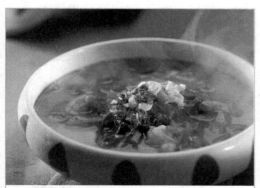

◎老年人胃肠功能较弱，饮食宜软烂温热，以利于老人消化吸收食物中的营养。

进食为宜。

❹ 蔬菜要多，水果要吃

在《茹淡论》中，朱丹溪指出"谷

菽菜果，自然冲和之味，有食（饲）人补阴之功"。他倡导老年人应多吃蔬菜水果。新鲜蔬菜是老年人健康的朋友，它不仅含有丰富的维生素 C 和矿物质，还有较多的纤维素，对保护心血管和防癌防便秘有重要作用，每天的蔬菜摄入量应不少于 500 克。

另外，各种水果含有丰富的水溶性维生素和金属微量元素，这些营养成分对于维持体液的酸碱度平衡有很大的作用。为保持健康，老年人在每餐饭后应吃些水果。

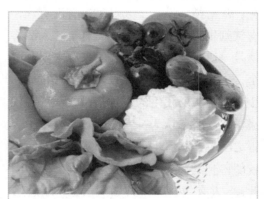

◎蔬菜和水果中富含维生素和矿物质等营养成分，有利于身体健康。所以老人应多吃蔬菜和水果。

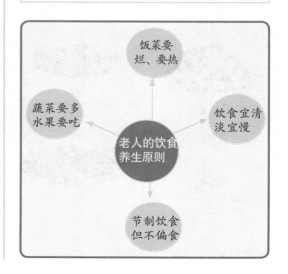

饭菜要烂、要热

蔬菜要多水果要吃

饮食宜清淡宜慢

老人的饮食养生原则

节制饮食但不偏食

脾胃不和时，可以喝一喝"补中益气汤"

宋金时期著名医学家李东垣是"补土派"的代表人物，他以"人以脾胃中元气为本"的原则，结合当时人们由于饮食不节、起居不时、寒温失所导致的胃气亏乏的现状，创制了调理脾胃的代表方剂——补中益气汤。

《黄帝内经》认为，气是维持人体生命活动的基本物质。古时判断一个人的生死，常常摸一摸这个人嘴里还有没有气，有气则生，无气则死，故而有了"人活着就是一口气"之说。而气的来源主要有两个，一个是肺从自然界吸入的清气，另一个则是脾胃所化生的水谷精微之气。明代医学家李时珍认为，人体的元气有赖于脾胃之滋生，脾胃生理功能正常，人体元气就能得到滋养而充实，身体才会健康。因此，古人有"内伤脾胃，百病由生"的说法，即一个人如果脾胃不好，阳气就会不足，各种疾病也就随之而来。

宋金时期著名医学家李东垣是"补土派"的代表人物，他以"人以脾胃中元气为本"的原则，结合当时人们由于饮食不节、起居不时、寒温失所导致的胃气亏乏的现状，创制了调理脾胃的代表方剂——补中益气汤。方药组成如下：

【材料】黄芪1.5克（病甚劳役，热甚者3克），甘草1.5克（炙），人参0.9克（去芦），当归身0.3克（酒焙干或晒干），橘皮0.6～0.9克，升麻0.6～0.9克（不去白），柴胡0.6～0.9克，白术0.9克。

【制法】上药切碎，用水300毫升，煎至150毫升，去滓，空腹时稍热服。

【功效】补中益气，升阳举陷。脾胃气虚，少气懒言，四肢无力，困倦少食，饮食乏味，不耐劳累，动则气短；或气虚发热，气高而喘，身热而烦，渴喜热饮，其脉洪大，按之无力，皮肤不任风寒，而生寒热头痛；或气虚下陷，久泻脱肛。

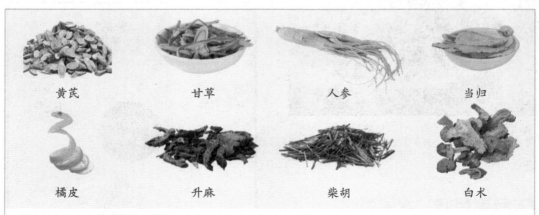

黄芪　　　甘草　　　人参　　　当归

橘皮　　　升麻　　　柴胡　　　白术

◎补中益气汤的方药由黄芪、甘草、人参、当归身、橘皮、升麻、柴胡、白术这八种药材组成，具有补气健脾、升提中气、恢复中焦升降的功能。

早餐营养又均衡，每天送给身体的第一份大礼

第三节

青少年不吃早餐，危害远甚于成年人

据一项调查显示，大城市大约有一成左右的中小学生来不及吃早饭就上学，一半以上的中小学生早饭吃得过于简单。处于生长发育期的小学生一日三餐饮食习惯、方式和营养存在诸多误区。专家提醒，孩子的营养最大程度上取决于家长的习惯和责任心，如果家长每天能早起15分钟，挪出点儿时间为孩子做顿早餐，将大大改善孩子的营养状况，也从自身为孩子树立一个榜样。

《黄帝内经》："食气入胃，散精于肝，淫气于筋。食气入胃，浊气归心，淫精于脉，脉气流经，经气归于肺，肺朝百脉，输精于皮毛……饮入于胃，游溢精气，上输于脾，脾气散精，上归于肺，通调水道，下输膀胱，水精四布，五经并行。"那么，应该如何来养胃呢？最简单的方法就是按时吃早餐。

不吃早餐的危害我们都知道，事实上这种坏习惯对青少年的不良影响远甚于成人。除了危害到健康外，还严重影响生长发育和学习效果。不吃早餐或早餐营养质量差，血糖水平相对就低，不能及时为神经系统正常工作输送充足的能源物质，影响学习能力和学习成绩。根据对比实验，不吃早餐的青少年图形识别的错误率、反应能力和数学成绩，都低于吃早餐的青少年。

青少年是长身体、长知识的重要时期，也是一生中需要营养、热量最大的时期。他们整个上午要连续上四节课，往往主课大多安排在上午，所以脑力和体力的消耗

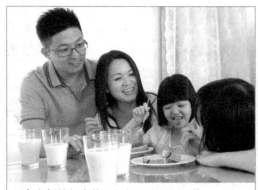

◎青少年是长身体、长知识的重要时期，因此一定要让青少年吃好早餐。

特别大。从头一天晚餐到次日早晨，经过这几个小时，体内的血糖已消耗得差不多了，如果不从早餐补足热量，血糖浓度继续下降，便会出现低血糖现象，不利于生长发育。为了保证孩子正常生长就必须把早餐吃好。难怪有人认为"要想个头长得高，早餐一定要吃好。"

怎样才能使青少年吃好早餐呢？首先孩子和家长都必须充分认识早餐的重要性，改变过去早餐马虎，中餐凑合，晚餐大吃的状况，要做到"早餐要吃好，中餐要吃饱，晚餐要吃少"，在早餐的质量上多费些心思。合理的早餐应有一定数量的淀粉类食物，即碳水化合物，为身体提供所需要的能量，还应含有足够的蛋白质和脂肪，早餐中摄入的蛋白质多，人的精力就旺盛。要做到"主副食搭配""米面混食""粗细配合"，将单调的早餐模式向营养型模式转化。

专家建议，可采用稀饭或面条、豆浆为主加鸡蛋、包子的中式食品，或牛奶、面包、果酱的西式模式，或中西结合的模式。早餐还可以吃些菜，如菜包之类的，水果与菜不同，另外吃些菜的话营养更加好，包括葱、青菜、萝卜等。但是不用太多，只要把粮食的一些分量换过来就行了，水果也可以。

青少年正处在迅速生长发育时期，家长要从小培养孩子不挑食，不偏食的习惯。毕竟这时孩子身体的增长需要全面的营养物质，蛋白质、脂肪、碳水化合物、维生素、矿物质等营养存在于五谷杂粮、鸡鱼肉蛋、水果蔬菜之中，长期挑食必然会造成某些营养成分的缺乏而生病。如果从小养成有什么吃什么的习惯，就能使各种食物的营养成分互相补充，取长补短，发挥更高的营养价值，这在营养学上称为"互补作用"。如肉与蔬菜一起吃，能提高铁质和维生素C的吸收率。长期挑食、偏好，会导致身材矮小。

7点到8点吃早餐最合适，因为这时人的食欲最旺盛。早餐与中餐间隔4～5小时左右为好。如果早餐较早，那么数量应该相应增加或者将午餐相应提前。

早餐前应先喝水。人经过一夜睡眠，从尿、皮肤、呼吸中消耗了大量的水分和营养，早餐起床后处于一种生理性缺水状态。如果只进食常规早餐，远远不能补充生理性缺水。因此，早上起来不要急于吃早餐，而应立即饮500～800毫升凉开水，既可补充一夜流失后的水分，还可以清理肠道，但不要在吃早餐前喝较多的水。

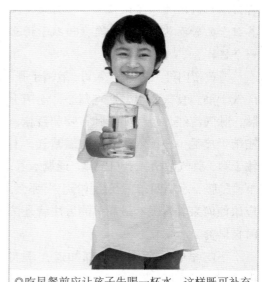

◎吃早餐前应让孩子先喝一杯水，这样既可补充水分，还有助于清理肠道。

给自己安排一顿完美的减肥早餐

每天迷迷糊糊地醒来，匆匆忙忙洗漱完毕，冲出门去，等等，你早餐吃了吗？没有时间？一起来瞧瞧现代上班族的健康减肥食谱早餐。

繁忙工作、不充足睡眠已经成为现代上班族健康的头号大敌，而长期不吃或不科学地吃早餐恰恰会对身体健康造成严重的危害，还会令人发胖。

那么怎样吃早餐才是健康的呢？按照膳食金字塔的分类方法把食物分为谷类、蔬菜、水果、肉类和奶类，如果食用了两类或者少于两类就算早餐质量差，食用了其中三类则为早餐质量较好，如果能食用够这四类则为早餐营养充足。作为女性的早餐，则更加要注意养颜的功效啦。根据这一原理，我们为女性朋友介绍 4 款减肥早餐，既减肥又健康，快来看一看，从中挑选一种适合自己的。

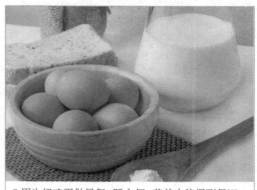

◎用牛奶鸡蛋做早餐，既方便，营养也能得到保证。

① 牛奶鸡蛋，简单易行

【材料】牛奶、生鸡蛋、葡萄干、拇指面包

专门花时间煮鸡蛋对你来说太麻烦，故可以把一枚生鸡蛋直接打入牛奶，再放入一些葡萄干，搅拌均匀，可在微波炉里加热 2 分钟，再配上几根新鲜的拇指面包，其实不到 4 分钟，一顿营养丰富的早餐就完成了。然后就可以一边看早间新闻，一边享用美味的营养早餐了。

这个 4 分钟早餐秘籍。可谓是简单到了极至，不过也不无营养。优点是在本身极为方便的同时，还充分利用了微波炉这一方便省时的炊具，所以也算是把时间压缩到了极至，4 分钟，营养早餐尽在掌握之中。

② 水果面包，精于搭配

【材料】3 种以上水果（凭个人喜好选择，如樱桃、小西红柿、蜜瓜、火龙果等）、谷类膨化食品或者麦片加奶、蛋糕

早上几乎都没什么胃口，所以你可以用水果来开个头，虽然量不多，但每天水果最好吃 3 种以上营养才全面。谷物搭配牛奶可能很多成年人都不太喜欢，却很容易消化。感觉不够的话可以补上 2 只碳烤蛋糕，只要提前买好便可。经过水果开胃后，能多吃一点儿其实对全天保持旺盛精力很有作用。

这个 4 分钟早餐秘籍准备的早餐品种很丰富，水果、谷类、牛奶、蛋糕一样不

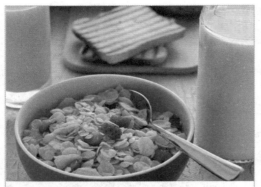

◎水果面包，搭配简单，营养丰富，是早餐之佳选。

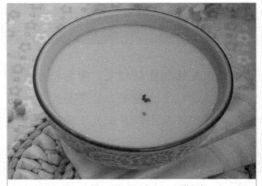

◎早上喝一杯五谷豆浆，既方便，又健康。

缺，精心搭配，什么早餐需要补充的水分、蛋白质、纤维素、碳水化合物等，都包含在其中，而且因为也全都是成品，拿出来就吃，4分钟也是绰绰有余的。

❸ 五谷俱全，滴滴香浓

【材料】黑豆、花生仁、玉米渣、枸杞、红枣（去核）、黑芝麻

前一晚睡前先抓一小把黑豆泡好，起床以后连同几颗花生仁，以及玉米渣、枸杞、无核红枣、芝麻各少量，一起倒进豆浆机，加入清水。豆浆机是可以自动加热煮开的那种，加入原料以后就可以什么都不管了，只管放心地洗漱收拾完毕，一杯热热乎乎、浓香四溢、营养丰富的五谷豆浆就做好了。早上喝一杯这样的热豆浆，一天都精力充沛，还有，豆类作物里面含有植物雌激素，多多食用，可以更健康！

这个4分钟早餐秘籍，材料几乎还是豆类、谷类和干果类。同样也不需要动火，只需要头一天晚上睡觉前花点儿时间准备一下，第二天一早，在豆浆机的帮助下，就可以坐享其成了。

❹ 酸酸甜甜，水果饼干

【材料】红茶（袋泡）、牛奶（鲜牛奶或者盒装牛奶）、饼干、草莓、橙、巧克力每天早上空腹喝一杯茶，先清理肠胃，然后再开始进食。早上可以选择饼干。根据需要，有时还可以配不同的蘸酱（色拉酱）。巧克力是早餐中必不可少的。而且巧克力中含有微量的兴奋成分，提神醒脑，让你一天都心情愉快。

这个4分钟早餐秘籍，材料很简单，而且最大的优势是，大部分材料都是现成的，也不用动火。只要你有时间逛超市，就能把这些早餐提前备齐。

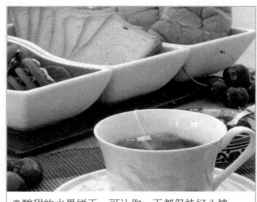

◎酸甜的水果饼干，可让你一天都保持好心情。

早餐吃得不科学，可能会加快身体衰老

我们都知道，不吃早餐不利于健康。事实上，早餐吃得不科学同样不利于健康，甚至有研究证明，不科学的早餐会加快人体衰老。

据英国《每日邮报》报道，英国著名临床心理学家及执行教练罗斯·泰勒通过分析 4166 位英国成年人的调查结果后得出结论，吃不好早餐，会影响人一天的决策和思维能力。

下面，我们为大家总结了四种错误的早餐吃法，希望能引起你的警戒。

❶ 早餐吃得过于营养

很多人因为意识到早餐重要性，因此早餐食物选择上尽量丰富大量摄入高蛋白、高热量、高脂肪食品，比如奶酪、汉堡、油炸鸡翅、煎炸食品等，但过于营养早餐只会加重肠胃负担对身体有害无益。

建议：早餐应该把握营养均衡原则，选择易消化吸收、纤维质高、低脂低糖食物为主，如粥、牛奶、豆浆、面条、馄饨等，不宜进食油腻、煎炸、干硬以及刺激性大食物，也不宜吃得过饱。

❷ 经常用零食充当早餐

平时肚子饿了吃点儿饼干、巧克力等零食可以，但用零食充当每天三餐中最重要的早餐那就非常不科学了。零食多数属于干食，对于早晨处于半脱水状态人体来说不利于消化吸收，而且饼干等零食主要原料谷物虽然能短时间内提供能量，但很快会使人体再次感到饥饿临近中午时血糖水平会明显下降，早餐吃零食容易导致营养不足导致体质下降容易引起各种疾病入侵。

建议：不宜以零食代替早餐，尤其不要吃太多干食，早餐食物中应该含有足够水分。如果当天早餐太干，可以加上一根黄瓜。

❸ 剩饭菜当早餐

不少妈妈都会做晚饭时多做一些，第二天早上给孩子和家人做炒饭或者把剩下的饭菜热一下，这样早餐制作方便。但饭菜隔夜后，蔬菜可能产生亚硝酸盐，吃进去会对人体健康产生危害。

建议：剩菜尽量别再吃；把剩余食物做早餐一定要保存好以免变质；从冰箱里拿出来的食物要加热熟透。

❹ 路边餐当早餐

路边购买早餐边走边吃，手动脚动嘴动全身运动，上班一族早晨都匆忙中度过，尤其住处离单位远的人早餐往往都在路上解决，他们通常在小区门口、公交车站附近买包子、茶蛋、肉夹馍等食品当早餐。边走边吃不利于消化和吸收。另外街头食品往往存在卫生隐患，有可能病从口入。

建议：如果选择街边摊食品做早餐，一要注意卫生，二是尽量不要上班路上吃早餐，以免损害健康。

早上起来没有胃口，小方法就能搞定

清晨起床没有胃口，这是正常的生理现象。人体在夜晚的新陈代谢率就比白天降低了15%，另外，晚餐吃得多一些，迟一些，饮品喝的过一些等，都会影响清晨的食欲。

所谓的"食欲"，是一种想要进食的生理需求。一旦这种需求低落、甚至消失，即称为食欲缺乏。简单地说，就是没有想吃东西的欲望。

有时不愿吃饭并非小问题。如果发现你自己或身边的家人有食欲缺乏的现象时，可利用具有香味、辣味、苦味的食物，来刺激并且提高胃液的分泌及增进食欲，若仍然无法提高食欲，最好到医院做一番检查。

如果没有问题，这就跟你的生活习惯有很大的关系。下面介绍一些刺激胃口的方法，请大家参考。

方法一：人们常说，早起活动锻炼后吃早餐有胃口，确实有道理。运动会唤醒沉睡的细胞，让其兴奋，有利于食欲的增加。

方法二：对于早晨忙着出门的人来说，冲三两分钟的淋浴，即刻促使细胞兴奋，增加食欲。

方法三：每天清晨起床饮一杯与体温有温差的白开水（根据体质可以选低于体温的，也可以选高于体温的），除了有利于补充水分、排出体内垃圾外，还能刺激消化道，分泌大量的胃酸，增加食欲。

方法四：饮用少量鲜柠檬泡的水。柠檬酸刺激胃，使其分泌大量的胃酸，达到开胃目的。但此方法不适合胃肠功能不好的人。

方法五：晚饭少食用一些不利于消化的菜肴，尤其孩子吃得不要过饱，会缓解呆食造成清晨食欲缺乏。晚上新陈代谢率降低，消化功能减弱，不当的饮食会给胃肠道带来负担，也影响睡眠质量，同时也会造成早餐食欲不佳。

引起食欲缺乏的原因

1. 疲劳或紧张。一般如上班族由于疲劳或精神紧张，可能导致暂时性食欲缺乏，这是属于比较轻微的现象。

2. 过食、过饮、运动量不足、慢性便秘。这些都是引起食欲缺乏的因素，但要注意一些潜藏的危机，诸如无缘无故的食欲缺乏、连续不断的食欲缺乏等等。

3. 精神因素。想要维持身材苗条，不想吃东西，体重因而大幅减轻，因此拒绝进食。

4. 疾病因素。食欲缺乏通常会让人直接联想到胃肠问题，如慢性胃炎、胃迟缓、胃癌，都有可能出现这样的症状。肝病的初期症状也会引发长期食欲缺乏。事实上，因肝病而引发的食欲缺乏通常呈现端极化，严重时根本没有食欲。患者的亲朋好友只要稍加注意，即可看出病人对食物的严重排斥。

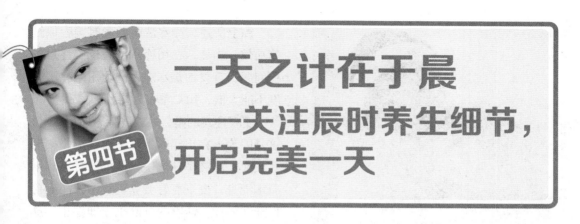

第四节 一天之计在于晨
——关注辰时养生细节，开启完美一天

早上洗脸，热水不如冷水

人的面部微血管分布最密，脂肪层较厚，形成保护油脂，对面部肌肉进行自我保护。热水有强烈的渗透作用，洗脸水的温度过高，虽然对皮肤有镇痛和扩张毛细血管的作用，但经常使用会使皮肤脱脂，血管壁活力减弱，导致皮肤毛孔扩张，皮肤变得松弛无力，出现皱纹。

很多人早上都习惯用热水洗脸，认为热水的去污性更强。确实，热水比冷水的去污力强，而且还能暂时滋润皮肤，减轻皱纹，但经常使用热水洗脸，皮肤易松弛，易出现皱纹。

这是为什么呢？因为人的面部微血管分布最密，脂肪层较厚，形成保护油脂，对面部肌肉进行自我保护。热水有强烈的渗透作用，洗脸水的温度过高，虽然对皮肤有镇痛和扩张毛细血管的作用，但经常使用会使皮肤脱脂，血管壁活力减弱，导致皮肤毛孔扩张，皮肤变得松弛无力，出现皱纹。

而且，长期用热水洗脸，面部肌肉的耐寒能力就会减弱，一旦突然暴露在寒冷的空气中，面部易被冻伤，还易患伤风感冒和呼吸系统疾病等。

其实，早上起来，用冷水洗一把脸，才是最简单而又实用的美容法。

首先，冷水的刺激可以改善面部的血液循环，改善皮肤组织的营养结构，增强

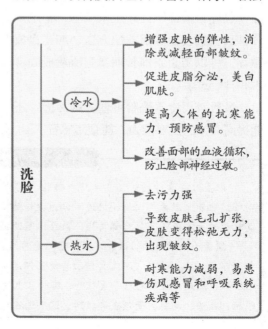

洗脸

冷水　→　增强皮肤的弹性，消除或减轻面部皱纹。
　　　→　促进皮脂分泌，美白肌肤。
　　　→　提高人体的抗寒能力，预防感冒。
　　　→　改善面部的血液循环，防止脸部神经过敏。

热水　→　去污力强
　　　→　导致皮肤毛孔扩张，皮肤变得松弛无力，出现皱纹。
　　　→　耐寒能力减弱，易患伤风感冒和呼吸系统疾病等

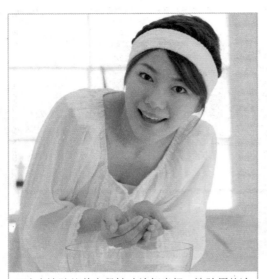

◎冷水洗脸的美容保健功效相当好，洗脸用的冷水以10℃左右为宜。

皮肤的弹性，消除或减轻面部皱纹。

其次，冷水洗脸还能促进皮脂分泌，使皮肤显得白皙、光洁、富有弹性，不易感染皮肤病。

再次，用冷水洗脸，会使皮肤的毛细血管收缩，脸部肌肉产生紧绷感，不过一分钟后，就会出现反射性充血，加速血液循环，可以防止脸部长期暴露所造成的麻木和神经过敏。

最后，用冷水洗脸可使头脑冷静，还能提高人体的抗寒能力，能预防感冒。

综上所述，冷水洗脸的确有美容保健的功效。当然，在用冷水洗脸也要注意一些问题，首要的是水温，洗脸用的冷水温度不能太低，10℃左右为宜。

更要注意的是，热天洗脸忌讳用冷水。这是因为人在出汗时，皮下血管扩张，毛孔放大，血液循环加快，如果这时突然用冷水浇身，皮下血管会立刻收缩，汗毛孔也随即闭住，汗腺的分泌也立即停止，身上散热的渠道便堵死了，体内的热量不能继续散发，使人感到皮肤发热，达不到降温的功效。所以夏天用冷水来洗脸，不但脸洗不干净，也不凉快，还容易引起感冒等其他疾病。

因为满是汗水的脸上，皮肤温度相对比较高，在没有冷却下来的情况下，突然受到冷水的刺激，会引起面部皮肤毛孔收缩，使得毛孔中的油污、汗液不能及时被清洗出来，这样做的后果是使肌肤的毛孔扩大，敏感的肌肤甚至可能会因此急性发炎。而油性皮肤更易出现粉刺和痘痘。

所以，早上要记得用10℃左右的冷水洗脸，但在满脸汗的情况下，还是要慎用冷水。

养生锦囊

很多人在疲劳的时候都会搓一搓脸，这样马上就会感觉精神很多。可别小瞧了搓脸这个小动作，它能刺激面部穴位，促进人体健康保健，关于搓脸这个话题，如皋老人最有发言权。因为如皋长寿老人差不多每天都要搓一次脸，通过搓脸，很多老人变得脸色红润、双眼有神。

搓脸是一种简单的保健方法，它不受时间、地点的限制，疲劳时、困倦时、身体不舒服时，都可以搓一搓，而且它不需要借助其他任何工具，只需要一双手。如皋老人搓脸前通常要先把双手搓热，然后用搓热的双手去搓脸，有时从上向下，有时从下向上，每次都把下颌、嘴巴、鼻子、眼睛、额头、两颊、面颊全部搓到，这个过程可快可慢，以自己舒服为准。

洗脸后做做脸部按摩，让自己变得更美丽

足阳明胃经的支部循行于脸部，辰时，胃经的气血最旺盛，这个时候按摩脸部，可以起到事半功倍的作用。早上洗脸后，有蜂蜜＋盐（搅拌均匀）按摩脸部一分钟，一个月后就会发现不一样了。

每天做下脸部按摩，不但可以紧致肌肤，还可以重塑脸型，使圆脸变得既瘦又有型。方法很简单：

涂上按摩霜之后，在颊骨的部分纵拉赘肉，并向外拉开。然后位置慢慢向下移，到鼻翼为止。一次动作约5秒，持续进行1分钟。双手贴在脸颊上，着重于抚平鼻唇沟的皱纹（鼻翼的细纹），皮肤以横向拉开。手掌由内向外推，至外围轮廓为止2～3秒。反复进行1分钟。涂上按摩霜后，轻轻地摩擦皮肤，指腹须朝内侧。由颊骨部分往上推托，并进行摩擦式的按摩。一个个动作慢慢进行，持续1分钟。最后沿着眼眶，以指尖拍打颊骨。进行到太阳穴时会觉得精神舒畅。按摩后，以混合的化妆水乳液抹均匀，即可完成。

下面再教给大家一套简单易学的瘦脸操，这套瘦脸不仅能刺激神经系统和皮下组织，同时还具有防止眉间和额头出现皱纹的作用。

（1）从鼻子横梁两侧开始，经过鼻翼，以画圆弧方式向上拉到鬓角的部位，再从鬓角开始向额头中心运动。做法为伸展轻压。

（2）从内眼角开始，经过额头慢慢移向鬓角，再经颊骨的上方向鼻子两侧做伸展按压的运动。

（3）从嘴唇下方开始，向耳朵下方，再到下巴后重复按摩。

（4）从下巴开始，经过耳根和鬓角，向额头方向，再经过鼻子两侧直到嘴边，以抚摸按压的方式进行。

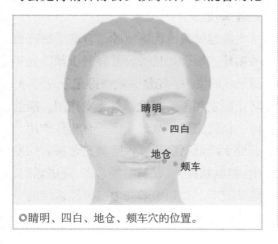

◎睛明、四白、地仓、颊车穴的位置。

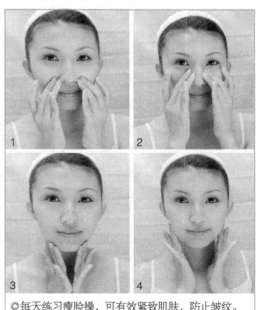

◎每天练习瘦脸操，可有效紧致肌肤，防止皱纹。

早练五行梳头养生功，让你永远年轻

古人很早时期就对头颅的生理功能相当了解，古往今来，无论是声名显赫的高贵名流，还是日出而作的平民布衣，都与梳子朝夕不离，古诗《木兰诗》中就有"当窗理云鬓"等诗句，最能反映我国古代劳动人民与梳子的紧密联系，它不仅可以用来梳理头发，更是人们不可或缺的保健器具，经常使用，对养生、健体和美肤都有益处。

晨起梳发，是保持美发不可缺少的日常修整之一。梳发可以去掉头及头发上的浮皮和脏物，并给头皮以适度的刺激，以促进血液循环，使头发柔软而有光泽。在我国，晨起梳头养生法历史悠久，隋朝名医巢元方就曾指出，梳头有通畅血脉，祛风散湿的作用，而古代的《养生论》中更有"每朝梳头一百下"的说法。

那么，为什么梳头会有保健作用呢？梳头实际是一种积极的按摩手法利于血脉畅通，增强脑细胞的营养供给延缓大脑衰老。梳头疗法是以经络全息学说和大脑功能定位学说为理论基础，使用梳具刺激头部穴区和脏腑相对应于头部体表的全息区，将操作所产生的生物信息，通过经络和全息的感传关系，使头部毛孔开泄，邪气外排，同时疏通经络，宣通气穴，振奋阳气，补氧祛瘀，调理脏腑，提高机体抗病能力，加强器官组织细胞的新陈代谢。

俗话说"千过梳头，头不白。"每天早晚用牛角梳或黄杨木梳，由前向后，

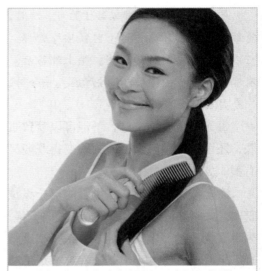

◎坚持每天早晚梳头，有助畅通头部血液循环，达到养生保健、延缓衰老的目的。

再由后向前轻轻触及头皮各梳刮数遍，可疏通经气，促进头部血液循环，防止头发营养不良而致的白发、黄发和脱发，同时可消除用脑过度导致的头胀、麻木等。梳头的时候要用力平均，仅让梳齿轻轻接触到头皮便可以，绝不要让梳齿划破头皮。

晨起梳头能梳通血脉，有助于脑部血液循环，增强记忆力，并有利于预防老年痴呆症的发生。能使头发获得充分的营养，防止脱发和早生白发，有美发作用。能散风，预防感冒，减轻头痛。有明目作用。有助于降低高血压，预防脑血管疾病的发生。能健脑提神、缓解精神紧张、促进睡眠、消除疲劳。有利于增强中枢神经系统的平衡协调功能，延年益寿。

早晨走路上班，健康又时尚

只要路程合适，长期坚持步行上下班，可以增强心肺功能，改善血液循环，预防动脉硬化等心血管疾病，以及感冒等呼吸道疾病。步行还可减少荷尔蒙分泌，进而降低血压。坚持步行还能改善现代人运动不足的问题，进而控制血糖，预防糖尿病。

上班族一般都是朝九晚五，有的工作时间还会更长，好不容易有个周末，又总是喜欢用睡觉来打发。因此，很少有时间进行锻炼。因此，我们建议，如果条件允许的话，不妨试一试走路上班。

健康专家认为，步行是最安全、最佳的运动和减肥方式，对于办公室人员来说，为何要放弃这样一个益处多多的健身方式呢？

❶ 增强心肺功能

只要路程合适，长期坚持步行上下班，可以增强心肺功能，改善血液循环，预防动脉硬化等心血管疾病，以及感冒等呼吸道疾病。步行还可减少荷尔蒙分泌，进而降低血压。坚持步行还能改善现代人运动不足的问题，进而控制血糖，预防糖尿病。

❷ 保持良好体形

步行可促进消化液分泌，早餐后步行上班可加快消化和吸收，帮助代谢系统维持正常工作，从而保持良好的体形。

专家称，快步行走是最简便、最经济的有氧代谢运动。世界卫生组织也认为，步行是最安全、最佳的运动和减肥方式。

❸ 能够解忧排压

多用双脚，能改善体内自律神经的操控状态，让交感神经和副交感神经的切换更灵活，有助于缓解压力和解除忧虑，使大脑思维活动变得更加清晰、活跃，有利于提高工作效率。

❹ 防治颈椎疾病

步行时如昂首远望、抬头挺胸、双肩大幅摆动，有助于调整长期伏案的姿势，防治颈椎疾病。因为头部重量约占体重的 1/10，都由颈椎与覆盖颈部到背脊的肌肉所支撑，如果驼背或姿势不良，肩胛肌的负担过重，肩膀和颈椎就容易僵硬酸痛。

❺ 提高睡眠质量

每天坚持走路上下班，可提高夜间睡眠质量。另外，吃饭后、睡觉前走路也不错，睡前走路有助于促进睡眠。

❻ 预防骨质疏松

经常步行可增加钙源的沉积，减少钙的流失，从而使骨骼变得强健，降低患骨质疏松的可能性。

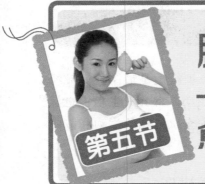

脾胃一失常，生命就失灵——常见胃系病中医自愈妙法

第五节

给大家推荐两种专治胃痛的食疗方

胃痛，是指上腹部近心窝处发生疼痛的病症。常包括现代医学中消化性溃疡、急慢性胃炎、胃神经官能症、胃下垂等疾病。临床应根据胃痛的不同特点，分辨不同的疾病。若病程较长，而且反复发作，痛的时间有规律性，常伴有嗳气、嘈杂、吞酸，考虑为消化性溃疡；若上腹部疼痛闷胀，无明显规律性，食后加重；呕吐，局部压痛较广泛而不固定，应考虑慢性胃炎；若胃脘胀痛，常随情绪变化而增减，痛无规律性，经各种检查无器质性病变时，应考虑为神经官能症；若患者形体瘦长，食后脘腹胀痛不适，站立时胃痛加剧卧时减轻，应考虑为胃下垂。

胃痛与饮食习惯有密切的关系，摄入过咸、过酸、过粗的食物，反复刺激胃黏膜，还有不合理的饮食习惯，饮食不规律，暴饮暴食等都可导致胃痛。食用过冷、过热饮食，浓茶、咖啡、烈酒、刺激性调味品、粗糙食物等，是导致胃痛的主要原因。预防急性胃痛应戒烟限酒，生活应有规律，避免进食刺激性、粗糙、过冷、过热食物和暴饮暴食，注意饮食卫生，不吃腐烂、变质、污染食物。

下面给大家推荐两种专治胃痛的食疗方。

香附豆腐汤

材料：香附子9克，豆腐200克，姜、葱、盐各5克，素油30克。

做法：把香附子洗净，去杂质；豆腐洗净，切块，姜切片，葱切段。起油锅，下入葱、姜爆香，注入清水，加香附，烧沸，下入豆腐、盐，煮5分钟即成。

功效：行气健脾，清热解毒。

生姜粳米粥

材料：生姜20克，葱白15克，大枣10克，粳米100克，红糖适量。

做法：将大枣去核、粳米淘洗后共放锅中，加水适量煮粥，煮至粥将熟时加入红糖、葱、姜末，再煮沸5分钟即可。

功效：温胃散寒，止痛，适用于胃痛剧烈，受寒痛增，得热痛减的患者。

8 种健康美食，将胃溃疡彻底吃掉

胃溃疡如果不能治愈，则可能反复发作，因此，治疗是一个长期的过程。患者除了配合医生的治疗外，还应该在饮食上多加注意。

胃溃疡是一种慢性的常见病，各个年龄段的人都可能患过本病，但是 45 ~ 55 岁最多见，胃溃疡大多是由于不注意饮食卫生、偏食、挑食、饥饱失度或过量进食冷饮冷食，或嗜好辣椒、浓茶、咖啡等刺激性食物而造成的。

胃溃疡如果不能治愈，则可能反复发作，因此，治疗是一个长期的过程。患者除了配合医生的治疗外，还应该在饮食上多加注意。

据《本草纲目》记载，桂花蜜能"散冷气，消瘀血，止肠风血病"。对胃溃疡有不错的效果，因此，胃溃疡患者可以根据自己的身体情况适量食用桂花蜜。

此外，下面介绍的一些食疗方对胃溃疡也有不错的效果。

（1）新鲜猪肚一只，洗净，加适量花生米及粳米，放入锅内加水同煮。煮熟后加盐调味，分几次服完。数日后可重复一次，疗程不限。

（2）花生米浸泡 30 分钟后捣烂，加牛奶 200 毫升，煮开待凉，加蜂蜜 30 毫升，每晚睡前服用，常服不限。

（3）蜂蜜 100 克，隔水蒸熟，每天 2 次饭前服，两个月为一疗程。饮食期间禁用酒精饮料及辛辣刺激食物。

（4）鲜藕洗净，切去一端藕节，注入蜂蜜仍盖上，用牙签固定，蒸熟后饮汤吃藕。另取藕一节，切碎后加适量水，煎肠服用。对溃疡病出血者有效，但宜凉服。

（5）新鲜马兰头根 30 克，水煎服，每日 1 剂。

（6）大麦芽（连种子的胚芽）、糯稻芽 33 克、水煎服。

（7）新鲜包心菜捣汁 1 杯（200 ~ 300 毫升），略加温，食前饮服，1 日 2 次，连服 10 天为一疗程。

（8）鲜土豆 500 克，蜂蜜、白糖、糖桂花、植物油各适量。先将鲜土豆洗净去皮切小方丁；炒锅上火，放油烧热，下土豆炸至黄色，捞出沥油，放入盘中。另起锅，加水适量，放入白糖，煮沸，文火热至糖汁浓缩，加入蜂蜜，糖桂花适量，离火搅匀，浇在炸黄的土豆丁上，即成。佐餐食用。

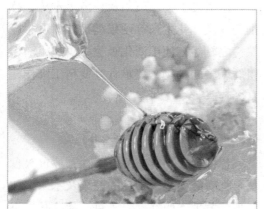

◎桂花蜜对胃溃疡有不错的效果，胃溃疡患者可以根据自己的身体情况适量食用。

患了慢性胃炎，就该这么养

慢性胃炎是最常见的胃病，属中医学"胃脘痛""痞满""吞酸""嘈杂""纳呆"等病范畴。中医认为，慢性胃炎多因长期情志不遂，饮食不节，劳逸失常，导致肝气郁结，脾失健运，胃脘失和，日久中气亏虚，从而引发种种症状。在临床上应根据病人的实际情况给予辨证论治。

人们常说"人食五谷杂粮，孰能无疾"。而饮食入口，首先影响的就是胃。胃黏膜血管丰富，具有对食品的贮存、消化和运送功能。所以饮食不调是引起胃病的重要因素。慢性胃炎是一种十分常见的消化道疾病，以胃黏膜的非特异性炎症为主要病理变化，根据胃黏膜的组织学改变，可分浅表性、萎缩性、肥厚性三种类型。临床上共有的症状为：上腹部闷胀疼痛、嗳气频繁、泛酸、食欲减退、消瘦、腹泻等症。

慢性胃炎的发病多与饮食习惯有密切的关系，例如，长期过量饮酒、浓茶、咖啡，长期过量食用辣椒、芥末等刺激性强的调味品。更重要的是不合理的饮食习惯，如：不按时进餐或不进早餐，盲目减肥控制进餐或暴饮暴食使胃黏膜受损伤。主要症状有上腹饱闷感、嗳气、反酸、恶心、胃灼热、隐痛、食欲下降等。因此，合理的饮食调理对防治慢性胃炎有着极其重要的意义。当然，患者一旦发生急性胃炎应及时治愈，防止转化为慢性胃炎。

慢性胃炎的饮食治疗原则主要有以下几点：

❶ 饮食一定要定时定量

每日三餐应按时进食，且不宜吃得过饱。正餐之间可少量加餐，但不宜过多，以免影响正餐。

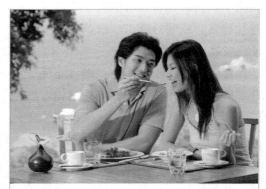

◎慢性胃炎患者每日三餐应按时进食，且不宜吃得过饱。

❷ 食物要注重软、烂、易消化

食用的主食、蔬菜及鱼肉等荤菜，特别是豆类、花生米等硬果类都要煮透、烧熟使之软烂，便于消化吸收，少吃粗糙和粗纤维多的食物，要求食物要精工细作，富含营养。

❸ 最好保持新鲜、清淡

各种食物均应新鲜，不宜存放过久食用。吃新鲜而含纤维少的蔬菜及水果，如冬瓜、黄瓜、西红柿、土豆、菠菜叶、小白菜、苹果、梨、香蕉、橘子等。吃清淡少油的膳食。清淡膳食既易于消化吸收，又利于胃病的康复。

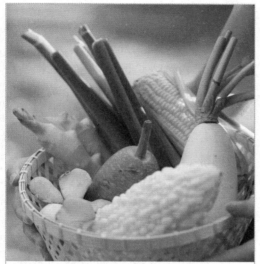

◎慢性胃炎患者所选用的食材均应新鲜，不宜存放过久食用。

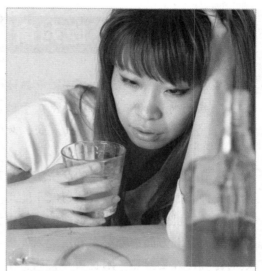

◎慢性胃炎患者忌食烈性酒、香烟等刺激性强的食品。

❹ 一定要讲究烹调的方法

宜选用的烹调方法为蒸、煮、焖、炖、烩、汆。不宜选用煎、炸、熏、烤等烹调方法，因为用这些方法加工出的菜肴不易消化，机体很难吸收。

❺ 注意一些饮食禁忌

慢性胃炎患者忌食烈性酒（其他酒类也应少饮或不饮）、香烟、浓茶、咖啡、辣椒、芥末等刺激性强的调味品。不宜吃过甜、过咸、过浓、过冷、过热、过酸的汤类及菜肴，以防伤害胃黏膜。大量饮用碳酸饮料也会对胃黏膜造成不同程度的损害。慢性胃炎一旦患上就难以根治，日常生活中稍不注意就会跑出来折磨你的胃，美食不能随意享受不说，还要饱受疼痛的

折磨，所以，预防慢性胃炎的发生与发作比治疗更重要。

养生锦囊

预防慢性胃炎应做到下面几个原则：

（1）保持精神愉快。

精神抑郁或过度紧张和疲劳，容易造成幽门括约肌功能紊乱，胆汁反流而发生慢性胃炎。

（2）应戒烟忌酒。

烟草中的有害成分能促使胃酸分泌增加，对胃黏膜产生有害的刺激作用，过量吸烟会引起胆汁反流。过量饮酒或长期饮用烈性酒能使胃黏膜充血、水肿、甚至糜烂，慢性胃炎发生率明显增高。

（3）慎用、忌用对胃黏膜有损伤的药物

此类药物长期滥用会使胃黏膜受到损伤，从而引起慢性胃炎及溃疡。

（4）积极治疗口咽部感染灶，勿将痰液、鼻涕等带菌分泌物吞咽入胃导致慢性胃炎。

胃胀也是病，吃对食物是关键

在《黄帝内经》篇中，形象地描述了胃胀病的特点："夫胀者，皆在于脏腑之外，排脏腑，扩胸胁，胀皮肤，故名曰胀。"

从中医理论来讲，胃胀的产生主要是由于各种病因影响到胃腑，使胃气不能正常和降，气机停滞于胃脘而形成的。其中主要病因有五方面：寒湿之邪侵袭人体，壅遏胃气；外受湿热，困扰胃腑；饮食不节，饥饱失常，日久损伤胃腑；情志不节，忧思恼怒致气结于胃；胃部手术后，损伤胃络，耗伤气血，胃失其职。

事实上，很多胃病可以引起胃胀，只要治疗好了引起胃胀的胃病，胃胀自然就消除了，而许多胃病患者之所以久治不愈，是因为同时伴有胃自主神经功能紊乱，只要治疗好了胃的自主神经功能紊乱，其他胃病就会自然康复，胃病患者如果感觉不仅胃部不舒服，而且睡眠、精神状态等也不好，那十有八九可以判断患有胃自主神经功能紊乱。需要说明的是胃自主神经紊乱（即胃神经官能症）是功能性疾病，仪器检查不出，容易被很多医生和患者忽视，有的患者想不通，有的医生也想不通，所以很多医生不知道从这方面用药，而耽误了病人，导致久治不愈。

下面介绍一些治疗胃胀的食物疗法：

（1）鲜姜、白糖治胃寒痛：鲜姜500克（细末），白糖250克，腌在一起；每日3次，饭前吃，每次吃1勺（普通汤匙）；

坚持吃一星期，一般都能见效；如没彻底好，再继续吃，直至好为止。

（2）白酒烧鸡蛋治胃寒：二锅头白酒50克，倒在茶盅里，打1个鸡蛋，把酒点燃，酒烧干了鸡蛋也熟了，早晨空胃吃。轻者吃一、二次可愈。注意鸡蛋不加任何调料。

（3）吃苹果可缓解胃酸：有的人在冬末春初，遇阴冷天或饮食不当，常泛胃酸，很难受。如果此时吃一个或半个大苹果，胃很快舒服了，寒性胃胀忌食。

总之，保持生活规律，饮食定时定量，易消化，进食细嚼慢咽、不易过饱，忌生冷与刺激性食物等。同时，保持良好的情绪，放松精神，适量运动，对功能性消化不良引起的胃胀很重要。

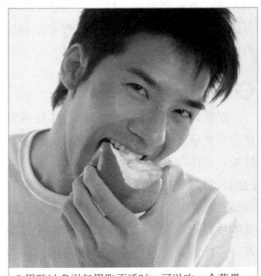

◎胃酸过多引起胃胀不适时，可以吃一个苹果，有助缓解胃酸。

有病早知道——肠胃疾病自测法

如果饭后上中腹痛，或有恶心、呕吐、积食感，病的时间可能已经很长；疼痛有规律，如受凉、生气、吃了刺激性食物后发作。可能是胃溃疡已经纠缠上身。

胃肠病是常见病、多发病，总发病率占人口的20％左右。年龄越大，发病率越高，特别是50岁以上的中老年人更为多见，男性高于女性，如不及时治疗，长期反复发作，极易转化为癌肿。肠胃疾病多凸显于饭后，人们应仔细注意饭后有无明显症状出现，注意体会、自检，尽早发现胃肠疾病，以得到及时治疗。

（1）如果出现时有胸骨后受阻、停顿、疼痛感，且时轻时重，这既有可能处于罹患食管炎、食道憩室或食管癌早期的边缘阶段。

（2）如果饭后饱胀或终日饱胀、嗳气但不反酸，胃口不好，体重逐渐减轻，面色轻度苍白或发灰，则可能是慢性胃炎，特别是慢性萎缩性胃炎、胃下垂。

（3）如果饭后上中腹痛，或有恶心、呕吐、积食感，病的时间可能已经很长；疼痛有规律，如受凉、生气、吃了刺激性食物后发作。可能是胃溃疡已经纠缠上身。

（4）如若经常在饭后2小时左右出现胃痛，甚至半夜疼醒，吃点儿东西可以缓解，常有反酸现象。秋冬季节容易发作，疼痛在上腹偏右，有节律。这就是十二指肠溃疡或十二指肠炎症的典型症状。

（5）饭后腹部胀痛，常有恶心、呕吐，偶可呕血，过去有胃病史近来加重，或过去无胃病近期才出现，且伴有贫血、消瘦，在脐上或心口处摸到硬块。这种情况应高度警惕，因为有可能是胃癌。

（6）急性胃肠炎、急性痢疾病因主要是饮食不当或受凉后发生腹痛、腹泻，可伴有呕吐、畏寒发热。

（7）过敏性肠炎的症状主要表现为：饭后立即腹泻，吃一顿泻一次，稍有受凉或饮食不当就发作。也有可能时而腹泻时而便秘，腹泻时为水样，便秘时黏液较多，有时腹胀有便意而上厕所又无大便，数年不见消瘦。

总之，当肠胃出现以上各种症状时，一定要及时去医院进行肠胃检查，以免耽误最佳治疗时期。

养生锦囊

胃疼病人平时保养的注意事项：

（1）对胃、十二指肠溃疡出血期的病人，应暂缓推拿治疗。

（2）生活要有规律，避免过度精神紧张、过度疲劳。

（3）对胃黏膜有刺激的烈酒、浓茶、咖啡、辛辣食品要禁忌并戒烟。

（4）对可诱发、加重或引起并发症的药物（如激素、阿司匹林等）应忌用或慎用。

（5）对胃神经官能症患者要以精神治疗为主，解除思想顾虑，提高治疗信心，增强体质训练。

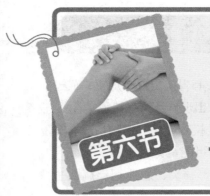

第六节

胃经多气多血，身体"饥饿"就找它
——足阳明胃经大药房

足三里——人体第一长寿穴

按揉足三里要遵循"寒则补之，热则泻之"的原则，如果胃部不适或病症是因为受了寒气，手法上的指腹方向就得往上，如果是暴饮暴食而引起的胃痛、腹部不舒服，手法上的指腹方向就得往下，通过泻法来排出淫邪之气。

足三里穴是"足阳明胃经"的主要穴位之一，是强壮身心的大穴。我们知道，胃是人体的一个"给养仓库"，胃里的食物只有及时地消化、分解、吸收，人体的其他脏器才可以得到充足的养分，人才能

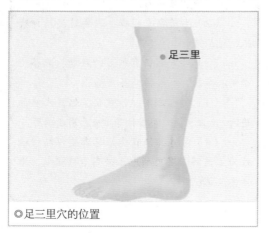

◎足三里穴的位置

身体健康，精力充沛。所以，胃部消化情况的好坏，对我们来说极为重要，而足三里穴则能担此重任。《黄帝内经》认为："阳气不足，阴气有余，则寒中肠鸣腹痛。阴阳俱有余，若俱不足，则有寒有热。皆调于足三里。"这说明，足三里对调节人体阴阳平衡有着很好的效果，在该穴处按摩，不但能补脾健胃，促使饮食尽快消化吸收，增强人体免疫功能，扶正祛邪，而且能消除疲劳，恢复体力，使人精神焕发，青春常驻。

从古至今，人们一直非常重视足三里穴的保健作用，民间有"肚腹三里留"这种说法。现代人通常气血不足，身体处于亚健康状态，这在很大程度上都是受了消化不好的影响。胃肠功能不好，人体的吸收能力就弱，吃进身体里的食物经常因为无法吸收而直接排出，营养得不到充分利用，身体自然就不好。所以，每天用手指揉上5分钟，坚持十来天，食欲就会有改善，身体也会明显感觉舒服。

教你按摩足三里

正坐，屈膝90度，将大拇指除外，其余四指并拢，置于外膝眼，直下四横指处，大约在外膝眼下方3寸处，以无名指指腹垂直着力按压，有酸痛、胀、麻的感觉。并且因人不同感觉会向上或向下扩散。

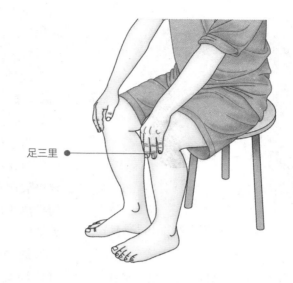

足三里

艾灸疗法

艾灸是用艾绒做成大小不同的艾炷，或用纸卷成艾条，在穴位上烧灼熏蒸的一种治疗方法，一般适用于慢性和虚汗的病证。下面是几种常用的灸法。

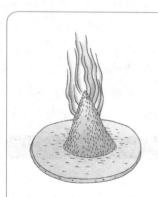

隔姜灸

用大片生姜，上放艾炷烧灼，一般可灸3～5壮。除隔姜灸外，还有隔蒜片灸、隔盐灸、隔附子片灸等，

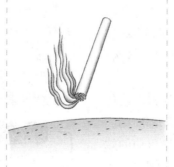

艾条灸

用艾绒卷成直径1.5～2厘米的艾条，一端点燃后熏灸患处，但不碰到皮肤。一般可灸10～15分钟。

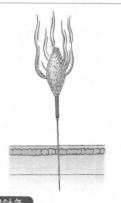

温针灸

在针刺之后，用针尾裹上艾绒点燃加温，可烧1～5次。

215

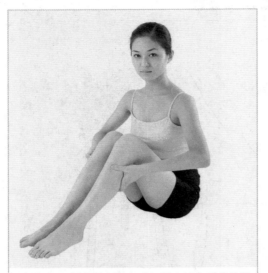

◎按揉足三里穴能预防和减轻很多消化系统的常见病。

足三里穴位于外膝眼向下量4横指，在腓骨与胫骨之间，由胫骨旁量1横指。按压时拇指指面着力于足三里穴位之上，垂直用力，向下按压，边按边揉，其余四指握拳或张开，起支撑作用，以协同用力。让刺激充分达到肌肉组织的深层，产生酸、麻、胀、痛等感觉，持续数秒后，渐渐放松，如此反复操作数次。每天可按摩2～3次，每次15分钟即可。

按揉足三里穴能预防和减轻很多消化系统的常见病，如胃十二指肠球部溃疡、急性胃炎、胃下垂等，解除急性胃痛的效果也很明显，对于呕吐、呃逆、嗳气、肠炎、痢疾、便秘、肝炎、胆囊炎、胆结石、肾结石绞痛以及糖尿病、高血压等，也有很好的作用。

按揉足三里要遵循"寒则补之，热则泻之"的原则，如果胃部不适或病症是因为受了寒气，手法上的指腹方向就得往上，

如果是暴饮暴食而引起的胃痛、腹部不舒服，手法上的指腹方向就得往下，通过泻法来排出淫邪之气。按压时，用大拇指指腹稍用力，分别对准两腿足三里穴，先按顺时针方向旋转按压50次后，再用反时针方向按压50次，至皮肤有热感，病症消失。病症严重者按这个方法，每天进行3次左右的按压，连续两三天，胃痛症状就会明显减轻。

刺激足三里也可用艾灸，就是把艾炷直接放在穴位上面灸，皮肤上面不放置任何导热的东西。这样对提高人体自身免疫力有好处，对于那些由于机体免疫力下降导致的慢性疾病效果很好，比如哮喘。每星期艾灸足三里穴1～2次，每次灸15～20分钟，艾灸时让艾条离皮肤2厘米，灸到局部的皮肤发红，缓慢地沿足三里穴上下移动，注意不要烧伤皮肤。

还可以用手或按摩锤经常按揉敲打足三里，每次5～10分钟，做到使足三里穴有一种酸胀、发热的感觉即可。

总之，不管使用哪种方法，一定要每天都坚持，并按要求去做。每天花上几分钟就能换来身体健康，非常值得。

养生锦囊

艾灸疗法与其他疗法一样，也分为补法与泻法，以达到"虚者灸之，则正气得扶；实者灸之，则邪气得除"的功效。总的原则为：刺激性较弱的为补法，刺激性较强的为泻法，前者灸至皮肤略红即可，后者则以灸后发泡或形成灸疮为宜。

天枢穴——通便秘、止腹泻都找它

天枢穴是集中了五脏六腑之气的胸腹部穴位，内外的病邪侵犯，天枢都会出现异常反应，起着脏腑疾病"信号灯"的作用。而且，天枢穴的位置正好对应着肠道，经常按揉此穴，能促进肠道的良性蠕动，增强胃动力。

什么是天枢呢？《黄帝内经》说："天枢之上，天气主之；天枢之下，地气主之；气交之分，人气从之，万物由之。"可见，天枢就是区分天与地的临界点，那么天枢穴也就不难理解了，它位于肚脐两旁，是上下腹的分界，处于人体的中间地带。上半身为阳，下半身为阴，天枢同时也是阴阳转换的枢纽。可见，天枢穴在人体当中也是一个"交通要道"。

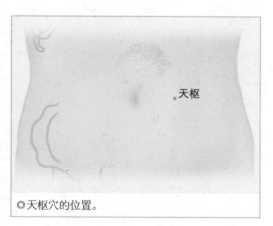

◎天枢穴的位置。

天枢穴是胃经上的重要穴位，是大肠的"募穴"。所谓募穴，就是集中了五脏六腑之气的胸腹部穴位。因为与脏腑是"近邻"，所以内外的病邪侵犯，天枢都会出现异常反应，起着脏腑疾病"信号灯"的

作用。从位置上看，天枢正好对应着肠道，因此对此穴的按揉，能促进肠道的良性蠕动，增强胃动力。所以，便秘、腹泻之类的疾病都可以找天枢穴来解决。

便秘者每天坚持在两边的天枢处按揉50～100下，一般两天就能见到效果。

如果是腹泻者，那么先排便，然后仰卧或取坐位，解开腰带，露出肚脐部，全身尽量放松，分别用拇指指腹压在天枢穴上，力度由轻渐重，缓缓下压（指力以患者能耐受为度），持续4～6分钟，将手指慢慢抬起（但不要离开皮肤），再在原处按揉片刻。经过治疗，患者很快就会感觉舒适，腹痛、腹泻停止，绝大多数都能一次见效。

因为天枢穴能通肠道、排宿便，肠道通，脂肪便不会堆积，顺畅代谢，所以天枢穴还有减肥的功能。每天两次敲天枢穴，每次敲打5～10分钟，至小腹发热即可。

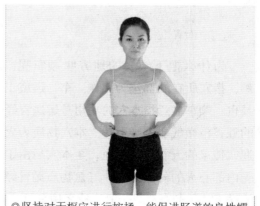

◎坚持对天枢穴进行按揉，能促进肠道的良性蠕动，增强胃动力，防治便秘、腹泻等疾病。

颊车穴——治疗面部疾病效果好

颊车穴有个很大的作用就是可以治疗牙痛，我们也知道合谷穴也可以治疗牙痛，它们是有分工的。颊车治疗上牙齿痛，而合谷穴则是治疗下牙疼痛的好手。当感觉上牙齿痛的时候，鼓起腮帮子，找到颊车，轻轻地按摩3～5分钟。

人体颊车穴位于面颊部，下颌角前上方约1横指（中指），当咀嚼时咬肌隆起，按之凹陷处。定位该穴道时一般让患者采用正坐或仰卧仰靠姿势，以方便实施者准确找寻穴道和顺利实施各种按摩手法。

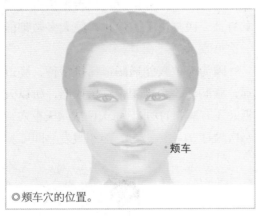

◎颊车穴的位置。

为什么把下颌骨的地方叫颊车呢？颊，指穴所在的部位为面颊。车，运载工具也。颊车名意指本穴的功用是运送胃经的五谷精微气血循经上头。本穴物质为大迎穴传来的五谷精微气血，至本穴后由于受内部心火的外散之热，气血物质循胃经输送于头，若有车载一般，故名颊车。

颊车穴有个很大的作用就是可以治疗牙痛，我们也知道合谷穴也可以治疗牙痛，它们是有分工的。颊车治疗上牙齿痛，而合谷穴则是治疗下牙疼痛的好手。当感觉上牙齿痛的时候，鼓起腮帮子，找到颊车，轻轻地按摩3～5分钟。另外，颊车穴还可以缓解牙齿因为咬硬物，造成的腮痛。这个是时候，人们往往认为是牙齿出现了问题，会看牙医，其实我们自己就可以按摩颊车穴，效果也会不错。

按摩颊车穴还有瘦脸的功效，通过按摩颊车穴可以加快淋巴的循环速度和脸部肌肉的运动速度，长期坚持按摩，脸不知不觉就变小了。

值得注意的是，点、按颊车穴时力度稍大，使之有酸胀之感即可。对本穴的施治时间一般为2～3分钟即可，每天2～3次。

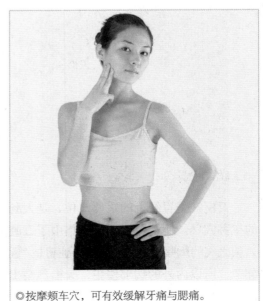

◎按摩颊车穴，可有效缓解牙痛与腮痛。

丰隆——化痰消食兼减肥的大穴

丰隆穴是一个主管气的升降的穴位。它所处的位置肌肉丰满结实，隆起来，就好像一个小土丘一样。而且，它同时是脾经和胃经的络穴，刺激它，就好像春雷响起，促使气往上走。

丰隆穴是足太阴脾经的穴位，同时也是胃经的络穴，脾主升，胃主降。因此，在刺激这个穴位的时候，可以调和脾胃，从而沟通起到表里、上下的作用。

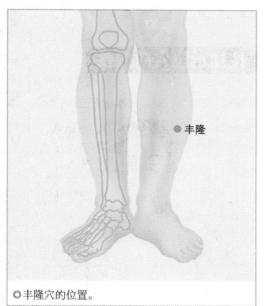

◎丰隆穴的位置。

中医讲"百病皆由痰作祟"，意思是说痰作为一种病理产物，可以引起很多种疾病。丰隆是健脾祛痰的要穴，凡与痰有关的病症，如痰浊阻肺之咳嗽、哮喘，痰浊外溢于肌肤之肿胀，痰浊流经经络之肢体麻木、半身不遂，痰浊上扰之头痛、眩晕，痰火扰心之心悸、癫狂等，都可配取丰隆

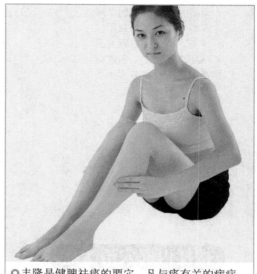

◎丰隆是健脾祛痰的要穴，凡与痰有关的病症，如咳嗽、哮喘等都可配取丰隆穴疗治。

穴疗治。

对于胖人来说，一般属于痰湿体质，也就是体内的痰湿比较盛。丰隆穴通过健脾的作用，使得水湿痰浊得以运化，脾胃强健了，自然也就不会有饮食积滞了。

丰隆穴还是瘦腰收腹的减肥良穴，经常按摩可以起到消食导滞，化痰消脂。这和丰隆穴的特殊功用是分不开的。丰隆穴既是脾经的穴，又是胃经的络穴，脾胃对于消化吸收来说十分重要，按摩丰隆穴，可以消食祛痰，从而帮助减肥。

另外经常灸丰隆的话，还可以缓解疲劳，预防中风。在治疗疾病的时候，可以根据病情，配合适当的穴位，加强疗效。比如说眩晕的话用丰隆配风池。如果感冒，咳嗽痰多，用丰隆配肺俞、尺泽。

止咳化痰丰隆穴

正坐、屈膝、垂足，按取外膝眼到外踝尖连线中点，用食指、中指、环指的指腹按压（中指着力）穴位，有酸痛感。每天早晚各按揉一次，每次1～3分钟。

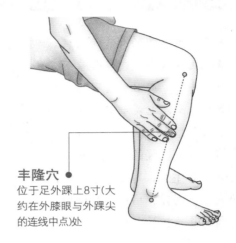

丰隆穴 ●
位于足外踝上8寸（大约在外膝眼与外踝尖的连线中点）处

按揉内庭穴治头痛

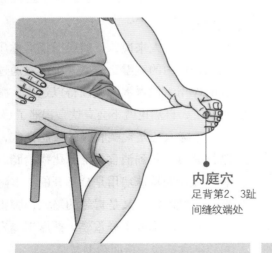

内庭穴
足背第2、3趾间缝纹端处

先将双脚浸泡在温水中10分钟左右，接着进行按摩。正坐屈膝，把脚抬起，放另一腿上，用对侧手之四指置脚掌底托着，手大拇指在脚背，弯曲大拇指，用指尖下压揉按内庭穴约3分钟，有胀痛的感觉。早晚各一次，可有效缓解头痛症状。

按揉承泣穴防眼疾

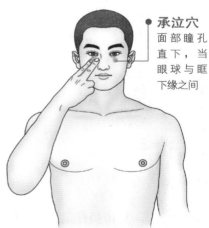

● **承泣穴**
面部瞳孔直下，当眼球与眶下缘之间

正坐、仰靠或者仰卧，眼睛直视前方，食指和中指伸直并拢，中指贴在鼻侧，用食指的指尖按压下眼眶的边缘处，有酸痛感。双手的食指伸直，用食指的指腹按揉左右穴位，每次各按揉3～5分钟。

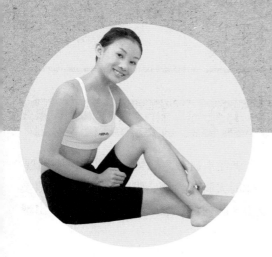

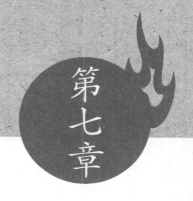

第七章

巳时如蛇，疏松脾土
会让食物更好地分解

●巳时脾经当令，脾为后天之本、气血生化之源。为保证脾脏功能的正常进行，此时宜按摩脾经，或进行运动、阅读等，以促进身体气血平稳正常的进行。

第一节 巳时养脾经，在黄金时间关爱人体的坤土

巳时脾经当令，是消化食物的关键时刻

吃早餐不会发胖，这也和脾主运化有关，如果人体脾的运化功能好的话，就可以顺利地消化和吸收。"巳"在月份对应四月，阳气已出，阴气已藏，山川万物一片葱茏，这是一个利于吸收营养和生血的时刻。

上午9~11点，这个时候是脾经当令。脾主运化，指早上吃的饭在这个时候开始运化。如果把胃比作一口锅，吃了饭要消化，那就靠火，把脾胃里的东西一点儿点儿腐化掉。那么脾是什么呢？脾的右边是"卑"，就像古代的一个烧火的丫头，在旁边加点儿柴，扇点儿风，这些东西都会补充到人的身体里。

脾经的循行路线是从大脚趾末端开始，沿大脚趾内侧脚背与脚掌的分界线，向上沿内踝前边，上至小腿内侧，然后沿小腿内侧的骨头，与肝经相交，在肝经之前循行，上股内侧前边，进入腹部，再通过腹部与胸部的间隔，夹食管旁，连舌根，散布舌下。

脾经不通时，人体会表现为下列症状：身体的大脚趾内侧、脚内缘、小腿、膝盖或者大腿内侧、腹股沟等经络线路会出现

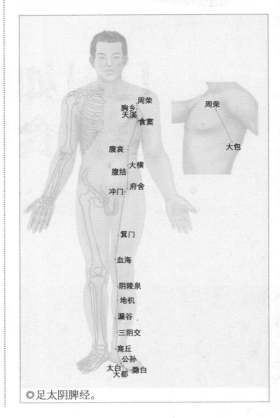

◎足太阴脾经。

冷、酸、胀、麻、疼痛等不适感；或者全身乏力、疼痛、胃痛、腹胀、大便稀、心胸烦闷、心窝下急痛等。

比如有的人得了糖尿病，就是脾脏不好，因为胰岛素和脾都是相关的。还有重症肌无力的问题，不要小瞧它，到了老年的时候，每个人都有一些这样的症状，都有点儿肌无力。有些人年轻的时候是大三角眼，老了就是小三角眼了，这就是脾虚弱的现象。

以上症状都可以从脾经去治，最好在脾经当令的时候按摩脾经上的几个重点穴位：太白、三阴交、阴陵泉、血海等。上午 9～11 点正处于人体阳气的上升期，这时疏通脾经可以很好地平衡阴阳。在日常饮食上也要注意多吃清淡的食物，不暴饮暴食，以减轻脾经的负担。

太白穴是脾经的原穴，按揉或者艾灸此穴，对脾虚症状如全身乏力、食欲不佳、腹胀、大便稀等脏腑病有很好的作用，也可以补后天之本，增强体质。太白穴在脚的内侧面，大脚趾骨节后下方凹陷处，脚背脚底交界的地方。

三阴交，又名女三里，只要是妇科病，如痛经、月经不调、更年期综合征、脚底肿胀、手脚冰冷等，刺激这个穴位都能有效，所以有人称它为妇科病的万灵丹。月经开始前 5～6 天，每天花一分钟刺激本穴，远比生理痛再刺激有效。三阴交在脚内踝尖上三寸，就是从内踝向上量四指，胫骨（小腿内侧骨）后缘凹陷处，用手按时比其他部位敏感，有点儿胀疼的感觉。

上面说到吃早餐不会发胖，这也和脾主运化有关，如果人体脾的运化功能好的话，就可以顺利地消化和吸收。"巳"在月份对应四月，阳气已出，阴气已藏，山川万物一片葱茏，这是一个利于吸收营养和生血的时刻。

脾主一身的肌肉，很多思虑过度的人也特别瘦，所以古代人讲心宽体胖，人心特别宽的话，就特别放松，浑身长得都是肉，因此不要思虑过度。现在小孩子老被逼着学习，不让他活动，就变成虚胖，有的小孩身体越来越差，这也和脾有关。

人体自身的脾需要运动，而我们的肌肉也需要运动。在属相里，巳和蛇相对应，蛇在古代就是大蚯蚓，它有钻土的能力，它能够把土地疏松，所以脾就是具有这种功能的。脾经当令时，适合理家或读书，如果不需要上班，那么到户外去晒晒太阳也是不错的选择。

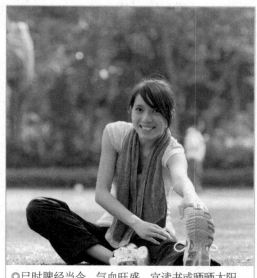

◎巳时脾经当令，气血旺盛，宜读书或晒晒太阳。

经常流口水，其实是脾经发出的求救信号

有些人深受"晚上睡觉流口水"的困扰，早上起床总发现枕头湿湿的，这个小毛病看起来似乎只是个人习惯问题，且难以纠正。你有没有想过，这是由其实是脾虚导致的呢。

我们经常会遇到一些孩子总是流口水，严重者整天湿淋淋的，有的已长到六七岁甚至十多岁仍流口水不止。这是什么怎么回事呢？

口水就是唾液，它是人体三对大唾液腺以及口腔中的其他小腺体分泌的液体，有帮助消化、清洁润泽口腔、杀灭细菌等重要功能。研究表明，在新生儿时期，人体的唾液腺并不是很发达，所以这时口水的分泌量较少。等孩子长到 5 个月以后，并直到 3 岁这一时间段内，孩子口水的分

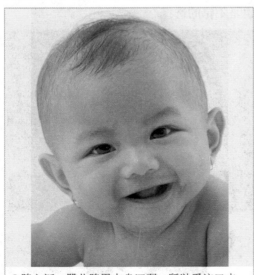

◎脾主涎，婴儿脾胃本身还弱，所以爱流口水。但如果是成人或年龄大的孩子也爱流口水，就可能是脾经出了问题。

泌量会明显增多，有的甚至比成人还要多，以至小孩经常流口水。

很多人以为只有小孩子才会流口水，其实成年人也会。在正常的情况下，我们睡着后不会流口水，若经常有此现象，说明你的脾经出问题了。《黄帝内经》认为，涎由脾气化生并传输分散，有"脾在液为涎"之说。在脾气充足的情况下，脾的"固摄"功能和涎液的生化正常，故涎液能正常传输，帮助吞咽及消化，但不会溢出口腔。但在脾虚的情况下，脾的"固摄"功能失调，涎液不能正常传输，从而发生"流口水"的现象。因此，想要克服睡觉流口水的毛病，不妨考虑由脾虚入手。

长期流口水，中医指脾虚，所以应该补脾，中药调理快，食疗就是多吃些健脾和胃的药物，如薏苡仁、山药等，煮粥吃，粥能养胃。

孩子口水多了不行，那么口水少了是不是就健康了呢？答案是否定的，如果孩子的嘴里总是干干的，就说明孩子的津液不足，这是内燥的表现。这时候家长应该让孩子多喝水，多吃酸味的食物和水果，苹果、梨子、葡萄等都是不错的选择。

脾还有统血的作用，如果脾气虚弱，失去了约束血的力量，就会出现一些出血病症，如皮肤紫癜、产后出血不止、呕血、便血、尿血等。治疗脾虚引发的出血症状重点在于补脾气，中成药"归脾丸"就是治疗这类出血症的有效药物。

孩子呕吐多为脾胃不和，推脾经是解决之道

引起呕吐的最主要的原因是消化不良，较小的孩子哺养不当，乳食过多，较大的孩子吃了过多的生冷、油腻等不消化的食物，损伤脾胃，导致胃部的吸收功能不良，脾的传导功能受到影响，而发生呕吐。

年轻的父母们经常会觉得奇怪，为什么孩子总是动不动就恶心呕吐？这是因为孩子的胃的位置较成年人浅，再加上体位等因素，就让呕吐变成了孩子常见的一种症状。一般认为，孩子脾胃虚弱，或者是因为乳食不节、冷热失调或惊吓等因素，均可导致脾胃功能失调。呕吐以食物由胃中经口而出为其主症。

此外，给孩子哺乳后，乳汁从其嘴角溢出，称之为"溢乳"，多为哺乳过量或过急所致，应注意改善哺乳方法。如因高

热抽风而致频繁呕吐，或腹部突然疼痛而产生呕吐，多数为急性热病、肝部急症或外科急腹症的表现，遇到这些情况是必须注意鉴别，不可盲目治疗，以免贻误病情。

着凉的呕吐是由于孩子体质虚弱，吃了过量的生冷食物或腹部受寒，导致寒气侵蚀胃部，胃部的吸收功能失调，引起呕吐。有一部分小孩发病比较缓慢，进食后很久才发生呕吐现象，呕吐清稀黏液，无臭味。

热证的呕吐就正好相反，多是出现在夏季，由于夏秋季节气候湿热，孩子吃了过量的油腻食物，或由于乳母喜欢吃辛辣刺激性食物，乳汁蕴热，使孩子热积于胃，导致胃火上冲而发生呕吐。如果孩子进食

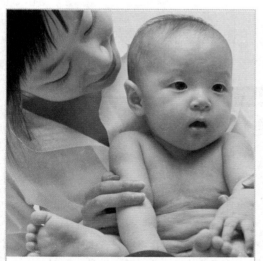

◎孩子的胃的位置较成年人浅，再加上体位等因素，容易发生呕吐。因此当孩子发生呕吐时，要注意鉴别，不可盲目给孩子进行打针吃药。

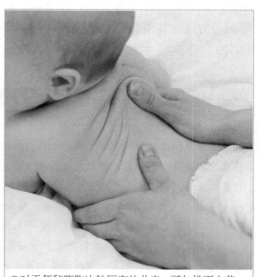

◎对于便秘腹胀比较厉害的儿童，可加推下七节，并要摩腹，以促进肠胃蠕动。

后立刻就有呕吐的反应，呕吐物酸臭或为黄水，多是热引起的呕吐。还会有身热口干口渴，舌苔黄色，烦躁不安，比较适合用清泻的方法。用开天门、推坎宫、推太阳、按总筋、分阴阳等方法。清脾经350次，清肝经300次，清心经250次，清肺经300次，补肾经200次，清大肠经、后溪各60次，推六腑60次，推天柱、板门、中脘、足三里各90次，按肩井2～3次。如果便秘腹胀比较厉害的，加推下七节，并要摩腹；胃口不佳加掐四横纹，捏脊。

呕吐中最主要的原因是消化不良，较小的孩子哺养不当，乳食过多，较大的孩子吃了过多的生冷、油腻等不消化的食物，损伤脾胃，导致胃部的吸收功能不良，脾的传导功能受到影响，而发生呕吐。这时的孩子不想吃饭、口臭、便秘、腹胀、吐出乳块或不消化食物，并且味道酸臭，有时伴有腹泻现象，大便酸臭，舌苔厚腻。用开天门、推坎宫、推太阳、按总筋、分阴阳等方法。先清脾经200次，后补脾经100次，清肝经250次，清心经150次，补肺经100次，补肾经200次。推揉板门80次，推大肠、中脘（消导法）各80次，按揉足三里80次，推天柱100次，按肩井2～3次。

呕吐属于很常见但是又比较好处理的病症，但是如果让孩子反复出现呕吐，又没有很好的纠正，就会让孩子在很小的时候胃肠就不好，成年后也会比较容易出现脾胃不适的情况，患胃肠道疾病的概率也会比常人高。

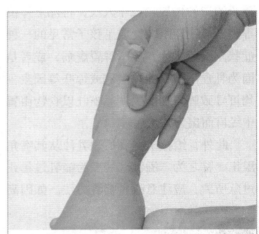

◎孩子出现呕吐、不思饮食等问题时，可采取推脾经的方法，以减症状。

养生锦囊

抽筋是一种肌肉强直而疼痛的收缩（痉挛），通常发作突然而剧烈，多发生于小腿肌肉。但是，抽筋常常只持续几分钟。除了疼痛之外，肌肉还会感觉又硬又紧，抽筋部位能够看到隆起或扭曲的肌肉。抽筋常常是由于激烈运动、反复活动或躺、坐姿势不正确引发。一般来说，孩子白天活动量太大了，到了晚上就容易抽筋。

一旦孩子发生腿抽筋时，妈妈首先要做的是：向自己的方向轻拉孩子患肢的脚趾，然后把腿推回去，使得脚趾向上，保持这个姿势几分钟。

等孩子疼痛消失后，妈妈应帮孩子轻柔按摩或拉伸发病的肌肉，以缓解孩子的抽筋。如果还有些疼痛，用毛巾包裹一个热水袋放置在患处，或让孩子泡个热水澡或洗个淋浴，也可以给孩子服用对乙酰氨基酚（扑热息痛）或布洛芬。

胃经和脾经互为表里

胃经属阳，阳气相当于天气，主护卫于外，脾经属阴，阴气相当于地气，主营养于内。胃经性刚强多实，主外；脾经性柔弱多虚，主内。足太阴脾经与足阳明胃经互为表里，二者升降协调，胃纳脾化，互相为用，才能身体和谐，颐养天年。

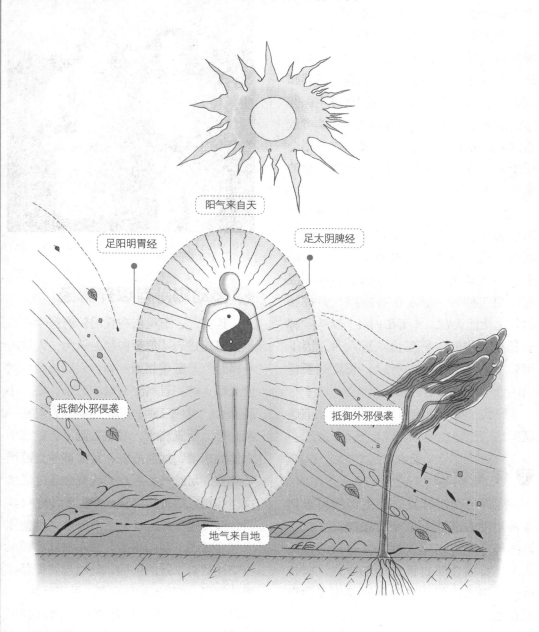

阳气来自天

足阳明胃经

足太阴脾经

抵御外邪侵袭

抵御外邪侵袭

地气来自地

"小动作，大健康"，从运动中养护脾经

要想养好脾经，只是一味地食补是不可能的，吃进去还得活动，消化吸收了，那有益的食物吃下去才会有价值啊！

养脾经主要养什么？主要是养脾胃。脾胃的主要功能是对食物的消化吸收，保证水谷精微（营养物质）对机体的营养和濡润。所以，日常生活中的脾胃养生保健方法最重要的是注意饮食的调养（参考饮食调养部分）。但是光吃不动，脾胃不会健康地运转，反而会呆滞的，所以，运动是非常重要的。

脾胃在五行学说中均属土，而在阴阳学说中脾为阴土，故脾的阳气易衰，阴气易盛，特性为喜燥而恶湿；胃为阳土，多气多血，特性为喜润而恶燥。湿邪侵犯人体时，最易伤害脾阳，造成脾的运化功能失常。《黄帝内经》认为"脾与长夏相应"，长夏为农历六月，因下雨较多以湿气为主。所以，长夏时要特别注意预防湿邪侵害人体。

那么，我们应该如何利用运动来养脾经呢？

❶ 体育锻炼

体育运动对脾胃的养生保健可包括各种运动方式，如散步、慢跑、登山、游泳等等。中老年人可根据自己的体质状况选择适合于自己的运动方式，坚持锻炼、持之以恒，对脾胃的养生保健很有益处。

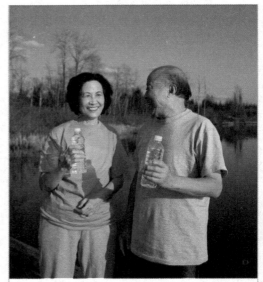

◎经常进行运动，可以改善腹腔血液循环，帮助消化，增强脾胃功能。

❷ 多动脚趾可以养脾经

其实，这个观点在我国传统医学中很早就有论述。《黄帝内经》认为，人体的各脚趾都与脏腑相通：肺、大肠属金，对应大趾；脾、胃属土，对应二趾；心、小肠属火，对应三趾；肝、胆属木，对应四趾；肾、膀胱属水，对应五趾。脚趾位于人体的末端，远离心脏，足尖部的血液循环较差。足趾产生病理的改变会通过经络反馈到相应的脏腑器官，产生多种症状。

脾胃虚弱的人经常活动脚趾，可使体内气血通畅、阴阳平衡、扶正祛邪。如果特别注意对二趾的保健，就能起到调养脾胃的作用。有效的动作包括，用脚趾抓地、抓鞋底，一次抓5分钟左右，两只脚可

分别进行，也可同时进行，一天2～3次。或者按捏脚趾，时间最好控制在15分钟左右，睡前进行最为方便。对于长期坐办公室、缺乏运动的白领来说，尤其具有积极的作用。冬天天气寒冷，气血运行不畅，则更有意义。

❸ 保养脾经的保健操

（1）揉隐白穴：盘腿端坐，赤足，用左手拇指按压右足隐白穴（足大趾甲根部内侧），左旋按压15次，右旋按压15次，然后用右手拇指按压左足隐白穴，手法同前。

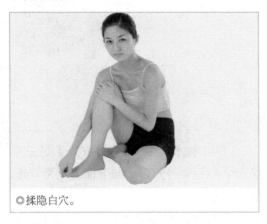

◎揉隐白穴。

（2）揉公孙穴：盘腿端坐，用左手拇指按压右足公孙穴（足内侧，第一跖骨下缘），左旋按压15次，右旋按压15次，然后用右手拇指按压左足公孙穴，手法同前。

（3）揉三阴交穴：盘腿端坐，用左手拇指按压三阴交穴（内踝尖上3寸，胫骨后缘处），左旋按压15次，右旋按压15次，然后用右手按压左三阴交穴，手法同前。

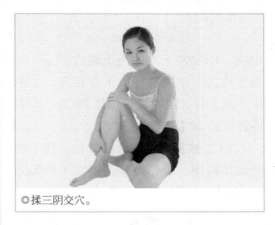

◎揉三阴交穴。

（4）揉阴陵泉穴：端坐位，双手扶于双膝，用拇指按压阴陵泉穴（胫骨内髁下缘）旋转按压30次。

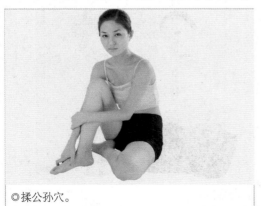

◎揉公孙穴。

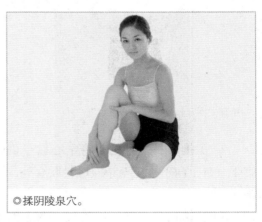

◎揉阴陵泉穴。

（5）按揉三脘穴：平卧位，将左手掌心放于中脘穴（腹部中线，剑突与脐

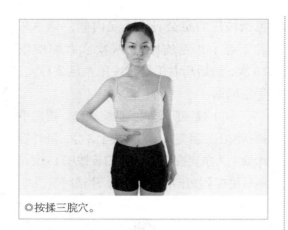

◎按揉三脘穴。

中间，中脘穴上 1 寸为上脘穴，下 1 寸为下脘穴），覆盖上中下三脘穴，右手压于左手背。向左旋转按揉 20 次，向右旋转按揉 20 次。

（6）按揉天枢穴：平卧位，两手放于腹部两侧，中指按压天枢穴（脐旁开 2 寸处），上下按揉 30 次。

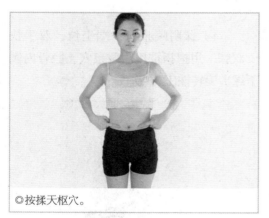

◎按揉天枢穴。

（7）推腹：平卧位，将掌心按于剑突下，自上向下推压至小腹耻骨联合处，推 50 次。

（8）揉足三里穴：端坐位，两手拇指按压足三里穴（外膝眼下 3 寸，胫骨外侧），旋转按压 30 次。

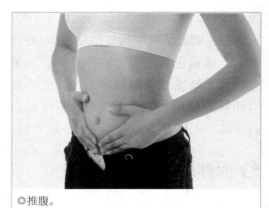

◎推腹。

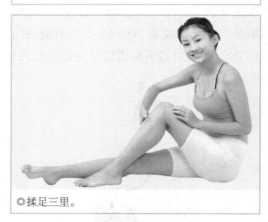

◎揉足三里。

（9）推胃经：两手拇指按于足三里穴处，沿胫骨外侧自上向下推至踝关节处，推 30 次。

本保健操有促进脾胃运化，增加食欲和增强体质的作用。

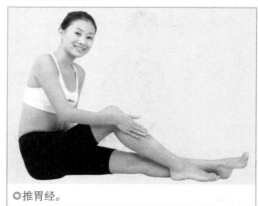

◎推胃经。

拍打肝经、脾经，最安全的减肥方法

爱美之心人皆有之，为了美追求瘦本无可厚非，但瘦也要瘦得健康、瘦得精神才好。朱丹溪曾经说过，病之有本，犹草之有根，去叶不去根，草犹在也。修炼"魔鬼身材"也是这个道理，靠吃减肥药是治标不治本。其实，消除肝郁和脾虚，是最好的减肥方法，也是最安全有效的方法。

什么是肝郁呢？所谓肝郁，是"肝气郁""肝气郁结"的简称。肝有疏泄的功能，喜升发舒畅，如因情志不舒，恼怒伤肝，或因其他原因影响气机升发和疏泄，就会引起肝郁的病症。其表现主要有两胁胀满或窜痛，胸闷不舒，且胁痛常随情绪变化而增减。肝气上逆于咽喉，使咽中似有异物梗阻的感觉；肝气横逆，侵犯脾胃，胃失和降而脘痛、呃逆、不思饮食；脾气失和就发生腹痛、腹泻。肝气郁结而致气滞血瘀，则胁部刺痛不移，或逐渐产生症瘕积聚。此外，如月经不调、慢性肝胆疾患、肝脾肿大、消化不良等病症也常和肝气郁结有关。

另外，脾虚则泛指因脾气虚损引起的一系列脾生理功能失常的病理现象及病证。包括脾气虚、脾阳虚、中气下陷、脾不统血等证型。多因饮食失调、劳逸失度，或久病体虚所引起。脾有运化食物中的营养物质和输布水液以及统摄血液等作用。脾虚则运化失常，并可出现营养障碍，水液失于布散而生湿酿痰，或发生失血等症。

一般来说，肥胖多是由肝郁和脾虚两大因素造成的，只要从根本上解决了这两大问题，就能有效遏制肥胖。当然，最简便、有效的方法莫过于按摩脾经和肝经了。下面就让我们一起看看如何解除肝郁和脾虚吧。

❶ 脾虚的穴位按摩消除法

每天按摩拍打小腿脾经，并重点刺激公孙穴。

爱美的女士可千万别忽视这个天然的美容减肥方式，只要按照要求的步骤去做，一定会收到意想不到的效果。

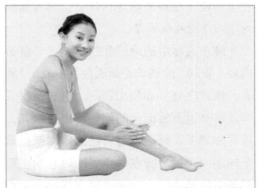

◎每天按摩拍打小腿脾经，有助消除因脾虚引起的肥胖。

❷ 肝郁的穴位拍打按摩消除法

常揉肝经的太冲至行间，大腿赘肉过多的人，最好用拇指从肝经腿根部推到膝窝曲泉穴100次，这通常会是很痛的一条经；每日敲带脉300次，用拳峰或指节敲打大腿外侧胆经3分钟，拨动阳陵泉一分钟，揉"地筋"3分钟。

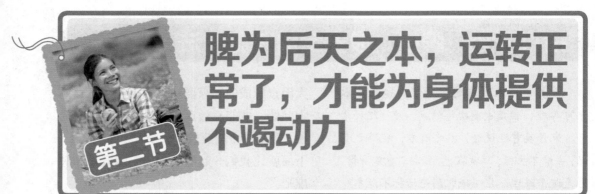

第二节

脾为后天之本，运转正常了，才能为身体提供不竭动力

脾为"谏议之官"，主管统血和肌肉

我们要按时吃早饭，保证食物的供给，按时作息，性情开朗，这样脾的功能才能正常，不会出现脾虚证。脾的功能正常，全身的能量供给都能得到保证，那人体就处于一个健康状态了。

脾在人体中的地位非常重要。《黄帝内经·素问》的遗篇《刺法论》中说："脾者，谏议之官，知周出焉"，意思是说，脾能够知道方方面面的问题都出在哪儿，即"知周"，然后通过自己的作用来把这个问题改善掉。脾在中央，所以它的主要服务对象是心肺。如果对照现代社会，谏议之官就相当于检察院系统，负责看各方出现什么问题，然后再把这些问题传达给中央。

中医还认为："脾为后天之本"，我们怎么理解这个"后天之本"呢？你不妨想一想土地。虽然现在人们的生活水平提高了，有汽车、电脑、高楼等，但是这些不是人类生存所必需的，没有这些人类照样生活了几千年，那么什么才是人类不可

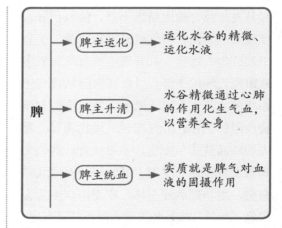

或缺的呢？那就是土地，离开了土地，人类将面临毁灭。在中医理论中，脾属土，它就是人的后天之本，是人体存活下去的根本。

在中医理论里，脾属脏，位于中焦，在膈之下，和胃相表里。脾的主要功能是主运化、主升清和统摄血液。具体来说，包括以下几个方面：

❶ 脾主运化

一是运化水谷的精微。饮食入胃，经

过胃的腐熟后，由脾来消化吸收，将其精微部分，通过经络，上输于肺。再由心肺输布于全身，以供各个组织器官的需要。一是运化水液。水液入胃，也是通过脾的运化功能而输布全身的。若脾运化水谷精微的功能失常，则气血的化源不足，易出现肌肉消瘦、四肢倦怠、腹胀便溏，甚至引起气血衰弱等症。若脾运化水液的功能失常，可导致水液滞留，聚湿成饮，湿聚生痰或水肿等症。

❷ 脾统血

血液在脉道正常运行，除依赖心脏的推动、肝脏的调节，又有赖于脾气的统摄控制，使之循经运行不至溢于脉外。所以脾气充足，则血不妄行。若脾气虚弱，气不摄血而溢于脉外，即所谓"脾不统血"，可出现月经过多、崩漏、便血、皮下出血等慢性出血疾患。

❸ 脾主肌肉和四肢

人体的肌肉、四肢依靠气血津液等物质来营养，而这些营养物质的来源又有赖于脾。因此，脾气健运，营养充足，则肌肉丰满壮实，四肢活动有力。反之，脾气衰弱，营养缺乏，则肌肉消瘦或萎缩，四肢乏力。

❹ 开窍于口、其华在唇

脾与口唇有密切关系，口唇能反映脾胃的功能，通过口的辨味功能和唇的色泽，可以了解脾气的强弱。脾气健运，则唇色红润，口能知五味。反之，脾气虚弱，则唇色淡白，饮食乏味。

脾对食物的消化和吸收起着十分重要的作用，因此几乎所有的胃肠道疾病都可出现或伴有脾虚。包括脾气虚、脾阳虚、中气下陷、脾不统血等证型。中医脾虚症是指中医所称之脾脏虚弱而引起的病症，其病情虽较繁杂，主要有呕吐、泄泻、水肿、出血、经闭、带下、四肢逆冷、小儿多涎等。

所以，我们要按时吃早饭，保证食物的供给，按时作息，性情开朗，这样脾的功能才能正常，不会出现脾虚证。脾的功能正常，全身的能量供给都能得到保证，那人体就处于一个健康状态了。

养生锦囊

脾虚症宜食食物：具有补脾益气、醒脾开胃消食的食品，如粳米、籼米、锅巴（焦锅）、薏米、熟藕、粟子、山药、扁豆、豇豆、牛肉、鸡肉、兔肉、牛肚、猪肚、葡萄、红枣、胡萝卜、马铃薯、香菇等。

脾虚症忌食食物：性质寒凉，易损伤脾气的食品，如苦瓜、黄瓜、冬瓜、茄子、空心菜、芹菜、苋菜、茭白、莴笋、金针菜、柿子、香蕉、枇杷、梨、西瓜、绿豆、豆腐、荞麦等。味厚滋腻，容易阻碍脾气运化功能的食品，如鸭肉、猪肉、甲鱼肉、牡蛎肉、牛奶、芝麻等。利气消积，容易耗伤脾气的食品，如荞麦、山楂、萝卜、香菜等。

思虑过多不仅会心痛，脾也会"痛"

《黄帝内经》中有"思伤脾"的记载，从中医角度讲，每一种情绪都可以影响内脏器官，导致人体气血运行方面出现问题。

《黄帝内经·阴阳应象大论》："肝在志为怒，心在志为喜，脾在志为思，肺在志为悲，肾在志为恐。"古人把五种情绪分属于五脏，脾为土脏，居中央，灌四旁，为五脏之本，气血生化之源，脾主消化吸收水谷精微，并把营养物质向五脏输送，因此，脾的情绪变化可以影响其余四脏，各脏的情绪变化也可影响于脾而产生相应的变化。因此，脾外化的情绪活动反应就可能出现多方面、多层次的特征。只有有了"思"，才会有"怒、喜、悲、恐"，脾的功能上的基础地位决定了在情志上属思。

《黄帝内经·素问·举痛论》也说："思则气结……思则心有所存，神有所归，正气留而不行，故气结矣。"思虑过度，容易使神经系统功能失调，消化液分泌减少，出现食欲缺乏、纳呆食少、形容憔悴、气短、神疲力乏、郁闷不舒等。思虑过度不但伤脾，还会导致睡眠不佳，日久则气结不畅，百病随之而起。

现代医学还认为，过思会引起肠胃的神经官能症、消化不良症，甚至引起胃溃疡。从中医观点来说，由于脾运化不好，容易引起气结，导致腹部胀满，从而出现气血不足，四肢乏力的症状，形成气郁，并进一步发展为血瘀、痰瘀。还会引起女性月经提前、延后，甚至闭经。

因此，在日常生活中，倘若遇到"百思不得其解"的事情，最好就不要去"解"它，因为越"解"越不顺，最终可能导致"气结"。其实，人生活在社会当中，不可能一点儿风浪没有，对于思虑多的人，最好的解决办法是，身边人多多开导他，保持其情绪适度，不要在心里结疙瘩。在平时的生活习惯上，生活起居要有规律，多运动，保证睡眠；在饮食上，不妨多吃竹笋、银耳、桂圆、蜂蜜等静心、安神食物。

另外就是尽量在兼顾工作、学习的基础上，把饮食、作息等调整好。可以适当做点儿补益气血、养心安神或者其他对证的药膳。还可以吃点儿补中益气丸、归脾丸之类，有香砂六君子或者六君子的中成药则更好。最好是自己开始注意不太正常的身体状况，去找医生看看。

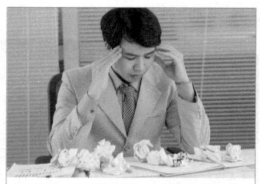

◎思伤脾，过思不但伤脾，还会导致睡眠不佳、消化不良等疾病，因此在日常生活中一定要注意对情绪的调节，不要思虑过度。

口为脾之窍，脾胃有问题先从嘴上露出来

《黄帝内经》有云："脾主口……在窍为口""口唇者，脾之官也""脾气通于口，脾和则能知五谷矣"。脾开窍于口，饮食、口味等与脾之运化功能有关。脾主运化，脾气健旺，则津液上注口腔，唇红而润泽，舌下金津、玉液二穴得以泌津液助消化，则食欲旺盛，口味正常。口唇与脾在生理功能上互相配合，才能完成腐熟水谷、输布精微的功能。脾主肌肉，口唇为脾之外候，故脾的生理病理常常从口唇的变化反映出来。

《灵枢·五阅五使》说："口唇者，脾之官也。"另外，《素问·金匮真言论》也指出："中央黄色，入通于脾，开窍于口。"从中我们得知，脾开窍于口，所以一般脾脏有问题都会表现在口唇上。

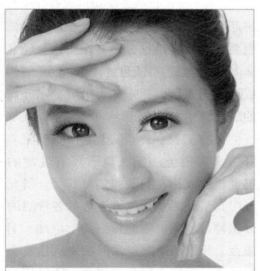

◎口为脾之窍，通过观察口腔的形态、口唇的形态、口唇的颜色，有助诊断脾胃疾病。

因此，许多中医专家能够通过口唇、口腔的形态、色泽变化来诊断疾病。

观察的方法具体有以下几种：

❶ 望口腔的形态

正常口腔是平整光洁的，如果口腔黏膜红肿、起水疱、发生溃疡或者出现黄白色斑点，有时伴有发烧、疼痛、不能进食，这是患了口腔炎。平时，口腔内有无数的细菌，一旦当身体抵抗力下降时，细菌便繁殖起来，引起口腔黏膜、齿龈、舌体发炎，有时也可由病毒或过敏引起。

烟酒过度、身体疲劳或假牙、龋齿刺激时也可引起口腔炎。有的妇女每逢月经来潮时，会出现周期性口腔发炎。

❷ 望口唇的形态

（1）口唇干燥：患者嘴唇发干，常用舌尖去舔，甚至发生唇裂，多见于高烧、气候干燥、缺水和爱蒙头睡觉的人；缺乏维生素和很少吃新鲜蔬菜、水果、杂粮的人也多有发生唇干现象。唇炎也是引起唇干的一个重要因素。唇炎的主要表现是口唇干燥、脱屑、皲裂、进食酸辣等刺激性食物时会感到疼痛，说话或大笑时口唇会皲裂出血。重者口唇发生肿胀、水疱、糜烂、结痂等，由于剧烈的灼痛，会妨碍进食和说话。唇炎最常见的病因是使用口唇化妆品后过敏。另外，口唇干燥还见于经常大量饮酒者和慢性胃病患者。

（2）口唇糜烂：多是脾胃有热，常见于慢性肠胃病。初生儿口唇溃烂要警惕是否得了遗传性梅毒。如果口角嘴唇处发生糜烂，并有红斑、水肿、渗液、皲裂、脱屑等，口角处可见向外辐射状的皱纹，多为双侧口角同时发生，也有个别发生于单侧的，这是得了口角炎，俗称烂嘴角，是口角部位皮肤和黏膜的炎症。

那么口腔溃疡等口唇疾病，病因多在脾经或脾胃，治疗口唇疾病也是重在治疗脾经或脾胃。中医辨证为脾胃积热型的口腔溃疡，表现为唇、颊、舌、龈等多处溃疡、大小不等、相互融合、有黄色分泌物、溃疡周围充血明显、灼热疼痛，同时还伴有口渴口臭、唇红舌燥、大便秘结、小便短黄。治法为清热泻火，凉血通便。推荐的中成药为黄连上清丸、三黄片、凉膈散等。

❸ 望口唇的颜色

（1）唇色发白：若双唇淡白，多属脾胃虚弱，气血不足，常见于贫血和失血症；若上唇苍白泛青，多为大肠虚寒、泄泻、胀气、腹绞痛、畏寒、冷热交加等症状间而出现；若下唇变苍白，为胃虚寒，会出现上吐下泻、胃部发冷、胃阵痛等现象。

（2）唇色淡红：多属血虚或气血两虚。体质虚弱而无疾患之人可见此唇色。

（3）唇色深红：唇色火红如赤，常见于发热。肺源性心脏病（肺心病）伴心力衰竭者，当缺氧时呈绛紫红色，临床上称为发绀。唇色如樱桃红者，常见于煤气中毒。

（4）唇色泛青：为气滞血瘀，多是血液不流畅，易罹患急性病，特别是血管性病变，如血管栓塞、中风等急暴之症。

（5）唇色发黑：环口黑色是肾绝，口唇干焦紫黑更是恶候。若唇色暗黑而浊者，多为消化系统有病，时见便秘、腹泻、下腹胀痛、头痛、失眠、食欲缺乏等；若唇上出现黑色斑块，口唇边缘有色素沉着，常见于慢性肾上腺皮质功能减退；若在唇部、口角，特别是下唇及口腔黏膜上有褐、黑色斑点，有时很密集，没有不适的感觉，则可能在患者的胃肠道中发生多发性息肉。

（6）口淡：口淡多见于久病脾胃虚寒患者，外科大手术后病人食欲缺乏也会觉得口舌淡而无味。口淡在炎症感染中也常出现，但大多在疾病初起或消退期，前者为邪尚轻浅的表现，后者则属邪退正虚之象，其意义与口苦显然不同。肠炎、痢疾等消化系统疾病也常有口淡，辨证多属脾胃湿浊或挟寒邪，虽属实证，但要注意不宜用过苦寒凉性药物。经临床测定，严重的口淡患者，对甜、酸、苦、咸诸味均不敏感，味觉阈出现普遍升高的现象。

（7）口甜：脾胃实热、湿热郁阻、肝脾痰火内蕴的病人口舌可有发甜的感觉，古人称之为"脾热口甘"。研究证明，消化系统功能紊乱可致各种酶的分泌异常，唾液中淀粉酶含量增加，刺激舌上味蕾而感觉口甜。糖尿病患者血糖增高，唾液内糖分亦增高，所以也常觉口舌发甜。

脾喜燥恶湿，长夏养脾当注意防湿

进入长夏，最大的特点就是湿热多雨，而湿为阴邪，脾为至阴之脏，故脾气旺于长夏，但湿气过于盛，又容易伤脾脏。古人在丰富的养生保健当中，提出了"长夏健脾"的养生理念。

中医上有一种说法：长夏最宜养脾，长夏就是阳历的七八月份，阴历的六月份。为什么现在最宜养脾呢？据《黄帝内经》所载："中央生湿，湿生土，土生甘，甘生脾，脾生肉……"意思是说，人体应长夏而生湿，湿能生土，土气能产生甘味，甘味能够滋养脾脏，脾脏能使肌肉生长发达……所以，长夏宜养脾。

在中医理论中，脾负责将营养物质运化吸收并布散到全身，在五行中属土，喜燥恶湿。而长夏季节阴雨连绵、潮湿，人最易出现脾虚湿困。另外，长夏时期的高温使体表的血流量增加，人大量出汗，于是供应给内脏的血量自然就减少。这也是影响脾正常工作的原因。总之，脾在长夏时期相对虚弱，需要人好好保养。

湿气最直接攻击的就是五脏之一的脾，它们是一组互相作用的关系。如果体内湿气太重，脾脏就容易处于超负荷工作的状态中，湿气伤脾，如果脾虚，运化水谷的功能就会受影响，从而反过来产生痰湿，痰湿内阻后，湿气愈发排不出去了。如果脾的运化不好，消化吸收就不好，很容易出现厌食、脘腹胀满等症状，所以有脾虚症状的人一般骨瘦如柴，此外，脾胃

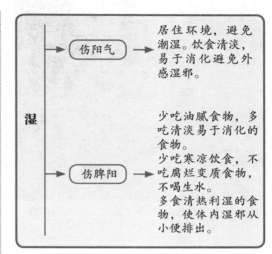

失和还会引发全身方面的疾病，比如常见的头昏头重、四肢酸懒、大便溏泻等症状，如果湿气在皮下，还会形成肥胖。

长夏健脾养脾应从饮食、运动、情志等方面入手：

❶ 情志养生与饮食调理保健

《黄帝内经》认为"脾在志为思"，指脾与思的关系最为密切。中医有"思虑伤脾"之说，思虑过多，会影响脾的运化功能，导致脾胃呆滞，运化失常，消化吸收功能障碍，而出现食欲缺乏、脘腹胀闷、头目眩晕等症状。平时生活中我们也能体会到，由于工作或学习而思虑过多，时常出现食欲减退的现象。

而在长夏，烈日高温蒸灼，更易令人感到困倦、烦躁和闷热不安，情绪激越而伤神害脏腑。因此，在长夏时，保持头脑清静、神气平和是养脾之首要。长

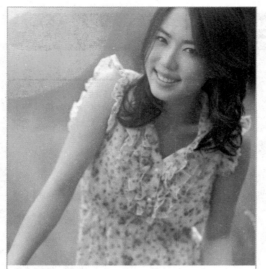

◎盛夏烈日高温蒸灼，令人感到困倦、烦躁和闷热不安，易伤脾，故神气平和是养生之首要。

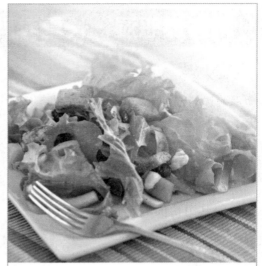

◎夏季最好少吃油腻食物，多吃清淡易于消化的食物。

夏时，脾的情志养生保健重点在于避免思虑过多，工作和学习要有计划有安排，工作和学习后要充分放松，不要再过多地思考问题。

② 饮食调养

饮食调养对脾胃的养生保健最为重要。平常我们可以用以下食疗方进行调养：

（1）山药薏苡仁粥：山药50克，薏苡仁20克，粳米100克，同煮成粥。有益气健脾、涩肠止泻的作用，适用于中老年脾胃虚弱所致脘腹胀满、大便糖稀等。

（2）参枣粥：党参10克，大枣10枚，粳米100克，同煮成粥。有健脾益气的作用，适用于体虚气弱、脘腹胀满等。

（3）薏米小豆粥：薏苡仁20克，赤小豆20克，粳米100克，同煮成粥。有渗湿利水、健脾益气的作用，适用于脾虚湿盛所致的食

少纳差、脘腹胀闷、尿少水肿者。

③ 经络调理

脾为后天之本，脾胃不和，会引发全身方面的疾病，因此必须注意调理，可采用经络调理法：在脊椎（胸椎10～12节）进行按摩，加强脾胃功能；也可搭配单方理疗精油，如茴香、玫瑰草来加强调理。

④ 运动锻炼

运动锻炼对脾胃的养生保健尤为重要。《黄帝内经》认为，"过逸"会使气血运行迟缓而不畅，脾胃纳化的功能呆滞，体质下降，神疲乏力。过逸，指很少或完全不参加劳动或体育锻炼，会使脾胃的消化功能下降，进而引起机体整体功能的衰退，所以适量的运动锻炼是促进脾胃功能最好的养生保健方法。如散步、慢跑、登山、游泳等。

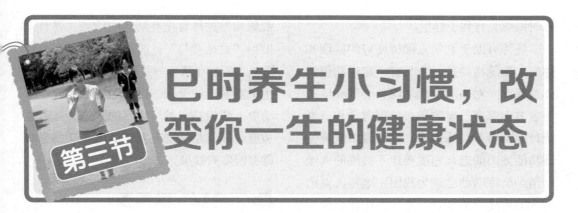

巳时养生小习惯，改变你一生的健康状态

第三节

老年人巳时进行户外锻炼才有利于养生

清晨不是一天中锻炼效果最好的时间。一般说清晨是指上午 6～7 时，这段时间是一天中生物节奏的低潮时间，因而并不是一天中健身锻炼效果最好的时间，但是它对全天来说、起到了一个准备性活动的作用。

清晨的时间并不都是一天中空气最清新的时间。植物只有在有阳光的情况下才能进行光合作用，吸收二氧化碳，释放氧气。在没有阳光的情况下，反而要吸收氧气，放出二氧化碳，这就对人的健康不利了。如果清晨在二氧化碳浓密的环境中锻炼身体，就会吸入更多的二氧化碳，严重者会引起中毒，出现头昏、晕倒等现象。

因此，必须是在太阳出来并经过一定时间的植物光合作用以后，公园的空气才是最好的。此时空气中悬浮的含污染物的颗粒才开始逐步减少、升空、扩散，据研究要到 9 点钟左右，才基本消失。所以，早上的 9～11 点才是老年人最好的活动时间。这段时间过去称为巳时。此时，

脾经气血正旺，脾的运化水谷，输布精液的功能正旺，脾正在把早餐消化成营养物质，再输布到全身以供各脏腑器官的活动需要。这个时候出去，打打球，踢踢毽子，跑跑步，升展了气机，使脾气的升降功能正常，早餐可以完全消化吸收，营养物质能够正常地输送到人体各个部分。所以说，

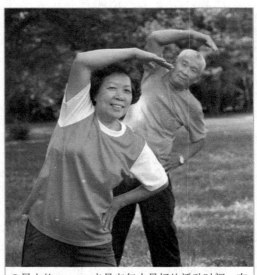

◎早上的 9～11 点是老年人最好的活动时间，有助升展脾气，促进营养的消化吸收。

已时锻炼，有利于养生。

晨练有助于老年人保持良好的健康和体质。晨练活动是一个具有一定运动量的体育活动，对人的生理功能、心理和体态等各方面都有一定的积极的促进作用。据统计经常参加晨练的人，在呼吸系统等生理功能方面的老化速度要比不晨练的人慢一倍。晨练活动已成为我国中老年人业余生活的重要组成部分。老年人往往把参加晨练活动作为每天生活中的一个不可缺少的内容。对丰富老年人的业余生活，增添生活乐趣、摆脱失落感、安度晚年和强身健体，都有着十分重要的社会意义。

值得注意的是，老年人参加体育锻炼时应保持的心理状态，否则不仅起不到锻炼的效果，反而于健康不利。具体来说，主要体现在以下几方面：

❶ 保持愉快而兴奋

注意，一定不要把比赛和比赛结果看得很重，"重在参与"的我们的基本原则。

❷ 一定要自信而乐观

每个参加健身锻炼的人，都要达到自己既定的不同目标。不少参加健身锻炼的人试图通过健身锻炼提高其健康水平，能够对自己的疾病产生一定的辅助治疗作用。

❸ 适当放松，还要适度紧张

参加健身锻炼的老年人首先在心理上要有一种放松的感觉，不要过分计较健身锻炼和参加体育比赛活动的结果，要真正做到"重在参与"，因而精神一定要做到放松。而且在从事一些动作激烈的活动时，也很容易造成受伤。因此，在参加健身活动中，要保持一种"适度的紧张"。所谓适度，那就是指既有利于健康，又不影响健身锻炼的效果。

❹ "合群"很重要

在"群练"中，必然有一个锻炼者相互间的人际交往和人际关系的问题，一定要使自己融合到这个群体中去，与大家和睦相处，相互指导、相互影响、相互促进，每个人都要体现出一种"合群"的心理状态。

❺ 务必要注意力集中

既然是锻炼，就一定要排除杂念，力争提高动作完成的精确性，这样也可以避免因注意力不集中、完成动作不准确而造成的不必要的伤害事故。

养生锦囊

为了健身益寿，老年人常用跑步等方式锻炼身体，但这些户外运动容易受到天气或场地条件的限制，下面介绍一种既简便又不受限制的健身办法——抖动法。

动作要领：基本姿势是站立，挺胸，两眼微闭，双脚分开与肩同宽，全身放松，排除杂念，以脚跟和膝盖为轴，发动浑身上下各部位的肌肉和内脏的颤抖。抖动频率和时间可因人而定，一般可做20分钟，最长不超过半小时。只要没有不适之感，抖得快慢和持续时间长短，都不会产生副作用。

巳时赖床不起，小心你的免疫力降低

有些人天生是有惰性的，如果时间充裕，很喜欢睡一个懒觉，尤其是在周末的时候，往往一睡就是一上午，一睁眼已经中午12点了。然而，事实上睡懒觉是一种极不健康的习惯，尤其是过了9点以后还没起床，可能就会降低人体免疫力了。

处于发育期的青少年睡眠充足，有益于脏器的发育及身心健康。然而经常赖床迟起，非但不会增添精神，而且常常会造成以下5种"并发症"。

① 肥胖

贪睡又摄入大量的肉食和甜食，加上不爱运动，三管齐下，能量的储备大于消耗，以脂肪的形式堆积于皮下，增加了心脏负担和患病的机会。

② 对呼吸道的"毒害"

卧室的空气在早晨最污浊，含有大量细菌、霉变和发酵颗粒、二氧化碳水汽和灰尘等物。那些闭窗贪睡的人因此经常会有感冒、咳嗽、咽喉痒及头昏脑涨等，记忆力和听力可能会有下降。

③ 破坏生物钟效应

如果平时生活较有规律，逢节假日却睡懒觉，就会扰乱体内生物钟的时序使激素水平出现异常波动，节假日后夜间睡不着，白天心绪不宁，疲倦，打呵欠等。

④ 影响胃肠道消化功能

一般来说，晨7时左右胃肠按照机体的"饥饿"信息开始活动起来，准备接纳和消化新的食物，可是赖床者因为舒适睡意湮没了食欲，不愿起床进餐。长此以往，胃肠经常发生饥饿性蠕动，容易发生胃炎等病症。

⑤ 肌张力低下

早晨时肌肉和骨关节通常变得较为松缓。如果醒后立即起床活动，一方面可使肌组织张力增高，以适应日间的活动。另一方面，通过活动，肌肉的血液供应增加，将夜间堆积在肌肉中的代谢物排出。这样有利于强壮肌肉纤维。只顾赖床的人，因肌组织错过了活动良机，起床后时常会感到腿软、肢体无力，动作反应迟缓。

统计表明，经常进行晨跑锻炼的学生比爱睡懒觉不常锻炼的学生肺活量明显增大。这说明，晨跑远比睡懒觉对健康有益。

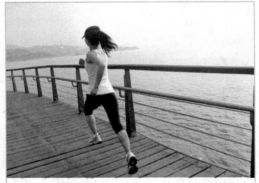

◎晨跑比睡懒觉对健康有益，过了9点以后还没起床，对青少年伤害很大。

办公室小动作，让你巳时精神抖擞

将嘴巴最大限度地一张一合，带动脸上全部肌肉以至头皮，进行有节奏的运动。每次张合持续50次，约1分钟，脸部运动可以加速血液循环，延缓局部各组织器官的"老化"，使头脑清醒。

巳时无疑是工作效率最高的时刻，但也要注意劳逸结合，紧张的工作之余一定要放松一下。临床研究发现，一个人若长期处于疲劳的状态，其循环系统、消化系统和运动系统等都会受到影响。长此以往，疾病就会不招自来，尤其是在办公室里工作的人，受危害更大。

有数据指出：我国有70％的人处在亚健康状态。这些人虽然没有器官、功能的病症和缺陷，但是自我感觉疲劳乏力、适应力下降，健康水平很低。专家称之为"办公室症状"。我们应该如何来解决这个问题呢？下面就给大家介绍几个强健体魄的"小动作"。

❶ 撮谷道

即提肛运动，像忍大便一样，将肛门

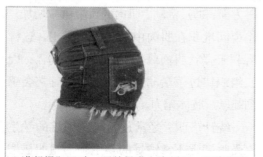

◎进行提肛运动，可以促进血液循环，预防痔疮等肛周疾病。

向上提，然后放松，反复进行。站、坐、行时均可进行。每次做提肛运动50次左右，持续5～10分钟即可。提肛运动可以促进局部血液循环，预防痔疮等肛周疾病。

❷ 脸部运动

将嘴巴最大限度地一张一合，带动脸上全部肌肉以至头皮，进行有节奏的运动。每次张合持续50次，约1分钟，脸部运动可以加速血液循环，延缓局部各组织器官的"老化"，使头脑清醒。

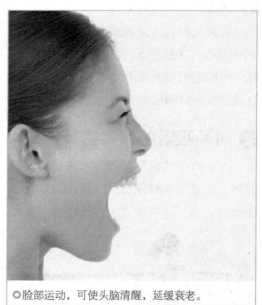

◎脸部运动，可使头脑清醒，延缓衰老。

❸ 躯干运动

左右侧身弯腰，扭动肩、背部，并用拳轻捶后腰各20次左右，可缓解腰背佝偻、腰肌劳损等病症。

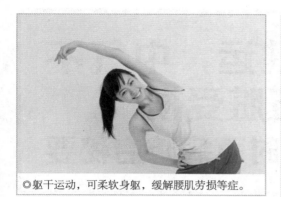

◎躯干运动，可柔软身躯，缓解腰肌劳损等症。

❹ 双眼远眺窗外

双眼远眺窗外，眼睛用力向下眨，可舒缓眼睛晶状体的疲劳。

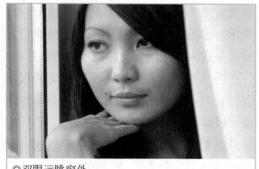

◎双眼远眺窗外。

❺ 转颈

脖子左左、右右、前前、后后，先顺时针转动，再逆时针转动，可放松颈部神经。

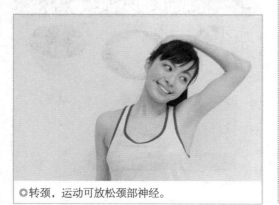

◎转颈，运动可放松颈部神经。

❻ 扯耳朵

中医讲肾开窍于耳，经常按摩耳朵可以健肾壮腰，养生延年。每天每天用搓热的两手心搓揉耳郭，然后用拇指和食指搓揉耳郭3分钟，再用两手扯耳朵几次，每次100～200下，有助补充肾气，改善耳鸣等症状。

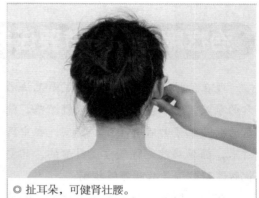

◎ 扯耳朵，可健肾壮腰。

❼ 按揉肩周

肩周的最疼点，可采用压、抓、揉的手法，缓解疼痛。

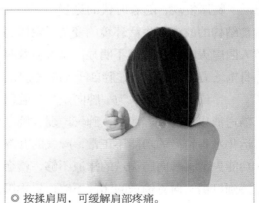

◎ 按揉肩周，可缓解肩部疼痛。

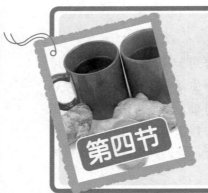

脾不健运，中气不足，五脏受损
——巳时百病防治秘要

第四节

治疗糖尿病，首要任务其实是健脾

现在，糖尿病被很多人看成是无法治愈的顽疾。一旦被医院诊断为糖尿病，就认为要一辈子打胰岛素了。其实，在中医看来，糖尿病就是脾气亏虚引起的，只要把脾养好，糖尿病就能够控制。

在中医里面，糖尿病属于消渴症的范畴，顾名思义，就是患者总是有一种口渴的感觉。明人李曾在《医学入门·消渴》中明确指出："养脾则津液自生。"因此，益气健脾是治疗糖尿病的一项基本法则。

临床发现，随着时代的进步，人们饮食结构的改变和生活环境的变化，糖尿病人阴虚火旺的症状都不明显，而大多数有身倦乏力、少气懒言、虚胖自汗等脾虚症状。

《黄帝内经》认为，脾向全身各脏器输送消化过的营养成分，脾气虚弱，脾主运化水谷精微的功能不正常，脾气的升降功能失常，脾向肺输送的津液不够，就会感到口渴，向胃输送的津液不够，胃燥阳亢就会消谷善饥，脾主四肢，脾气无法将营养物质送到人体四肢，所以病人会多食

消瘦，乏力，少气懒言，脾主升清的功能失常，水谷精微物质向上输送不会正常，就可见病人小便清长，尿糖增高等。

当然糖尿病的病机不可能都是脾气虚弱，这只不过是占了大多数，还有脾肾两虚、肝脾两虚等证型。

在平时日常生活中，我们可以吃一些健脾益气补阴的食物来辅助脾虚型糖尿病的治疗，下面介绍几种健脾的糖尿病人的健康食物：

（1）蘑菇：味甘性平（无毒），有

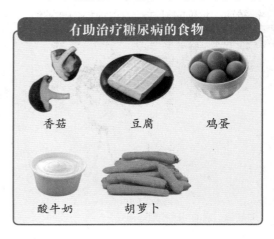

有助治疗糖尿病的食物

香菇　豆腐　鸡蛋

酸牛奶　胡萝卜

健脾和中、理气化痰之功效。适用于脾胃气虚（症见倦怠乏力、胸膈痞满、咳嗽痰多、口干、纳差等）糖尿病患者。取其补中兼清、益气健脾之功效（补而不燥）。蘑菇具有降低血脂及一定的降糖作用，可作为糖尿病患者常用之辅助食品。

（2）豆腐：味甘性凉，有益气和胃、清热润燥之功效。适用于肾功能正常的糖尿病患者，作为辅助食疗。豆腐以含蛋白质为主，同时含有脂肪、钙、磷、铁等多种营养成分（均高于牛奶），为物美价廉之优质食品。当糖尿病并发肾病，出现氮质血症者或肾功能不全者，最好少用或不用，而是以应用动物优质蛋白为佳。

（3）鸡蛋：味甘性平，有益气补血、滋阴安神功效。适用于气血不足、心神不安、失眠多梦的糖尿病患者。

（4）酸牛奶：味甘酸性微凉，有健脾和胃、生津、润肠等功效。适用于脾胃不和、阴虚、肠燥糖尿病患者。酸牛奶含有大量乳酸杆菌，能促进胃液分泌（增强消化功能），有助于钙、磷、铁等矿物质的吸收，并能降低胆固醇，延缓衰老。酸牛奶是糖尿病患者的良好保健品。

（5）胡萝卜：味甘辛，性温和，有健脾、补气、行气、消食等功能。可用于久病脾虚气滞（症见胃脘胀满、胸闷不畅等）糖尿病患者（取其理气、宽胸之功效）。

食疗方法是中医学的一部分，简便易行，深受人们欢迎，对糖尿病的治疗也是不可缺少的。

现介绍几种取材容易、方便有效的药膳供选择：

洋葱炒黄鳝

【材料】黄鳝2条、洋葱2个。

【制法】将黄鳝去肠杂切块，洋葱切片。起油锅，先放入黄鳝煎热，再放入洋葱，翻炒片刻，加盐、酱油、清水少量，焖片刻，至黄鳝熟透即可。

【功效】理气健脾，降糖降脂。适用于糖尿病并发高血脂血症。洋葱有降血糖作用。黄鳝有"黄鳝鱼素"，对高血糖者具有类似胰岛素的降血糖作用，对血糖过低者又有升高血糖到正常的作用。两味相伍，能健脾、降糖，且味鲜香可口。

【注意】有肝胆湿热者，即有右胁疼痛、发热口渴、面目黄疸、胃脘微胀、饮食少、小便短黄，不宜食用本食谱。

淮山黄芪茶

【材料】淮山30克、黄芪30克。

【制法】煎水代茶。

【功效】黄芪性味甘，微温。能使白细胞的吞噬能力增强，故能增强机体的抵抗力，有补气止汗、利水消肿作用，并能抑制糖原，与淮山同用，益气生津、健脾补肾、涩精止遗、降糖，对糖尿病脾胃虚弱者较为适宜。

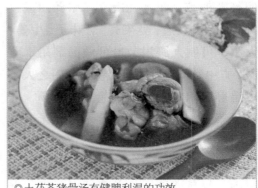

◎土茯苓猪骨汤有健脾利湿的功效。

天一亮就拉肚子，补养脾肾才是最关键的

"五更泻"，又叫鸡鸣泻、晨泻、肾泻。顾名思义，"五更"即是拂晓之前，意即五更时分，病人腹痛肠鸣泻泄（三大名方治腹泻），泻后则安，大便不成形，呈糊状，夹有不消化之物，无黏液，无脓血，大便常规化验并无异常，冷天加重。"五更泻"多见于中老年人。

中医认为，"五更泻"主要是由于脾肾阳虚所致。人到老年，体质衰弱，阳气日衰，渐渐致肾阳不足。中医的辨证为命门火衰，命门之火能温煦脾阳，腐熟水谷，有助于饮食的消化吸收，肾阳衰微后，命门之火就不足，以致脾失温煦，运化失常而发生腹泻，加上自然界在黎明之前阳气未振，阴寒较甚，更致温煦不足，而腹部作痛，肠鸣泄泻（小儿秋季腹泻的防治）。同时，病者还可伴有不思饮食、精神疲惫、形寒肢冷、腰膝酸软等肾阳虚的症状。

治疗"五更泻"应温肾健脾、固涩止泻（生姜疗法治疗小儿腹泻）。方用四神丸加减。四神丸由六味中药组成：补骨脂、肉豆蔻、吴茱萸、五味子、生姜、大枣，可制丸服用，也可做汤剂用水煎服。方中补骨脂是主药，善补命门之火，以温养脾阳，辅以肉豆蔻暖脾涩肠，佐以吴茱萸、生姜以温中散寒，五味子敛酸固涩，另加大枣健脾养胃，诸药合用，成为温肾暖脾、固肠止涩之剂，用于"五更泻"每获良效。若形寒肢冷等肾阳虚

症状较明显，可酌加附子、炮姜，以增强其温肾暖脾之力；若久泻不止，身体虚弱，中气下陷，宜加黄芪、党参、白术、升麻等益气、健脾、升提之药；小腹疼痛较甚者，可加小茴香、木香以暖肾行气止痛。

此外，在日常膳食中可多吃一些温补肾阳的食物，如牛羊肉、狗肉等进行调理，对五更泻的防治大有裨益。但须注意的是，四神丸主要是针对脾肾阳虚所致的腹泻，至于肠胃湿热、下痢以及肠胃积滞未清的泄泻则禁用该方。因此，当发生腹泻时，尤其当症状较重时，应去医院检查，排除器质性病变。

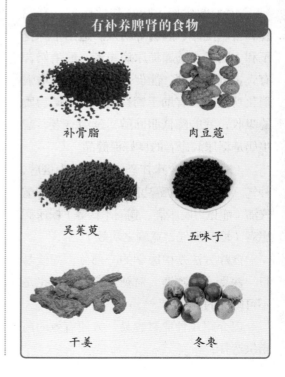

有补养脾肾的食物

补骨脂　　　　　肉豆蔻

吴茱萸　　　　　五味子

干姜　　　　　　冬枣

男人脚臭不是懒，根源其实是脾湿

"脚臭"似乎是男人的通病，很多人上一天班回到家，一脱鞋，那脚简直是臭不可闻。故而男人往往会被冠以"臭男人"的称号。很多人通常认为，脚臭的人是天生懒虫，不喜欢洗脚造成的。其实，这种想法是错误的，汗脚和臭脚多是由脾湿造成的，只要将脾湿调养好，脚臭的问题也就解决了。

《黄帝内经》认为，阳加于阴谓之汗，比如人们在运动的时候，运动生阳，阳气蒸腾阴液，就形成了汗，跟烧水时产生的蒸汽是一个道理。适度出汗是正常现象，对人体有好处。但"汗为心之液"，如果出汗过多就容易损伤心阳，成为许多疾病的征兆。如果胸部大汗、面色苍白、气短心慌，这是"亡心阳"的兆头，亡心阳就是西医上的水电解质紊乱症，以脱水为主；如果额头出汗，汗珠大如豆，形状如同油滴，这是虚脱或者要昏倒的先兆，体质虚弱或者有低血糖病史的人尤其要当心；如果偶尔手心脚掌出汗，尤其是在公共场合，这多半是精神紧张造成的，调整一下心态就可以了；如果手脚常年多汗，说明脾胃功能有些失调；如果脚汗特别臭的话，就说明体内湿气很重。

中医上讲"诸湿肿满，皆属于脾"，汗脚就属于"湿"的范畴，脚特别臭的人是因为脾肿大，而脾肿大则是由于脾脏积湿，脾湿热的时候，脚就会出又黄又臭的汗，就形成了"汗臭脚"。想告别汗臭脚就应该吃一些清热祛湿的药，然后每晚都用热水或者明矾水泡脚，明矾具有收敛作用，可以燥湿止痒。还可以适当多吃些健脾祛湿的扁豆。另外，民间有一些土方子治疗脚臭的效果也不错，比如，把土霉素药片压碎成末，抹在脚趾缝里，就能在一定程度上防止出汗和脚臭，因为土霉素有收敛、祛湿的作用。总之，明白了臭脚产生的根源，知道了治疗脚臭的方法，相信你离告别"臭男人"的日子也就不远了。

养生锦囊

俗话说"偏方治大病"，下面就再为大家介绍一些治疗脚气脚臭的民间常用偏方：

（1）白萝卜去脚臭：白萝卜半个，切成薄片，放在锅内，然后加适量水，用旺火熬3分钟，再用文火熬5分钟，随后倒入盆中，待降温适度后，反复洗脚，连洗数次即可除去脚臭。

（2）盐姜水除脚臭：水中放适量盐和数片姜，加热至沸，不烫时洗脚，并搓洗数分钟，不仅除脚臭，脚还感到轻松，可消除疲劳。

（3）黄豆水治脚气：黄豆150克，水约1千克，用小火约煮20分钟，待水温能洗脚时用来泡脚，可多泡会儿。治脚气病效果极佳，脚不脱皮，而且皮肤滋润。一般连洗三四天即可见效。

小贴士

生蒜泥加糖醋少许饭前食，或用山楂条、生姜丝拌食。还可用香菜、海蜇丝、食盐糖醋少许拌食。均可达到健脾开胃的目的。

脾脏养好了，体重自然而然就下去了

　　《黄帝内经》认为，肥胖的病因多为痰湿所聚，气虚所造成。有"肥人多痰""肥人多气虚"之说。中医饮食减肥多从健脾益气，化痰除湿入手，根据不同的体质合理用膳，效果非常显著。

　　《黄帝内经》认为，胖人多气虚，即气虚脾弱、痰湿内阻。所以，肥胖者宜补气健脾，脾健则水道畅通，水湿运化正常，痰湿不生。依据这一道理，对于肥胖的人，可采用益气健脾祛湿的方法。肥胖的人常有动则气喘、心跳加快、心慌汗出、容易疲倦等一系列气虚的症状。

　　由于患者饮食结构不合理或不良饮食习惯、过度思虑或情感抑郁、缺乏体育锻炼、过度安逸等因素影响脾胃的运化功能，造成脾虚气虚，不能运化水湿，聚而生痰，化为膏脂，积于机体中，造成脾虚湿盛型肥胖。脾虚不能化生气血，可致气血不足，气不足则无力推动津液的运行，津液化为水湿痰浊，可进一步加重病情。患者表现为形体肥胖，食欲缺乏，舌质胖嫩。治以健脾宜气，化痰利湿。

　　对于脾虚湿阻型的肥胖者，平时生活要有规律，饮食结构合理，减少肥甘厚味的食品，多吃蔬菜，特别是多吃具有健脾祛湿的食品，如山药、扁豆、莲子、薏苡等。

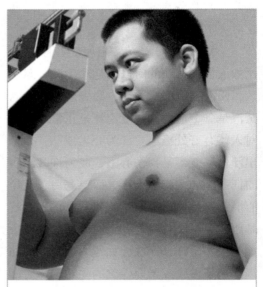

◎对脾虚湿阻型的肥胖者，要注意合理饮食。

养生锦囊

　　减肥期间注意事项，关于生活中的细节方面，以下几种情况应予以重视：

　　锻炼有助于将多余的脂肪消耗掉，但要持之以恒，不能半途而废。具体的运动量要因人而异，超大量运动后一下子停下来再不运动则更容易胖。因此，只要能把每日的多余热量消耗掉即可，不能勉强。

　　培养良好的饮食习惯至关重要，一日三餐要早晨吃饱、中午吃好、晚上吃少，这样有利于人体的消耗，不至于堆积形成脂肪而肥胖。晚上睡觉前 1.5 ～ 2 小时最好不再进食。

　　要改变不良的行为习惯，例如，生活无规律、好吃懒做、不活动、吃饭没规律、暴饮暴食、自暴自弃、没有自信等坏习惯。养成良好习惯是减肥的首要问题。

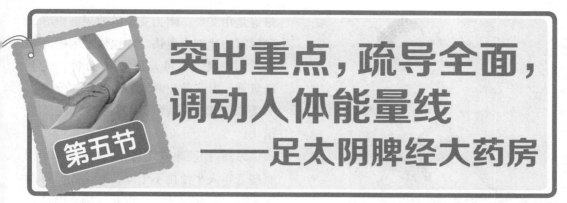

第五节

突出重点，疏导全面，调动人体能量线
——足太阴脾经大药房

阴陵泉——可以彻底解决黑头难题的大穴

你有过这样的经历吗？站在镜子前，看到镜中自己白净的脸上偏偏被鼻头上星星点点的小黑头破坏了美感，甚至这样的黑头不仅仅局限于鼻头，连额头、鼻子两侧都有粗大的毛孔若隐若现，这样的烦恼可是不少女孩子都有的。这时候不要着急，找阴陵泉就可以解决。

阴陵泉穴在胫骨后缘和腓肠肌之间，比目鱼肌起点上，隶属足太阴脾经。阴，

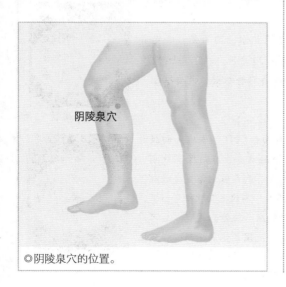

◎阴陵泉穴的位置。

水也。陵，土丘也。泉，水泉穴也。阴陵泉穴名意指脾经地部流行的经水及脾土物质混合物在本穴聚合堆积。本穴物质为地机穴流来的泥水混合物，因本穴位处肉之陷处，泥水混合物在本穴沉积，水液溢出，脾土物质沉积为地之下部翻扣的土丘之状，故名阴陵泉穴。

阴陵泉对于女性美容非常重要，它可以去除令女性非常难堪的黑头。黑头主要是由皮脂、细胞屑和细菌组成的一种"栓"样物，阻塞在毛囊开口处而形成的。加上空气中的尘埃、污垢和氧化作用，使其接触空气的一头逐渐变黑，所以得了这么一个不太雅致的称号——黑头。

如果将痘痘比喻为活火山，那么黑头就好比死火山，虽然危险性不足以引起我们特别关注，但它的确是希望拥有凝脂般肌肤的女性之大敌。不要怕，和黑头来一场战斗，将这些难缠的东西彻底甩干净！那么怎么甩掉这些令人心烦的小东西，做个十足的小美女呢？其实，办法很简单，

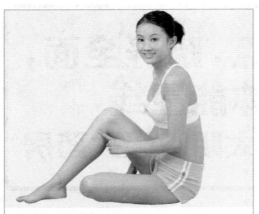

◎每天坚持按揉阴陵泉穴 10 分钟，可以除脾湿，消除黑头、痘痘等烦恼。

只要你每天坚持按揉阴陵泉穴就可以了。阴陵泉穴在膝盖下方，沿着小腿内侧骨往上捋，向内转弯时的凹陷就是阴陵泉穴的所在。每天坚持按揉阴陵泉穴 10 分钟，就可以除脾湿。

除阴陵泉之外，足三里穴也是除脾湿的大穴，两穴可以配合使用。对于足三里，

最好是用艾灸，因为艾灸的效果会更好，除脾湿的速度会更快。建议你空闲的时候按揉阴陵泉穴，每天坚持 10 分钟。晚上睡觉前，用艾条灸两侧的足三里 5 分钟，只要长期坚持，就可以除脾湿，使黑头消失。

另外，阴陵泉穴还有通利小便的作用。有些老年人小便排不干净，无论如何用力也不行，严重的甚至一点儿也排不出来。这种现象在医学上称为"癃闭"。如果能坚持按摩本穴，对这个问题有一定的缓解效果。另外，喜欢喝酒的朋友经常按摩这个穴位，可以促进水湿的排泄。此外，按摩阴陵泉穴可治疗慢性前列腺炎，使患者解小便自如，而且对肛门松弛的治疗也有效。每次按摩 100 ~ 160 下，每日早晚按摩一次，两腿都需按摩，一般按摩两周见效。

养生锦囊

这里，给大家介绍两种去除黑头的自制面膜。

（1）燕麦片自制面膜。

将燕麦片放入水中泡 2 ~ 3 小时（千万不要用热水，因为麦片会变成糊状），加脱脂牛奶搅拌，滤干燕麦。敷于脸上 10 ~ 20 分钟，然后用手按摩，特别是黑头非常多的 T 字部位，清水洗净。可以改善肌肤粗糙、角质堆积，促进肌肤光滑。

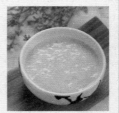

燕麦片面膜

（2）蛋白自制面膜。

磕开鸡蛋，滤去蛋清，倒入碗中，加入适量面粉调匀。然后将面膜放到脸上打圈按摩，稍微用一点儿力，然后面膜慢慢地就会变成好像润肤霜一样的稠稠的状态，这个时候可千万不要放弃，最好按摩到皮肤好像完全吸收了面膜的营养一样。这个时候你再看脸，和之前判若两人！不仅毛孔收细了好多，而且白了好多。但是用完之后不可洗脸，要第二天起床再洗脸。用完之后可以根据自身情况决定是否上滋润霜。使用期间最好不要使用其他药用面膜。此法在头一周每天晚上做一次。之后可以改成每天早晚做。

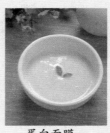

蛋白面膜

血海——不吃药的补血良方

每天9～11点刺激血海穴最好，因为这个时间段是脾经经气旺盛的时候，人体阳气处于上升趋势，所以直接按揉就可以了；每侧3分钟，力量不要太大，能感到穴位处有酸胀感即可，要以"轻柔"为原则，21～23点再进行艾灸。

健康的身体是每个人永远追求的目标，但现实生活中往往因某些原因，导致很多人无法实现这个梦想，其中最大的敌人便是肝血虚。一旦肝血虚，随之而来的便是面容憔悴、头昏眼花、心悸失眠、手足发麻、脉细无力等，如不及时治疗，还会让疾病乘虚而入，引发各种肝胆上的大病，威胁身体健康。那么，如何不用吃药就能补血呢？血海是首选。

血海这个穴位从名字上就可以看出来，和血有着密切的关系，血海就是血液汇聚的海洋。如果身体里血液运行不畅了，或者是血液不足，或者是其他和血有关的疾病，都可以用这个穴位来治疗。在取穴的时候，要把膝关节屈起来，这个穴位在大腿内侧，髌底内侧端上2寸，股四头肌内侧头的隆起处。

我们已经多次提到过了，脾胃为气血生化之源，如果脾胃的功能虚弱，就会导致气血不足，出现头晕眼花、乏力、失眠、心烦等许多症状。这个时候，就可以找血海来帮忙了。血海穴属于足太阴脾经，屈膝时位于大腿内侧，髌底内侧上2寸，股四头肌内侧头的隆起处，是治疗血症的要穴，具有活血化瘀、补血养血、引血归经之功，按摩刺激血海，可以帮助补益气血。

每天9～11点刺激血海穴最好，因为这个时间段是脾经经气旺盛的时候，人体阳气处于上升趋势，所以直接按揉就可以了；每侧3分钟，力量不要太大，能感到穴位处有酸胀感即可，要以"轻柔"为原则，21～23点再进行艾灸。

◎血海穴的位置。

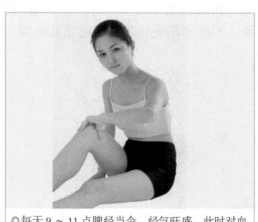

◎每天9～11点脾经当令，经气旺盛，此时对血海穴进行按摩效果最好。

三阴交——更年期综合征的调理大药

每个到了更年期的妇女都要注意加强自我保健，保证顺利地度过人生转折的这一时期。自我保健的最佳方法就是按压三阴交穴位。对三阴交穴的刺激，用艾条灸也较为有效。月经开始前 5 ~ 6 天起，每天花一分钟刺激本穴，远比生理痛后再刺激来得有效。

《黄帝内经》中讲到"中央生湿，湿生土……其虫倮"。"倮虫"，就是人，即没有毛的动物。人为倮虫，五行属土，而土生于中央，这个中央既非南北，也不是东西，虽然东西南北都有土，但是只有中央的土才是集合了东西南北土的特点，又把土散向东西南北，处于中间又无处不在，这就是土的本性。因此，脾经对人体健康的作用至关重要。

三阴交又名"女三里"，是脾经上大穴，处在脾经、肾经、肝经三条经络的相交之处，位于脚内踝尖上三寸，就是从内踝向上量四指，胫骨（小腿内侧骨）后缘凹陷处，用手按时比其他部位

敏感，有点儿胀疼的感觉。对中医而言，三阴交是妇科病的万灵丹。只要是妇科病，刺激此穴皆有效。三阴交能够根据个人体质不同，产生对机体有利的作用。它能通利又能收摄，能活血又能止血，能滋阴又能利湿。主治症状包括：痛经、月经不调、过胖过瘦（增肥减肥）、脚底肿胀、手脚冰冷等多种妇科疾病。其中，三阴交一个最重要的功效就是调理更年期综合征。

在更年期，妇女可出现一系列的生理和心理方面的变化。多数妇女能够平稳地度过更年期，但也有少数妇女由于更年期生理与心理变化较大，被一系列症状所困扰，影响身心健康。因此每个到了更年期的妇女都要注意加强自我保健，保证顺利地度过人生转折的这一时期。自我保健的最佳方法就是按压三阴交穴位。对三阴交穴的刺激，用艾条灸也较为有效。月经开始前 5 ~ 6 天起，每天花一分钟刺激本穴，远比生理痛后再刺激来得有效。

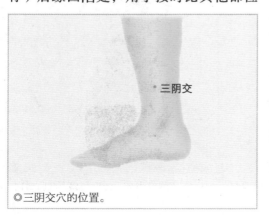
◎三阴交穴的位置。

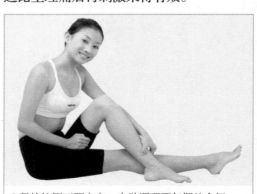
◎坚持按压三阴交穴，有助调理更年期综合征。

足太阴脾经特效穴

调理脾胃寻太白

把脚抬起，放在另外一条大腿上，用另一侧的手的大拇指按压脚的内侧缘，靠近足大趾的凹陷处的太白穴，有酸胀感。两侧穴位每天早晚各按压一次，每次按压1～3分钟。

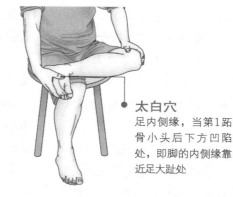

太白穴
足内侧缘，当第1跖骨小头后下方凹陷处，即脚的内侧缘靠近足大趾处

腹胀腹痛找公孙

正坐，将左足跷起放在右腿上，用右手轻握左足背，大拇指弯曲，指尖垂直揉按穴位，有酸、麻、痛的感觉。每天早晚各揉按一次，每次揉按3～5分钟。

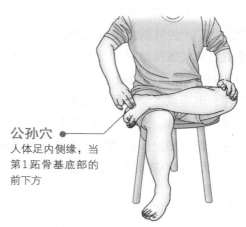

公孙穴
人体足内侧缘，当第1跖骨基底部的前下方

补养精血三阴交

正坐，抬起一只脚，放置在另一条腿上；一只手的大拇指除外，其余四指轻轻握住内踝尖，大拇指弯曲，用指尖垂直按压胫骨后缘，会有强烈的酸痛感。每天早晚各按一次，每次揉按1～3分钟。注意：孕妇禁按此穴位。

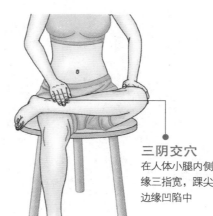

三阴交穴
在人体小腿内侧，足内踝上缘三指宽，踝尖正上方胫骨边缘凹陷中

太白——运动后肌肉酸痛，太白穴解忧愁

《黄帝内经》认为，脾主肌肉，当人突然运动时，会导致脾气一下子耗费过多，使肌肉内部气亏，而艾灸脾经原穴太白，可以调理疏通经气，迅速消除肌肉酸痛的症状。这个时候，刺激一下太白穴就可以有效缓解。

很久没有运动，一运动后肌肉酸痛，浑身不舒服，相信很多人都有过类似的经历。这主要是由于突然剧烈的运动导致血液给肌肉供氧不足，导致肌肉细胞做无氧呼吸，释放能量，产生乳酸，乳酸堆积越来越多后你就会感到肌肉酸疼。大部分人对这种症状并不在意，因为歇上几天后就会自动好转，但毕竟还要难受好几天，所以有经验的人士在剧烈运动完后都会做做按摩，这样就会加速血液循环，带走肌肉中的乳酸，肌肉酸痛的感觉也就会减

轻很多。在这里，我们为大家提供一个有效的穴位疗法，就是用艾条灸太白穴。

太白穴位于足内侧缘，当第一跖骨小头后下方凹陷处，是足太阴脾经的原穴。《黄帝内经》认为，脾主肌肉，当人突然运动时，会导致脾气一下子耗费过多，使肌肉内部气亏，而艾灸脾经原穴太白，可以调理疏通经气，迅速消除肌肉酸痛的症状。运动过度造成的局部受伤也可使用这个方法。

具体操作方法：取艾条一段，采用温和的灸法灸两侧太白穴15～20分钟，半小时后酸痛感就全不见了。

当然，如果手边没有艾条或者嫌艾条麻烦，用拳头或保健的小锤敲击太白穴也可以。

◎太白穴的位置。

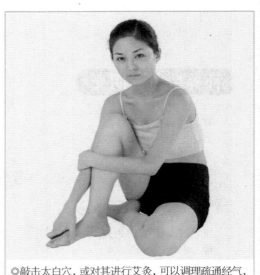

◎敲击太白穴，或对其进行艾灸，可以调理疏通经气，迅速消除因运动过度引起的肌肉酸痛等症状。

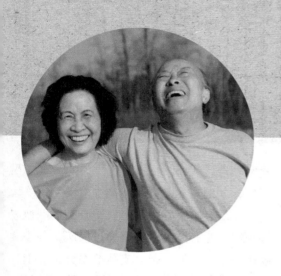

第八章

午时阴长阳消，短暂休息让心经气血充足、畅行无阻

●午时和子时是相对的，是心经当令的时候。午时一阴生，在这种阴阳交替的关键时刻，人们最好处于休息的状态。此时，老年人和体质虚弱者还应出门晒晒太阳，以补充体内的阳气。

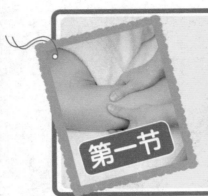

午时养心经，就如同养护自己的生命

第一节

午时心经当令，养护攸关生死

明末清初名医陈士铎认为，心经有热则咽干，心经有邪则肋痛、手臂痛、掌中热痛，心脉痹阻则心痛，心经与心紧密相连，养护心经是生死攸关的大事。

在古代的计时方法当中，我们最熟悉的莫过于子时和午时，如古代的练子午功、睡子午觉，但因为子时正当半夜，我们一般都处于梦乡之中，所以相对来说，我们对"如日中天"的午时会更为熟悉。

午时，就是正午太阳走到天空正中的时候，又叫日中、日正等，即中午11点至下午13点，是心经当令时间，也是人体气血阴阳交替转换的一个临界点。以人体气的变化来说，阳气是从半夜子时开始生，午时阳气最亢盛，午时过后则阴气渐盛，子时阴气最为旺盛，所以人体阴阳气血的交换是在子、午两个时辰。明末清初名医陈士铎认为，心经有热则咽干，心经有邪则肋痛、手臂痛、掌中热痛，心脉痹阻则心痛，心经与心

紧密相连，养护心经是生死攸关的大事。因此，午时一定要养好心经。

心经起始于心中，出属于心脏周围血管等组织（心系），向下通过横膈，与小肠相联络。它的一条分支从心系分出，上行于食道旁边，联系于眼球的周围组织（目

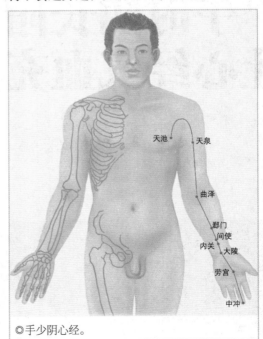

◎手少阴心经。

系）；另一条支脉，从心系直上肺脏，然后向下斜出于腋窝下面，沿上臂内侧后边，行于手太阴肺经和手厥阴心包经的后面，下行于肘的内后方，沿前臂内侧后边，到达腕关节尺侧豌豆骨突起处（锐骨骨端），入手掌靠近小指的一侧，沿小指的内侧到指甲内侧末端。

《黄帝内经》中说，当心经异常时，反映到人体的外部症状包括：心胸烦闷、疼痛、咽干、口渴、眼睛发黄、胁痛、手臂一面靠小指侧那条线疼痛或麻木、手心热等。经常在上午 11 点到下午 1 点敲心经就可以缓解这些症状，还可以放松上臂肌肉，疏通经络。另外，点揉和弹拨心经上的重点穴位，还可以改善颈椎病压迫神经导致的上肢麻木等。

神门穴是心经上的重要穴道之一，可防治便秘、焦躁、心悸、失眠等多种疾病。这里只是告诉大家，早晚按揉两侧神门穴 2 ~ 3 分钟，然后再按揉两侧心俞穴 2 ~ 3 分钟，只要长期坚持下去，就能让女性朋友在经期有个好情绪，轻松愉快地度过经期。

在现实生活中，人们常遇到这样的情况：有时候不吃早餐或早餐没吃饱，等到了午间 11 点至 13 点的时候，往往就会因气血不足而头晕。因此，无论工作有多繁忙，早餐是一定要吃饱的，这样才不会让心脏时常陷入"油尽灯枯"的困窘。同时，必须注意的是，心经的养生之道是尽量减轻心脏负担，避免心脏过度兴奋。因此，茶、咖啡、酒等应适可而止，肥胖、高血压或已有水肿的人，更应少摄取高糖、肉类、点心、油脂太多的肉类（如肥猪肉）或含盐量太高的食物。

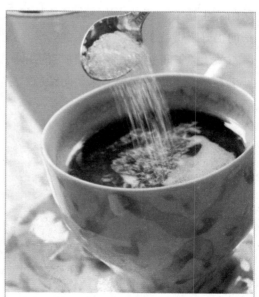

◎神门穴是心经上的重要穴位之一，早晚按揉神门穴 2 分钟，可舒畅情绪。

◎心经的养生之道是尽量减轻心脏负担，避免心脏过度兴奋。因此，要少喝茶、咖啡、酒等刺激性饮料。

国医大师邓铁涛的午时养生法

《黄帝内经》认为，正午时分是一天中阳气最隆盛的时候，人体自身的阳气也达到一天中相对较旺盛的状态，此时在阳光下散步，易激发人体的阳气；另外，散步时背部朝阳，则人体一身之阳气随之旺盛。因而，在正午温暖灿烂的阳光下散步行走，可促进人体气血运行，加快新陈代谢，振奋人体之阳气。

国医大师邓铁涛教授喜欢散步，除早晚散步外，在天气晴好、阳光灿烂的日子，他几乎每天午饭前的中午时分（11：00～12：00）都会围绕楼下的空地悠闲散步数十个圈，尤其在阳光充沛的夏日，运动程度的掌握以感觉温暖舒适、微微出汗为度，并将此命名为"午间散步采阳养生法"。邓老认为，自己精神状态一向很好，受益于此。

关于"午间散步采阳养生法"的由来，邓老在接受《羊城晚报》采访时说："它

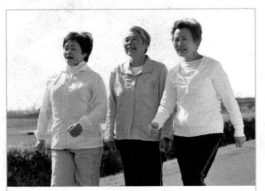

◎正午时分是一天中阳气最隆盛的时候，中老年人以及阳虚体质的人宜在此时在阳光下散步，以激发体内的阳气。

是在中医基础理论的指导下形成的。《黄帝内经》认为，正午时分是一天中阳气最隆盛的时候，人体自身的阳气也达到一天中相对较旺盛的状态，此时在阳光下散步，易激发人体的阳气；另外，散步时背部朝阳，则人体一身之阳气随之旺盛。因而，在正午温暖灿烂的阳光下散步行走，可促进人体气血运行，加快新陈代谢，振奋人体之阳气。"

邓老还指出，这个方法比较适合于中老年人以及阳虚体质的人群练习。人到老年，身体阳气渐趋不足，容易出现如怕冷、恶风、面色㿠白、气短乏力、容易疲劳、精神萎靡不振、腰膝酸软冷痛、小便频多清长、夜尿多等现象。如能采用此散步法，对老年人身体有所改善。一般而言，如无特殊禁忌，老年人、幼儿、体质虚弱者，这个方法都适宜进行。

在散步季节的选择上，《黄帝内经》认为"春夏养阳"，因而，午间散步采阳养生季节的选择也以春夏两季为佳。此外，秋冬季节，人体阳气趋里、气血运行减慢，人们也容易感到精神不振，选择在天气晴好、阳光充沛的午间进行户外散步，可以起到促进气血运行、加快新陈代谢、振奋人体阳气、提神醒脑的作用，也是对健康很有帮助的。

另外，放下筷子就走的习惯也不可取。饭后休息15分钟后再开始散步最佳，散步时长以10～30分钟为宜。

正午太阳毒，做好防晒工作，保证心经不受伤

防晒首先要在饮食上下功夫。如果你的肌肤比较敏感，盛夏季节最好少吃"感光蔬菜"，比如香菜、芹菜、白萝卜等。因为它们会让爱长斑的皮肤更容易长出色斑。相反，以下这些蔬菜、水果可以抑制黑色素沉着，让皮肤嫩白，比如猕猴桃、草莓、西红柿、橘子、卷心菜等。

为了达到零瑕疵的白皙境界，许多人不惜付出大量的时间与精力去寻找能让肌肤不被晒黑的方法，并对此孜孜不倦。事实上，防晒的意义不仅仅在于皮肤的黑白，更在于心经的养护。我们知道，心经午时当令，同时也是人体阳气最盛的时刻，阳盛则阴不足，过度的日晒会透过皮肤伤到心经，引发各种疾病。那么，我们应该如何防晒呢？

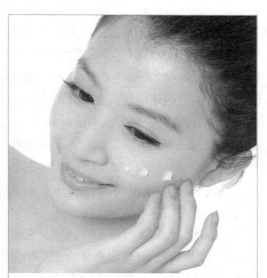

◎中午紫外线多，外出时应擦好防晒霜，做足防晒措施，以免晒伤肌肤。

防晒首先要在饮食上下功夫。如果你的肌肤比较敏感，盛夏季节最好少吃"感光蔬菜"，比如香菜、芹菜、白萝卜等。因为它们会让爱长斑的皮肤更容易长出色斑。相反，以下这些蔬菜、水果可以抑制黑色素沉着，让皮肤嫩白，比如猕猴桃、草莓、西红柿、橘子、卷心菜等。

另外，还有几点需要女性朋友们特别注意：

（1）避免在夏季午时出去，因为这段时间的阳光最强，紫外线最具威力。

（2）夏日外出，每隔2～3小时应当补搽一次防晒品。游泳时应使用防水且防晒指数较高的防晒品。

（3）进行过户外活动，无论日晒程度如何，回家后都应先洗澡，并以按摩的方式轻轻擦拭全身，先用温水，再用冷水冲淋，并全身抹些护肤露。

（4）暴晒后，用毛巾包着冰块冰镇发红的被灼伤皮肤以减缓局部燥热，并尽量少用手抓，否则将会加剧晒后斑的产生。

（5）外出时双手也要搽防晒品，而手臂、脚、膝盖外露时也应涂防晒品，这样既可以防晒，又可以有效减少斑点。

另外，正确地修复与护理晒伤后的皮肤也非常重要。如果皮肤被晒已溃破，最好用珍珠粉加蜂蜜调成糊状，涂在晒伤处15～20分钟，再用清水洗去，这样使用2～3次后就会有明显的好转。如果再加点儿蛋清或维生素E就更好了。

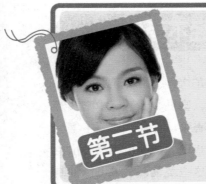

第二节

心为"君主之官"，君安才能体健

心为五脏之首，养心就是养生命

在中医理论中，心对于人体，就如同君主在国中处于主宰地位，如果心能保持正常，身体其他器官也就能有条不紊地发挥其作用；如果心里充满着各种嗜欲杂念，身体的其他器官也要受影响，各个器官也就会失去各自应有的作用。因此，我们一定要好好保护我们的心脏。

《黄帝内经》把人体的五脏六腑命名为十二官，而心为君主之官，对其是这样描述的："心者，君主之官。神明出焉。故主明则下安，主不明，则一十二官危。"君主，是古代国家元首的称谓，有统帅、高于一切的意思，是一个国家的最高统治者，是全体国民的主宰者。把心称为君主，就是肯定了心在五脏六腑中的重要性。

现代医学认为，人的精神、意识、思维活动属于大脑的生理功能，是大脑对外界客观事物的反映。但是，中医学从整体观念出发，认为人体的精神、意识、思维活动是各脏腑生理活动的反映，因此把神分为五个方面，分别与五脏相应。故《黄帝内经·素问》说："心藏神、肺藏魄、肝藏魂、脾藏意、肾藏志。"人体的精神、意识、思维活动，虽然与五脏都有关系，但主要还是归属于心的生理功能。

所谓"心藏神"，是指精神、思维、意识活动及这些活动所反映的聪明智慧，它们都是由心所主持的。只要心主神明的功能正常，那么我们的精神就会健旺，神志也会极为清楚；反过来，如果神志异常，就会容易出现健忘、失眠、惊悸等症状，同时还会引起其他脏腑功能的紊乱。除此之外，心主神明还说明，心是人的生命活动的主导者，对各个脏器具有统帅的权力，一旦心发生了病变，那么其他的脏腑自然也会出现各种疾病。因此，以君主之官比喻心的重要作用与地位是一点儿也不为过的。

心的第二大功能就是主管血脉，它包括主血和主脉两个方面。全身的血，都在脉中运行，依赖于心脏的推动作用而输送到全身。脉，即血脉，是气血流行的通道，又称为"血之府"。心脏是血液循环的动力器官，它推动血液在脉管内按一定方向流动，从而运行周身，维持各脏腑组织器官的正常生理活动。中医学把心脏的正常搏动、推动血液循环的这一动力和物质，称之为心气。另外，心与血脉相连，心脏所主之血，称之为心血，心血除参与血液循环、营养各脏腑组织器官之外，又为神志活动提供物质能量，同时贯注到心脏本身的脉管，维持心脏的功能活动。因此，

心气旺盛、心血充盈、脉道通利，心主血脉的功能才能正常，血液才能在脉管内正常运行。

在生活中，人们常用"心腹之患"形容问题的严重性，却不明白为什么古人要将心与腹部联系起来。所谓"心"，即指心脏，对应手少阴心经，属里；"腹"就是指小肠，为腑，对应手太阳小肠经，属表。"心腹之患"就是说，互为表里的小肠经与心经，它们都是一个整体，谁出现了问题都是很严重的。

总之，在中医理论中，心对于人体，就如同君主在国中处于主宰地位，如果心能保持正常，身体其他器官也就能有条不紊地发挥其作用；如果心里充满着各种嗜欲杂念，身体的其他器官也要受影响，各个器官也就会失去各自应有的作用。因此，我们一定要好好保护自己的心脏。

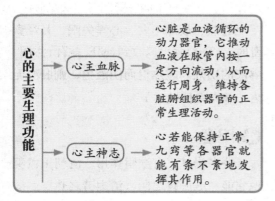

心的主要生理功能

心主血脉 → 心脏是血液循环的动力器官，它推动血液在脉管内按一定方向流动，从而运行周身，维持各脏腑组织器官的正常生理活动。

心主神志 → 心若能保持正常，九窍等各器官就能有条不紊地发挥其作用。

养生锦囊

我们要善于养心，对此可从以下几个"心"做起：

（1）静心。就是要心绪宁静，心静如水，不为名利所困扰，不为金钱、地位钩心斗角，更不能为之而寝食不安。

（2）定心。每个人都有一本难念的经，但事在人为，乐在创造。要善于自我调整心态，踏实度日，莫为琐事所烦忧。豁达乐观，喜乐无愁。纵有不快，也一笑了之，岂非惬意？

（3）宽心。要心胸开阔。宰相肚里能行船，心底无私天地宽。让宽松、随和、宁静的心境陪伴你，岂非是快乐每一天？

（4）信心。面对生活中的失意与坎坷，不灰心、不气馁，对生活抱有十足的信心，坚信通过努力，发挥自己的智慧和潜能，就能渡过难关。

（5）善心。要有一颗善良之心，时时处处事事都能设身处地为别人着想，好善乐施献爱心，向需要帮助的人伸出热情的援助之手，自己的心境也会得到慰藉。

貌由心生，女人养心容颜更美

女性养心要多吃红色食品。《本草纲目》里记载，柏子仁养心气、润肾燥、益智宁神；桑葚利五脏、通血气、生精神，入心肝肾经，为滋补强体、养心益智的佳果；龙眼安志强魂、通神明（心主神明）；莲肉交心肾、固精气、强筋骨、补虚损、利耳目；小米汤可增强小肠功能，有养心安神之效等，这些都非常适合女性食用。

俗话说"貌由心生"，养颜就要先养心。《黄帝内经》认为：白色食品润肺，黄色食品益脾，红色食品补心，青色食品补肝，黑色食品补肾。所以女性养心要多吃红色食品。

除此之外，根据中医学理论，以下食物可以帮助更年期妇女改善不良的精神和心理状态，从而起到养心的作用。

① 百合

百合既是药品，又是一种清补食品，有润肺、补虚、安神作用。鲜百合更甘甜味美。若更年期出现虚烦惊悸、神志恍惚、失眠不安者，最宜使用。《日华子本草》称其具有安心、安胆、养五脏的功效。

② 莲子

性平味甘涩，有益肾气、养心气、补脾气的功用。《本草纲目》中说"莲子交心肾，厚肠胃，固精气，强筋骨，补虚损，利耳目"，适宜女性更年期心神不安、烦躁失眠或夜寐多梦、体虚带下者食用。

③ 桑葚

当4～5月份桑葚呈紫黑色时，食之最为有益。正如《随息居饮食谱》中所说，它有"滋阴补肾、充血液、息虚风、清虚火"的作用。女性更年期肝肾阴亏、头晕腰酸、手足心热、烦躁不安、心悸失眠、月经紊乱时，常吃桑葚可以收到补肝、益肾、滋阴、养液的功效。虚热退而阴液生，则肝心无火、魂安而神自清宁。

④ 甲鱼

性平味甘，有滋阴作用。清朝王孟英说它能"滋肝肾之阴，清虚劳之热"。故对肝肾阴虚，或阴虚内热伴手足心热，或烦热不安，或头昏腰酸、月经紊乱不止，或烘热汗出、舌苔光剥者，最宜食之。

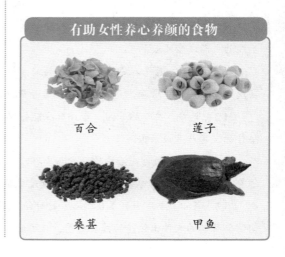

有助女性养心养颜的食物

百合　　莲子

桑葚　　甲鱼

喜伤心，猝死往往由于乐极生悲

突然的狂喜，可导致"气缓"，即心气涣散，血运无力而瘀滞，便出现心悸、心痛、失眠、健忘等一类病症。成语"得意忘形"，即说明由于大喜而神不藏，不能控制形体活动。

中秋佳节，身体一向健康的梁伯，因为几个外出工作的儿女都回家欢庆中秋，喜庆之余几杯酒落肚，到晚上 11 时许，他突然出现心前区痛、大汗淋漓，急送医院抢救治疗。诊断为急性心肌梗死合并心律失常、心力衰竭。此时，梁伯已四肢冰冷，呼吸困难，全身重度发绀，处于心源性休克。医生及时制订了严密的救治方案，经过一系列积极抢救，病情逐渐稳定下来。

这个病例提醒人们，大喜、狂喜同样不利于健康。过度兴奋，同样具有把人推向绝境的作用。而且，对于时常经受巨大压力的人来说，过度兴奋比过度悲恸离"绝境"更近！这是为什么呢？

人的心理承受能力，同人的生理免疫能力有相似之处。经常出现的巨大压力，如同经常性的病菌入侵，使心理的抗御力如同人体里的白细胞那样经常处于备战与迎战的活跃状态，故心理虽受压抑但仍能保持正常生存的状态，不至于一下子崩溃。

过度兴奋则不同，对于心理经常承受巨压的人来说，与形成既久的被压抑的心理反差是那么的巨大，使心理状态犹如从高压舱一下子获得减压，难免引起灾难性后果。那些挣扎太久、立即要达到竞争优势终点的人，经过多年奋争、屡屡遭难而终于昏厥在领奖台上的人，那些企盼到极点并达到最终目标而变得疯癫的人，那些负重多年不得解脱而一旦获得解脱竟不能正常生活的人……都是从过度兴奋这一条道路走向绝境的。

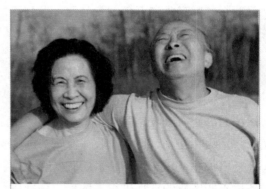

◎喜伤心，过度兴奋可导致"气缓"，使人出现心悸、心痛、失眠、健忘等病症，因此要学会释放心中的狂喜。

为了防范上述悲剧的发生，防止过度兴奋，同防止过分悲恸同等重要。这就要求我们学会释放心理压力。为了释放心中的狂喜，可以借助于山川的明媚、朋友的温情乃至心灵自设的"拳击台"，有些心理承受能力较差而智慧高超的人，或者由于体质虚弱而一时无法调和心理巨变因素的人，常常使用保守的方式来应对突降的幸运所可能引发的过度兴奋。这不失为一种明智之举。

心喜红、耐苦——五色五味与饮食养心

苦味的东西是走血的，即走心。如果病在心上，就少吃苦味食物，让心生发一下。但苦味食物可以清热、泻火。例如莲子心能清心泻火、安神，可以治疗心火旺的失眠、烦躁之症。

天地有五行，人有五脏。五脏不仅可以引申出五味：酸、甜、苦、辣、咸；同时可引申出五色：白、青、黑、红、黄。只要每餐都吸收到五色的食品便可做到五行相生，达到调和五脏、滋补身体的功效。

《黄帝内经·素问·宣明五气篇》说："五味所入，酸入肝，辛入肺，苦入心，咸入肾，甘入脾。"这就是说，食物消化后，酸味为肝胆所吸收，苦味为心脏、小肠所吸收，甜味为脾、胃所吸收，辣味为肺、大肠所吸收，咸味为肾脏、膀胱所吸收，各种不同性质的食物进入人体后，分别成为各个器官的营养。

也就是说，苦味的东西是走血的，即走心。如果病在心上，就少吃苦味食物，让心生发一下。但苦味食物可以清热、泻火。例如莲子心能清心泻火、安神，可以治疗心火旺的失眠、烦躁之症。苦瓜有除

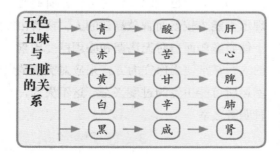

邪热，解劳乏，清心明目的功效，经常食用可以去心火，增强人体免疫力。

另外，食物的颜色与五脏相互对应，搭配合理，是饮食养生的基础。从中医的角度上讲，青入肝、赤入心、黄入脾、白入肺、黑入肾。这告诉我们，红色食物进入人体后可入心、入血，具有益气补血和

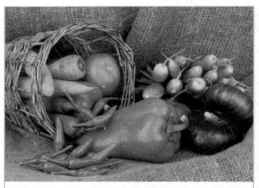

◎赤入心，即红色食物进入人体后可入心，常吃红色食物可以增强心脏和气血功能，具有护心作用。

促进血液、淋巴液生成，增强心脏和气血功能，具有护心作用。红色食物具有极强的抗氧化性，可以保护细胞，具有抗炎作用，还能为人体提供蛋白质、无机盐、维生素以及微量元素。红色食物有助于减轻疲劳、抗衰老、补血、并有驱寒作用。

最后，心主神志，心火过旺，人就会变现出烦躁不安、易怒等症状。所以名医朱丹溪说："盖相火藏于肝肾阴分，君火不妄动，相火惟禀命守位而已，焉有燔灼之虐焰，飞走之狂势也哉！"要防止相火妄动就要"正心、收心、养心"，保持精神安静内守。

五色五味与五脏的关系

青	→	酸	→	肝
赤	→	苦	→	心
黄	→	甘	→	脾
白	→	辛	→	肺
黑	→	咸	→	肾

心脏有问题，面部露马脚

《黄帝内经》认为"心，其华在面"，就是说心脏功能的清若，可以通过面部的色泽变化显露出来。

一个人心气旺盛，脸色就好看，所以要知道一个人的心脏好不好，看他的脸就行。《黄帝内经》认为："心，其华在面。"心系统功能的强弱是通过面色来反映的，因为我们头面部的血脉极其丰富，全身血气都上注于面，所以心的精气盛衰及其生理功能是否正常，都可以通过面部的色泽变化显露出来。一个人心气旺盛，面色就会红润、有光泽，但是有些人属于"面若桃花"，不管在什么情况下，脸都是红的，而且红得不正常，这就不是心气旺盛了，而是心气不收敛造成的，是病态的面色。

如果是心气不足呢，就会面色灰暗或苍白，人显得很没精神。这种情况可以通过经常搓脸来改善，《黄帝内经·灵枢·邪气藏府病形》说："十二经脉，三百六十五络，其血气皆上于面而走空窍。"这是说面部聚集着大量穴位，它是足三阳经的起点和手三阳经的终点，经常搓脸就是在按摩这些经脉和穴位，使其气血畅通、循环无碍。人就可以变得脸色红润、双眼有神。

中医还认为"目为心之使"，就是说如果人的心神散了，眼神也会散，就会出现重影或者看不见东西的情况。所以，如果眼睛出现了问题，一定要赶快去医院检

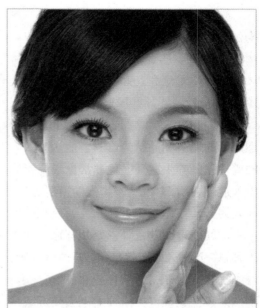

◎心其华在面，是说心的生理功能是否正常以及气血的盛衰，可以显露于面部色泽的变化上。

查一下，因为这可能不光是眼睛的问题，而是心脏出了问题。

另外，《黄帝内经·灵枢·五阅五使》中说："舌者，心之官也。"也就是说，心开窍于舌，心的精气盛衰及其功能变化可以从舌的变化上显出来。因此，一个人如果出现口舌生疮、口腔溃疡等症状，中医会认为是人的心火过旺的征兆。

这里说了这么多，就是要让大家了解心脏的重要性，并且通过身体表面的一些变化来及时发现心脏的问题，这些判断方法可能你自己不能确定，那就要多去医院请教医生，或者做个体检，一旦心脏出现了问题就要及时治疗，千万不能大意。

百体从安在养心——国医大师的养心安神术

所谓"仁者寿"，心存仁爱，与人为善，寿命就相对延长。处处有仁爱之心，处处行仁爱之举，处处有普济众生的思想，这种人心态就平和，身体就健康，寿命就能延长。

养生专家指出，养心就是注重精神心理因素的调节和品德的修养，他认为做人的道理就是养生道理。他非常推崇儒家的做人道理，所谓"仁者寿"，心存仁爱，与人为善，寿命就相对延长。处处有仁爱之心，处处行仁爱之举，处处有普济众生的思想，这种人心态就平和，身体就健康，寿命就能延长。反之，心存恶念，做了坏事，不仅肉体上受损害，精神上也会受折磨，导致神魂颠倒，日不安寝，夜不成寐，进而造成气血逆乱，功能失调，抵抗力降低，自然不可能健康长寿。具体来说，裘老的养心安神术包括以下几点：

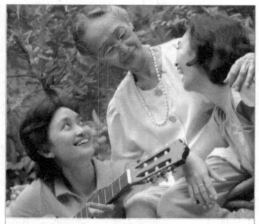
◎养生而不贪生，坦然地面对生活、品味人生，健康长寿自然就悄然而临。

❶ 养生莫贪生

裘老在长期临床实践中观察到，不少危重病人或身患绝症者，凡能坦然自若、乐观开朗地面对病情，积极配合医生诊疗的，大多心宽体泰，抗病力增强，元气逐渐恢复，病情由重转轻，甚至完全康复；忧愁恐、惧怕死的患者，则精神崩溃、气血耗散，病情常加速恶化。由此，裘老告诫大家，不必刻意地追求健康长寿，重要的是珍惜生命的价值和意义。从容、淡定、坦然地面对生活、品味人生、乐天知命，那么健康长寿就悄然而临。

❷ 识度与守度

裘老认为，养生务必要识度与守度，不识度自然不能守度，识度而不守度，与不识度无异。他指出，养心之度在于节制七情（即喜、怒、忧、思、悲、恐、惊），所谓"七情之发贵乎中节"，就是注意不要超过精神活动的"临界度"。孙思邈在《千金要方·道林养性》中就曾指出十二种过度情志变化的危害性："多思则神殆，多念则志散，多欲则志昏，多事则形劳，多语则气乏，多笑则脏伤，多愁则心慑，多乐则意溢，多喜则妄错昏乱，多怒则百脉不足，多好则专迷不理，多恶则憔悴无欢。"可见，造成人体伤害的关键在于"多"，"多"即超过常度，破坏了人体的自我调节适应能力，从而导致气血逆乱，脏气戕害，形成种种病变。因此，我们对于七情之发一定要保持"中节"，不要超过人体所能承受的限度。

③ 养生贵在全神

中医学中的"神"，是人生命的内核，而裘老所说的"全神"不仅是通常所说的感觉思维、神色、神气，更是指"神明"。裘老认为，"神"实际上就是目前科学家远未了解的宇宙界的自然运动变化的规律，它是"妙万物而为言"的。作为万物之灵长，人类的"神"是最全的，所以人体的生长衰老以及气血精髓的充养，喜怒哀乐的调控，对外界环境的适应等诸多生理活动，无不依靠"神"来主宰。这就好比每个人都有一部最精密的"自动机器"，具有自我调节、自我修补、自我适应、自我控制四大功能。然而，人体这四大功能，只在精神不受损害的情况下才能充分发挥作用。因此，要想身强体健，首先要全神。

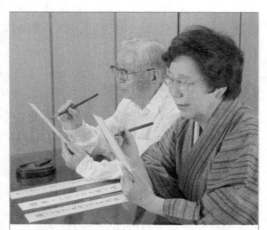

◎人体的生理功能只在精神不受损害的情况下才能充分发挥作用，因此养生首先要全神。

④ 一花四叶汤

裘老认为养心要遵循"1+4"原则，并开出一张养生的精妙方剂——一花四叶汤，对健康长寿独具效果。一花，即指身体健康长寿之花；四叶，即一为豁达，二为潇洒，三为宽容，四为厚道。

（1）豁达

裘老说："荣华富贵有什么好稀罕的，即使你多活几十年，也只是一刹那，任其自然，何必强求。"一个人，只有具备了这样"富贵于我如浮云"的豁达胸襟，才能看淡得失，心平气和，形神康泰。

（2）潇洒

裘老年轻时就"不爱风月爱风云"，"读万卷书，行万里路"，及至老年成为"浪迹书海一老翁"。读书是其一大乐事，他精熟文史，谈吐隽永，对《孟子》情有独钟，不少精彩的篇章至今能一字不差地吟诵，对古诗词的造诣也相当深厚。

（3）宽容

宽容待人是人生的一种美德，也是处理和改善人际关系的润滑剂。宽容就是以仁爱之心待人，能使人心宽体泰、气血调和。反之，气量狭小，难以容人，会使神气错乱，受伤害的是自己的心与身。

（4）厚道

裘老经常强调："厚道对维护和培养人身元气有重要作用。"厚道最为重要的是做人要仁厚，多为他人着想，乐于助人和扶危救困，还要常怀感恩与报恩之心，要不念旧恶，多帮助他人。

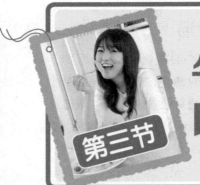

第三节 午餐吃饱又吃好，可以让自己多活十年

上班族务必谨记——工作午餐的"八大注意"

现在的年轻人生活和工作压力比较大，但健康意识又不够强。尤其很多女性上班族，怕发胖不愿吃快餐，午餐就随便拿点儿零食打发，日子久了，很容易患上低血糖、贫血等疾病；男性则恰恰相反，吃多了快餐会导致甘油三酯高、低密度脂蛋白缺乏，引发一些退化性老年性疾病，如高血压、糖尿病等。这在30岁左右的白领人群中，已经比较多见了。

工作餐如何吃才算健康呢？我们总结了"八大注意"，希望给大家一些积极的指导。

① 不要常吃洋快餐

因为洋快餐主要以油炸食品为主，它明显存在着"三高三低"，即高能量、高蛋白、高脂肪、低矿物质、低维生素、低纤维。

② 定时吃工作餐

在适当时间里就餐最重要。一般在每天中午的11：00～13：00就餐属正常范围就餐时间。但是，必须是每天中午的同一时间吃午餐，以适应胃肠道的正常功能发挥与调节。

③ 工作餐只吃八分饱

午餐建议只吃八分饱。因为用餐过后，身体中的血液将集中到肠胃来帮助进行消化吸收，在此期间大脑处于缺血缺氧状态。如果吃得过饱，就会延长大脑处于缺血缺氧状态的时间，从而影响下午的工作效率。

④ 营养搭配要科学

工作餐中要注意搭配，可以多吃蛋白质和胆碱含量高的肉类、鱼类、禽蛋和大豆制品等食物。因为这类食物能使头脑保持敏锐，对理解和记忆功能有重要作用。另外还可以多吃些瘦肉、鲜果或果汁等脂肪含量低的食物，要保证有一定量的牛奶、豆浆或鸡蛋等优质蛋白质的摄入，可使人

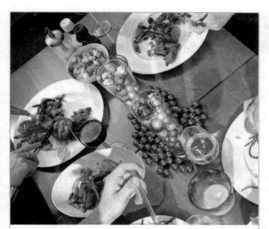

◎工作餐要注意搭配，可以多吃蛋白质和胆碱含量高的肉类、鱼类、禽蛋和大豆制品等食物。

反应灵活，思维敏捷。

❺ 不能只吃水果

有些女性上班族为了让自己苗条一些，中午就用水果代替正餐。殊不知大部分水果的铁、钙含量都较少，如果长期拿水果当正餐吃，营养就会不均衡，还易患贫血等疾病。而且长期以水果代替正餐，还会在一定程度上导致胃肠功能退化。所以，奉劝这类拿水果当午餐的上班族，一定要改变这个不良习惯，以免影响自己的健康。

❻ 不能吃得太辣

适量吃辣椒能开胃，有利于消化吸收，但不能吃过量。太辣的食品容易令食道发热，破坏味蕾细胞，导致味觉丧失。对于患胃溃疡的人来说，太辣的食物就更不合适，它会对口腔和食管也会造成刺激。吃得太多，容易令食道发热，破坏味蕾细胞，导致味觉丧失。

❼ 不要喝酒

酒对人的大脑有强烈的麻痹作用，中午饮酒会降低下午的工作效率。完成不了工作，必须靠加班，这势必会造成身体的疲劳，对第二天的工作效率又会产生影响，久而久之就会形成恶性循环。所以，上班族，中午最好不要喝酒。

❽ 不能只吃面食

有些上班族习惯中午只吃面，方便面也好，牛肉面也罢，如果中午仅吃一碗面，其中蛋白质、脂肪、碳水化合物等三大营养素的摄入量是不够的，至于矿物质、维生素等营养素更是缺乏。再说，由于面食会很快被身体吸收利用，饱得快饿得也快，对于下午工作强度大的人来说，它们所提供的热量是绝对不够的。所以，午餐爱吃面食的上班族一定要适当地再吃点儿蔬菜、水果等，以均衡营养。

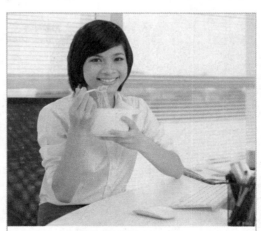

◎中午仅吃面食，其中蛋白质、脂肪、碳水化合物等三大营养素的摄入量是不够的，除面食外，中午还应适当吃点儿蔬菜水果。

午饭吃饱又吃好，多活十年不是梦

如果午餐不吃饱吃好，人往往在下午3～5点钟的时候出现明显的低血糖反应，表现为头晕、嗜睡，甚至心慌、出虚汗等，严重的还会导致昏迷。

到了午时，是吃午餐的时间了，吃什么好呢？困惑之中，我们通常都是随便解决，其实午餐是很重要的，有着"承上启下"的作用，既要补偿早餐后至午餐前约4～5个小时的能量消耗，又要为下午3～4个小时的工作和学习做好必要的营养储备，所以午餐一定要吃饱吃好。

对于我们来说，午餐绝对是养生的关键点，午餐的选择也大有学问。然而，现在很多人一不小心就踩了"地雷"，犯了午餐的禁忌。那午餐都有哪些禁忌呢？

禁忌一：辣椒过量。现在最火的菜系要属川菜和湘菜了，麻辣鲜香，怎么吃怎么对味，很受大家的青睐。不过，辣椒有好的一面也有坏的一面，好的一面就是辣椒中含有充足的维生素C，含有丰富的纤维，热量较低，而且辣椒中还含有人体容易吸收的胡萝卜素，对视力有好处，而且适量食用辣椒能开胃，有利于消化吸收。但辣椒不能过量，太辣的食品会对口腔和食管造成刺激，吃得太多，还容易令食道发热，破坏味蕾细胞，导致味觉丧失。

禁忌二：食物单一。中午如果仅仅吃一碗牛肉面，对蛋白质、脂肪、碳水化合物等三大营养素的摄入量是不够的，尤其是一些矿物质、维生素等营养素更易缺乏。所以，中午最好是主食、蔬菜、肉类、水果都吃一点儿，这样才能保证营养的均衡和体力的充足。

禁忌三：吃饭过快、过饱。吃工作餐求速度快也不是一件好事，这不利于机体对食物营养的消化吸收，还会影响胃肠道的"加工"负担。如果吃饭求速度，还将减缓胃肠道对食物营养的消化吸收过程，从而影响下午脑力或体力工作能力的正常发挥。一般来说，午餐的用餐时间不宜少于20分钟。

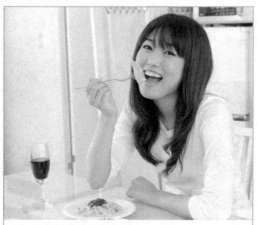

◎午餐不仅要美味更要健康，这样才能保证下午身体所需的营养。

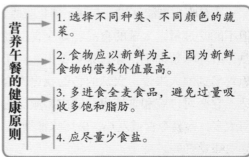

营养午餐的健康原则	
	1. 选择不同种类、不同颜色的蔬菜。
	2. 食物应以新鲜为主，因为新鲜食物的营养价值最高。
	3. 多进食全麦食品，避免过量吸收多饱和脂肪。
	4. 应尽量少食盐。

中午热饭，小心微波炉损你的健康

微波炉已愈来愈多地走进办公室，很多员工午餐一般都是吃自带的饭，在微波炉里热一热就可以了。然而，微波炉在给员工带来方便的同时，也带来了危险。

微波是一种高频电磁波，在电磁波谱中介于超短波和红外线之间。微波的穿透能力很大，对皮肤表面可"加热"，对深部组织也可"加热"，由于深部组织散热困难，所以升温比表面皮肤快，而且散热也慢，因此，皮肤还未感到疼痛时，深部组织已受到损害。

如果人受到超剂量微波照射或经常受到大剂量微波照射时，就会损害健康，出现失眠、健忘、头痛、乏力、多汗、脱发、易怒、抑郁等，甚至精神错乱或失常；损害卵巢功能，使月经失调，月经量过多；抑制或削弱睾丸生精能力；更年期妇女引起停经现象；孕妇可引起流产，甚至产下畸形儿。

所以，在使用微波炉时，应注意以下几点：

❶ 加热时不可打开门

用微波炉烹调食物时，中途绝不可以将微波炉的门打开，一旦发现微波炉的门关不紧时，就应立刻停止使用，以免外泄的微波损害人体健康。

❷ 不要超时加热

食品放入微波炉解冻或加热，若忘记取出，如果时间超过2小时，则应丢掉不要，以免引起食物中毒。

❸ 不能将普通塑料容器放入微波炉加热

这是因为热的食物会使容器变形，此外，普通塑料会放出有毒物质，污染食物，危害人体健康。

❹ 不能使用金属器皿

因为放入炉内的铁、铝、不锈钢、搪瓷等金属器皿，在加热时微波炉会与之产生电火花并反射微波，既损伤炉体又做不熟食物。

另外，值得注意的是，开启微波炉后，人应远离微波炉或距微波炉至少在1米之外。

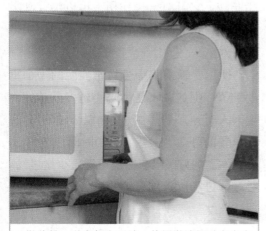

◎微波是一种高频电磁波，使用微波炉时应多多注意，以免给身体造成伤害。

271

"饭前先喝汤，胜过良药方"最适用于午餐

中午到了，吃一顿丰盛的午餐来犒劳自己劳累了一上午的身体吧。记住，午餐不仅要美味还要健康，这样才能保证下午工作所需的营养，不要对自己的胃吝啬。不过，在吃午餐的时候，不妨先喝碗汤。

人们常说"饭前先喝汤，胜过良药方"，这话是有道理的。因为，从口腔、延后、食道到胃，犹如一条通道，是食物的必经之路。尤其是午饭，作为一天当中最重要的一餐，吃饭前喝几口汤，等于给这段消化道加点儿"润滑剂"，使食物能顺利下咽，防治刚硬食物刺激消化道黏膜。

若饭前不喝汤，则饭后会因胃液的大量分泌使体液丧失过多而产生口渴感，这时才喝水，反而会冲淡胃液，影响食物的消化和吸收。

但是这饭前要喝的是什么样的汤呢？中医强调，要喝肉汤。这里的肉汤可以是鸡汤、牛筋汤、猪蹄汤、鱼汤、肉皮汤、羊蹄汤、牛肉汤、排骨汤等。不同的汤可以起到不同的抗病防疾效果。

鸡汤抗感冒：鸡汤，特别是母鸡汤中的特殊养分，可加快咽喉部及支气管膜的血液循环，增强黏液分泌，及时清除呼吸道病毒，缓解咳嗽、咽干、喉痛等症状。

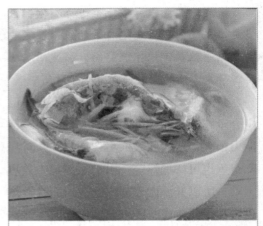

◎鸡汤抗感冒、排骨汤抗衰老、鱼汤防哮喘，饭前先喝汤，可润滑消化道，有益身体健康。

排骨汤抗衰老：排骨汤中的特殊养分以及胶原蛋白可促进微循环，50～59岁是人体微循环由盛到衰的转折期，骨骼老化速度快，多喝骨头汤可收到药物难以达到的功效。

鱼汤防哮喘：鱼汤中含有一种特殊的脂肪酸，它具有抗炎作用，可以治疗呼吸道炎症，预防哮喘发作，对儿童哮喘病最为有效。

所以，饭前喝汤是日常养生的一个重要细节。但这并不是说喝得越多就越好，要因人而异，一般中晚餐前以半碗汤为宜，而早餐前可适当多些。进汤时间以饭前20分钟左右为好，吃饭时也可缓慢少量进汤。总之，进汤以胃部舒适为度，饭前饭后切忌"狂饮"。

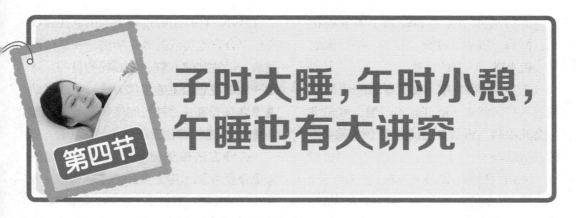

子时大睡，午时小憩，午睡也有大讲究

第四节

有氧打坐十分钟，胜过午睡半小时——王绵之的午休养生法

王绵之教授出身中医世家，从小家里的长辈们就教给他各种各样的养生功法，比如太极拳、少林拳等武术套路，而在众多的功法当中，他最爱打坐。他认为，打坐可以让人保持心无杂念，让大脑得以休息，是极好的养心方法，对于没有午睡习惯的人来说，不妨坐下来打打坐，也能起到休息的效果。

在现代人眼里，盘腿打坐好像是一件极玄妙的事情，小时候在小人书、武侠书里，长大后看的影视剧里，都能看到打坐的情形，而现实生活中真正经常打坐的，恐怕只有寺庙里的和尚了。如果你真的想要模仿，自己盘起腿来坐上一会儿，你会发现自己起身的时候头昏脑涨、两眼发黑。这是怎么回事呢？我们还是来请教一下国医大师王绵之教授吧。

王绵之教授出身中医世家，从小家里的长辈们就教给他各种各样的养生功法，比如太极拳、少林拳等武术套路，而在众多的功法当中，他最爱打坐。他

认为，打坐可以让人保持心无杂念，让大脑得以休息，是极好的养心方法，对于没有午睡习惯的人来说，不妨坐下来打打坐，也能起到休息的效果。不过，他也指出，打坐还是要掌握一些基本的功法的，如果只是盘起腿来，心却乱如麻，反而阻碍气血流通，自然在起身时就会有头晕目眩的感觉。这样不仅不利于养生，反而对身体有害。

王老曾经两次罹患癌症，两次都闯了过来，这恐怕与他常年坚持打坐养心不无关系。说到具体的打坐方法，实际上有很多种，包括道家打坐法、佛家打坐法等，其中有很多繁文缛节，只有那些潜心修行的人才会认真钻研，而一般人很难掌握。因此，王绵之教授为大家推荐了一种简易打坐法，任何人随时随地都可以使用，方法如下：

（1）坐姿不强求。坐于高椅、板凳自便，双腿交叉。最好于毯状物上盘腿而坐，五指张开，放于膝或大腿上。

（2）全身处于微微绷紧中的放松状态，挺胸、展肩、收腰、收颌，头顶像放了一碗水或一本书的感觉。

（3）双眼睁开，看所有的一切都逐渐进入广阔状态，刚开始不习惯，可先闭一会儿眼睛，再看自己的鼻尖，慢慢凝神后再抬眼。

（4）深呼吸，即腹式呼吸，一边呼吸，一边进入大脑空白的状态，可以想象大海、森林。

（5）刚开始打坐10～20分钟即可，当双腿和脚掌麻胀感增强，可将双腿收起后交叉，双手相交，抱膝而坐，深呼吸至双腿不麻后再起立。

王老的这种方法简单易行，非常适合在快节奏的生活下越来越浮躁的现代人。如果你感觉自己经常疲惫不堪、心浮气躁，那么不妨每天抽空打打坐，排除杂念，这样会使你心情放松，特别是炎热的夏季，可以做到"心静自然凉"。

另外，在打坐的过程中，王老还建议我们配合古老传统的养生功法——黄帝内视法，以达到健五脏、护心神的目的。这是一种以观想为主的修炼方法，主要借助观想自身五脏，"神行则气行"，用意念调集内气，防治有关脏腑和经络疾病。

这种方法最早记载于唐代孙思邈的《千金要方》，其法为："存想思念，令见五藏如悬磬，五色了了分明，勿辍也。"所谓"内视"，即"目视心想"自身内脏的形态及功能，要求意识形象鲜明，若真有所见。具体方法为：修习时，闭目存想，观想自身体内五脏，一个个如悬挂钟磬，光芒四射，五色分明。其中肝为青色，心为红色，脾为黄色，肺为白色，肾为黑色。可以五脏同时观想，也可按五行相生顺序遍想五脏，即按肝→心→脾→肺→肾之顺序想，一般先把一脏观想清楚后，继而想下一脏，依次想下去，便可以对五脏起到保健的作用。

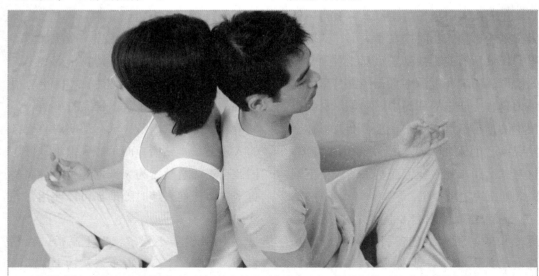

◎对于没有午睡习惯的人来说，打坐可以让人保持心无杂念，让大脑得以休息，是极好的养心方法。

午时阴长阳消，午睡一刻值千金

11点到13点，这个时候是心经值班。一上午的运化全是阳气，午时则开始阴生。对于普通人来说，睡午觉非常重要，以顺应阴阳转化的天地之气。

明朝太医刘纯说："饭后小憩，以养精神。"午睡对消除疲劳、增进健康非常有益，是一项自我保健措施。尤其在夏天，日长夜短，晚上往往又很闷热，使人难以入睡，以致睡眠时间不足，白天工作常常会感到头昏脑涨、精神不振，容易疲劳，午睡能起到调节作用。

午睡虽然可以帮助人们补充睡眠，使身体得到充分的休息，增强体力、消除疲劳、提高午后的工作效率，但午睡也需要讲究科学的方法，否则可能会适得其反。

（1）午饭后不可立即睡觉。刚吃完饭就午睡，可能引起食物反流，使胃液刺激食道，轻则会让人感到不舒服，严重的则可能产生反流性食管炎。因此，午饭后最好休息20分钟左右再睡。

（2）睡前不要吃太油腻的东西，也不要吃得过。因为油腻会增加血液的黏稠度，加重冠状动脉病变；过饱则会加重胃消化负担。

（3）午睡时间不宜过长。午睡实际的睡眠时间达到十几分钟就够了；习惯睡较长时间的，也不要超过一个小时。因为睡多了以后，人会进入深度睡眠状态，大脑中枢神经会加深抑制，体内代谢过程逐

渐减慢，醒来后就会感到更加困倦。

（4）午睡最好到床上休息。理想的午睡是平卧，平卧能保证更多的血液流到消化器官和大脑，供应充足氧气和养料，有利大脑功能恢复和帮助消化吸收。不少人习惯坐着或趴在桌上午睡，这样会压迫身体，影响血液循环和神经传导，轻则不能使身体得到调剂、休息，严重的可能导致颈椎病和腰椎间盘突出，现在越来越多二三十岁的年轻人，因为睡眠习惯不佳而导致这方面的疾病。专家建议，应该养成在需要休息时上床睡觉的习惯。对于实在没有条件又需要午睡的白领，至少也应该在沙发上采取卧姿休息。

此外，午睡之后，要慢慢起来，适当活动，可以用冷水洗个脸，唤醒身体，使其恢复到正常的生理状态。

午睡是非常重要的，我们提倡午睡，但对于那些没有午睡习惯的人，顺其自然是最好的方式。

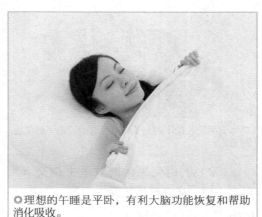

◎理想的午睡是平卧，有利大脑功能恢复和帮助消化吸收。

275

几个小动作赶跑午间"瞌睡虫"

午间犯困，把双手手指交叉地扣在一起。某只手拇指在上交叉一会儿后，再换成另一只手拇指在上。然后将手指尖朝向自己，并使双手腕的内侧尽量紧靠在一起。反复进行几次，就可以使大脑功能提高，从而达到提神的目的。

午睡很重要，但要在恰当的时间才行，事实上很多上班族在午时并没有睡意，但到了下午2～4点时，他们感到极度疲乏、沉闷，工作效率降低，甚至容易犯错。面对这种状况，该怎么应对呢？其实很简单，只要做下面的几个小动作，就可以把午后"瞌睡虫"赶跑。

（1）指压内关，每次每穴按120下，每天早晚各1次。

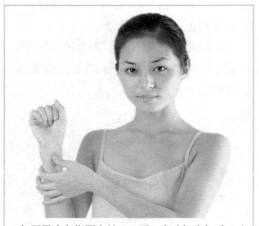

◎每天早晚各指压内关120下，有助赶跑午后"瞌睡虫"。

（2）手指交叉：把双手手指交叉地扣在一起。某只手拇指在上交叉一会儿后，再换成另一只手拇指在上。然后将手指尖朝向自己，并使双手腕的内侧尽量紧靠在一起。反复进行几次，就可以使大脑功能提高，从而达到提神的目的。

（3）做两条腿下蹲运动：两脚并拢，周身中正，重心放在前脚掌上，彻底蹲下后再缓缓站起。每次50个，每天早晚各1次。

（4）做腹式呼吸5分钟，每天早晚各1次。晚上临睡前做效果最好。

另外，可辅助下面的按摩：在困倦袭来时，反复按揉位于中指指尖正中部的中冲穴，或用中指叩打眉毛中间部位（鱼腰穴），反复数分钟。

还有一个绝妙的办法就是不捶胸，要顿足，因为足底有很多穴位，站起来，使劲跺几下脚可以提神。

养生锦囊

在现代社会，失眠已经成为一个影响人们健康的重要问题，如果你也是"失眠大军"中的一员，那么不妨利用一下身边随处可见的物品，也许它们会使你摆脱失眠的困扰。

我们的厨房里一般会备有洋葱和生姜，它们的气味具有安神的作用，可以使大脑的皮层受到抑制，对治疗失眠有很好的效果。

当你失眠的时候，可以取洋葱适量，洗净后捣烂，然后把洋葱泥放置于小瓶内，盖好盖，睡前稍开盖，闻其气味，10分钟后即可安然入睡。这两种方法一般在使用10天至1个月后，你的睡眠质量就会得到明显的改善。

午间睡眠打鼾，你可要小心了

打鼾者的气道比正常人狭窄，严重时气道可以完全阻塞，发生呼吸暂停。呼吸暂停时气体不能进入肺部，造成体内缺氧和二氧化碳潴留。严重者可导致高血压、心脏病、心律失常、糖尿病、肾病、甲状腺功能减退等，甚至发生睡眠中猝死。

医学研究证实，打呼噜发生的主要原因为鼻和鼻咽、口咽和软腭及舌根三处发生狭窄、阻塞，再加上睡眠时咽部软腭松弛、舌根后坠等导致气流不能自由通过咽部的气道，振动咽部软组织就会发出一种巨大的鼾声。

人在睡眠时全身放松，如果鼻咽喉这三个部位有阻塞，气流冲击狭窄的部位，引起共鸣腔的振动而发出不同程度的响声。气道阻塞越重，呼噜声就越响，当阻塞的程度较重时，就会出现吸气困难乃至呼吸停止，继而导致缺氧和二氧化碳潴溜，血液内为低氧血症和高碳酸血症，刺激中枢发出指令，呼吸肌强烈运动，将肺内的气体排出，然后深吸一口气，这就形成阻塞性睡眠呼吸暂停综合征。

目前大多数人认为打呼噜是一种普遍存在的睡眠现象，是司空见惯的，还有人把打呼噜看成睡得香的表现。其实打呼噜是健康的大敌。

由于打呼噜时频繁出现呼吸暂停，使大脑严重缺氧，患者出现口干舌燥、头昏脑涨、困倦瞌睡而影响工作和学习。

打鼾者的气道比正常人狭窄，严重时气道可以完全阻塞，发生呼吸暂停。呼吸暂停时气体不能进入肺部，造成体内缺氧和二氧化碳潴留。

严重者可导致高血压、心脏病、心律失常、糖尿病、肾病、甲状腺功能减退，等等，甚至发生睡眠中猝死。

近来研究表明，打鼾与呼吸暂停是脑血管病一个独立的发病诱因，是发病的主要原因之一。打呼噜在夜间死亡率急剧增加，未经治疗的打呼噜，病史在 5 年左右的死亡率为 11％～13％；每小时呼吸暂停大于 15 次，8 年打呼噜病史者，死亡率 37％；因丈夫打鼾而有 72.5％的妻子每晚睡眠少 1～2 小时，或有 30.6％从鼾声中惊醒；9.7％的妇女因丈夫的鼾声而导致神经衰弱。由此可知，打呼噜绝不是正常现象，而是严重疾病，是诱发其他疾病的罪恶之源。

因此，出现打鼾症状的你一定更要小心了。

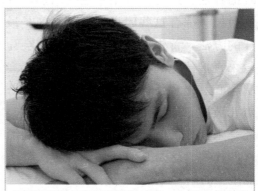

◎午间睡眠打鼾是健康的大敌，如果还伴有嗜睡、学习障碍等症状，可能是疾病引起的，要引起重视。

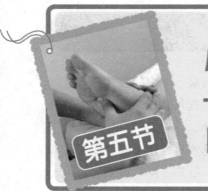

心气不虚，百病难侵
——常见心血管病中医自愈妙法

第五节

左脚脚心有大药，迅速缓解心绞痛

在足底的反射区中，左脚脚心的位置就是心脏的对应位置。在进行按摩的时候，选择脚心的位置开始逐渐地向外扩散，而作用的力量要缓和，使作用逐渐地渗透进去。这样心脏就能收到信号，缓解供血不足的现象。

心绞痛是因为心脏缺血而引起的。要解决心肌缺血当然不能靠心脏自己，而药物即便是有作用也需要时间，何况很多药物的效果都不明显，如果采用物理的疗法，还要担心是不是会增加心脏的负担。综合这些因素看，反射区是最佳的方法。首先反射区的作用原理会让效果直接传达到心脏，还有反射区不会引起心脏出现任何的副作用，它没有一点儿负担，最重要的是无论发作的时候还是未发作的时候，反射区都能起到治疗的作用，这是其他任何一种方法都不能媲美的。

在足底的反射区中，左脚脚心的位置就是心脏的对应位置。在进行按摩的时候，选择脚心的位置开始逐渐地向外扩散，而作用的力量要缓和，使作用逐渐地渗透进去。这样心脏就能收到信号，缓解供血不足的现象。如果急性发作，可以用拇指面积比较大的地方，在心脏反射区的位置横着向脚趾推压，这样做的效果会非常明显。

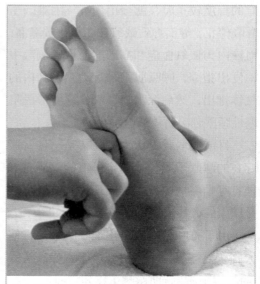

◎左脚脚心是心脏的对应位置，心绞痛时对此区进行按摩，有助缓解心脏供血不足的现象。

中医也有"强心剂"——冠心病的按摩调理法

治疗冠心病并不是西医的一枝独秀，中医的一些方法也是非常好的。比如说有一些中药对冠心病的调理是非常出色的，例如非常有名的速效救心丸里就有中药的成分。还有就是有一些传统的物理方法，能在冠心病发作的时候直接作用，让症状尽可能的缓解，像按摩针灸的方法。所以对于冠心病的调理，中医是一个很重要的手段。

冠心病是中老年人的一种常见病，对人的伤害也比较大。因为心脏随时随地都有可能会出现故障。一般人都会这样认为，心脏的疾病很难治，而且中医的方法更加没有什么效果。其实这种看法要纠正，千万不要认为中医是慢功夫，根本解决不了心脏的问题。

治疗冠心病并不是西医的一枝独秀，中医的一些方法也是非常好的。比如说有一些中药对冠心病的调理是非常出色的，例如非常有名的速效救心丸里就有中药的成分。还有就是一些传统的物理方法，能在冠心病发作的时候直接作用，让症状尽可能的缓解，像按摩针灸的方法。所以对于冠心病的调理，中医是一个很重要的手段。

在人体的两乳头中点的位置，有一个穴位叫作膻中。它是对心脏，或者说是对冠心病有非常好的作用效果的。如果把心脏比喻成藏在深宫的皇帝的话，那么膻中穴就是在皇宫门口守卫的武士。为什么这么说呢，人体的胸部就像一个大房子，在这个房子里面最核心的就是心脏，而房子就是对心脏的保护。如果房子出现了漏洞，心脏就会出现疾病。膻中穴就是控制这个房子的开关。

一般都会认为，心脏的最主要功能就是运行血液。但是能推动血液运行的却是气，气一旦缺失了，血液的循环就会出现没有力量的状况。在所有的穴位当中，膻中穴是脏腑之气汇集的地方，所以膻中又被称为气会。心脏出现了毛病，按压膻中穴，立刻就能调兵遣将，让身体所有的气都来保护心脏。

具体按摩膻中穴的方法有很多，可以采用揉法，即用拇指或由手掌大鱼际部先顺时针后逆时针方向各按揉20次，反复10次。或用擦法，及用拇指或手掌大鱼际部由上向下按擦即可，持续5～10分钟。这样膻中穴就会收到信号，来解决出现的问题。

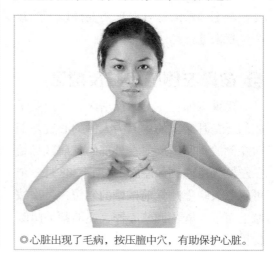

◎心脏出现了毛病，按压膻中穴，有助保护心脏。

别拿心慌不当病——心悸的中医调理法

心慌偶尔出现可以不采用任何的方法，但是要注意心慌是否连续出现。也就是说心悸是心脏刚出问题时的表现，所以出现心悸时要区分是不是第一次出现，也要了解心悸会引起哪些不好的地方。

心悸这个名词可能有一部分人是不清楚的，说白了心悸就等同心慌。为什么可以说心悸等于心慌呢，因为心悸实际上是在形容心脏的跳动出现的问题，那心慌的时候也是心脏的跳动加快。所以一旦出现心慌等表现，就要积极调理一下，千万不要忽视这个小问题。

心慌偶尔出现可以不采用任何的方法，但是要注意心慌是否连续出现。也就是说心悸是心脏刚出问题时的表现，所以出现心悸时要区分是不是第一次出现，也要了解心悸会引起哪些不好的地方。首先心悸时间长了，冠心病、心绞痛就可能会出现。

对于心悸的综合调理需要按以下的几个步骤来进行：

❶ 按揉左侧的心脏反射区

要重点抓住左侧的反射区，无论是足底的还是耳朵上的。因为人体的心脏是偏向左侧的，所以反射在外部的反射区都是在左侧为主。例如左脚的脚心，这是一个可以每天晚上睡觉前按摩的穴位，每次按摩上百下，既能调节心悸，还能帮助睡眠安稳。

❷ 心悸时可以找内关和神门

神门就在腕横纹的下边，它是调节体内神经的重要穴位，绝大多数心悸都是因为神经在局部出现了错乱。那么刺激神门就是在调节神经的状态，心悸的情况也就会很少出现了。

❸ 心悸的人一定要保持心情的舒畅

情绪不好就肯定会影响到心脏的功能，功能紊乱了，就会不时出现心慌心跳。所以保持心情平稳舒畅很重要。

实际上这个步骤不一定要求大家都固定着使用，关键还是要根据个人的情况，以及心悸出现的频率来相应地调整一下。所以心慌并不可怕，即使是频繁地出现了心悸，也可以通过按摩等方式来调整。可怕的是或者是大惊小怪，把心悸看得过分严重，出现心悸也认为很正常。

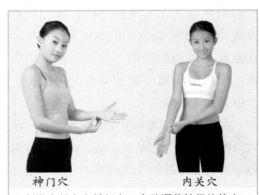

神门穴　　　　　　内关穴

◎刺激内关穴和神门穴，有助调节神经的状态，减少心悸。

人体自有速效救心丸——膻中、太渊配合治早搏

膻中，这是一个治疗心脏疾病必须要选上的穴位。它就在人体的双乳中间，由于在中医中认为膻中是人体的气会，就是说身体所有的气都会到达这里。所以根源是气血逆乱的早搏就需要在这里捋顺一下。气通顺了其他的就好调整了。

早搏是一种心率失常的表现，也就是很多人的早搏就是感到一阵心慌，并不会有更明显的感觉。但是也有一些人感到心前区非常压抑，随着速效救心丸的广泛被接受，越来越多的人都会直接服用一些药丸来缓解一下症状。

事实上，利用人体穴位来治疗心脏疾病也能收到良好疗效。

膻中，这是一个治疗心脏疾病必须要选上的穴位。它就在人体的双乳中间，中医认为膻中是人体的气会，就是说身体所有的气都会到达这里。所以根源是气血逆乱的早搏就需要在这里捋顺一下。气通顺了其他的就好调整了。

太渊穴，这也是一个非常重要的穴位。重要到什么程度呢，这个穴位的位置就在手腕诊脉的位置。每个人都知道脉搏就是心脏的跳动，那么作用在脉搏上的穴位，当然毫无疑问就是在调整心脏的跳动规律的。

在通过膻中和太渊两个穴位进行调节治疗的时候，加上左耳内的按压，刺激在左耳中的心脏反射点。这样就把两个穴位的作用有效的联系在一起，一同来治疗早搏的现象。

实际上对于早搏经常会分为良性的早搏和有预后意义的早搏，也就是说早搏很多情况下是不易被人发现的。所以既不要对它过分担忧，又可以通过人体的调节来纠正。如果真的出现了非常不舒服的感觉也需要去专业医院进行诊治。

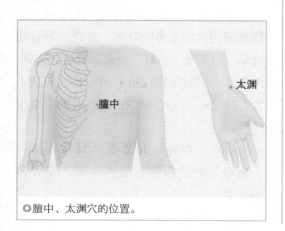
◎膻中、太渊穴的位置。

太渊

膻中

养生锦囊

早搏患者的护理，应从以下几个方面着手进行：

（1）早搏本身并非严重疾病，所以病员应消除思想顾虑，保持情绪稳定，应经常保持心情开朗，这是心脏早搏的护理重要的一点。

（2）注意休息，晚上宜早睡，不要熬夜，有失眠者，在心脏早搏护理时应额外在医生指导下适当服些镇静剂或安眠药，以保证大脑能得到充分休息，以免心肌兴奋增高而诱发早搏。

（3）在饮食上对心脏早搏护理应注意：不吸烟，不饮酒，饮食不过饱，少吃刺激性食物如酸、辣等调味品，少喝浓茶或咖啡。

人体自有降压药——高血压的中医调理法

太冲穴可以疏肝理气，平肝降逆，不让肝气升发太过；肾经上的太溪穴补肾阴就是给肝木浇水；大肠经上的曲池穴可以扑灭火气，降压效果最好。如果坚持每天按揉这3个穴位3～5分钟，每次不低于200下，两个月就会有效果。

高血压是一种世界性的常见疾病，世界各国的患病率高达10%～20%，并可导致脑血管、心脏、肾脏的病变，是危害人类健康的主要疾病。高血压一般分肝阳上亢和肝肾阴虚两种证型。肝阳上亢的人经常脸色发红，脾气也相对比较暴躁，特别容易着急，这种人血压的波动比较大。肝肾阴虚的人经常会觉得口渴、腰酸腿软、头晕耳鸣等，一般血压波动不大。

但是，不管什么类型的高血压患者，都要好好地利用我们人体自身快速降血压的三个关键穴位——太冲、太溪和曲池。因为，不管是什么证型，肝阳上亢或者肝肾阴虚，都是肝、肾两脏的问题，前者是实证为主，后者主要是肝肾阴虚。肝五行属木，主藏血，性升发；肾属水，水生木。肝木如果没有肾水的滋润，它就升发太过，血管的压力会加大，血压就会升高；如果肾水充足的话，就可以以柔克刚，把肝的那份"刚性"给中和一下，血管也会变得相对柔韧，血管弹性变好了，就能大大减少心脑血管病发病的概率。

太冲穴可以疏肝理气，平肝降逆，不让肝气升发太过；肾经上的太溪穴补肾阴

就是给肝木浇水；大肠经上的曲池穴可以扑灭火气，降压效果最好。如果坚持每天按揉这3个穴位3～5分钟，每次不低于200下，两个月就会有效果。

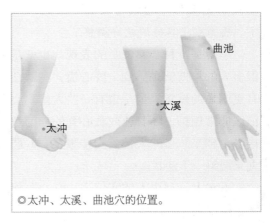

◎太冲、太溪、曲池穴的位置。

用中药泡脚也是比较简易有效的降压方法：取钩藤30克剪碎，放到盆里煮，不要大火，10分钟以后端下，稍微凉一点儿的时候加一点儿冰片，然后把双脚放进去，泡20分钟。长期坚持，就会有明显的降血压作用。

在饮食上，高血压患者一定要戒掉一切寒凉的食物，多吃降压、补肾、补肝的食品。如玉米、冬菇、香菇、黄豆、大枣、山楂等。平时还应保持心情舒畅、豁达，者也能让心经、心包经畅通，有助于血压的控制。

总之，高血压是需要从日常生活入手精心调养的疾病，患者本人一定要多加注意。

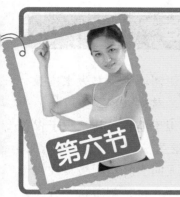

两"少"一极泉，守好神门是重点

第六节

——手少阴心经大药房

少海——治疗网球肘、高尔夫肘的绝妙处方

打完球后我们将手臂抬起，手握拳自然放在肩膀上，手肘弯曲，肘尖对外，用一根按摩棒在肘尖内侧轻轻揉。因为这里的皮肤比较细腻，为防止擦破皮肤，可以事先点一两滴橄榄油。按摩少海穴是治疗因为肘部运动过度而引起的高尔夫球肘、网球肘的绝佳处方。

在人体当中，有很多以"海"命名的穴位，如气海、血海等，什么意思呢？海，可想而知，容量很大的，海纳百川嘛，用在这里是形容气血很足，说明这个穴是储藏气血的地方。那么少海呢？难道是少量的气血吗，肯定不是。在这里，少对应的是本条经络——少阴经，是少阴经的合穴。我们知道，合穴是气血汇聚的地方，大多为泉、为池、为海。少海穴在肘横纹内侧端与肱骨内上髁连线的中点处，处于一个凹陷的地方，就像水流入海一样，所以称为少海。少海穴有理气通络、益心安神、降浊升清的功效。

少海穴有一个最大的作用就是治疗网球肘、高尔夫肘。高尔夫和网球是很高雅的运动，在商务活动起着很好的媒介作用。但是，经常打球的人，多会出现网球肘、高尔夫肘，这是因为打球的时候经常挥动手臂所造成的一种慢性损伤。解决这个问题我们可以利用少海穴，打完球后我们将手臂抬起，手握拳自然放在肩膀上，手肘弯曲，肘尖对外，用一根按摩棒在肘尖内侧轻轻揉。因为这里的皮肤比较细腻，为防止擦破皮肤，可以事先点一两滴橄榄油。

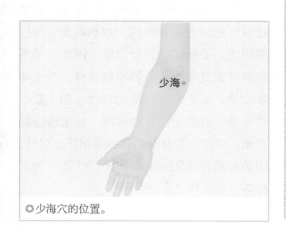

◎少海穴的位置。

极泉——解决暴饮暴食引起的不适

吃得太多后，身体会有很多不舒服的症状，如胃胀、胃酸、胃疼、打嗝等，遇到这些情况，该如何处理呢？我们只要按摩刺激左侧极泉穴，这些不适症状就可以很快缓解并消失。

暴饮暴食是我们生活中较为常见的现象，上班族每天除了工作还有很多应酬，许多人整天泡在酒局、饭局中，暴饮暴食，生活极度不规律。还有的人总是难以抗拒美食的诱惑，一不小心就会吃太多。而吃得太多后，身体会有很多不舒服的症状，如胃胀、胃酸、胃疼、打嗝等，遇到这些情况，该如何处理呢？我们只要按摩刺激左侧极泉穴，这些不适症状就可以很快缓解并消失。

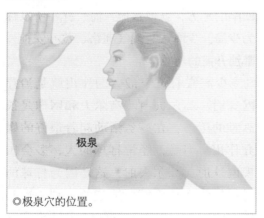

极泉

◎极泉穴的位置。

《黄帝内经》认为"胃如釜"，胃能消化食物，是因为有"釜底之火"。这釜底之火是少阳相火。显然人体的少阳相火不是无穷的，大量的食物进入胃里后，使得人体用于消化的少阳相火不够，于是人体便调动少阴君火来凑数，即"相火不够，君火来凑"。可惜，少阴君火并不能用于消化，其蓄积于胃首先是导致胃胀难受。所以，要想消除胃胀，就得让少阴君火回去。左侧极泉穴属于手少阴心经上的穴位，刺激这个穴位，就可以人为造成心经干扰，手少阴心经自身受扰，就会赶紧撤回支援的少阴君火以保自身。当少阴君火撤回原位了，胃胀自然就顺利解除了。

具体操作方法（选择其中一种即可）：

（1）用右手在穴位处按压、放松，再按压、再放松，如此反复5分钟左右。

（2）用筷子的圆头在穴位处按压、放松，反复进行，至少5分钟。

（3）用小保健锤在该穴位处敲打，至少5分钟。

暴饮暴食也是疾病之根，一般在暴饮暴食后会出现头昏脑涨、精神恍惚、肠胃不适、胸闷气急、腹泻或便秘等症状，严重的还会引起急性胃肠炎、胃出血，甚至还有可能诱发多种疾病，如胆囊炎、急性胰腺炎、心脏病、脑梗死等。因此，体质虚弱者尤其要小心，要控制饮食，少吃油腻食物，多吃富含纤维的食物，如韭菜、芹菜等，有助于消化和排便。如果情况较严重，可用一些有助消化的常用药。另外，山楂有消食化积、活血化瘀的作用，为消油腻、化食积之良药。

神门——补心气、养气血第一大穴

神门穴的位置在手腕的横纹上，弯曲小拇指，牵动手腕上的肌腱，肌腱靠里就是神门穴的位置。因为这个穴位用手指刺激不明显，所以在按摩时应用指关节按揉或按压，早晚各一次，每次按摩2～3分钟，长期坚持下去就可以补心气、养心血，气血足了，神志自然就清醒了。

神门穴，别名兑中、中都、锐中穴，隶属手少阴心经。神，与鬼相对，气也。门，出入的门户也。该穴名意指心经体内经脉的气血物质由此交于心经体表经脉。本穴因有地部孔隙与心经体内经脉相通，气血物质为心经体内经脉的外传之气，其气性同心经气血之本性，为人之神气，故名。神门穴有补心气、养气血的功效。

神门穴的位置在手腕的横纹上，弯曲小拇指，牵动手腕上的肌腱，肌腱靠里就是神门穴的位置。因为这个穴位用手指刺激不明显，所以在按摩时应用指关节按揉或按压，早晚各一次，每次按摩2～3分

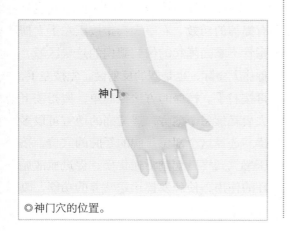

◎神门穴的位置。

钟，长期坚持下去就可以补心气、养心血，气血足了，神志自然就清醒了。

神门是心经的原穴，中医说"心藏神"，因此神门可以治疗神志方面的疾病。现代社会，人们工作繁忙，生活节奏紧张，日常工作中，用脑一段时间后，可在神门穴处按摩，这样有助于提神醒脑，也有助于提高工作效率，这正是"磨刀不误砍柴工"。

女性在经期常常会痛经，大多痛经是由于拥塞在子宫中的心气太多，导致胀痛。所以在左侧神门穴贴上人参或者按摩这个穴位，就可以促使部分心气回到心脏潜藏。左侧神门穴位的作用是负责经气回归心脏潜藏，右侧神门穴负责让心气由心脏向外释放。

神门穴在手腕上，心气郁结的时候，刺激它，效果很好。这就相当于给心气打开了一条"阳关大道"，让这些郁结的心气能够畅通无阻，横行自如，自然不会存在郁结的问题了。早晚按揉两侧神门穴2～3分钟，然后再按揉两侧心俞穴2～3分钟，只要长期坚持下去，就能让自己有个好情绪。

此外，神门穴是人体手少阴心经上的重要穴道之一，是心经之气出入的门户，可以补充心脏的原动力，因此它就成为保养心脏系统的重要穴位，经常刺激这个穴位，可以防治胸痛、便秘、焦躁、心悸、失眠、食欲缺乏等多种疾病。

少冲——醒脑提神就找它

俗话说，春困秋乏夏打盹，那为了防止瞌睡人们采用的办法可以说是五花八门，今天我们就给你支上一招"手部按摩法"，可以说是百试百灵。其实方法很简单，按一按少冲穴就可以了。

目前，国内有4%到5%的人受到瞌睡困扰，45%的车祸、50%以上的工伤事故都与睡眠不足有关。据美国国家高速公路安全管理最新资料显示，因为瞌睡疲劳每年平均造成10万起车祸和1500人死亡，仅这些车祸所带来的财产和工作效率损失就达125亿美元。俗话说，春困秋乏夏打盹，那为了防止瞌睡人们采用的办法可以说是五花八门，今天我们就给你支上一招"手部按摩法"，可以说是百试百灵。其实方法很简单，按一按少冲穴就可以了。

少冲穴位于小指爪甲内侧，小指桡侧，距指甲角旁约0.1寸处。少，阴也。冲，突也。少冲名意指本穴的气血物质由体内冲出。本穴为心经体表经脉与体内经脉的交接之处，体内经脉的高温水气以冲射之状外出体表，故名少冲。少冲穴为手少阴心经的井穴（四肢末端之井穴为经络之根），其运行是由内向外、由下向上，因其水湿含量大，虽为上行但上行不高，只有木的生发特性，故其属木。按摩此穴，可疏经活血、泻热利窍、宁神熄风，多用于治疗脑出血、休克、小儿惊厥、胸膜炎、喉炎等疾病。

另外，无论是上班还是上课，有时候总感觉提不起精神来，感觉神困体乏，尤其是休假之后第一天上班（或上课）。这时候，按摩少冲穴可以提神醒脑，减轻疲劳引起的头痛不舒服。

操作方法：要求大拇指和食指轻轻夹住左手小拇指指甲两侧的凹陷处，以垂直方式轻轻揉捏此穴位。此穴位是脑部的反射区，要慢慢地出力揉捏，不要用蛮力，左右手可以互相按。

除此之外，按摩手部的大鱼际穴也具有提神的功效。右手大拇指按压左手大拇指骨下掌面隆起的像鸡腿肉的这块区域，称作大鱼际，也是脾的反射区。先按左手，再按右手。按摩的方法很简单，拇指按下去后轻揉每个地方，感觉痛的地方可以多揉。选择这个部位是脾的经脉的穴位，按压感觉到疼就起到活血化瘀、促进血液循环的作用，使脾发挥运送营养的功能，改善打瞌睡这一症状。

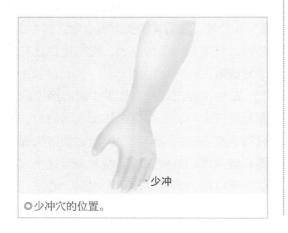

◎少冲穴的位置。

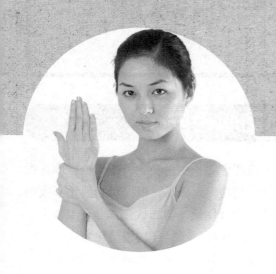

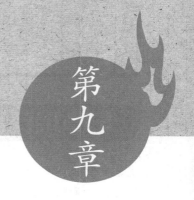

第九章

未时并非"未事"，要充分 调动小肠泌别清浊的功能

●未时，手太阳小肠经最旺。小肠分清浊，把水液归于膀胱，糟粕送入大肠，精华输送于脾。小肠经在未时对人一天的营养进行调整，所以午餐一定要在1点前小肠经当令前吃完，有利于营养吸收。

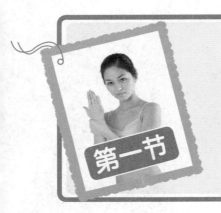

未时养护小肠经，让肠道气血畅通

第一节

未时小肠经当令，养好小肠心也安

下午13点～15点，是小肠经当令。小肠是食物消化吸收的主要场所，如果生活中不注意，造成小肠消化功能与吸收功能分别或同时减损的话，就会出现肠腔内一种或多种营养物质不能顺利透过肠黏膜转运进入组织而从粪便中过量排泄，引起营养缺乏的一系列综合征。所以，千万不要只顾工作而忘了对小肠的养护。

中医理论认为，小肠的主要生理功能是受盛、化物和泌别清浊。小肠与心相为表里。受盛即接受或以器盛物的意思。化物，具有变化、消化、化生的意思。小肠接受由胃初步消化的饮食物，并对其作进一步消化，将水谷化为精微。《黄帝内经·素问》说："小肠者，受盛之官，化物出焉。"小肠这一功能异常，可导致消化吸收障碍，表现为腹胀、腹泻、便溏等。

对于营养不良、失水等引起精气亏虚的症状相对比较突出者，要合理地安排工作和学习，作息有时。劳逸结合，注意防寒保暖。防止中暑受热；适当进行体育锻炼、气功、太极拳；根据胃肠消化吸收功能的病种性质，增加饮食营养，改善全身情况。食物以松软可口、易消化为宜，瘦肉、鲜鱼、猪肝、豆制品及炖至极烂的猪肚、蒸蛋花，均可食用。

小肠不仅是消化吸收的主要场所，还

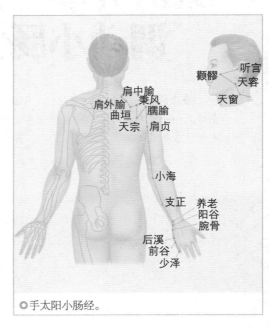

◎手太阳小肠经。

是心脏健康与否的晴雨表。

为什么说小肠经是心脏健康的"晴雨表"呢？我们先来了解一个生活现象，现在很多人工作时要整天守在电脑旁，经常会肩膀酸痛，如果不知道休息和保养，发展下去，就是后背痛，接下来是脖子不能转动、手发麻。通常医院会将这些症状诊断为颈椎病，其实，这大多数是心脏供血不足，造成小肠气血虚弱导致的。有人可能会奇怪：心脏供血不足，怎么会影响小肠呢？这是因为心与小肠相表里，这种表里关系是通过经络通道联系起来的。心脏有问题，小肠就会有征兆。比如西医所说的颈椎病，开始只是肩膀酸，这就是告诉你：这里的气血已经不足了；然后是酸痛，酸痛是因为血少，进而流动缓慢而瘀滞，不通则痛。如果心脏持续供血不足，那么停滞的血液就会在原地形成瘀血，没有新鲜血液的供应，肌肉、筋膜就会变得僵硬，

而且极易遭受风寒的侵袭。

想知道自己的心脏供血是否充足，有一个很简单的方法：我们的胳膊肘略下方有一根"麻筋"，小时候打闹玩耍碰到它，总会过电般一麻到手。这条"麻筋"就是小肠经的线路，你可以用拳头打一下，看看能不能麻到小手指去。如果一麻到底，证明你的心脏供血能力还不错；如果是只痛不麻，说明你的心脏已经存在供血不足的情况了。另外，还有一个更简单的测试法，只要行个军礼，看看上臂靠近腋下的肌肉会不会很松弛，松弛就是此处气血供应不足。这里正是小肠经，而小肠经是靠心经供应气血的。

所以，我们说小肠经是心脏健康的"晴雨表"，一定要多加关注。通过小肠经，我们可以预测心脏的功能状况，还能够用调节小肠经的方法来治疗心脏方面的疾患。

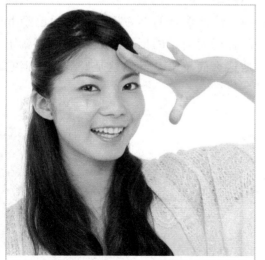
◎行军礼，检查上臂靠近腋下的肌肉会不会很松弛，松弛就说明小肠经气血供应不足，心脏的功能出现了问题。

小贴士

心火的主要表现症状为：心烦急躁、面赤口渴、心中烦热，失眠、便干尿血、口舌生疮、肌肤溃疡。心火分虚实两种，虚火表现为低热、盗汗、心烦、口干等；实火表现为反复口腔溃疡、口干、小便短赤、心烦易怒等。

心火上升可引起口腔疾病。中医提醒需要控制情绪，减少紧张，少生烦恼。尤其是减少思虑那些迁延不决、涉及众多人际关系的烦心事，以免心火气盛，诱发心脑疾病。心火的预防办法主要是保持良好心态，寒温适度，多食蔬菜果蔬，少食辛辣之物，禁酒，多运动。用黄连、莲子芯等药物清心泻火。

坐得肩背酸痛，敲小肠经最解乏

长期坐在办公桌或电脑前的上班族肯定都有过这样的体会：只要坐的时间一长，颈肩部就会发紧、发酸、疼痛，后背肌肉僵硬、酸痛，站起来活动活动，敲敲疼痛的地方就会好一些。但这只是暂时的，过一会儿照疼不误。

由于长期伏案工作，肌肉关节软组织得不到锻炼，而且经常一个姿势保持很久，造成部分肌肉长期紧张，得不到应有的休息，而另外一些肌肉又长期休息，得不到锻炼，本来的相互协调变得不协调而造成的很多上班族患上了所谓的"颈肩综合征"。长此以往，不但会耽误工作，还会使身体素质直线下降，所以每个奋战在电脑前的上班族一定要予以重视，不能无视这些小毛病，否则这些小毛病会酿成"大祸"。

其实，人精力最好的时候是在经过一夜休息、阳气旺盛增长的早上，到中午以后，人的精力状况总体上就相对地处于一个下降的阶段。在实际生活中，我们每个人也都有这样的感受，如果头一天晚上睡得不错，那么第二天上午的精神状态就会非常好，一般不会出现打哈欠、走神的情况。但吃过午饭以后，精神状态就开始走下坡路，特别是下午的两三点钟，即便是中午睡了午觉，整个精力状况也不及早上，并且常常会感到工作很累，全身困乏。尤其对长期使用电脑或是长时间伏案工作的朋友来说，这时候最爱出现脖子、肩膀酸痛，胳膊沉重没劲儿的状况。

那为什么颈肩和胳膊在这时候会这么敏感，感觉这么强烈呢？

因为按照中医的经络气血循行理论，下午的1～3点是小肠经当班主时，在这段时间小肠经的气血最为充足。而小肠经的行走路线刚好是沿着手臂经过肩膀，交会于督脉的大椎穴，主线继续往下走，而支脉则沿着脖颈，往上到达面部。在下午1～3点的时候，强大的气血流就开始冲撞小肠经这条线。"痛则不通"，长时间伏案工作、使用电脑的人，难免胳膊、颈肩这些部位会有气血瘀阻的现象，这样，当强大的气血流冲撞到有瘀阻的地方时，就会出现酸痛的感觉。

这其实是一种好现象，因为它说明你经络里的气血还比较足，有力量去冲撞、疏通瘀阻的地方。如果气血已经非常虚弱无力了的话，那么问题可能就不是这么简单了。虽然这是好现象，但它

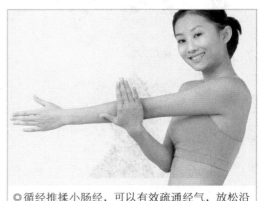

◎循经推揉小肠经，可以有效疏通经气，放松沿行的肌肉等软组织，消除肌肉的僵硬感。

给我们的感觉毕竟是不舒服，甚至会影响我们的工作。

在这里，告诉你两个安全、有效、省时、省钱的妙招，一是敲小肠经（又称肩经），二是刺激后溪穴。无论是哪种方法，只要你做了就会发现那些不好的感觉很快消失。

❶ 敲小肠经

首先，沿着手三阳经按揉、推捋和拿捏。因为手三阳经的走向是从手到头，循行的路线经过颈肩部，所以循经按揉拿捏可以很好地疏通这些经的经气，放松沿行的肌肉等软组织，消除肌肉的僵硬感。其次，可以点揉穴位：曲池有通经活络的作用；然后就是肩井，按压肩井可以很好地缓解颈肩部的肌肉紧张；还有天宗，点揉天宗能够放松整个肩胛部的紧张感和疲劳感。如果方便的话，最好两个人再相互推一下背部，基本上是沿着足太阳膀胱经的循行路线由一侧从上往下推，然后从对侧从下向上按摩，力量可以由轻到重。注意从上往下推时力量可以加重，从下往上按摩时力量一般不需太大。这样反复操作5分钟左右，就能感觉到整个背部有一种温热感直透到皮下，肌肉紧张造成的酸痛感觉很快就消失了。

❷ 刺激后溪穴

简单按揉后溪穴，就可有效缓解肩颈酸痛。你还可以坐在办公桌前的椅子上不动，只需伸出两手就行，可以两只

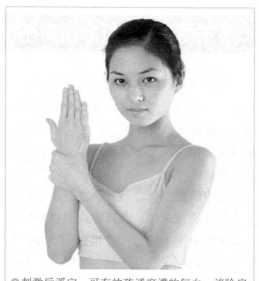

◎刺激后溪穴，可有效疏通瘀滞的气血，消除肩颈酸痛。

手交换着来，也可以两手同时进行。伸开手掌，可以看见我们通常所说的三条线，生命线、智慧线和感情线，后溪穴就在感情线的末端。将感情线对准桌子沿，然后手掌立起，以手为刀，做切菜状，此时手与桌沿接触的地方就是后溪穴，你可以沿着桌沿左右滑动手掌或上下做切菜的动作来刺激它，每只手做50下，如果有酸痛感则效果会更好。在使用这个方法刺激后溪穴的时候，你还可以做一些耸肩缩脖、摇头晃脑、旋扭脖子等活动肩部和头颈部的动作。小肠经是阳经，静则生阴，因为你坐的时间太长，缺少必要的活动，阴气占了上风，所以气血才会瘀滞；而动则生阳，你这一活动，内外合力，阳气增强、阴阳平衡了，肩颈部的经络就能更快地被疏通。"通则不痛"，这样，不仅酸痛的感觉很快消失，还避免了可能酿成的各种严重后患。

下午两三点脸红心跳病在心，就到小肠经上找解药

心脏的病最初往往会通过小肠经表现出来，而从小肠经表现出来的心病也可以从小肠经把它治回去。下午两三点是未时，小肠经当班，这时候出现的心病，我们就让小肠经来解决。

在中医里，"心乃五脏之君主"，是不会犯什么过错的，就算犯错误也有臣子心甘情愿替主子代过，在我们人体内这个代心受过的臣子就是小肠。所以，心有病不能治心，而要从心包经和小肠经论治。另一方面，小肠经与心经相表里，里就是阴，表就是阳，阴出了问题，阳也会出问题，反之亦然。因此，心脏的病最初往往会通过小肠经表现出来，而从小肠经表现出来的心病也可以从小肠经把它治回去。

如果下午两三点出现脸红心跳的问题，实际上是心脏在示警了，因为脸红就是一个心火外散的现象，其实也是心火过旺的一类表现。

刚刚出生的婴儿，皮肤基本上是黄里偏红的，因为小孩的光是被细毛含在里面的，所以小孩不会出现红光满面。老人是因为脸上那一层细毛退掉了，没有东西含着他，所以才出现了光。所以，千万别以为红光满面是什么好事。尤其是出现红色桃花状，就好像化妆了一样，这是很危险的。特别是在眉毛的正中间，如出现红如灯花状的相是非常不好的。因此13点到15点的时候，若出现了一些症状，要往心脏想。

症状表现于脸，病因发源于心，调治时从小肠经下手，这就是中医的辨证论治，治病求本。教给大家自我一个调治的方法，那就是刺激小肠经上的两个要穴——后溪和前谷。

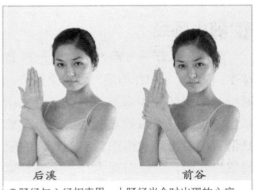

后溪　　　　　　　前谷

◎肠经与心经相表里，小肠经当令时出现的心病，可以通过按摩小肠经上的后溪和前谷两个要穴来治疗。

后溪和前谷是小肠经上前后相邻的两个穴位。后溪穴在两手感情线的末端，手掌的白色皮肤和手背的黄色皮肤的交界处；顺着小肠经的这条线再往前（小指方向）一点，在尺骨茎突与三角骨之间的小窝里就是前谷穴了，找的时候可以把手微握拳，在小指掌指关节横纹外侧端就是，与后溪穴平行。这两个穴位的位置比较特殊，都在手掌的"侧棱"上，可以采用"切菜式"来刺激它，每次每个穴位50下，两手上的穴位都要刺激，每天1～2次，其中1次必须在症状发作时的下午两三点钟。因为这个时间正是小肠经气血最旺、功能最好的时候，所以治疗的效果也最好。

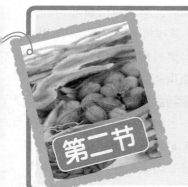

第二节

小肠为受盛之官，泌别清浊能力强，全身气血才兴旺

未时不是"未事"，小肠不是小事

小肠是体内食物消化吸收的主要场所。胃中初步消化的食物都由小肠接受，并停留一定的时间，以利于进一步地消化吸收，然后缓慢下输，输入大肠。如果小肠"受盛"功能运转不灵，传化阻滞，那么体内的气机就会因失于通调的缘故，滞而为痛，出现腹部疼痛的症状。

小肠盘曲于腹腔内，上连胃幽门，下接盲肠，全长3～5米，分为十二指肠、空肠和回肠三部分。小肠是主要的消化器官，是因为它含有肠液、胰液和胆汁。肠液、胰液都含有消化蛋白质、糖和脂肪的酶，能对蛋白质、糖、脂肪进行消化，使之变为简单的物质，如氨基酸、葡萄糖、甘油三酯等，同时胆汁能对脂肪进行分解，促进脂肪的消化。因此营养物质主要在小肠被消化。

《黄帝内经·素问·灵兰秘典论》说："小肠者，受盛之官，化物出焉。"这说明小肠是体内食物消化吸收的主要场所。胃中初步消化的食物都由小肠接受，并停留一定的时间，以利于进一步地消化吸收，然后缓慢下输，输入大肠。如果小肠"受盛"功能运转不灵，传化阻滞，那么体内的气机就会因失于通调的缘故，滞而为痛，出现腹部疼痛的症状。同时，如果小肠的消化吸收能力失常，也会导致消化不良、

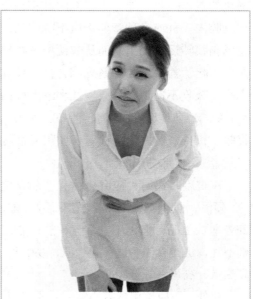

◎小肠是消化食物的主要场所，如果小肠功能受阻，就可能出现腹痛、腹胀等症状。

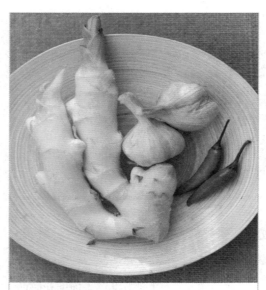

◎寒证腹泻不忌姜、椒、蒜等辛辣之品，但也不宜多食，热证腹泻则不宜食这类食品。

吸收障碍等，具体表现为腹胀、腹泻、便溏等症状。

生活中，由于多种原因，可引起小肠消化功能与吸收功能分别或同时减损，以致肠腔内一种或多种营养物质不能顺利透过肠黏膜转运进入组织而从粪便中过量排泄，引起营养缺乏的一系列综合征，被称为小肠吸收不良。它分原发性和继发性两类，临床表现以慢性腹泻、消瘦、乏力、腹胀、胃炎、贫血为特征。粪质稀薄油腻多脂者，称为脂肪泻。

在重度腹泻时，应卧床休息，勿食生冷、硬滑、油腻食物。寒证腹泻不忌姜、椒、蒜等辛辣之品，但也不宜多食，热证脂泻则不宜食这类食品。饮食宜少渣，易消化，高热量、高蛋白、低脂肪。

此外，还应慎用含有小檗碱的止泻药。小檗碱能对抗病原微生物，它是化学合成药物，不是中成药，对于中医辨证为脾胃虚寒型的腹泻，黄连苦寒，反而易伤脾胃，损害胃肠功能，更易出现胃痛、恶心等消化系统症状，加重病情。因此，对于不明原因的腹泻不能随意服用小檗碱，最好能根据医院粪便、血液检查情况选用，一般性腹泻1～2次无其他伴随症状，由饮食不节、水土不服等因素引起，保持清淡饮食，人体即可自行恢复，但反复发作就要查明原因了。

养生锦囊

造成腹泻的原因有很多种，有以下3种腹泻症状时，不用吃抗生素：

（1）病毒性腹泻。

治疗这种腹泻，抗生素不起作用，多吃也没有用。但是极易由于上吐下泻造成脱水，特别是上了年纪的人，本身再有一些基础病就容易引发其他病变，如心功能不全等。如果年轻人出现呕吐、腹泻的情况，可以在家喝些加糖、加盐的水，还可以吃一些收敛药物，比如肠乐、整肠生等生物制剂。

（2）旅行者腹泻。

在卫生条件不好的地方饮食卫生得不到保障，这种情况下传播的腹泻也没有必要用抗生素，因为这种腹泻很快就能自愈，只要身体别脱水，适当吃些收敛的药，有的人抵抗力好，甚至不用吃药，几天内就会康复。

（3）秋季食物中毒造成的腹泻。

只要水电解质平衡没有出现异常，不用吃抗生素，可以多喝水，补充电解质并避免乳制品及固体食物，旅行时避免未煮熟的蔬菜、肉类、海鲜及不洁的饮料，多喝可乐、柳橙汁等酸性饮料，有助于抵制大肠杆菌的数量。

小肠负责泌别清浊，照顾好小肠很重要

小肠具有泌别清浊的功能。泌别清浊是指小肠在对胃初步消化的饮食物进行进一步消化的同时，随之进行的分清别浊的功能。分别清浊，清，指水谷精微。浊，指食物残渣。小肠分别清浊的功能，即对食糜进一步消化，吸收其中的精微部分，并将残渣向下传送至大肠。由于小肠亦参与人体的水液代谢，故又有"小肠主液"之说。小肠泌别清浊功能正常，则水液和糟粕各走其道而二便正常。

小肠的"泌别清浊"功能有三个方面：一是将小肠消化后的食物分为清、浊两个部分；二是将水谷精微吸收，把糟粕部分排入大肠；三是小肠在吸收水谷精微的同时也吸收了大量的水液并将无用水液泌渗入膀胱而为尿。从这些我们可以看出，小肠在食物的消化过程中起着十分重要的作用。如果小肠出现问题的话，不但会引起消化功能失常，产生腹胀、腹痛等症状，还可能会影响到大小便的排泄，如小便短少，大便稀溏等。因此，要想保证食物较好地消化吸收，就要照顾好我们的小肠。

小肠内的营养物质和水通过肠黏膜上皮细胞，最后进入血液和淋巴的过程中，必须通过肠上皮细胞的腔面膜和底膜（或侧膜）。物质通过这些膜的机制，即吸收机制，包括简单扩散、易化扩散、主动转运、入胞和出胞转运等。小肠内大部分的甘油、脂肪酸被小肠绒毛内的毛细淋巴管吸收，经淋巴循环送入血液。其余的各种营养成分都被小肠绒毛内的毛细血管吸收，直接进入血液。

小肠不仅具有吸收功能，而且还具有分泌功能——它能分泌小肠液。小肠的分泌功能主要是由小肠壁黏膜内的腺体（十二指肠腺和肠腺）完成的。正常人每天分泌 1～3 升小肠液。小肠液的成分比较复杂，主要含有多种消化酶、脱落的肠上皮细胞以及微生物等。所含有的各种消化酶中，有肠激活酶、淀粉酶、肽酶、脂肪酶以及蔗糖酶、麦芽糖酶和乳糖酶等，这些酶对于将各种营养成分进一步分解为最终可吸收的产物具有重要作用。

小肠液的分泌受多种因素的调节，其中食团以及其消化产物对肠黏膜的局部刺激（包括机械性刺激和化学性刺激），可引起小肠液的分泌，这些刺激是通过肠壁内神经丛的局部反射而引起肠腺分泌的。小肠液的作用主要是进一步分解糖、脂肪、蛋白质，使它们成为可吸收的物质。大量的小肠液，可以稀释消化产物，使其渗透压下降，从而有利于吸收的进行。

小肠泌别清浊的功能决定了小肠经的治疗范围。《黄帝内经·灵枢·经脉篇》说，小肠经是"主液所生病者"。"液"包括月经、乳汁、白带、精液以及现代医学所称的腺液，如胃液、胰腺、前列腺和滑膜分泌的滑液等，所以凡与"液"有关的疾病，都可以先从小肠经来寻找解决办法。

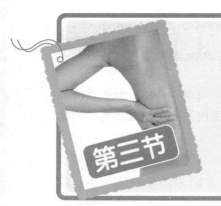

未时导引养生功，清脑醒神胜仙药

第三节

补心气、宁心神，未时离不开"呼"字功与"呵"字功

六字诀，即六字诀养生法，是我国古代流传下来的一种养生方法，为吐纳法。它的最大特点是：强化人体内部的组织功能，通过呼吸导引，充分诱发和调动脏腑的潜在能力来抵抗疾病的侵袭，防止随着年龄的增长而出现过早衰老。

南北朝时期陶弘景发明长息法。他在《养性延命录》一书中说："凡行气，以鼻纳气，以口吐气，微而行之名曰长息。纳气有一，吐气有六。纳气一者谓吸也，吐气六者谓吹、呼、嘻、呵、嘘、呬，皆为长息吐气之法。时寒可吹，时温可呼，委曲治病，吹以去风，呼以去热，嘻以去烦，呵以下气，嘘以散滞，呬以解极"。

呼，读（hū）。在人体器官中，"呼"对应脾，常练习此功，可以培养脾气，对腹胀、腹泻、四肢乏力、食欲不振、肌肉萎缩、皮肤水肿等脾经疾患有很好的疗效。

练习方法：口型为撮口如管状，舌向上微卷，用力前伸。呼气时，足大趾轻轻点地，两手自小腹前抬起，手心朝上，至脐部，左手外旋上托至头顶，同时右手内旋下按至小腹前。呼气尽吸气时，左臂内旋变为掌心向里，从面前下落，同时右臂回旋掌心向里上穿，两手在胸前交叉，左手在外，右手在里，两手内旋下按至腹前，自然垂于体侧。再以同样要领，右手上托，左手下按，做第二次吐字。如此交替共做六次为一遍，进行一次调息。

呵，读（he），在人体器官中，"呵"对应心，常练习此功，可以补心气，对心神不宁、心悸怔忡、失眠多梦、健忘、口舌糜烂等症有一定疗效。

练习方法：练功时，足大拇指轻轻点地，两手掌心向里由小腹前抬起，经体前至胸部两乳间的位置向外翻掌，上托至眼部。呼气尽吸气时，翻转手心向面，经面前、胸腹缓缓下落，垂于体侧，再行第二次吐字。应注意念"呵"字时，口型为口半张，腮用力，舌抵下腭，舌边顶齿。连续做六次，然后调息。

国医大师贺普仁独创的"经络导引养生功"

经络导引养生功是贺普仁教授根据气功的原理，在经络循行的基础上自创的一套祛病健身的功法。它把小周天和大周天结合起来，能起到通经活络、通畅气血的作用，使元精、元气、元神充沛，达到有病祛病、无病健身延年的目的。

国医大师贺普仁教授总结自己的长寿经验时称，这主要归功于"经络导引养生功"与"五官保健操"。经络导引养生功是贺老根据气功原理，在经络循行的基础上自创的一套祛病强身的功法。它把小周天和大周天结合起来，能起到通经活络、通畅气血、引气归元的作用，使元精、元气、元神充沛，达到有病祛病、无病健身延年的目的。贺老指出，这套功法最适合无暇锻炼的人和活动不便的患者，尤其是未时锻炼，效果尤佳。值得注意的是，它不受场地的限制，只需坐姿即可，时间1～5分钟，可根据个人的情况而定。

经络导引养生功法共分为六步，具体方法如下：

第一步：采取端坐式，项挺直，目向前平视，闭口、舌舐上腭，全身放松，自然呼吸，气要均匀。

第二步：以意领气，由会阴开始上入发际，沿任脉的关元、神阙、膻中、天突、廉泉到头顶；沿督脉由头顶下行至风府、大椎、至阳、命门至尾闾骨归会阴再上入小腹。

第三步：由小腹向左行至气冲、髀头，沿足阳明经直下到内庭，走足心涌泉，再从足三阴（大腿的内侧）由下向上行经阴廉到气冲穴，右侧循行路线与左侧支行方向相同。

第四步：由气冲穴到任脉的曲骨穴经关元、气海、神阙、中脘、膻中到天突。

第五步：由天突向右经中府、俞府到肩井、巨骨、肩穴，沿手阳明向下到阳池，再分别下行至大、食、中、无名、小指之后，从手三阴由下向上到极泉，经中府、俞府，到天突穴，再向右行与左侧运行路线相同。

第六步：由天突向上到廉泉穴，因舌舐上腭，使任督相通，经气到头顶，再向下到风府、沿督脉直下至尾闾，回归会阴，再上行至丹田终止。

经络保健是中医传统的养生方法之一，下面我们再为大家介绍一种五穴按摩养生功，配合贺老的经络导引养生功，保健效果会更好。具体方法如下：

❶ 命门及肾俞按摩法

命门穴位于第三腰椎突出下，肾俞穴位于第四腰椎下旁开3～4寸凹陷中。经常按摩命门及肾俞二穴，对心、肝、肺、脾、胃、肾和生殖功能，以及循环系统与血压等均有极大益处。

方法：将两掌心相对搓至发热，贴着后背第二及第四椎两旁3～4寸部位，用力上下摩擦。每做50下，再将两手心搓热继续摩擦。做4次，共计200下，则周身发热，并有微汗。

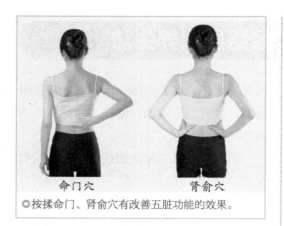

◎按揉命门、肾俞穴有改善五脏功能的效果。

❷ 足三里穴按摩法

足三里穴位于左右两外膝眼直下三寸约四横指处，经常按摩此穴能增强体力、缓解疲劳、健脾健胃，预防多种疾病。

方法：分别以左右大拇指对两膝足三里穴各按摩 100 ~ 200 次。

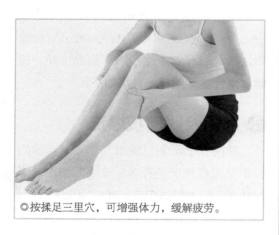

◎按揉足三里穴，可增强体力，缓解疲劳。

❸ 气海穴按摩法

气海穴，即道家所称的丹田部分，为全身的重心，位于脐下一寸半。按摩此穴，可促使肠胃蠕动，使气血顺畅，强化肝脏及消化道功能。

方法：先以右掌心紧贴于气海穴的位置，按照顺时针方向分小圈、中圈、大圈按摩 100 ~ 200 次。再用左掌心，以逆时针方向，如前法按摩 100 ~ 200 次，按摩至有热感，即有效果。

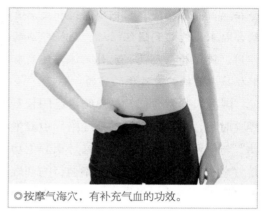

◎按摩气海穴，有补充气血的功效。

❹ 涌泉穴按摩法

涌泉穴位于脚掌底中央稍前三分之一处，按摩此穴，对大脑皮质神经是一种良好的刺激，能够通过神经反射，使人感到轻松舒适，防治神经衰弱和失眠。

方法：端坐，先将右脚架在左腿上，以右手握着脚趾，再用左手掌摩擦右脚心涌泉穴，不计数，以脚心发热为止。再反之摩擦右脚心涌泉穴，以脚心发热为止。

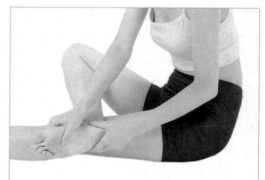

◎按揉涌泉穴有舒畅身心，促进睡眠的功效。

未时收心火，常练八段锦之"摇头摆尾去心火"

八段锦中的"摇头摆尾去心火"是锻炼督脉、膀胱经、肾经的一个重要动作。可通过锻炼膀胱经，补足肾经经气，以使肾水上行，收敛住心火。

《黄帝内经》认为，心与小肠通过经脉的络属构成表里关系。心脉属心，下络小肠，小肠之脉属小肠，上络于心，心属里，小肠属表。二者经脉相连，故气血相通。生理情况下两者相互协调，心之气通于小肠，小肠之气亦通于心。在病理情况下则相互影响，如心火过旺时，除表现口烂、舌疮外，还有小便短赤、灼热疼痛等小肠热证和证候，叫作"心移热于小肠"。去"火"有一个妙法，那就是八段锦中的"摇头摆尾去心火"。

"摇头摆尾去心火"的具体做法是：右脚向右侧旁开一步，两掌上举，屈膝下蹲成马步（下蹲有困难的人，蹲得高

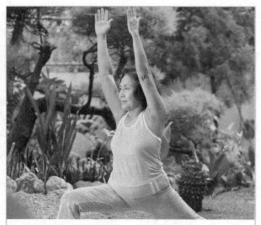

◎通过练习八段锦中的"摇头摆尾去心火"，可有效疏泄心热，消除有小便短赤、灼热疼痛等小肠热证。

一点儿也没关系）。起身，身体向右侧倾斜，然后俯身，胸口朝地，上体向右倾，眼睛看着右脚。身体重心左移，同时，头往前、左摇摆，身体也随着旋转，眼睛看着左脚。身体重心右移，成马步；同时，头向后摇，上体立起，随之下颌微收，眼睛看前方。同样的动作，在右边再做一次。这个动作，一左一右为一遍，共做三遍。

"摇头"不算太难，这个动作的关键在于"摆尾"。"摆尾"真正动的点是督脉的根部尾闾处。古人把这个过程比喻为"过三关"：即尾闾关、夹脊关和玉枕关。人体气机从尾闾关到夹脊关运行缓慢，古人比喻为"羊车"，就像羊拉车那样，慢，但有狠劲；从夹脊到玉枕关，气机运行快了起来，古人把它比喻为"鹿车"，就像小鹿那样轻盈快捷；由玉枕关入脑则需大力，如同"牛车"。

动尾闾过"三关"是非常难的。人在进化的过程中，尾巴已经退化掉了，所以不能像小猫小狗那样，通过摇晃尾巴来锻炼督脉。我们平时就很少能活动到尾闾这地方。"摇头摆尾去心火"就重新教会了我们来很好地活动尾闾，可刺激脊柱、督脉，加上摇头可刺激大椎穴，从而达到疏泄心热的效果。

在练习过程中，要注意转头时，颈部肌肉要尽量放松，不可主动用力，头部转动速度要慢于尾闾的转动速度。

呼吸到脐，寿与天齐——未时做呼吸养生功

俗话说，"呼吸到脐，寿与天齐"，我国传统健身养生法十分重视呼吸的作用。

经常坐办公室的人一到下午通常会感觉头晕、乏力，很多人认为这是因为经过一上午的工作，劳累所致，其实这里面就有呼吸方式的原因。现代人基本都是用胸式呼吸法，每次的换气量都非常小，身体在正常的呼吸频率下根本吸收不到足够的氧气，氧气越来越少，无法满足大脑需求，人就会疲惫、嗜睡。

你可以感觉一下自己的呼吸，是不是一般只吸到胸部，人体胸部横膈微孔由于多年的体内排泄物堆积堵塞，从而影响气的流通，一般人也只能吸到肺部就不能再吸。但肺部的容量毕竟有限，不能吸纳大量的空气，因而人体新陈代谢缺乏充足的氧气，这是造成人体抵抗力下降的原因。

那么，什么是正确的呼吸方式，在呼吸中又如何做到张弛有道呢？事实上，关键是要进行腹式呼吸。腹式深呼吸弥补了胸式呼吸的缺陷，是健肺的好方法。做腹式深呼吸运动，可使机体获得充足的氧，也能满足大脑对氧的需求，使人精力充沛。腹式呼吸运动还对胃肠道是极好的调节。许多中老年人大腹便便，极易引起心脑血管病、糖尿病等，使健康受损，缩短寿命。如坚持做腹式深呼吸，既可锻炼腹肌，消除堆积在腹部的脂肪，又能防范多种代谢性疾病的发生。

那么，怎样进行腹式呼吸呢？

一般可采用躺卧式（比如在家，可斜躺在沙发上或躺椅上），下肢平伸，上身平卧。亦可斜躺在床上，无须脱衣，两目轻闭，两手放在肚皮上，手心朝下。腹部、腿部可盖上薄被或毛毯。然后全身放松，调整呼吸。采用腹式呼吸法，就是吸气时，肚皮鼓出；呼气时，肚皮放松。用意念注视着肚皮在手掌下一起一落。集中思绪，进行调息，不计次数，不计时间，似睡非睡，随其自然。

按照中医理论，下腹部的穴位均归属下丹田，腹式呼吸与练气功时要求的"意守丹田"有异曲同工之妙。这时大脑和全身处于相对静止的状态，全身经脉气血运行得到改善。

练习腹式呼吸一般每次 15～30 分钟为宜。结束时，可伸伸懒腰，搓搓双手和面部，拍拍双腿。尤其是在午睡时练一练，更有助于身体健康。

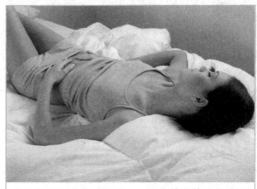

◎经常进行腹式呼吸练习，可改善人体内气血的运行，有益身体健康。

第四节

小肠有病，腹胀腹痛
——未时百病防治秘要

患了十二指肠溃疡，你应该这样做

胃、十二指肠溃疡是消化道的常见病，一般认为是由于大脑皮质接受外界的不良刺激后，导致胃和十二指肠壁血管和肌肉发生痉挛，使胃肠壁细胞营养发生障碍和胃肠黏膜的抵抗力降低，致使胃肠黏膜易受胃液消化而形成溃疡，目前有人认为是胃弯曲杆菌感染所致，溃疡常为单个，但也有多个溃疡，胃和十二指肠球部溃疡，同时存在时称复合型溃疡。

溃疡病以疼痛为主要症状，其疼痛多为周期发作，秋季至春季是发作季节，可由气候寒冷或饮食不节而诱发，胃小弯溃疡的疼痛多于餐后0.5～1小时发生，十二指肠溃疡病或胃幽门部溃疡，多发于餐后3～1小时，有时可在半夜发生，但老年人的疼痛部位常无固定也缺乏明显的时间规律。

中医认为，本病不单纯是局部疾病，而是全身性疾病，与肝脏有密切关系，临床多见肝胃不和、脾胃虚寒和脾虚肝郁等病型，食疗是一项主要的措施。精神紧张、生活起居、饮食不规律、食物不洁以及神经功能失调等原因可导致胃、十二指肠抵抗力降低，加之胃所分泌的胃酸及消化酶过多，侵蚀了胃、十二指肠的表面，造成溃疡。溃疡的疼痛，是胃酸对破溃的黏膜表面发生刺激作用所造成的。大量吸烟的人和胃酸分泌过多的人特别容易罹患此病。

防治十二指肠溃疡病应注意以下几点：规律进餐，可以少量多次，并避免粗糙、过冷、过热和刺激性大的饮食，如辛辣食物、浓茶、咖啡等。戒烟限酒。缓解精神紧张。必要时使用药物促使溃疡加速愈合。有些药物能够使胃酸分泌减少，有些药物会给溃疡面敷上一层诸如铝盐或蛋白质的保护膜；应禁用能损伤胃黏膜的药物如阿司匹林、保泰松等。

肠易激综合征，饮食调理五步走

肠易激综合征者很痛苦，怕出门，怕出去旅游，一出门首先做的事就是上厕所，因为一有便意，非上厕所不可。中医认为是健康原动力不足导致脾胃虚弱、脾气不足，脾主运化、胃主受纳功能受损，胃肠功能紊乱，是造成肠易激综合征的根本原因。

肠易激综合征是慢性腹泻常见病因之一，可发生在任何年龄，以20～50岁为多，工作忙碌、精神紧张容易诱发本病，属于职业人士高发的疾病。本病的特点是肠道本身无器质性病变，但肠道功能失调，表现为腹痛、腹泻或便秘，症状持续存在或间歇发作，常伴有自主神经功能紊乱症状。由于本病缺乏特异有效的疗法，给患者带来极大的痛苦。

对付肠易激综合征，首先应从饮食着手调理，具体当遵循以下5点：

❶ 避免过度饮食

一日三餐应当做到定时定量、这样才不会造成饥饱不定。专家指出，规律而有节制的饮食方式有利于肠道消化吸收功能平衡，而无节制的过度饮食，特别是暴饮暴食，则可引起肠道功能严重紊乱，诱使肠易激综合征患者病情复发或加重。所以，患者应特别重视节制饮食并合理安排一日三餐，以防止过度饮食的危害。

❷ 防止大量饮酒

酒精可造成肠道运动及消化吸收功能障碍，加重腹胀、腹痛症状，大量饮酒还可刺激肠黏膜，降低局部抵抗力而造成肠黏膜损伤，加重消化不良及腹泻。因此，医学专家告诫肠易激综合征患者，一定要彻底戒酒，务必做到滴酒不沾。

❸ 不要喝咖啡

对胃肠道来说，咖啡是一种刺激性饮料，它会促进胃酸的分泌，从而导致大肠液的浓度增加，加强大肠酸对溃疡补胃的强烈刺激，引起肠道的运动及消化功能障碍，加重腹胀、腹痛症状，所以，肠易激综合征患者最好避免饮用咖啡。

❹ 不吃高脂饮食

肠易激综合征患者的饮食要以清淡、易消化、少油腻为基本原则。任何情况下的高脂饮食都可造成消化功能减退，加重肠胀气症状，且易诱发便秘，因此，患者要限制脂肪的摄入，尤其要严格限制动物脂肪的摄入。

❺ 少吃产气食物

产气食物进入肠道后，经肠道细菌的分解可产生大量气体，引起肠道扩张和肠蠕动缓慢，可致患者出现肠胀气、腹痛、便秘或腹泻等症状。研究表明，碳酸饮料、豆类、薯类、甘蓝、苹果和葡萄等都属于产气食物，必须严格限制患者食用这些食物。

远离伤寒杆菌，别被"肠伤寒"伤到

肠伤寒是伤寒杆菌所致的全身性传染病，病菌由消化道进入体内。由病菌污染的水、饮食、手以及苍蝇等都是伤寒的传播媒介。在伤寒病人中，2岁以下的婴幼儿较少，6～12岁较为多见，新生儿罕见，但母亲患病时，通过接触可传染给新生儿。

肠伤寒也叫伤寒，是由伤寒杆菌引起的急性全身性传染病，主要经水及食物传播。病人及带菌者从大小便中排菌，恢复期的病人排菌可持续2～6周，少数病人排菌可达1年以上，对健康人是很大的威胁。若水源或食物被污染，同饮一源之水或同食一源之食的人有可能发生爆发流行，不分年龄大小可发病，若母亲患伤寒也可通过接触传染给新生儿。2岁以下患病较少，夏秋两季发病多。

伤寒杆菌由口进入消化道，侵犯小肠黏膜的淋巴组织，在淋巴结内繁殖增多，再进入血液引起发烧、困倦、头痛、全身不适及恶心、呕吐、腹泻等症状，此时称菌血症期，如做血培养，可见伤寒杆菌生长。细菌随血流带到各个脏器，但主要病变在肠道。发病第1周，小肠壁的淋巴结皆肿胀，第二、第三周，在肿胀的基础上，局部坏死、结痂，结痂脱落即形成溃疡，溃疡达到一定深度和大小，可以引起出血和穿孔。

肠出血为比较常见的并发症，成人病例并发者较小儿多，小儿多见于5岁以上的儿童。出血时间大都见于病程第2～3周，有腹泻时出血机会增多。于出血前一日可出现脉搏增快、病人常腹痛，出血量从潜血到大量不等。血量过多的病人面色苍白、气急、血压下降，出现休克。

发生肠穿孔时病情危重，多发生在病程第3周，年龄越小，并发肠穿孔者越少。穿孔前多有腹痛、呕吐、高度腹胀或肠出血。穿孔时腹部剧痛，右下腹有触痛和肌紧张。病人一般情况急剧恶化，体温下降，又迅速上升，脉搏增快，烦躁不安，神志不清，如不紧急处理，可有生命危险，所以，万一患了肠伤寒，要在病程第三周防止肠穿孔这个危险的并发症。

在治疗伤寒时，饮食调理极为重要。具体实施时，必须根据病人年龄、食欲、消化情况及粪便性质等决定饮食质量，一般以少食多餐、少渣为原则，以减少对肠道的刺激。

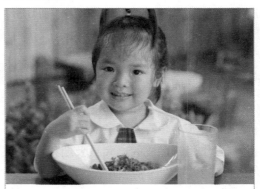

◎ 治疗肠伤害时，饮食调理非常重要，要根据病人的年龄、食欲等做出适当调整。

患了十二指肠溃疡，你应该这样做

胃、十二指肠溃疡是消化道的常见病，一般认为是由于大脑皮质接受外界的不良刺激后，导致胃和十二指肠壁血管和肌肉发生痉挛，使胃肠壁细胞营养发生障碍和胃肠黏膜的抵抗力降低，致使胃肠黏膜易受胃液消化而形成溃疡，目前有人认为是胃弯曲杆菌感染所致，溃疡常为单个，但也有多个溃疡，胃和十二指肠球部溃疡，同时存在时称复合性溃疡。

溃疡病以疼痛为主要症状，其疼痛多为周期发作，秋季至春季是发作季节，可由气候寒冷或饮食不节而诱发，胃小弯溃疡的疼痛多于餐后0.5～1小时发生，十二指肠溃疡或胃幽门部溃疡，多发于餐后3～4小时，有时可在半夜发生，但老年人的疼痛部位常无固定也缺乏明显的时间规律。

中医认为，本病不单纯是局部疾病，而是全身性疾病，与肝脏有密切关系，临床多见肝胃不和、脾胃虚寒和脾虚肝郁等症型，食疗是一项主要的措施。精神紧张、生活起居、饮食不规律、食物不洁以及神经功能失调等原因可导致胃、十二指肠抵抗力降低，加之胃所分泌的胃酸及消化酶过多，侵蚀胃、十二指肠的表面，造成溃疡。溃疡的疼痛，是胃酸对破溃的黏膜表面发生刺激作用所造成的。大量吸烟和胃酸分泌过多的人特别容易患此病。

典型的胃及十二指肠溃疡多有长期、慢性、周期性、节律性上腹痛，与饮食密切相关。十二指肠溃疡多有饥饿痛及夜间痛，进食可缓解；而胃溃疡则为进食后痛。胃溃疡的疼痛部位多位于上腹正中及左上腹，而十二指肠溃疡则位于右上腹，当溃疡位于后壁时，可表现为背部痛，上消化道出血及胃穿孔为其并发症。

十二指肠溃疡的主要症状通常是在上腹部中央某一个小区域中发生反复性的剧痛。有时当溃疡在十二指肠后壁上时，会感觉疼痛是来自背后。疼痛可能在睡前和午夜出现，这叫"夜间痛"。

防治十二指肠溃疡应注意以下几点：规律进餐，可以少量多次，并避免粗糙、过冷、过热和刺激性大的饮食，如辛辣食物、浓茶、咖啡等。戒烟限酒。缓解精神紧张。必要时使用药物促使溃疡加速愈合。有些药物能够使胃酸分泌减少，有些药物会给溃疡面敷上一层诸如铝盐或蛋白质的保护膜；应禁用能损伤胃黏膜的药物如阿司匹林、保泰松等。

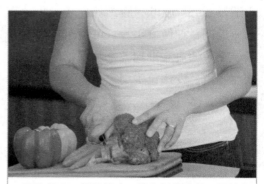

◎要防治十二指肠溃疡，就应规律进餐，可以少量多次，并避免粗糙、过冷、过热和刺激性大的饮食。

疝气，让老年人头痛不已的常见病

疝气，即人体组织或器官一部分离开了原来的部位，通过人体间隙、缺损或薄弱部位进入另一部位。俗称"小肠串气"，有脐疝、腹股沟直疝、斜疝、切口疝、手术复发疝、白线疝、股疝等。疝气多是因为咳嗽、喷嚏、用力过度、腹部过肥、用力排便、妇女妊娠、小儿过度啼哭、老年腹壁强度退行性变等原因引起。

疝气多发于老年男性及婴幼儿，60岁以上老年人发病率为1%～5%。在中国，疝气患者人数每年可达300万～400万。手术是目前唯一能够根治疝气的治疗方法。

患疝气后，不管是否手术治疗，首先都要排除导致腹内压力增高的因素，如慢性咳嗽、便秘或排便、排尿困难等，以求疝不脱出或少脱出。

老年人疝气的发病重要因素是前列腺肥大引起的排尿困难，慢性支气管炎引起的慢性咳嗽及习惯性便秘等疾病造成长期腹压增加。尤其进入冬季，是老年人疝气的高发季节。原因有二：第一，老年人心肺疾病往往加重，易出现咳嗽、便秘、排尿困难从而引起腹内压增高，导致腹股沟疝的发生或者加重原来的腹股沟疝，甚至发生嵌顿；第二，在寒冷的天气下，肌肉、肌腱及韧带的弹力及伸展性都会降低，肌肉受到寒冷刺激引起肌肉痉挛，使原来的疝气发生嵌顿。据统计，超过50%的嵌顿疝都发生在冬季。

冬季老人预防腹股沟疝，应注意做到以下几点：预防心、肺、肝、肾、前列腺等功能性疾病；戒烟，以免引发呼吸道感染、咳嗽导致腹股沟疝；注意保暖预防感冒；适量增加运动，增强体质；进食易消化食物，多饮水，适量食用白菜、芹菜等粗纤维的蔬菜，避免辛辣等刺激性食物，保持大小便通畅；尽量减少或避免重体力劳动。

位于足大趾的外侧趾甲角旁一分的（大敦穴），对于治疗疝气有很好的疗效。《玉龙歌》云："七般疝气取大敦。"《胜玉歌》云："灸罢大敦除疝气。"大敦疏肝理气的作用最强，善治因气郁不舒引起的妇科诸症，如闭经、痛经、崩漏、更年期综合征，也是治疗男子阳痿、尿频、尿失禁的要穴，用指甲轻掐此穴还有通便之效。同时，此穴还是治疗肝脏慢性病必不可少的治疗和保健要穴。用艾灸刺激大敦的效果最好。

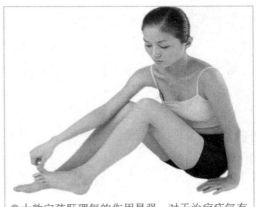

◎大敦穴疏肝理气的作用最强，对于治疗疝气有很好的疗效。

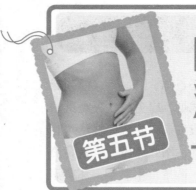

防病唯求心淡然，神清可让体自安
——手太阳小肠经大药房
第五节

前谷——五官的健康保证穴

前谷穴为手太阳小肠经的荥穴。前与后相对，指本穴气血作用于人体的前面也。谷，两山的中空部位也。该穴名意指小肠经经气在此散热冷降。本穴物质少泽穴传来的天部湿热水汽，至本穴后其变化为散热化雨冷降，所作用的人体部位为胸腹前部，故名。

前谷穴手太阳小肠经的荥穴。荥，极小的水流也。本穴气血物质的变化为水湿之气从天部散热冷降归于地部，冷降之雨如极细小的水流，故为小肠经荥穴。本穴属水。属水，指本穴气血物质运行变化表现出的五行属性。本穴气血物质的运行变化为水湿之气从天部冷降地部，表现出水的润下特性，故其属水。

前谷穴在手尺侧，微握拳，当小指本节（第5掌指关节）前的掌指横纹头赤白肉际。揉前谷穴可以治疗头后部痛、眼睛胀痛、耳鸣、手心发热、手心出汗、腮腺炎等症，以及流黄涕的那种慢性鼻炎、鼻

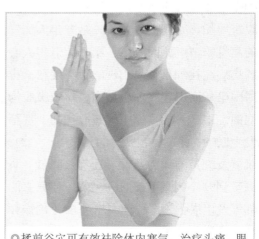

◎前谷穴的位置。

◎揉前谷穴可有效祛除体内寒气，治疗头痛、眼睛胀痛、耳鸣等症。

前谷

窦炎等。从少泽穴沿着小肠经往小指根上推，推到有一块骨头处推不动了，卡住的这个点就是前谷穴。

人受寒后，首先要从膀胱经和小肠经上治。由于每个人的体质不同、受寒的轻重不同，受寒后人身上出现的症状也是千奇百怪的。不管出现什么样的症状，只要病因是寒气，这寒气就必定盘踞在我们的太阳经络——手太阳小肠经和足太阳膀胱经里。"荥主身热"，所以治疗时，我们要从膀胱经和小肠经的荥穴开始着手。只要把祛寒的药物直接贴在左前谷穴和左通谷穴处，外用纱布和医用胶布固定。并依次检查左侧灵道穴、复溜穴、支沟穴、阳辅穴，看哪个穴位用手轻按即酸痛，选择酸痛的穴位，持续揉按，直到不酸不痛为止，这样就能直捣寒气的老巢，将之驱逐出去。

至于祛寒的药物，首选是雪莲花。不仅是雪莲花，其他能够在冬天生长的植物，自身也必定具有抵御周围环境中寒冷气息的特殊属性，也能祛除寒气。外敷时，只需要很少一点儿雪莲花就够了。

如果买不到雪莲花，那么用小葱的根或者葵花子的仁替代也可以。小葱的药用功效是"发汗解表，散寒通阳，解毒散凝"，

小葱的根须是紫色的，紫色的植物，用《易经》里的分类，就是具有离火之性。所以，必然也具有祛寒的特性。我们当作零食吃的葵花子，在中医看来，也是一味药材。向日葵在生长的过程中，花盘从早到晚随着太阳转，所以它吸收的离火之气也很多，也具有祛寒的特性。用于祛寒时，选取炒制或生的葵花子仁都可以，但用水或绿茶煮过的不要用。葵花子用水或绿茶煮后，原有的离火之气会损失大半，祛寒的功效也就所剩无几了。

除了以上的祛寒方法之外，还可以用艾灸。把艾条点着，对着小肠经和膀胱经左侧荥穴灸，当火的气息透入穴位中后，自然也能起到祛寒的作用。所有能够祛寒的药物都可以外贴在这些穴位上。

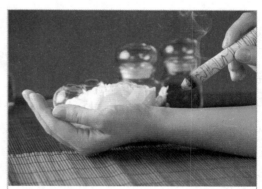

◎把艾条点着，对着小肠经和膀胱经左侧荥穴灸，也能起到祛寒的作用。

养生锦囊

慢性鼻炎的一般性治疗方法

主要用的是滴鼻类的药物，具体操作是：滴药时鼻孔朝上，头后仰，以不使药液流入口中，每次一侧鼻腔点入 3 ~ 5 滴即可，点药后保持头位 5 分钟，每日用药 3 ~ 5 次。但该方法不易长期使用，且容易因为操作不当而使药液流入咽喉，对于儿童慢性鼻炎者更是不适宜采用。

少泽——清热利咽，通乳开窍的人体大穴

少泽穴，又叫小吉穴、少吉穴。少，阴也，浊也。泽，沼泽也。该穴名意指穴内的气血物质为天部的湿热水汽，如热带沼泽气化之气一般，所以得名少泽穴。

少泽穴善于清心火，自然就能治心火上炎引起的头痛发热、中风昏迷、心血不通、女性乳汁分泌过少等症。针对病症头痛发热，眼睛干涩充血，乳汁分泌过少，乳腺炎，中风昏迷，精神分裂症，视物模糊，咽喉肿痛等。

少泽穴治疗热症，通常刺血方法比较好。咽喉痛、发烧、牙肿点刺，滴一滴血就可缓解。不适合按摩。少泽穴是小肠经

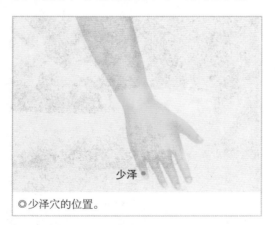

少泽

◎少泽穴的位置。

的井穴，它最好的作用就是通乳。很多女性朋友产后乳汁不通，而且乳房还胀痛。此时按揉少泽穴是最好的方法，因为在哺乳期是不能乱吃药的。乳汁不通的妈妈可以找几根牙签，或者小小圆钝头的东西，在小指甲的外侧轻轻按揉，按到酸胀就可以。每天这样按揉几分钟，就自然会起到

通乳的效果。

那么，为什么按少泽穴就可以通乳呢？据《黄帝内经》记载："大肠、小肠皆属于胃，是足阳明也。"足三里穴下三寸是大肠的下合穴上巨虚，再下三寸是小肠的下合穴下巨虚，我们由此可知小肠是通过下合穴与胃相连的，而胃又"多气多血"，通过刺激小肠经的少泽，就可以调动胃经的气血，达到通乳的效果。

对于产后缺乳，在按摩少泽穴的同时，还要配合膻中穴使用。膻中属任脉，同时也是心包经的募穴，募穴指脏腑之气汇聚的地方，所以膻中又被称为气会。由此可见，膻中穴与气密切相关，但凡和气有关的问题，如气虚、气机瘀滞等，都可以找它来调治。缺乳的原因有两种，一种是气血虚弱，一种是肝郁气滞，无论哪一种，都离不开膻中穴。膻中穴的位置很好找，两个乳头连线的中点即是。用艾灸刺激这个穴位，每天1次，乳汁很快就会下来。

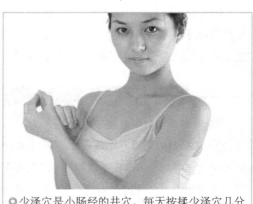

◎少泽穴是小肠经的井穴，每天按揉少泽穴几分钟，就自然会起到通乳的效果。

后溪——通治颈肩腰椎病的奇效大穴

后溪穴有舒经利窍、宁神之功，能泻心火、壮阳气，调颈椎，利眼目，正脊柱。临床上，颈椎、腰椎、眼睛等出问题，都可以用这个穴，效果非常明显。

现在得颈椎病的人非常多，患者的年龄也越来越小，甚至有小学生也得了颈椎病，原因很简单：伏案久了，压力大了，自己又不懂得怎么调理，所以颈椎病提前光临。不仅仅得颈椎病，腰也弯了，背也驼了，眼睛也花了，脾气也糟了，未老先衰，没有足够的阳刚之气。这是当今多数人面临的一个严重问题。

很多人认为这些都是脑力劳动的结果，脑力劳动也是很消耗人的，其实不尽然，当长期保持同一姿势伏案工作或学习的时候，上体前倾，颈椎紧张了，首先压抑了督脉，督脉总督一身的阳气，压抑了督脉也就是压抑了全身的阳气，久而久之，整个脊柱就弯了，人的精神也没了。人体的精神，不是被脑力劳动所消耗掉的，而是被错误的姿势消耗掉的。

这些问题通过一个穴位就能全部解决，这就是后溪穴。后溪穴是小肠经上的一个穴，奇经八脉的交会穴，最早见于《黄帝内经·灵枢·本输篇》，为手太阳小肠经的俞穴，又是八脉交会之一，通于督脉小肠经，有舒经利窍、宁神之功，能泻心火，壮阳气，调颈椎，利眼目，正脊柱。临床上，颈椎出问题了，腰椎出问题了，眼睛出问题了，都要用到这个穴，效果非常明显。它可以消除长期伏案或在电脑前学习和工作对身体带来的不利影响，坚持即可收到好效果。

后溪穴最擅长治疗脖子上的问题，如颈椎病、落枕。有些人晚上睡觉着凉了，姿势不对了，早上起来发现脖子不能动了，也就是我们通常说的落枕，这个时候我们可以轻轻地按摩后溪穴，在按摩的时候轻轻转动脖子。一直到脖子可以自由转动的时候停下来。

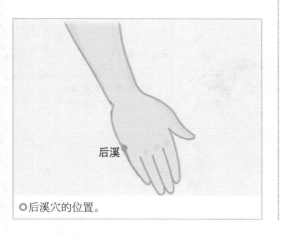

◎后溪穴的位置。

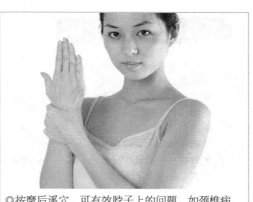

◎按摩后溪穴，可有效脖子上的问题，如颈椎病、落枕等。

手太阳小肠经特效穴

后溪穴取穴技巧

伸臂屈肘向头，上臂与下臂约45度角。轻握拳，手掌感情线之尾端在小指下侧边突起如一火山口状即是后溪穴。

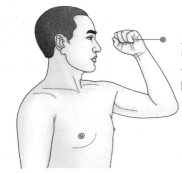

后溪穴
微握拳，第5指掌关节后尺侧的远侧掌横纹头赤白肉际处即是

晚年体健靠养老

举臂屈肘，手掌心朝向颜面，以另手食指指尖垂直向下按揉位于尺骨基状突起部的养老穴，有酸胀感。每次左右各揉按1～3分钟。

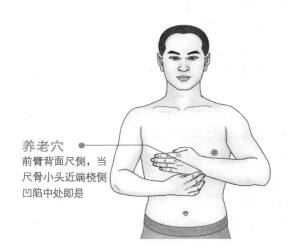

养老穴
前臂背面尺侧，当尺骨小头近端桡侧凹陷中处即是

常按听宫改善听力

正坐目视前方，口微张开。举双手，指尖朝上，掌心向前。将大拇指指尖置于耳屏前凹陷正中处，则拇指指尖所在之处即是该穴，以大拇指指尖轻轻揉按，每次左右各(或双侧同时)按揉1～3分钟。

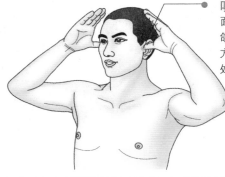

听宫穴
面部，耳屏前，下颌骨髁状突的后方，张口时呈凹陷处即是

此外，这个穴位对驾车族也有很好的帮助，开车的时候，需要精力集中，长时间保持一个姿势，颈椎很容易受伤。在等待红绿灯的时候、别心急，静下心来，一手握着方向盘，另一只手顺势在握方向盘的手上按摩后溪穴，这样便可以很好地保护自己的颈椎。

对后溪穴的刺激不用刻意进行，如果你坐在电脑面前，可以双手握拳，把后溪穴的部位放在桌沿上，用腕关节带动双手，轻松地来回滚动，就可达到刺激效果。在滚动当中，它会有一种轻微的酸痛感。每天抽出三五分钟，随手动一下，坚持下来，对颈椎、腰椎有非常好的疗效，对保护视力也很好。

另外，我们从颈椎病的致病过程来看，预防它最主要的方法还是避风寒。有的人喜欢把空调调到最低，结果出门以后便浑身发僵、脖颈发紧，慢慢地也会形成颈椎病。所以天冷的时候，出门要穿高领的衣服或者戴条围巾，不要让风寒轻易地袭击到人体，这也是预防颈椎病的方法。

养生锦囊

下面，给大家介绍一种快速治疗落枕的方法：

① 拇指按揉肩井、肩中俞等，以酸胀为度，同时令患者缓缓转动颈项，使肌肉放松。

② 用小幅度捏揉法捏揉颈项及患肩，或弹拨紧张的肌肉，重点为压痛点，使肌肉逐渐放松。

③ 按摩颈项及肩背部肌肉，进一步缓解肌痉挛。

④ 按揉、弹拨过程中，适当配合数次颈部屈伸、侧屈及左右旋转等被动活动，以改善颈部功能。旋转活动可在用双手用力拔伸颈项的状态下进行，缓慢左右旋转头颈10次，以活动颈椎小关节。

⑤ 颈椎斜扳法，适用于椎旁压痛明显和棘突偏歪者，以纠正颈椎小关节错缝。

除此之外，还可以使用贴敷疗法：选用701跌打镇痛膏、奇正消痛贴膏、麝香壮骨膏等敷贴患处。或使用拔罐疗法，即在项背部闪罐或留罐20分钟。注意不要出现烫伤及起疱。

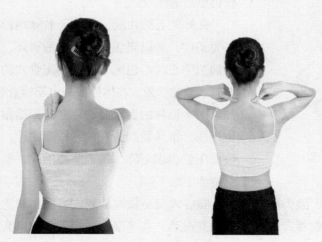

◎按揉肩井、肩中俞等穴，可有效放松肌肉，治疗落枕。

腕骨——治疗糖尿病要穴

腕骨穴为手太阳小肠经俞穴。腕，穴所在部位为手腕部也。骨，水也。该穴名意指小肠经经气行在此冷降为地部水液。本穴物质为后溪穴传来的天部水湿之气，行至本穴后散热冷降为地部的水液，故名。腕骨穴具有舒筋活络、泌别清浊的功效。

腕骨穴不仅是治疗上肢疾病的常用穴位，还可以用来治疗糖尿病等出现口渴等症状。《甲乙经》："消渴，腕骨主之"，《大成》："主头痛，惊风"，《金鉴》："主治臂腕五指疼痛"。在我们的掌根下有一条掌横纹，侧面有一根骨头，这根骨头前边的凹陷就是腕谷穴。揉的时候，要贴着骨头揉才有感觉，功效才能出来。

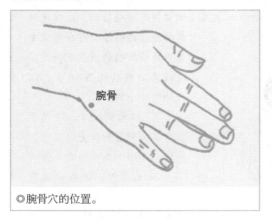

◎腕骨穴的位置。

腕谷穴是治疗糖尿病的要穴。因为糖尿病人的小肠功能是紊乱的，而腕谷穴是小肠经的一个原穴，所以它就可以调整小肠的功能，对糖尿病有很好的效果。

糖尿病患者不能喝茶、饮料、酒，要多喝白开水。红茶有脱钙作用，茶、饮料含有脱水剂。治疗手法：在无名指的桡侧，用另一只手拇指轻轻地从指尖向指根推动，推4分钟，越轻越好。另一只手也推4分钟。再在手部腕骨穴顺时针方向旋转揉3～4分钟。双手6～8分钟。

高血压是一种以动脉血压升高，尤其突出的是舒张压持续升高的全身性慢性血管疾病，主要与中枢神经系统和内分泌液体调节功能紊乱有关，也与年龄、职业、环境、肥胖、嗜烟等因素有关。中医理论认为主要由于肝肾阴阳失调所致。

具体治疗方法：治疗高血压要按压腕骨、血压反应区、零落五、心包区、合谷、阳谿。手法是用力按压。用牙签强刺，会获得更高的疗效。

良好的心脏功能，是保证血脉通畅的必要条件。所以要促进全身血液循环，必须加选手心的心包区、手背的腕骨穴的按摩、刺激才奏效。在体检或是定期检查时，如果医生说你的血压高，应立即开始做穴位疗法，用牙签刺激穴位，按摩穴位，很快血压就出现下降。每天坚持治疗，血压会持续逐渐下降。

腕谷穴又是祛湿的要穴，如果您觉得体内有湿热，有风湿，揉腕谷穴效果会很好。实际上，腕谷穴是靠通利二便来祛湿的。所以还可以治疗便秘。

天宗——舒筋活络，有效缓解肩背疼痛

天宗穴具有舒筋活络、理气消肿的功效，因此对治疗肩背疼痛有很好的效果，尤其对于长期伏案工作的上班族来说，经常按摩此穴，对缓解疲劳有很好的效果。

随着电脑的普及和职业的需要，长时间的伏案工作或电脑操作会让人觉得整个身体发困，颈肩部僵硬、发紧，也就是现在经常被人提起的"颈肩综合征"。症状轻时，只要站起身活动一下，很快就能恢复如常，伴随病情加重，会先出现后背痛，继而脖子也不能转侧，手还发麻。这时，就必须要按天宗穴了。

天宗穴位于肩胛部，当冈下窝中央凹陷处，与第四胸椎相平。与小肠经上的曲垣、秉风排列在一起，像星相一样，天宗穴的位置所以这几个穴位的名字都以星名命名。天宗穴也是如此。天宗穴内气血运行的部位为天部也。宗，祖庙，宗仰、朝见之意。该穴名意指小肠经气血由此气化上行于天。本穴物质为臑俞穴传来的冷降地部经水，至本穴后经水复又气化上行天部，如向天部朝见之状，故得名。

天宗穴在进行肩背部软组织损伤的治疗和保健中可以说是必用的穴位。点、按、揉此穴会产生强烈的酸胀感，可以放松整个肩部的肌肉。取穴时一手下垂，另一手从肩关节上方绕过，向下顺着肩胛骨往下走。它的位置相当于肩胛骨的中线上中点处，点按时感觉非常明显。

总之，天宗穴具有舒筋活络、理气消肿的功效，因此对治疗肩背疼痛有很好的效果，尤其对于长期伏案工作的上班族来说，经常按摩此穴，对缓解疲劳有很好的效果。这个穴位自己按摩起来不方便，这里给大家推荐一个很简单的方法，现在的小区里有各式各样的健身器材，也有专门按摩后背的。我们可以利用这种器材来按摩后背，也能刺激到本穴位。而且后背上有很多的背俞穴，这些背俞穴也是人体脏腑的反射点。刺激它们，就相当于在给我们的脏腑做按摩，强身健体的效果非常好。

另外，长期伏案工作的人要预防颈肩综合征，还应掌握正确的坐姿和手部姿势。大腿与腰、大腿与小腿应保持90度弯曲；上臂和前臂弯曲的弧度要保持在70～135度；手腕和前臂呈一条直线，避免工作时手腕过度弯曲紧张。同时，要尽量避免长时间操作电脑。如果你的工作离不开电脑，那么要做到每小时休息5～10分钟，活动一下颈肩部和手腕。

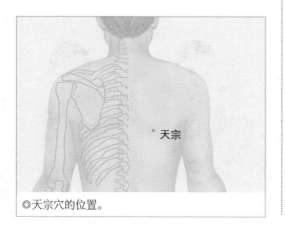
◎天宗穴的位置。

养老——老年人保健要穴

养老穴为手太阳经之郄穴，有清头明目、舒筋活络的作用，对老年人易患的种种疾病，都有很好的缓解作用，几乎可以看作专为老年人保健而设的穴位，所以被人们称为"养老穴"。

养老穴是小肠经上的一个要穴——郄穴。郄就是孔隙、缝隙的意思。每条经脉上只有一个郄穴，它是经脉之气会聚的地方，最善于治理本经及其所属脏腑的急病和重病。小肠是人体消化吸收营养物质的重要脏器。而中医讲"脾胃是气血生化之源"，但脾胃所生化的气血原料能不能有效地被身体吸收利用，这得看小肠的表现。如果小肠功能良好，那么泌别清浊的能力就好，食物中的营养精华会被吸收，糟粕垃圾能及时排出体外，则人体气血充足，新陈代谢正常，健康自然来。人随着年龄的增长，身体各部分都在逐渐退化，比如说耳聋眼花、上下楼梯或者久坐站立时，都会明显地感到膝盖不舒服或者疼痛，等等。这些和退化相关的疾病，我们都可以求助于养老穴。

按摩养老穴以每天的未时为佳，就是下午的 1～3 点，因为未时是小肠经主时，这段时间它的气血最旺，功能最好，因而治疗的效果也更好。

人体的手腕处有两个"不老穴"——阳谷穴和养老穴。老年人要经常按摩这两个穴位，以促进新陈代谢、协调脏腑功能、增强机体的抗病力，有效缓解治疗老年人常见的肩臂酸痛、视力减退、腰腿痛等，更是延缓老年人衰老的两大法宝。

按摩养老穴、阳谷穴、抗衰老助延年。衰老是自然规律，科学调养可以延缓，按摩保养是抗衰老助延年的有效方法之一。通过按摩，可以疏通经络，调和营卫，运行气血，促进整体的新陈代谢，协调脏腑功能，增强机体的抗病力，达到祛病健身延年益寿的效果。

按摩时，要先按养老穴，再按阳谷穴，具体方法是：两手屈肘在胸前，一手掌心向下，用一只手的四指放在另一只手的养老穴处，用指端作推擦活动，连做 1 分钟；接着两手屈肘于胸前，一手前臂竖起，半握拳，另一只手的四指托在前臂内侧，拇指指端放在阳谷穴处，用指端甲缘按掐，一掐一松，连做 14 次；最后两手屈肘在胸前，一手前臂竖起，半握拳，四指托在前臂痛侧，用另一只手的拇指指腹按揉阳谷穴处，连做 1 分钟。注意事项：养老健身按摩时，力度宜轻。

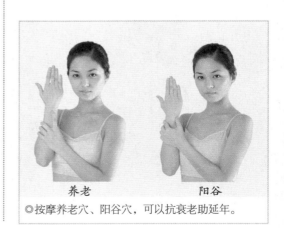

养老　　　　　阳谷

◎按摩养老穴、阳谷穴，可以抗衰老助延年。

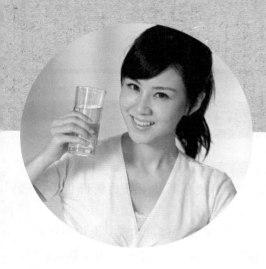

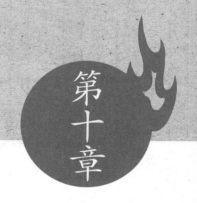

第十章

申时多喝水，让膀胱经保持持久的青春活力

● 申时足太阳膀胱经最旺，膀胱贮藏水液和津液，水液排出体外，津液循环在体内。此时要多喝水，因为这个时间段是人体一天最需要水的时候。一定不要憋小便，否则会发生"尿潴留"，引发遗尿和小便不通等问题。

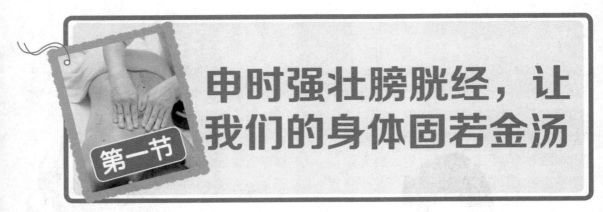

申时强壮膀胱经，让我们的身体固若金汤

第一节

运行人体宝贵体液的水官——足太阳膀胱经

申时是指下午3点到5点，此时膀胱经当令，《黄帝内经》言："膀胱者，州都之官，津液藏焉，气化则能出矣。"所以，可以说它是运行人体宝贵水液的水官，对于人体内的水液代谢有非常重要的意义。

在中医里，膀胱经号称太阳，是很重要的经脉，它起于内眼角的睛明穴，止于足小趾尖的至阴穴，交于足少阳肾经，循行经过头、颈、背、腿、足，左右对称，每侧67个穴位，是十四经中穴位最多的一条经，共有一条主线，三条分支。本经腧穴可主治泌尿生殖系统、精神神经系统、呼吸系统、循环系统、消化系统的病症及本经所过部位的

小贴士

膀胱经可在其最旺的时候能排出肾中邪气，并且也是中医调理病症排毒的最佳渠道。所以一般排毒药物最好在15点服用，因此时膀胱经最旺，毒素、邪气便会因膀胱经的排毒功能而随尿液排出体外。

病症。例如：癫痫、头痛、目疾、鼻病、遗尿、小便不利及下肢后侧部位的疼痛等症。

因为膀胱经经过脑部，而申时膀胱经又很活跃，这使得气血很容易上输到脑部，所以这个时候不论是学习还是工作，效率都是很高的。古语就说"朝而授业，夕而习复"，就是说在这个时候温习早晨学过的功课，效果会很好。如果这个时候出现记忆力减退、后脑疼等现象，就是膀胱经出了问题，因为下面的阳气上不来，上面的气血又不够用，脑力自然达不到。也有人会在这个时候小腿疼、犯困，这也是膀胱经的毛病，属阳虚，情况相当严重，需引起重视。

《黄帝内经》中说：膀胱经有问题人会发热，即使穿着厚衣服也会觉得冷，流鼻涕、头痛、项背坚硬疼痛，腰好像要折断一样疼痛，膝盖不能弯曲，小腿肚疼，股关节不灵活，癫痫、狂证、痔疮都会发作，膀胱经经过的部位都会疼痛，足小趾也不

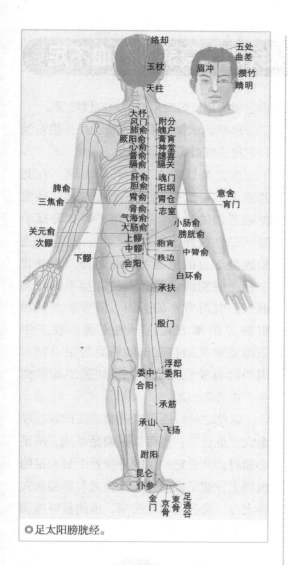

络却
玉枕
天柱
五处
曲差
攒竹
睛明
眉冲
大杼
风门
肺俞
厥阴俞
心俞
督俞
膈俞
附分
魄户
膏肓
神堂
譩譆
膈关
肝俞
胆俞
脾俞
三焦俞
魂门
阳纲
意舍
胃仓
肓门
志室
胃俞
肾俞
气海俞
大肠俞
上髎
中髎
下髎
会阳
关元俞
次髎
小肠俞
膀胱俞
胞肓
中膂俞
秩边
白环俞
承扶
殷门
浮郄
委阳
委中
合阳
承筋
承山
飞扬
跗阳
昆仑
仆参
金门
京骨
束骨
足通谷

◎足太阳膀胱经。

能随意运动。缓解这些症状就要经常在申时刺激膀胱经，但是膀胱经大部分在背部，所以自己刺激时，应找一个类似擀面杖的东西放在背部，然后上下滚动，这样可以有效刺激相关穴位，还能放松整个背部肌肉。也可以在脊柱两旁进行走罐，对感冒、失眠、背部酸痛的疗效很好。在头部，循着膀胱经的循行路线用手模仿梳头动作进行刺激，能够很好地缓解头痛、头昏、脑

涨等问题。

另外，膀胱经是人体最大的排毒通道，无时不在传输邪毒，而其他诸如：大肠排便、毛孔发汗、脚气排湿毒，气管排痰浊，以及涕泪、痘疹、呕秽等虽也是排毒的途径，但都是局部分段而行最后也要并归膀胱经。所以，要想去驱除体内之毒，膀胱经必须畅通无阻。

那么，如何打通膀胱经呢？其实很简单，方法很多，捏脊法、刮痧法、拔罐法、敲臀法（如果膀胱经不通，敲臀就会很痛）都可以用，还可用掌根从颈椎一直揉到尾骨，肉太厚的话也可用肘来揉。要注意，膀胱经在腿上的部分也很重要，同样可以刮痧、拔罐、点揉、敲打，甚至用手大把攥，只要能充分刺激它就行。还可两腿绷直，俯腰两手摸地，向后仰身弯腰以及仰卧起坐，还有许多瑜伽上的动作，只要能刺激腰椎以及大腿后侧的膀胱经，那就全可采用。

那什么时候刺激膀胱经最好呢？足太阳膀胱经的气血申时最旺，即下午15～17点，这时如果能按摩一下，把气血疏通，对人体是很有保健作用。

养生锦囊

这里，为大家介绍一个简单易行的锻炼膀胱经的方法：面对墙壁，做下蹲起立的练习。初练时可离墙稍远，随着腰背力量的增加，逐渐缩短足尖与墙的距离，最后足尖抵住墙时仍然能蹲起自如。每天坚持做10分钟即可，这样不仅运动了身体，还可达到了培补膀胱经阳气，使身体精力充足的目的。

下午三四点犯困，多是膀胱经阳气衰弱，气血不足

很多人一到下午，随着工作时间的延长会感觉越来越疲倦，到了三四点的时候就开始上下眼皮打架，呵欠连天，筋疲力尽。这是什么原因呢？这是膀胱经阳气虚弱、气血不足的表现。

在中国文化里，十二时辰与十二属相是相互对应的，申时属猴。而人在此时应如活泼的猴子一样精力非常旺盛，非常有活力。申时也是人记忆力最好、思维非常活跃的一个时段。当然，申时人思维活跃、记忆力好，是因为申时是由膀胱经当令，而膀胱经与肾经相表里，它俩功能相连、气血相通。

当膀胱经阳气虚弱、气血不足的时候，就会在申时本应发挥功效的时候，却失去原有作用，或是没有力量来发挥原有作用，人体就会觉得疲乏无力、困倦不堪。就如人都饿着肚子干活，精神状态和工作效率自然不高。所以，要想申时精神好，就得把膀胱经养好，让这个"阳气仓库"，发挥它的作用，为我们有效地提供能量。

那我们该如何来保养膀胱经，使它保持充足的气血呢？

首先是饮食有节，起居有调，在此基础上，可以自己买一个按摩锤，经常敲敲背部的膀胱经，或用手擦揉腿部的膀胱经，这样不仅疏经活络，还能促进膀胱经气血的流通。除此之外，刺激背部相应脏腑的穴位，不仅有益于强壮保健，同时对背部的肌肉、筋骨也是一种很好的护理方式。一般来说，在下午三四点钟来敲打背部的膀胱经最合适，因为此时膀胱经当令，能快速地缓解疲劳、提升阳气。

除此之外，还可以针刺或按揉膀胱经俞穴"束骨"；也可以把两足外翻，两足心相对，然后把一足的外缘置于另一足的内缘上，使足部的膀胱经腧穴与脾经俞穴（太白、公孙）相互按摩，也能很好地调节膀胱经的气血。

◎下午三四点的时候打呵欠犯困，多少因为胱经阳气虚弱、气血不足引起的。

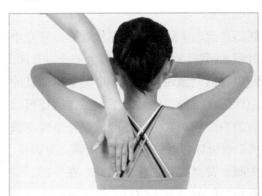

◎经常按摩膀胱经，可有效能促进膀胱经气血的流通，提升阳气。

按摩膀胱经，对特禀体质者防过敏有奇效

特禀体质者常常会伴有过敏性鼻炎、皮肤过敏、过敏性气喘，发作起来让人非常难受，有的疾病如果不能及时舒缓，甚至可能会危及生命。所以过敏体质者应更多了解自身，做好保健与预防，而按摩足太阳膀胱经是中医中一个有效的改善体质的方法。

我们知道过敏与潜在体质直接相关，当身体的状况变得虚弱时，再遇过敏源，如温差、尘螨、废气、生冷食物等的刺激，过敏就会发作。特禀体质者常常会伴有过敏性鼻炎、皮肤过敏、过敏性气喘，发作起来让人非常不舒服，如果不能及时舒缓，甚至可能会危及生命。所以过敏体质者应更多了解自身，做好保健与预防。

足太阳膀胱经对特禀体质者防过敏有奇效。这是十四经络中最长的一条经脉，几乎贯通全身，背部的足太阳膀胱经上有许多俞穴，与体内的五脏六腑相对应，位于脊椎左右各旁开一寸半，经常按压这些穴道可以调节脏腑功能。尤其是加强对肺俞、脾俞、肾俞的刺激可以改善过敏体质，只要坚持每天自己按摩，每个穴位3～5分钟，有酸胀感觉即可，持之以恒就会对改善体质有很大帮助。

说到底，过敏性体质病之本源在肾，如果想要根除过敏性，就只有增加肾的功能才是最为行之有效的方法，只有表里兼顾，标本同治才可以使体质得到改善，甚至"脱胎换骨"。应该特别关注任脉上的关元穴，足太阳膀胱经上的肺俞、脾俞、肾俞，还有肾经上的太溪穴，如果能坚持敲经络，并灸按这些重点穴位，慢慢就会收到奇效。另外还可以配合按摩迎香、灵台、足三里、丰隆、合谷、身柱等穴，对改善过敏体质也很有效。

过敏性体质病之本源在肾，坚持对膀胱经和肾经上的重点穴位进行艾灸和按摩，可有效增强肾脏功能，改善过敏体质，增强身体对各种过敏源的抵抗力。

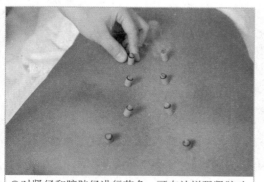
◎对肾经和膀胱经进行艾灸，可有效增强肾脏功能，改善过敏体质。

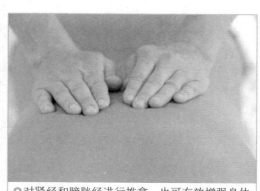
◎对肾经和膀胱经进行推拿，也可有效增强身体对各种过敏源的抵抗力。

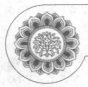

膀胱经功能失调的表现

如果膀胱排泄尿液功能失调，就会出现小便不尽，甚至小便癃闭不通等问题；如果膀胱储藏尿液功能出现问题，就会出现遗尿、尿频、尿失禁等问题。如果不及时治疗还会引发筋骨酸痛，坐骨神经痛、颈椎病、腰椎病、腿痛等病症。所以，为了让膀胱经的两大功能得到良好的发挥，我们应该好好地爱护我们的膀胱经，这样才能使我们的身体畅通无阻，一身清爽。

颈椎病

腰椎病

遗尿、尿频、尿失禁、尿潴留

腿疼

艾灸治疗尿失禁

艾灸可以治疗尿失禁，我们可以试试经常艾灸神阙穴、中极穴和涌泉穴。具体方法：用点燃的艾条，在这3个穴位上方1厘米左右的地方轮流熏灸，每个穴位处感到灼热难忍时换穴再灸。坚持一周效果自现。

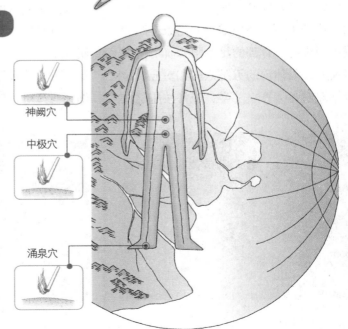

神阙穴

中极穴

涌泉穴

欲排体内之毒，膀胱经必须畅通无阻

膀胱经是人体最好的排毒通道，有慢性病的人大多在体内血管中堆积了不少的毒素，所以可以通过拔罐、刺血等方法将体内堆积多年的瘀血排出一些，身体的血液循环得以重新被激活，而有利于身体的恢复，故很多疑难杂症，都可以由此而得到解决。

毒素进入人体内，如不能及时排出去，就等于给身体埋下了健康隐患。现在的人们也认识到了毒素的危害，所以，正在利用一切办法进行排毒，如吃各种各样的保健品，去洗肠，可以说为了排毒，可谓是"八仙过海，各显其能"。

其实，在我们每个人的身体内部，就有一套属于自己的排毒系统，只要把它利用好了，毒素也就能够顺利排出去了。在这套排毒系统中，足太阳膀胱经的作用最为明显。

膀胱经是人体经脉中最长的一条。正因为如此，膀胱经也就成了人体最大的排毒通道，它无时无刻不在传输邪毒。我们不妨打个比喻，膀胱经就好比一个城市形形色色的排污管道，集合各个企业、民宅的污水，最后汇集去膀胱（污水储存站）排出。所以，要想去驱除体内之毒，膀胱经必须畅通无阻。

在臀下殷门穴至委中穴这段膀胱经至关重要。因为此处是查看体内淤积毒素程度的重要途径，有两条膀胱经通路在此经过，此处聚毒最多。若聚毒难散，体内必生淤积肿物；若此处常通，则癌症不生，恶疾难成。所以此处实安身立命之所，不可不知。而委中穴是膀胱经上的要穴，此穴可泄而不可补，可针而不可灸，为什么呢？因为这个穴位是泄毒的出口。所以它通常成为刺血的首选。

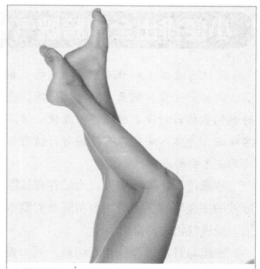

◎臀下殷门穴至委中穴这段膀胱经至关重要，坚持对这一部位进行按摩或针刺，可有效疏通膀胱经，促进体内毒素的排出。

另外，按摩小腿肚子上的飞扬穴，可治疗慢性腰痛；按摩外脚背的金门穴，是治疗急性腰痛（两周以内）的。此穴穴位较深，按摩时可用食指关节点按较为有力。

此外，小腿上的承山穴可治疗痛经和痔疮，脚上的京骨穴可治疗后头痛和眉棱骨痛，通谷穴对颈椎病效果显著。还有就是至阴穴，最神奇之处就是它有催产、纠正胎位不正的功效。

细心浇灌膀胱，让身体的排毒通道畅通无阻

第二节

小便排出全靠膀胱气化的功劳

膀胱有着贮存和排泄尿液的功能，而小便的排出全靠膀胱正常的气化功能，平时我们应该好好保护膀胱，才能使小便正常排泄，身体津液气血有序运行，特别注意的是不要憋尿。

膀胱位于小腹的中央，为贮存和排泄尿液的主要器官，它的主要功能是贮藏水液，经过气化之后排出小便。

膀胱与肾通过经脉相互络属，互为表里。膀胱经为足太阳经，它统领着人体的阳气，中医认为，小便通畅是膀胱经经气充足的具体表现。尿液由津液在肾的气化作用下生成，下输到膀胱，通过膀胱之气的固摄作用，使尿液暂时贮存于膀胱中，此为膀胱"藏津液"功能的外在表现，当膀胱尿液积存到一定量时，便产生尿意，然后可以将尿液排出体外，而膀胱的排尿功能，是其气化作用的结果，所以说"气化才能出"。

膀胱问题有时可以找肾，因为肾与膀胱相表里。我们知道，肾在《黄帝内经》中被称为"作强之官"，只要肾精充盛，那么身体就会强壮，精力就会旺盛；而膀胱则被称为"州都之官"，负责人体贮藏水液和排尿。这两个器官一阴一阳，一表一里，相互影响。膀胱的气化有赖于肾气的蒸腾。所以，肾的病变常常会导致膀胱的气化失司，引起尿量、排尿次数及排尿时间的改变。膀胱的病变有实有虚，虚症常常是由肾虚引起的。同样，膀胱经的病变也常常会转入肾经。总的来说，肾和膀胱病症的治疗，可以通过这种"相表里"的关系互为影响。如治疗小便不禁或小便不通，有时应从治肾着手，才能获得良好的效果。

在生活中我们会发现有的人，因为某些情况，不能及时去厕所，而常常憋尿，这是一种非常不好的习惯。常常憋尿首先会造成尿潴留，经常的尿潴留会影响膀胱储藏和排泄尿液的功能，进而导致小便疼痛、便少等一系列病症，所以，大家注意一定不要憋尿。

膀胱为州都之官，要加强养护

《黄帝内经》指出，肾与膀胱相表里。肾是作强之官，肾精充盛则身体强壮，精力旺盛；膀胱是州都之官，负责贮藏水液和排尿。它们一阴一阳，一表一里，相互影响。所以说，如果排尿有问题，就是肾的毛病。

《黄帝内经·素问·灵兰秘典论》曰："膀胱者，州都之官，津液藏焉，气化则能出矣。"这句话提示了膀胱的三个特点：其一，与肾相表里，肾为先天之根，故为都；二，人体水分泻下之前停留于此，水来土囿，故有州意；三，人体水分由火之气化于此，如同大地清气上升为云，云遇寒降下为水，完成天地相交。

膀胱位于小腹中，与我们的尿道相通，其最主要功能就是将多余的水用有害的物质转变成尿液，然后一并排出体外。值得注意的是，这一过程需要肾脏的帮助，否则无法顺利进行。

肾是作强之官，肾精充盛则身体强壮，精力旺盛；膀胱是州都之官，负责贮藏水液和排尿。它们一阴一阳，一表一里，相互影响。所以说，如果排尿有问题，就是肾的毛病。另外，生活中我们经常会说有的人因为惊吓，小便失禁，其实这就是"恐伤肾"，恐惧对肾脏造成了伤害，而肾脏受到的伤害又通过膀胱表现出来了。

同样，肾的病变也会导致膀胱的气化失调，引起尿量、排尿次数及排尿时间的改变，而膀胱经的病变也常常会转入肾经。

《黄帝内经》中说："巨阳主气，故先受邪，少阴与其表里也，得热则上从之，从之则厥也。"足太阳膀胱经统领人体阳气，为一身之表，外界的风邪首先侵袭足太阳膀胱经，膀胱与肾相表里，膀胱经的热邪影响到肾经，肾经的气机逆而上冲便形成了"风厥"。

要想祛除体内之毒，膀胱必须畅通无阻。一般来说，在日常生活中养护膀胱要注重以下五大原则：

① 戒烟

研究表明，香烟中含有尼古丁、焦油、烟草特异性亚硝胺等多种毒性致癌物质，经常大量吸烟的人，尿中致癌物质的浓度比较高。

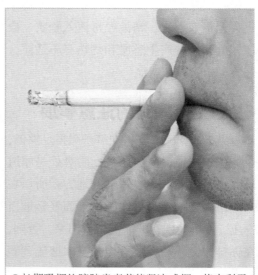

◎长期吸烟的膀胱患者若能坚决戒烟，将有利于治疗效果而使自身受益。

❷ 不要憋尿

如果尿液潴留过多，超过膀胱的储量，便会向输尿管回流，时间长了可能导致尿毒症，膀胱的括约肌也会因此变得松弛。其次，尿液长时间不能排泄，对盆腔也是个不良刺激，长期反复，会使盆腔器官功能紊乱，造成抵抗力下降。对一些老年男性来说，随着身体各器官的不断衰退，经常憋尿会导致前列腺肥大，容易引发排尿困难。

❸ 这样避孕损害膀胱

有的男士为了达到避孕效果，射精前用手指压住会阴部的尿道，不让精液射出。那精液流到哪里去了呢？精液发生倒流进入膀胱了，在房事后第一次排尿时会在尿液中发现有白色混浊物，就是精液。经常这样做除会造成性功能障碍外，还容易发生逆行射精现象，就是即使不压迫尿道，也会无精液射出。精液经常流入膀胱，会使尿道和膀胱产生憋胀和灼热等不适感，并容易引起尿道炎症。

❹ 男士排尿时的注意事项

男士排尿时，尽量把裤子褪得足够低，以免压迫尿道，阻碍尿流。阴囊处是尿道最宽也最有可能积存尿液的地方，所以在排尿结束之前，最好在阴囊下面轻轻地压一压，使可能残存的尿液都排出来。否则，在你排尿完毕后，有可能会有尿液流到短裤上。

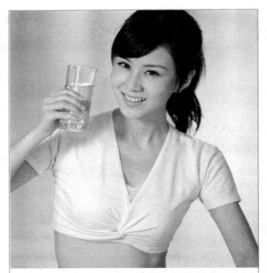

◎水在人的各种生理活动、体温调节等方面起着重要作用，直接关系膀胱健康，因此平时一定要注意健康饮水。

❺ 多饮水

饮水量的多少，直接影响膀胱内尿液的浓度，对膀胱癌的发生有重要影响。饮水量少者膀胱中的尿液必然减少，而致癌物质从肾脏排泄到膀胱后，在尿液中的浓度也相对较高。这些高浓度的致癌物质会对膀胱黏膜造成强烈的刺激。同时，饮水量少者，排尿间隔时间必然延长，这就给细菌在膀胱内繁殖创造了有利条件。膀胱癌患者，大多数是平时不喜欢饮水的人。

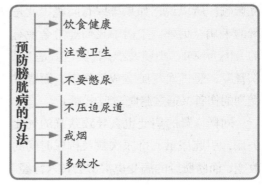

预防膀胱病的方法	→ 饮食健康
	→ 注意卫生
	→ 不要憋尿
	→ 不压迫尿道
	→ 戒烟
	→ 多饮水

申时多喝水促进尿液排泄，让膀胱顺畅无阻

申时（下午3点到5点）是身体新陈代谢的一个高峰。因为此时是由膀胱经"当班"，膀胱能够排泄尿液，使人体日常的主要废物通过尿液排出，是一个名副其实的排泄通道，如果这时候能多喝点儿水冲一冲身体的这个"排泄管道"，那就能有效排出体内的毒素，有益于身体的健康。

《黄帝内经·素问·灵兰秘典论》中说："膀胱者，州都之官，津液藏焉，气化则能出矣。"人体里的绝大部分污水都得通过膀胱来排泄。如果每天喝水太少，那尿液的"污染浓度"就非常高，排出的尿液就会又黄又臭，长期如此，尿液中的毒素堆积，那么膀胱发炎、排尿不顺畅、尿道长结石就不是什么稀奇的事情了。所以为了身体的健康，多喝水是必需的。

事实上，人不仅应该多喝水，还该选择下午的15点到17点是申时多喝，此时正值膀胱经"当班"，进入人体的水能够很快在膀胱的作用下排出体外，而体内的毒素也能比平常更多地被排出，所以这个时候适当多喝水，就相当于给身体下雨。身体下雨了，身体里面的污泥垃圾就能很快地被冲洗干净。身体毒素排泄得干净，也同时能减轻肾脏、肝脏和膀胱的工作负担，得肝脏病、肾脏病和膀胱病的概率大大下降。

但值得注意的是，我们喝水应该以单纯的白开水为主，如果是有饮茶习惯的也最好少放一些茶叶，不要喝浓茶，更不要把各种饮料、啤酒、牛奶等当水来大量地喝，因为这些东西可能表面看起来是液体形态，具有一定利尿作用，而实际上则会给肾脏、膀胱增加负担。

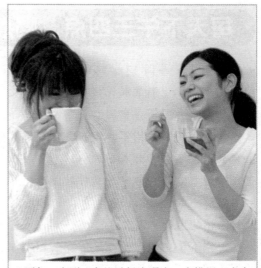

◎下午3点到5点的时候多喝水、多排尿，也有助于防治膀胱疾病。

小贴士

虽然啤酒的绝大部分是水，多饮暂时增加尿量，但随即可引起尿液浓缩，尿液浓缩是导致尿结石发生的危险因素；并且啤酒内含有丰富的氨基酸等营养物质，长期大量喝啤酒，可摄入丰富的营养物质，导致尿液中嘌呤类物质的代谢产物——尿酸大大增加，因而尿酸结石形成的危险因素将成倍增加，尤其是痛风患者（体内尿酸水平往往高于正常），更应禁止饮用。

第三节

申时养生小动作，缓解疲劳，激发生命潜能

每天下午三四点，喝点儿下午茶有益身心

下午茶是英国17世纪时期的产物，绵延至今，正逐渐变成现代人休闲、享受慢生活的一种习惯。中国和英国都是世界上以饮茶而闻名的国家，但在喝什么茶及怎么喝茶，二者却有着很大的区别。英式下午茶通常在下午4～5点钟时进行，并且要搭配一定的甜点。营养学家告诉我们，这对人体健康是非常有益的。

每到下午三四点，在某传媒公司工作的王小姐，总会"溜"出办公室，去公司楼下的咖啡厅，喝一杯咖啡，吃一些甜点，放松心情，为下一阶段持续到午夜的工作"加加油"。为了吸引像王小姐这样的消费者，现在越来越多的餐厅和咖啡馆开始经营下午茶。

下午茶是英国17世纪时期的产物，绵延至今，正逐渐变成现代人休闲、享受慢生活的一种习惯。中国和英国都是世界上以饮茶而闻名的国家，但在喝什么茶及怎么喝上，二者却有着很大的区别。英式下午茶通常在下午4～5点钟时进行，并

且要搭配一定的甜点。营养学家告诉我们，这对人体健康是非常有益的。

① 喝下午茶可以及时补充人体能量

大半天高效率的工作，身体或精神开始有些疲惫，一顿营养均衡的下午茶不仅能赶走下午的瞌睡虫，还有助于恢复体力。此外，下午茶还可以增强记忆力和应变力。有喝下午茶习惯的人在记忆力和应变力上，比其他人的平均分值高出

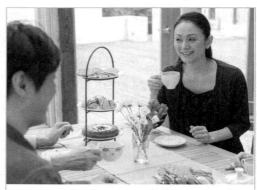

◎喝下午茶有助补充能量，放松身心，对人体健康非常有益。

15%～20%。

❷ 放松身心，享受闲适时光

下午茶是由于下午的轻微饥饿或工作的压力而形成的一种在4~5点的用餐习惯，所以，当工作压力紧张的时候，不妨喝点下午茶，让自己放松下来。在高楼之上或是隔着玻璃幕墙，一边就着西式糕点喝茶，一边看着午后街头的匆匆脚步，或是悄然独坐，或是一二好友闲谈，如梦浮生中不免增添些许温暖，这就颇得源自遥远的维多利亚时代的下午茶的真义。

❸ 常喝下午茶可避免骨质疏松

下午茶中，"茶"对于人体健康的作用也不可忽视。

红茶品性温和、香味醇厚，茶叶中含有丰富的黄酮类物质，可减少妇女患骨质疏松症的危险；经常用红茶漱口或直接饮用有预防流感的作用；红茶富含微量元素钾，冲泡后，70%的钾可溶于茶水内，可增强心脏血液循环，并能减少钙在体内的消耗。每天喝5杯红茶的人，脑中风的发病危险比不喝红茶的人低69%。此外，红茶中的茶黄素在预防皮肤癌方面比绿茶效果更好。红茶中所含有的鞣酸还具有很强的抗衰老功能。

❹ 好的下午茶还是女士优美曲线的保证

英国一份营养调查结果显示，长期享用下午茶的女人更苗条，因为她们保持了少吃多餐的饮食习惯。喝下午茶和单纯的吃零食是不同的。零食的热量会储存到体内，而下午茶同其他正餐一样，相当一部分热量用来供肌体消耗。它还可以帮助人们保持精力直到黄昏，进而使得晚餐比较清淡，养成最完美的饮食习惯。

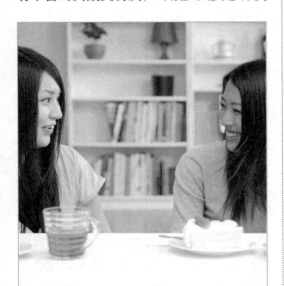

◎喝下午茶还有助女性保持健康的因素，从而维持优美的曲线。

小贴士

一般来讲，下午茶的专用茶为中国的祁门红茶、印度大吉岭红茶、斯里兰卡红茶、绿茶等。若是喝奶茶，则是先加牛奶再加茶。

在早期，正统的英国下午茶都以来自中国的祁门红茶为主，但因为中国运输茶品至欧洲路途遥远，价格昂贵，后来就慢慢地在其殖民地印度及斯里兰卡种植红茶，并开始由印度及斯里兰卡输入红茶。但作为遥远东方的中国红茶，依然是他们的最爱。

申时眼睛疲劳，不妨试一试"掌心灸天柱"

对于上班族来说，每天对着电脑，一般到了申时都会觉得眼睛累，很多人会采用闭目养神的方法，这的确也是一个好方法，不过效果不太明显，这里再给大家推荐一种更好的方法——掌心灸天柱。

我们知道，膀胱经是人身中行程最长的一条经脉，五脏六腑的腧穴都在膀胱经上，因此不管是五脏六腑的毛病，还是五官九窍的问题，甚至肢体神志方面的障碍等，都能够从膀胱经上找到调理的方法，其中天柱穴就是膀胱经上调理身体的一个有效大穴。

天柱位于后发际正中直上0.5寸，旁开1.3寸（注：这里的"寸"是同身寸），当斜方肌外缘凹陷中。天柱穴是膀胱经上的重点穴位。《穴名释义》载：人体以头为天，颈项犹擎天之柱，穴在项部方肌起始部，天柱骨之两旁，故名天柱。该穴位

◎按摩天柱可以补益和调理气血，对眼睛起到非常好的滋养作用。

于项部斜方肌起始部，天柱骨（颈椎骨）上端，支撑头颅，意示擎天之柱而名。

膀胱经是人体阳气的仓库，而此穴又位于"诸阳之会""人体元神之府"的头颈部，能有效地提神醒脑、培补阳气，除此之外，还有一个特殊的作用，那就是明目。《黄帝内经》中讲："目受血而能视。"眼睛只有得到精血的滋养，才能看清楚东西。而按摩天柱可以补益和调理气血，尤其是脑部的气血，这样大脑气血充足了，就能对眼睛起到非常好的滋养、保护作用。

《黄帝内经·灵枢》有言："上液之道开则泣，泣不止则精不灌，精不灌则目无所见矣，故命曰夺精。补天柱侠颈。"即指因悲哀过度导致的视力下降或者一时失明者，要"补天柱侠颈"。"侠颈"是说天柱穴的位置在颈部两旁。

上班一族，只是因为平时久坐电脑桌前，用眼过度，出现两目干涩、视物模糊时，也可以用"灸"天柱的方法来休息眼睛，明目。即用食指和中指点揉轻拿天柱穴，力量宜柔和渗透，以穴位处温暖渗透为宜。还可以两手搓热后，十指交叉置于脑后，使两手掌心劳宫穴扣于天柱穴区，或坐或仰卧，闭目内视天柱穴和掌心劳宫穴，待天柱穴温暖发热，静候片刻，同时配合脚趾的运动，常可很快恢复视疲劳，还可以配合闭目转睛，就是一个偷懒的"眼保健操"。

早晨运动不科学，申时才是运动、学习最好时间

工作了一天，到下午三四点，消耗了许多精力，阳气渐渐下沉衰竭，此时起身活动活动，呼吸一下新鲜空气，"动则生阳"，这样有助于提升阳气，为身体补充自然界的精气，调动身体内部的气血，身心状况都能够得到很好的改善。

"生命在于运动"，但是运动也应该选对时间，这样能起到事半功倍的效果。明朝太医刘纯说："申时。动而汗出。喊叫为乐。"每天下午大约16点的时候，也就是申时就是最好的运动时间，因为此时可谓是"天时地利人和"。

为什么说申时是运动的最佳时间呢？我们知道，申时相对应的属相是猴子，而猴子的天性是爱动，此时不仅是人体新陈代谢的高峰时段、肺部呼吸运动最活跃的时期，工作学习的最佳时机，也是锻炼和活动身体的最好时节。而且人体的阳气仍处于沉降初期，弱而不衰，膀胱经又是人身上最重要的阳经，是阳气的仓库，所以此时形神皆佳、精力充沛，非常适合进行身体活动，尤其是到户外锻炼身体。同时外界环境也非常适宜，此时阳光充足、温度适宜、风力较小，真是"天时地利人和"，显然是比早晨更适合到户外活动了。

另外，工作了一天，到了申时，消耗了许多了精力，阳气渐渐下沉衰竭，此时起身活动活动，呼吸一下新鲜空气，"动则生阳"，这样有助于提升阳气，为身体补充自然界的精气，调动身体内部的气血，身心状况都能够得到很好的改善。

不仅如此，事实证明，对于职业运动员来说，申时运动也最容易创造佳绩，因为人体的运动能力也在此时达到一天中的最高峰。细心的朋友可能会发现，许多运动员破纪录就是在下午的4点，其中的道理不言而喻。所以建议那些有每天锻炼习惯的朋友们，尤其是中老年朋友，不妨改改自己的锻炼习惯，变早晨锻炼为下午锻炼，这样对自己的健康更有利。

虽然这个时候是锻炼身体的最佳时机，但凡事都需要有个"度"，恰到好处为最佳。运动也是一样，人生来就是要活动的，活动太少不好，但活动太过也不好，那活动到什么程度合适呢？"动汗为贵"，不论是采用什么样的活动方式，活动到全身微微出汗就最好。

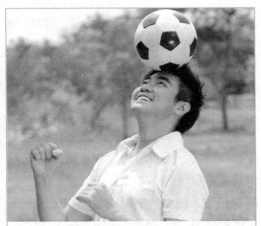

◎下午3至6点是人体生理周期最适宜运动的黄金时间，此时锻炼效果最佳。

申时做运动，只要微微出汗就好

俗话说："动汗为贵"，即活动到全身微微出汗是最好的状态。也就是说，运动锻炼的效果以全身微微出汗为最佳。而且身体里的很多毒素废物不能全部通过大小便排出去，必须依靠出汗来排泄，所以主动出出汗对身体健康是非常有意义的。

不少人认为运动必须全身出汗，才能达到锻炼身体，提高体质的目的，那么运动效果是要用出汗量来衡量吗？答案是否定的。凡事皆需有个"度"，恰到好处为最佳，活动太少不好，但活动太过也不好，所谓"动汗为贵"说的正是这个道理。不论是采用什么样的活动方式，活动到全身微微出汗就最好了。

运动出汗的一个重要好处就是改善心情，这是为什么呢？首先，情绪与心有关，《黄帝内经》中说："心藏神，

主神志。"如果心主导神志的功能不正常，人就会出现心理障碍，比如焦虑症、抑郁症、强迫症等。除此之外，心理疾病往往会出现肝气郁结，气机不通，故它还跟肝有关。而在中医理论中"心主血"，"汗为心之液"，同时又是"肝藏血"，并且负责为血液解毒，肝气郁结不能正常疏泄时，就会影响到肝脏的藏血、解毒功能，导致血液里面的毒素无法及时得到清理，就会发生堆积。我们都知道，人体排泄体内废物的途径主要有三个：大便、小便和出汗。实际上，汗液的性质跟大小便是一样的，都是含有身体里的垃圾污垢，而汗液更有利于血液中毒素的排出，使心脏和肝脏的功能都恢复正常，情绪问题自然就解决了。

事实上，运动出汗不仅能够很好地排出血液里的废物垃圾，还能防治一些肢体性疾病，如常见的关节炎、关节酸麻沉重、肌肉痛、四肢痉挛等。因为所有的疼痛症都是由于外邪入侵或身体内部失调，导致气血瘀滞，痛则不通，通则不痛。运动出汗是疏经活血的最好办法，经络气血通畅了，疼痛就会不治自愈。

所以，大家不妨在申时多起来活动一下，以"动汗为贵"为原则，这样不仅可以疏通全身经络，也可改善人的情绪低落，解脱烦恼，使皮肤更健康、睡眠更深，还可缓解疼痛、放松肌肉、治疗关节的病变。这真是一举多得的好事。

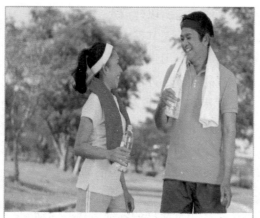

◎申时运动应遵循"动汗为贵"的原则，以微微出汗为最佳，以排出体内的毒素。

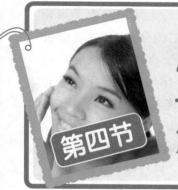

膀胱不畅，内毒不宣
——常见膀胱病中医自愈妙法

第四节

调理阴阳、固护本元，赶走糖尿病

糖尿病是继恶性肿瘤、心血管病之后又一危害人类健康的重大疾患，是由于胰岛功能减退而引起碳水化合物代谢紊乱的代谢障碍性疾病。主要特点是血糖过高、糖尿、多尿、多饮、多食、消瘦、疲乏。糖尿病治疗时间长，并发症多，对身体危害极大。事实上，通过自我按摩便可达到调整阴阳、调和气血，有益于防治糖尿病。

在中医里，糖尿病被称为消渴症，临床主要有三消（亦称三多）症状——多饮、多食、多尿，且多数患者伴有不同程度的少言懒气、倦怠劳累、虚胖无力或日渐消瘦、舌质胖大或有齿痕等正气虚弱现象。专家认为，糖尿病的致病因素是综合性的，但主要与情志不畅、嗜酒、喜食厚味有关，《黄帝内经·素问·奇病论》中说："此肥美之所发也。此人必素食甘美而多肥也。肥者令人内热，甘者令人中满，故其气上溢，转为消渴。"意思是说，如果经常吃鱼肉等肥腻的食物，就会导致脾运失畅，湿热内盛，从而导致消渴。

目前，全世界各个国家的糖尿病患病率都在明显上升，在中国这一问题尤为严重。如何让困扰人们的糖尿病得到及时和行之有效的治疗是人们所关注的问题。药物降糖和饮食降糖虽有一定的作用，但受到药量、种类的限制，而且多数降糖药有不同程度的毒、副作用。因此，人们很自然地倾向于非药物疗法，而自己可以操作的自我按摩疗法，则越来越被人们所认可。

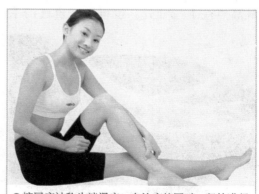

◎糖尿病被称为消渴症，在治疗的同时，坚持进行自我按摩，可达到调整阴阳、调和气血的目的。

事实上，通过自我按摩可达到调整阴阳、调和气血、疏通经络、益肾补虚、清泄三焦燥热、滋阴健脾等功效。具体手法如下：

❶ 抱腹颤动法

双手抱成球状，两个小拇指向下，两个大拇指向上，两掌根向里放在大横穴上（位于肚脐两侧一横掌处）；小拇指放在关元穴上（位于肚脐下4个手指宽处）；大拇指放在中脘穴上（位于肚脐上方一横掌处）。手掌微微往下压，然后上下快速地颤动，每分钟至少做150次。此手法应在饭后30分钟，或者睡前30分钟做，一般做3～5分钟。

❷ 叩击左侧肋部法

左手半握拳，用鱼际处轻轻地叩击肋骨和上腹部左侧这一部位，约为2分钟，右侧不做。

❸ 按摩三阴交法

三阴交穴位于小腿内侧，脚踝骨的最高点往上三寸处。也可以把自己的手

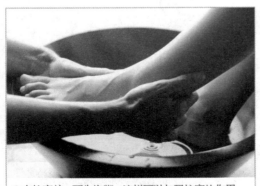

◎在按摩前，可先泡脚，这样可以加强按摩的作用。

横放在内脚踝上，大约第四个手指处。用拇指按揉，左右侧分别做2～3分钟。

泡脚和泡腿配合按摩效果会更好，可以加强按摩的作用。以上疗法每天做1～2次。只要能长期坚持就能有效防治糖尿病。

另外，糖尿病患者平时要注意控制饮食，忌暴饮暴食，忌高糖、油腻、辛辣之品，适当减少碳水化合物的进食量，增加蛋白质进食量。另外，还要保持良好情绪，切忌情绪波动，反复无常。

养生锦囊

当代国医大师任继学教授与张琪教授根据自己的临床经验，分别创制了各自治疗糖尿病的独门秘方，任教授的名为"温化滋胰汤"，张教授的名为"益气滋阴饮"，下面分别介绍给大家。

温化滋胰汤

【材料】蚕茧30～50克，生地50克，知母50克，黄精15克，天冬15克，白术15克，天花粉15克，葛根15克，鸡内金20克，肉桂3克，红花5克，黄连2克。

【用法】水煎服。

【功效】固本培元，补益气血，适用于三消减而血糖、尿糖反增的糖尿病患者。

益气滋阴饮

【材料】黄芪50克，人参15克（或党参30克），玉竹20克，生地25克，山药25克，枸杞子20克，天冬20克，菟丝子15克，女贞子15克，玄参20克。

【用法】水煎服。

【功效】补益肝肾，滋阴润燥，益气生津。适用于糖尿病日久气阴不足者。

"脏为阴，腑为阳"，国医大师郭子光妙方辨治尿结石

如果结石产生于输尿管、膀胱，在腑属阳，是由于热灼津液煎熬形成的，治法应以通为用，须从清热、利湿、通淋论治。

泌尿系结石又称尿石症，是泌尿系统的常见病，根据发病部位可分为肾结石、输尿管结石、尿道结石和膀胱结石。

国医大师郭子光教授经过多年临床经验，认识到结石很大部分为非湿热型，如按"石淋"辨治多无效。他以中医"脏为阴，腑为阳"学说为指导，认为肾结石的产生，是阴寒凝聚、冰结而成，医治方法在于治肾温阳，"肾中阳旺，阴寒自消，蒸渗有权，则结石或碎解、或溶化、或下降而缓解。若肾结石又兼湿热者，则温阳与清利兼施，或先清利后温阳，权衡轻重施宜"。如果结石产生于输尿管、膀胱，则在腑属阳，是由于热灼津液煎熬形成的，治法应以通为用，须从清热、利湿、通淋论治。

在泌尿结石的治疗上，郭老多以四金汤为基本方，然后根据结石所处部位及客观情况不同，辨证加减。

（1）结石在脏，以温阳为主，兼以活血、利湿、通淋为辅。处方为：

制附片（先煎1小时）25克，肉桂（后下）10克，巴戟天20克，仙茅20克，石燕20克，琥珀20克，鸡内金20克，海金沙（布包）20克，冬葵子15克，郁金15克，桃仁15克，王不留行15克，牛膝15克，乌药15克，金钱草30克。配合饮水、拍打等辅助治疗。

（2）结石在腑，下焦湿热，以通利清化为主。处方为四金汤加味：

金钱草30克，海金沙（布包）20克，鸡内金、郁金、冬葵子、石韦、枳壳、乌药、瞿麦各15克，牛膝、桃仁各12克，茵陈25克。每日1剂，煎水3次分服。

（3）结石不动，为气滞血瘀所致，用清热利湿，行气化瘀法。处方为四金汤、芍药甘草汤加味：

①金钱草30克，海金沙（布包）20克，鸡内金15克，郁金15克，冬葵子15克，石韦15克，瞿麦15克，枳壳15克，乌药15克，牛膝15克，桃仁15克，茵陈20克。水煎，每日1剂。

②白芍30克，甘草10克，延胡索15克，罂粟壳12克。绞痛时急煎顿服，以免痛甚伤气，并配合饮水、跳跃运动等辅助治疗。

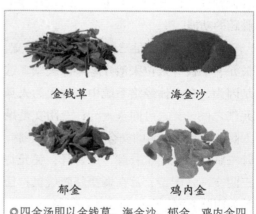

金钱草　　　　海金沙

郁金　　　　鸡内金

◎四金汤即以金钱草、海金沙、郁金、鸡内金四味中药为主的药方，其功能是清热利服、通腑排石、活血化瘀。

老年人尿失禁，用艾灸法加功能锻炼可根除

尿失禁重在预防，老年人要保持乐观、豁达的心情，学会调节情绪；注意卫生，防止尿道感染；保持有规律的性生活，可降低压力性尿失禁发生率；加强体育锻炼，积极治疗各种慢性疾病；注意饮食清淡，多食含纤维丰富的食物，防止因便秘而引起的腹压增高。

生活中，有不少老年人每当打喷嚏、咳嗽、大笑或腹部用力时，尿液就会不由自主地从尿道溢出，裤子经常是湿的，这让很多老年人非常痛苦。

这种情况就是常说的老年性尿失禁。有关调查表明，65岁以上的老年人中尿失禁的发生率高达10%。中医认为，老年人之所以会出现尿失禁的情况，主要是因为老年人的肾气随着年龄的增长日益虚弱，引起中气下陷所致。虽然病在膀胱，却涉及脾、肺、肾及肝。因此，在治疗时应以补益肾气、提升中气为主，同时调理各个脏腑的功能。

中医常用艾灸足三里、肾俞、三阴交、关元、中极等穴位来治疗老年尿失禁。这是因为，在人体经络系统中，关元为人身元气之根，补之可固摄下元；三阴交是足太阴、厥阴、少阴的交会穴，交通肝、脾、肾三脏，补之能统补脾、肝、肾；关元与三阴交两穴配合，旨在调摄膀胱气机；任脉为阴脉之海，中极为任脉与肾经交会穴，与关元合用可补肾培元、益精气、壮元阳；足三里为机体强壮要穴，具有益气养血、

健脾补虚、扶正培元之功。把这几个穴位综合起来运用，就可以补肾气、调水道，从而使疾病自愈。

具体操作方法：点燃艾条，在以上诸穴位轮换熏，每个穴位处感到灼热难忍时换穴再灸，一般一次需要半小时。一日一次，连续灸一周，如果症状消失，可继续灸几日以稳定治疗效果。

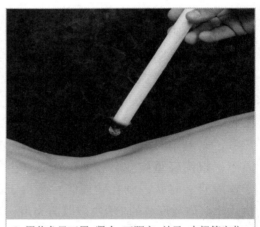

◎ 用艾灸足三里、肾俞、三阴交、关元、中极等穴位，可有效治疗老年尿失禁。

在治疗期间，还要加强对尿失禁患者的护理，经常清洗会阴部，勤换尿布。晚间少饮汤水和稀饭，以免增加尿量，影响睡眠。当然，尿失禁重在预防，老年人要保持乐观、豁达的心情，学会调节情绪；注意卫生，防止尿道感染；保持有规律的性生活，可降低压力性尿失禁发生率；加强体育锻炼，积极治疗各种慢性疾病；注意饮食清淡，多食含纤维丰富的食物，防止因便秘而引起的腹压增高。

膀胱病的两大信号：遗尿和小便不通

小便失禁是膀胱不能储藏津液的表现，如果膀胱排尿功能失调，就会出现小便不利、淋漓不尽，甚至小便癃闭不通等问题。由此可见，遗尿和小便不通是膀胱发生病变的两大信号。

膀胱的功能是储藏和排泄尿液。如果膀胱发生病变，储存尿液功能出现问题，就会出现尿频、尿急、遗尿、尿失禁等。如《黄帝内经·素问·脉要精微论》所说："水泉不止者，是膀胱不藏也。"小便失禁是膀胱不能储藏津液的表现，如果膀胱排尿功能失调，就会出现小便淋漓不尽，甚至小便癃闭不通等问题。由此可见，遗尿和小便不通是膀胱发生病变的两大信号。

《素问·宣明五气篇》说："膀胱不利为癃，不约为遗溺。"遗尿不仅常发生在小孩身上，有的大人也会遗尿，这就是是膀胱经出现了问题。点按中极穴（膀胱的募穴），微微用力按压5分钟左右，然后按揉膀胱经上的膀胱俞（第二骶椎棘突下，旁开1.5寸），每天两次即可，按压时以本人感觉有酸胀感为宜。对于小儿，如果膀胱俞定位不准，可以在其背部脊柱两旁小儿本人两指宽的地方点按揉压，可以从后颈部一直点揉到尾骨，小儿感觉酸痛的地方揉的时间长一些。最后以脊柱两侧的痛点消失为准。不仅小儿调理如此，大人也可如此调理。

"癃闭"，就是我们常说的尿潴留，表现为排尿不痛快，点滴而短少，或不通。病势较缓者为"癃"；小便不利，点滴全无，病势较急者为"闭"。古人认为，下窍闭起自上窍闭，因而上窍通下窍也通，所以通利小便常用通上窍的方法来解决，这有着"提壶揭盖"之意。其中嚏法可以说是最简单、最有效的通利小便的方法。即以打喷嚏的动作，开肺气、举中气，通利下焦之气，使小便通利、顺畅。用消毒棉签向鼻中取嚏，平时可以经常按摩足三里、三阴交、中极、阳陵泉、水泉等穴位，也有助于通利小便。当然病情严重者，还是尽快需要去医院诊治。

养生锦囊

《黄帝内经》认为，膀胱与肾相表里，主一身水气之通调，水分不足或过剩都会致病，包括小孩尿床，大人尿频、尿急、尿痛、尿失禁等。同时又因"肾主骨，肝主筋，肾水滋养肝木"，水少则木枯，水亏则筋病。所以那些筋骨经常酸痛，坐骨神经、腰背疼痛，冬季特别容易感冒伤风的人，也与膀胱经有关。妇女更年期反复发作、不易根治的急慢性膀胱炎，也因为肾水不足。

对于这些病症，治疗时多以补益肾气、提升中气为主。可采用艾灸神阙、关元、中极等穴位。具体方法：点燃艾条，在这些穴位上轮换熏，每个穴位处微红，并且感到灼热难忍时换穴再灸。每次半小时左右，每天进行一次，连续灸一周，如果症状消失，即可停灸。再次复发时，如法再灸一周。如此反复施灸，会收到意想不到的效果。

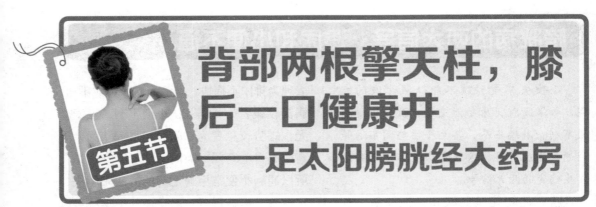

第五节

背部两根擎天柱，膝后一口健康井
——足太阳膀胱经大药房

风门——防治哮喘的独门秘籍

风门穴属足太阳膀胱经的经穴，别名热府，出自《针灸甲乙经》。为风邪出入之门户，主治风疾，故名风门，对于呼吸系统疾病的防治有着重要的功效。

风门穴位于背部，从朝向大椎下的第二个骨头下（第二胸椎与第三胸椎间）的中心，左右各2厘米左右之处（或以第二胸椎棘突下，旁开1.5寸）。

按摩风门穴对于呼吸系统疾病的防治很有效，一般情况下，风门穴常与大杼穴、肺俞穴三穴合用来调理呼吸系统的疾病，它们分别位于脊柱两旁第一胸椎、第二胸椎和第三胸椎旁开1.5寸，左右两边各一个。按压这组穴位可以预防和缓解呼吸道系统疾病，如哮喘、咽炎、气管炎、支气管炎等。因为此三穴都属于膀胱经，并且此三对穴位所对应的正好是肺的功能区，也是西医中呼吸道所在的区域。所以，按压它们可以应对呼吸道疾病。按摩时采用点按与捏拿穴位的方法，从上往下自大杼穴至肺俞穴反复多次，每天一次，力度适中偏大，以局部酸胀发红为度。《黄帝内经》认为白天的气是往上走的，故白天按压更有利于肺气。

另外，刺激风门穴对于预防流感也很有效，风门穴位于人的背心处，有宣通肺气、调理气机的功效。这个穴位既是流感的预防穴，也是治疗穴。在要感冒的时候，可以按摩或艾灸风门穴30分钟，适当配上大杼穴，感冒一般可以避过，或者减轻。

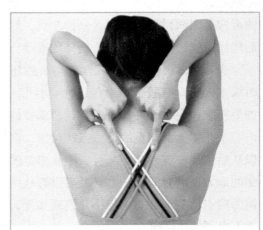

◎坚持按摩风门穴，可防治呼吸系统疾病，如感冒、哮喘等。

攒竹——止嗝功效不容小视

攒竹穴位于眉头凹陷处，也是足太阳膀胱经上的一个要穴，一般常与睛明穴配合使用来缓解视疲劳。此外，攒竹穴还是降逆止嗝的特定穴，按摩攒竹穴能够很有效地止嗝、止呃逆，使用起来很方便。

什么是"攒竹"呢？攒，聚集也。竹，山林之竹也。该穴名意指膀胱经湿冷水气由此吸热上行。本穴物质为精明穴上传而来的水湿之气，因其性寒而为吸热上行，与睛明穴内提供的水湿之气相比，由本穴上行的水湿之气量小，如同捆扎聚集的竹竿小头一般，故名攒竹。

攒竹位于面部，当眉头陷中，眶上切迹处。其气血循膀胱经上行，其气血温度比睛明穴的要高，但比头面其他经脉穴位中的气血温度要低，主治口眼歪斜，目视不明、流泪、迎风流泪、眼睛充血、眼睛疲劳、眼部常见疾病、假性近视等。在学生的眼保健操中，其中有一节就是指压按摩此穴，可见其保健效果非同一般。

其实，攒竹穴，还有一个非常重要的作用就是止嗝。很多人都有过打嗝的经历。如果连续不断地打饱嗝，那肯定不是正常现象。治疗打嗝，按摩眉头上的攒竹穴就是最好的解决方法了。打嗝的时候，用双手大拇指直接按压双侧的眉头，使劲一点儿，按压下去几秒钟，再松开。然后再按压，再松开。这样反复几次，打嗝就可以停止了，比起喝凉水等办法来说，更加健康，也更加方便。

如今，坐在电脑前工作的人越来越多，时间一长，就会出现眼睛干涩、眼肌痉挛、眨眼频繁等现象。《黄帝内经》认为，"肝主藏血，开窍于两目，肝得血而目能视"；反之，如果用眼过度，长时间地看一样东西，就会损伤肝目，使体内精血减少，从而出现视物不清、眩晕等症状。如果您对着电脑看了四五十分钟后，不妨用双手大拇指同时点按攒竹穴100次，可缓解眼睛疲劳、疏肝。

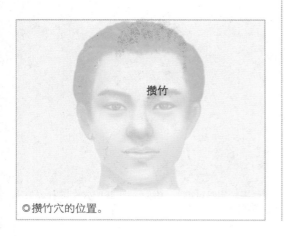

◎攒竹穴的位置。

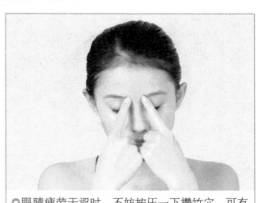

◎眼睛疲劳干涩时，不妨按压一下攒竹穴，可有效舒缓眼睛疲劳。

晴明——防治眼病的第一大穴

相信做过眼保健操的人们对于"晴明"这个穴位都不会陌生，它是足太阳膀胱经上的一大要穴，位于我们的眼内角稍上方凹陷处，一方面它位于眼周，一方面它还汇聚了手足太阳、足阳明、阴阳跷脉、督脉的气血，因此对这个穴位的按摩刺激，能有效地保护我们的视力。

晴明穴，最早出自《针灸甲乙经》。《备急千金要方》作"精明"。别名泪孔，属足太阳膀胱经。主治：迎风流泪，胬肉攀睛，内外翳障，青盲，夜盲，色盲，近视，及急、慢性结膜炎，泪囊炎，角膜炎，电光性眼炎，视神经炎等。

晴明穴是防治眼睛疾病的第一大要穴。睛，指穴所在部位及穴内气血的主要作用对象为眼睛也。明，光明之意。晴明名意指眼睛接受膀胱经的气血而变得光明。本穴为足太阳膀胱经之第一穴，其气血来源为体内膀胱经的上行气血。膀胱经之血由本穴提供于眼睛，眼睛受血而能视，变得明亮清澈，故名晴明。

"晴明"二字便是指五脏六腑之精气，皆上注于目。所以，一个人视力的好坏，可以反映出他体内的气血盛衰状况。晴明穴在目内眦角稍上方凹陷处，是手太阳、足太阳、足阳明、阴跷、阳跷五条经脉的会穴，阳气汇聚于此，所以是泻热祛火最适用的穴位。

我们平时用眼过度，感觉到眼疲劳的时候一定要及时地停下手头的工作，好好地揉按几分钟晴明穴。按此穴时，最好指甲剪平了，先用两手大拇指指肚夹住鼻根，因为这个穴特别小，如果很随意地去揉，很容易就杵到眼睛，而且还可能把旁边的皮也杵破了，只有这样按起来才能安全，而且对眼睛的诸多疾病都有效果。不要特别使劲，然后垂直地往眼睛深部按，按的时候把眼睛闭上，然后按一下松一下，再按一下再松一下，如此做9次，这个穴位才能真正起作用。

◎晴明穴的位置。

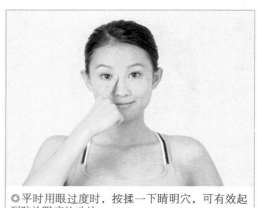

◎平时用眼过度时，按揉一下晴明穴，可有效起到防治眼病的功效。

玉枕——防治谢顶离不开它

玉枕骨就是常说的后脑勺，在后头部，人在睡觉的时候，这里正好对着枕头，所以称为玉枕。位于足太阳膀胱经上，有着通行气血的作用。平时按摩它能够治疗头痛，还能起到一个意想不到的作用，那就是防脱发。

玉枕穴位于人体的后头部，当后发际正中直上2.5寸，旁开1.3寸平枕外隆凸上缘的凹陷处。玉，金性器物，肺金之气也。枕，头与枕接触之部位，言穴所在的位置也。本穴物质为络却穴传来的寒湿水汽与

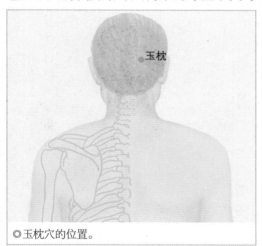

◎玉枕穴的位置。

天柱穴传来的强劲风气，至本穴后汇合而成天部的凉湿水气，其性表现出肺金的秋凉特征，故名玉枕。

玉枕穴在后脑勺，有一个非常好的作用就是防治脱发。现在很多人，精神时刻处于一种紧张状态，思虑过度，导致头发的毛细血管也经常处于收缩状态，供血不好，所以很容易掉头发。《黄帝内经》讲

"头为诸阳之汇，四肢为诸阳之末"。"阳气者若天与日"，阳气就得动，不动就会老化。因而，按摩玉枕穴能够改善毛发的气血运行情况。用两手指腹对着这玉枕穴位轻轻地按摩，并且配合"手梳头"，即用五指自然的梳头，从前额梳到后脑勺，用指腹的位置，这样不容易伤到头皮，要稍微用劲一点儿，这样头皮才能受到刺激，

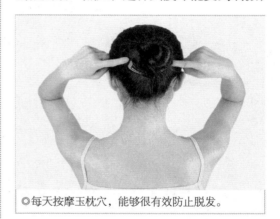

◎每天按摩玉枕穴，能够很有效防止脱发。

梳50次左右，一直到头皮有酸胀感为止。这样能够很有效防止脱发，也有利于新发的再生。

另外，在中医的养生保健方法中有一个著名的"掩耳弹脑"，"弹脑"常用的就是玉枕穴，此方法有调补肾元、强本固肾的作用。弹脑的具体操作方法是：两手掩耳，掌心捂住两耳孔，两手五指对称横按在两侧后枕部，两食指压中指，然后食指迅速滑下，叩击枕骨。双耳可听到击鼓声，可以击24下或36下。每天练习，长期坚持。会收到意想不到的效果。

大杼——治疗骨关节病的身体大药

大杼穴不仅是膀胱经穴位，大杼穴还是人体八会穴中的"骨会"，大杼穴与骨的关系，首先体现在所处的部位上。因脊椎骨两侧有横突隆出，形似织杼，故名大杼。其次，大杼穴为多条经脉相会处，而这些经脉均与肾有特殊关系，《黄帝内经》认为"肾主骨"，大杼主治肩胛骨痛、颈项强痛不可小视。

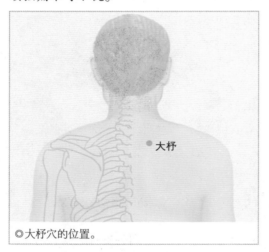

◎大杼穴的位置。

大杼穴是治疗颈椎病的常用穴，长期不当的姿势、过度紧张使颈肩部的督脉、足太阳膀胱经脉气受阻，大杼穴就容易气血不通。同时，姿势不良对脊柱骨质产生压力，时间久了，产生骨质增生，也就是"骨病"，会加重大杼穴气血瘀阻的状况。因此，保持大杼穴气血畅通，颈肩部经脉气血的流通就有了保证，颈椎病的症状就能得到改善。

怎么找大杼穴呢？首先找到第七颈椎（颈椎下部最高的骨头尖），再往下的一个骨头尖是第一胸椎的棘突，从第一胸椎棘突下骨头缝之间旁开大约两横指的肌肉凹陷处即是大杼穴。在刚开始感觉到颈部酸痛、肩部不适的时候，经常按摩、揉擦大杼穴，沿着大杼穴上下拍打，每天抽时间做 2 ~ 3 次，每次 10 分钟，可以促进气血的畅通，避免在大杼穴形成气血的瘀阻。按摩大杼穴时会觉得酸痛感比较明显，但按摩之后会觉得舒服。还可以每天敲打大杼穴一带 3 ~ 5 次，每次 5 分钟，也会收到较好的效果。

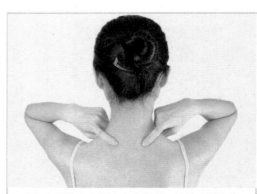

◎大杼穴是治疗颈椎病的常用穴，坚持对其按摩，可有效舒缓颈部酸痛。

另外，膝关节疼痛患者的大杼穴附近，用拇指触诊，往往能找到如粗蚯蚓般条索状物，按压会有酸胀感，用拇指点按、弹拨、按揉一分钟后，酸胀感会减轻，膝关节疼痛也随之缓解，所以说按揉大杼穴还是一个快速缓解膝关节疼痛的好方法。还有，按摩大杼穴对于风湿性关节炎，肩周炎也有一定的疗效。

膀胱经上特效穴

眼部疾病找睛明

正坐，轻闭双眼，两只手的手肘撑在桌面上，双手的手指交叉，除大拇指外，其余八指的指尖朝上，大拇指的指甲尖轻轻掐按鼻梁旁边与内眼角的中点。每天左右两穴位分别掐按一次，每次1～3分钟，也可以两侧穴位同时掐按。

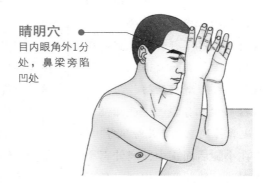

睛明穴
目内眼角外1分处，鼻梁旁陷凹处

风寒感冒揉风门

正坐，头微微向前俯，举起双手，掌心向后，食指和中指并拢，其他手指弯曲，越过肩伸向背部，将中指的指腹放置在大椎下第二个凹陷的中心，即食指的指尖所在的位置就是该穴，举手抬肘，用中指的指腹按揉穴位，每次左右两侧穴位各按揉1～3分钟，或者两侧穴位同时按揉。

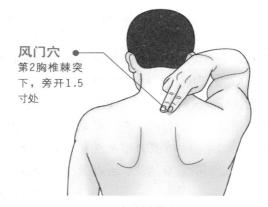

风门穴
第2胸椎棘突下，旁开1.5寸处

止痛安神点申脉

正坐垂足，把要按摩的脚稍微向斜后方移动到身体的旁侧，脚跟抬起，用同侧的手，四指在下，掌心朝上，扶住脚跟底部，大拇指弯曲，指腹放在外脚踝直下方的凹陷中，垂直按压有酸痛感，左右两穴，每次各按揉1～3分钟。

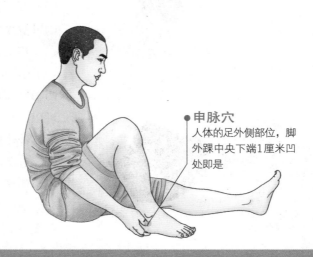

申脉穴
人体的足外侧部位，脚外踝中央下端1厘米凹处即是

承山——小腿抽筋了，按摩承山迅速缓解

承山穴，为承受、承托之意，山，土石之大堆之意，此指穴内物质为脾土。承山名意指随膀胱经经水下行的脾土微粒在此固化，沉降的脾土堆积如大山之状，故名承山。有理气止痛、舒筋活络、消痔的功用，主治病症如腰肌劳损、下肢瘫痪、痔疮、脱肛、坐骨神经痛、小儿惊风等。

承山穴，在小腿后面正中，当伸直小腿或足跟上提时腓肠肌肌腹下出现三角形凹陷处。简便取穴法：伸直小腿，从足后跟到腘窝画一条线，一分为二，中点的位置就是承山穴。

承山穴有一个很大的作用就是防治小腿抽筋。很多人都遇到过小腿抽筋的现象，这时如果赶紧按摩几分钟承山穴，便能很好地解决小腿抽筋的问题。更安全一点儿的做法就是在运动之前，尤其是很久没有做运动的人，一定要做热身运动。否则运动之后腿部肌肉会痛得厉害。热身运动的时候，一定要按揉承山穴，按到发热发胀，然后再开始运动。而一些中老年人除了要按摩承山穴来治疗之外，还要注意一点，这很可能是骨质疏松的征象。所以，加强补钙，增强骨密度也很重要，比如多晒太阳，多吃一些含钙量高的食品，对于老人维护身体的健康，非常有好处。

承山穴还是祛人体湿气最好的穴位，因为承山在足太阳膀胱经上，膀胱经主人体一身之阳气。另一方面又是人体阳气最盛的经脉的枢纽，所以，它能通过振奋太阳膀胱经的阳气，排出人体湿气。

另外，按摩承山穴还有治疗便秘的作用，便秘之症，虽属大肠传导功能失常所致，但与肾的关系极为密切。膀胱与肾相表里，膀胱经脉走至足小趾外侧末端与足少阴肾经相连通，且属膀胱络肾，故针刺膀胱经的承山穴可调节肾，又因承山穴别络入肛门，通于大肠，有理气散滞之功，故可治疗大便秘结。

其实，平时经常踢踢小腿就能起到壮"承山"的目的，或者每天花上三五分钟，两脚互踢或用手敲打小腿肚100次，不仅可以缓解疼痛，还有缓解疲劳、振奋阳气等多种作用。

对于小腿肚抽筋、脚部劳累、膝盖劳累、便秘、腰背痛、腰腿痛、脱肛、痔疮效果都比较好。久居湿处的人更应当多踢一踢小腿肚，对祛除湿邪很有好处。

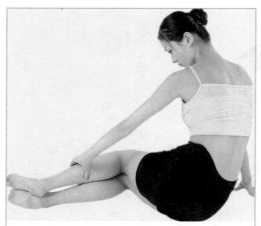

◎人受寒发生小腿抽筋时，只要赶紧揉一揉承山，就可有效缓解症状。

申脉——既驱寒又增加耐性的神奇穴位

在治疗疾病的过程中，选用申脉穴进行治疗，一段时间后，那种对任何事情都感到厌烦的情况不见了，缺乏耐性的人变得集中精力做事，稳定性也会增强。

申脉位于人体的足外侧，在脚外踝中央下端大约一厘米的地方，这里是一个凹陷处。可以采用仰卧或正坐的姿势取穴。在解剖学的定位也是外踝下缘，在趾长伸肌腱的外侧凹陷处。《黄帝内经》认为申脉主治：后枕部头痛、目眩、目赤痛、癫痫、失眠、腰腿酸痛等。

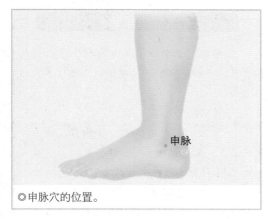

◎申脉穴的位置。

在传统的中医理论中，申脉是一个非常普通的穴位。但是为什么现在会认为申脉是神奇的穴位呢，这就和现代生活中极为常见的两种现象有关了。

❶ 申脉穴可以治疗祛寒症

在中医里人体的阳气都集中的背部，所以想要改善阳气不足的情况，那么必须要选取膀胱经上的穴位。而申脉穴就是这里面最重要的穴位。因为申脉穴位于人体的足部，所以从这里开始改善阳气，是身体内部得到振奋，所有的阳气都上升到上方，这样祛寒症就逐渐消失了。

❷ 申脉穴可以增强耐性

在临床上的总结能够发现，在治疗疾病的过程中，选用申脉穴进行治疗，一段时间后，那种对任何事情都感到厌烦的情况不见了，缺乏耐性的人变得集中精力做事，稳定性也会增强。所以如果心烦意乱、没有耐性去做一些事情的时候，可以自我按摩一下申脉穴。

具体的方法可以用手指去按压穴位，微微感到酸胀的感觉，同时尽量的深呼吸，维持几分钟后，可以稍作放松。持续一段时间这种治疗方法，心情会有所改变，耐性也就回归，对于工作和生活也就会充满追求。

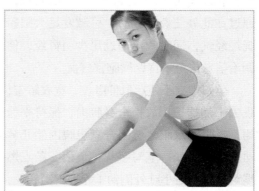

◎申脉穴是膀胱经上一个非常重要的穴位，经常按摩申脉穴，既能驱寒，还能调节情绪，增强注意力。

至阴——矫正胎位，从至阴穴着手

至阴穴是足太阳膀胱经的最后一个穴，对于头痛、目痛、鼻塞等有着良好的治疗作用，此穴最有效的作用，是能够纠正胎位不正，滞产。艾灸至阴穴矫正胎位不正源于公元7世纪的唐代医家张文仲的《太平圣惠方》。该法具有效果好、痛苦小、经济、安全、随时随地可用、人均可施治的优点，只要正确掌握施治要点，一般孕妇三五次内即可将胎位转正。

《黄帝内经·灵枢》中说："膀胱出于至阴，至阴者，足小指之端也，为井金。"至，即到。至阴，即到达阴的意思，属阴之最甚者。位于足小趾甲根外侧角外一寸处许。

在纠正胎位不正时，一般选在下午15～17时。因为，至阴穴为足太阳膀胱经的井穴，下午申时（15～17时）是足太阳膀胱经所主之气，也就是说此时该经的气血最为旺盛。另外，至阴穴也是足太阳膀胱经与足少阴肾经经气相通的穴位，通过在此处艾灸热刺激，可激发足太阳膀胱经经气，同时间接通过足少阴肾经，使调治信息传至子宫调衡胞宫气血。

孕妇排空小便后取仰卧位，宽衣解带，脱去一侧袜子，放松全身肌肉，保持平稳均匀呼吸，双眼自然闭合意想腹内胎儿转动。施治者如持笔写字状将灸用艾条点燃端对准孕妇足小趾外侧约1寸处施温和灸，以孕妇觉足小趾外侧温热但不灼痛为度。孕妇觉有温热感从足小趾沿脚外侧面向外踝方向传导，胎儿在腹内频繁活动并有转动时，计时艾灸20分钟。术毕孕妇保持原位仰卧60分钟。每天施灸一次，妇检一次，胎位转正即停止。或用指切加艾灸法：在下午申时，嘱患者空腹及排空二便，全身放松并将注意力集中于小腹部。医者在双侧至阴穴行指切数十下，使局部有胀痛感，每隔5分钟重复1次。然后以艾条作温和灸，每穴15分钟，若出现热感沿经络上行，并觉胎位有转动为佳。每日1次，7次为一疗程。效果良好。

养生锦囊

早期纠正胎位不正，有利于孕妇顺利生产，下面是其他一些中医纠正胎位不正的方法。

耳穴按压

【主穴】内生殖器、转胎穴、交感、皮质下。配穴：腹、肝、脾、肾。

【位置】在内生殖器穴下方。

【方法】以王不留行子贴压，嘱咐孕妇每日早、中、晚自行按压穴丸各100次，按压时要注意姿势：如为横位，可取坐位；如为臀位，则取臀高头低仰卧位，下肢屈曲，臀部抬高20～30厘米，或平卧。注意转胎应在空腹时进行。贴压4天为一疗程，如异常胎位仍未矫正者，可继续换贴耳穴。

穴位敷贴法

【主穴】至阴。

【方法】用新鲜老姜捣烂成泥状，于睡前敷贴于双侧至阴穴，以塑料袋包好，防止干燥，每晚更换1次，7日为一疗程。

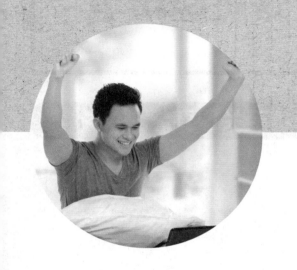

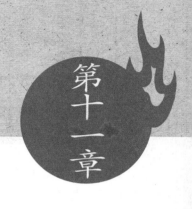

酉时日落至，让我们的肾从容贮藏脏腑精华

● 酉时肾经当令，是补肾的最佳时辰。肾为先天之本，养好肾脏对人体健康非常重要。凡是食疗补肾、按摩补肾、针灸补肾穴位，都是酉时疗效。

第一节 酉时肾经旺，调养休息，贮藏脏腑精华

酉时肾经当令，保住肾精至关重要

　　酉时是指每天的 17 点～ 19 点，这段时间正是肾经当令的时段。人体经过申时泻火排毒，肾在酉时进入贮藏精华的阶段。肾脏最重要的功能是藏精，这里的精就是精华的意思，即人体最重要的物质基础。肾经是人体协调阴阳能量的经脉，也是维持体内水液平衡的主要经络。酉时养肾，最主要的就是"藏"，即休息、收敛。此时应在工作之后稍事休整，不宜太强的运动量，也不适宜大量喝水。此时对于肾功能有问题的人而言，在这个时候按摩肾经的穴位，效果最为明显。

　　《黄帝内经》指出，肾乃是先天之本，主生长、发育、生殖，为全身阴阳之根本。当然，中医所讲的肾并非西医所指的肾脏器官，它涵盖着人体的多个系统。适当刺激肾经，可防治泌尿生殖系统、呼吸系统、消化系统、循环系统、神经精神方面的病症和本经脉所经过部位的病症。

　　肾经起于足小趾之下，交于足底心及脚内侧，绕过内踝（内脚眼），沿着小腿

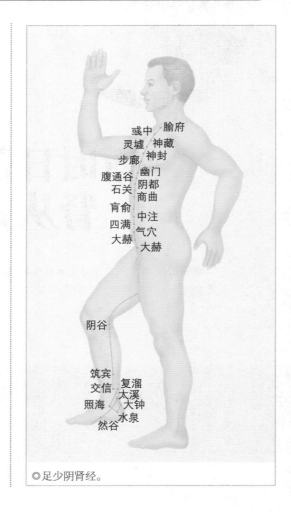

◎足少阴肾经。

及大腿的最内侧，上行至脊骨的最底部，并进入体内，与肾联系，出于盆骨，沿着腹部上行至胸上方（内锁骨处）。另一支脉则在体内从肾上行至肝、横膈膜、肺、喉咙直至舌根部。此外，另一小支脉从肺部分出，与心及心包相连接。

"酉"在月份对应八月。人体同自然天地的变化是相通应的，从酉时起便开始进入秋冬收敛收藏的时机。此时身体所表现出来的病变则是肾的收藏功能出现了问题。

肾所藏之精有先天之精和后天之境。先天之精来自于父母，是与生俱来的；后天之精来源于水谷精微，由脾胃化生，转输之五脏六腑，成为脏腑之精。肾所藏之精可化为肾气，肾气的充盈与否与人体的生、长、壮、老、死的生命过程密切相关。人在七八岁的时候，由于肾气逐渐充盈旺盛，所以会有换牙长发的变化；到了十四五岁，发育到青春期，肾气充盈旺盛，开始产生能促使人体性功能发育成熟的物质——天癸，这时男子就能产生精子，女子开始排卵性功能逐渐成熟并有生殖能力；到了四五十岁的时候，由于肾气开始衰弱，性功能以及生殖能力日益低下进而逐渐消失。由此可见，肾气衰弱，人就会开始衰老，肾气枯竭，人也就接近死亡了。

随着年龄的增长，人们会出现肾虚的症状。而现在有许多年轻人也多肾虚，罪魁祸首就是不良的生活方式。现代人所承受的身心压力已经可以使人身心疲惫、精力衰退了，再加上不合理的起居、饮食习惯以及日益严重的工业污染，肾虚的症状也就更多地出现在年轻人身上。

肾经当令之时，我们就要养护自己的肾经。酉时是下班的时间，我们应该养成下班之前喝一杯水的习惯，这样可以在身体的排泄高峰值后，在对肾脏和膀胱进行一次清理，从而大大降低残留的毒素对肾脏和膀胱的危害。酉时正是吃晚饭的时间，老年人最好是在 17 点半之前把晚饭吃完，饮食宜清淡。下午 5 点至 7 点，是肾经最旺的时候，肾阳虚的患者在此时服药效果最好。18 点左右，正是肾经气血最旺、功能最稳定的时候，此时开始锻炼，有利于促进饮食的消化吸收，增强脾胃的功能，防止肠胃疾病的发生。

特别要注意的是，冬季室内外温差较大，在外进餐后不宜立即出去，否则容易引起风寒头痛，还会增加心脏的供血负担。因此，饭后应坐下来休息一下，20～30 分钟以后再开始活动。此外，饭后不要立即饮水，最好饭后半小时再饮水。

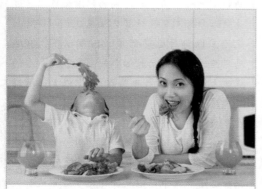

◎酉时正是吃晚餐的时候，在这时按时吃饭会对您的肾气有很大保护作用。

酉时练练逍遥步，让老年人肾气充足

锻炼时长可以随其自然，但锻炼时机就不能"随其自然"了。那一天中什么时间锻炼最符合这个条件呢？总体上来说，有两个时段，一个是上午11点（午时）以前，一个是下午的15点到19点，也就是从申时到酉时这两个时辰，4个小时。

百练不如一走。在老年人的五脏六腑之中，作为先天之本、精气血之源的肾脏是虚衰最明显的一个，而我们在肾经气血最旺、功能最好的酉时练逍遥步，符合"天时地利人和"的原则，是最好的保养肾脏、补益气血的方法。而且，最好的锻炼健身方式莫过于散步，对老年人来说就更是如此。

研究表明，进食后的消化过程中，全身25%的循环血量都汇集到消化器官。而运动时，循环血量主要汇集于运动器官，消化器官中仅有3%。若在此时运动，即使强度不大，如打太极、舞剑，也会使运动系统从消化系统"抢走"许多血液，造成消化道缺血，长此以往就会引起消化不良。而如果是强度较大的运动，如跳舞、跑步或器械运动，还会引起腹痛或一些胃肠道疾病，阑尾炎等急性疾病也可能在饭后运动时发作。所以，吃完晚饭最好休息一段时间再去运动。一般情况下，晚饭半小时后，可以参加一些强度较低的运动；中、大强度的运动，最好在晚饭后1～2小时再进行。

在动作上，行走时两肩要完全放松，以肩动带动颈、胸、腰胯和手臂的运动；两手手指自然微曲，手腕略微向内侧转动，使两手的劳宫穴始终保持相对的状态。这样，胸椎和腰胯在肩的带动下，也就都能够得到活动。行走的过程中两脚左右相隔约10厘米，膝关节略微弯曲，向前迈步如猫，有点儿类似于模特儿步。抬腿时，脚跟先提起，大脚趾轻点地；落脚时，脚跟内侧先着地，脚尖跷起，如此循环前进。

如何做到"逍遥"呢？就要身心放松、情绪稳定、步伐柔和、全身协调、心静如水、呼吸均匀细长，显得逍遥自在。总之，只要做到心无杂念，全身放松，呼吸和行动自然就可以了！

养生锦囊

晚饭后如何安排运动才是科学的呢？这要根据不同的年龄和身体状况而定，锻炼内容包括科学的运动强度、持续时间、运动频率这三方面，而评判的标准又可以通过最大心率来测定，计算方法是220－年龄。无论采取哪种运动形式，45岁以下、有运动习惯的人，运动时心率控制在最大心率的65%～80%即可；年龄在45岁以上，运动强度就要相对小一些，一般把运动心率控制在最大心率的55%～70%就可以了。晚饭后的运动时间不要太长，尤其对于老年人来说，建议在30分钟到1小时，最好能在睡觉前2小时结束，以免因为运动过累过晚，影响休息。

利用好肾经，激发身体的无限潜能

肾是人的先天之本，肾强则肾精足，人就会充满活力，健壮，精力充沛。敲肾经一般人都可以做，肾经在腿的内侧，属阴经，同时还有肝经和脾经都在腿的内侧，方法很简单，用手握成空拳，稍加用力敲打，当手停后感到发热时，就可以了，敲肾经，可以使肾经的气血充足，也就是让血液集中到肾经来，常敲可减轻肾虚的发生，增强免疫力，使肾的循环增强，加速代谢，可使毒素尽快排出体外。

足太阳膀胱经上的肾俞穴，位于命门穴旁开四指的地方（命门穴是督脉的穴位，脊柱上面和肚脐对应的位置），是肾脏的精气灌注于背部的重要之处，刺激它就等于直接把肾所需要的物资运输给了肾。

肾阳最需要的是温补，而最好的方法就是艾灸，这样等于直接给肾加热；其次还可以拔罐；还有一个不受时间地点限制的简便方法，就是两手速搓热，然后掌心

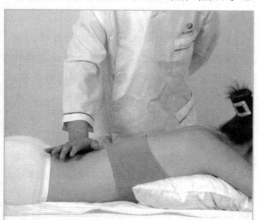

◎用搓热的掌心贴揉肾俞，可直接给肾加热，温补肾阳，强壮身体。

马上贴在肾俞上面，感觉不到热时再重复3～5次。

运用穴位时应该注重不同季节和时间：肾主收藏，对应四季中的冬，温补肾阳的时候以冬季和晚上的时候用灸法最好。夏季，应该以按揉穴位为主，就是古代医书中说的"用热远热"，初春和秋末可以拔罐，晚春和初秋还是以按揉为主。如果睡得早的话，也可在睡前半个小时做，因为阳主动阴主静，人在睡觉的时候阴在外阳在内，所以要在睡前让这些补充的阳气保存在体内。如果天天在晚上12点左右刺激（这个时段是阴阳转化的时间），此时温补，人体最易受纳。

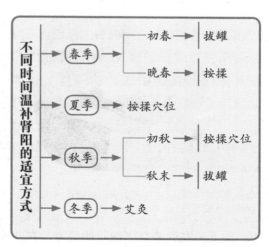

不同时间温补肾阳的适宜方式

- 春季 → 初春 → 拔罐
- 春季 → 晚春 → 按揉
- 夏季 → 按揉穴位
- 秋季 → 初秋 → 按揉穴位
- 秋季 → 秋末 → 拔罐
- 冬季 → 艾灸

世界卫生组织专家建议坐飞机的乘客每隔一小时就起身走走，或坐着舒展一下腿部的肌肉。此外，乘飞机时不要服用有镇定作用的药物或饮酒，因为那会使您更加懒得动弹。"深静脉血栓"就是常说的"经

济舱综合征"，指位于飞机后部的经济舱座位狭窄，乘客活动度很小。如果飞行时间较长，血液循环受阻，下肢静脉则容易形成血栓。一般乘客下飞机后这种血栓多会自行溶解，但有的血栓非但不会溶解，反而可能顺着血流在人体内运行，一旦进入心脏或肺部阻塞血管，就会致命。从中医经络理论来说，运动手指、脚趾是在调动十二经脉，肢体最小的有效运动是运动手指、脚趾。

此外，按摩然谷穴（位于足内踝前下方、舟状骨前下凹陷处）可以清肾经虚火。然谷穴是肾经的荥穴。荥穴属火，肾经属水，然谷穴的作用就是平衡水火。专治阴虚火旺。

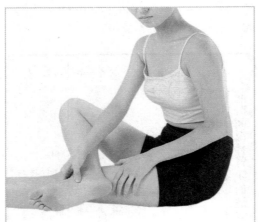

◎按摩然谷穴可以清肾经虚火，促进血液循环，预防血栓的形成。

关元（在肚脐直下四指的地方，在一年四季和一天中的任何时候都可以刺激）：关元是任脉和足三阴经的交会穴，是提高人体性功能的第一大穴。具体操作方法：每天晚上睡觉前，先艾灸关元15分钟，艾条离皮肤大约2厘米，要以感觉到皮肤发热但不烫为度，然后喝下一杯温开水。再灸两侧肾俞各15分钟，或者在两侧肾俞上拔罐10分钟，拔的时候要感觉轻微有些发紧，但不能感觉到疼。然后在躺下睡觉时快速把手搓热，掌心垫在肾俞下面，停留默数50个数的时间。

每天坚持艾灸关元，很快你就能感觉腰不酸、也不凉了，浑身充满力量。

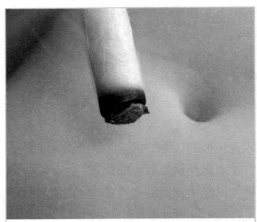

◎每天晚上睡觉前坚持艾灸关元，有助温补肾阳，激发潜能。

养生锦囊

按摩关元有壮阳之功，但要配合太溪补阴。

操作方法：每天晚上泡脚的时候，分别按揉两脚的太溪穴各5分钟。按揉左脚时手指逆时针旋转，揉右脚时手指顺时针旋转。然后躺床上用掌心逆时针按摩关元穴，速度不宜太快，感觉皮肤微微发热就行了。第二天早起，再按揉两侧太溪一次。

需要注意的是，按摩关元的时间不要超过太溪。因为我们的重点在补阴，用掌心摩关元穴是为了稍稍激发一下阳气，借一点儿阳气的力帮助阴气恢复，是取"阴阳相生"之意。

骨质增生，敲一敲肾经就能缓解

骨质增生严格说来不是一种病，而是一种生理现象，是人体自身代偿、再生、修复和重建的正常功能，属于保护性的生理反应。骨质增生是肾经所主的范围，肾经起点在足底。《黄帝内经》认为热则行，冷则凝，温通经络，气血畅通，通则愈也。通过经络系统的调节可以起到纠正脏腑阴阳、气血的偏盛偏衰、补虚泻实、扶正祛邪等作用。敲肾经及热水泡足可产生温通经络、行气活血、祛湿散寒的功效，从而达到补虚泻实，促进阴阳平衡的作用。所以敲肾经及热水泡足是预防和辅助治疗骨质增生的好方法。

《黄帝内经》认为"肾主藏精，主骨主髓"，若肾经精气充足则身体强健，骨骼外形和内部结构正常，而且不怕累，还可防止小磕小碰的外伤。而"肝主藏血，主筋束骨利关节"，肝经气血充足则筋脉强劲有力，就像优质的橡皮筋，休息松弛时可保护所有骨骼，充实滋养骨髓；又像NIKE的护踝护肘，生活运动时可约束所有骨骼，避免关节过度活动屈伸，防止关节错位、脱位。如果肾经精气亏虚，肝经气血不足，就会造成骨髓发育不良甚至异常，更厉害的会导致筋脉韧性差、肌肉不能丰满健硕。没有了营养源泉，既无力保护骨质、充养骨髓，又不能约束诸骨，防止脱位，久之关节在反复的活动过程中，便会渐渐老化并受到损害而过早过快地出现增生病变，所以防治骨质增生就要常敲肝肾两经。

人体的骨骼在生命活动中起着非常重要的作用，如《黄帝内经》所说："骨髓坚固，气血皆从，如是则内外调和，邪不能害，耳目聪明，气血如故。"但是随着年龄的增长，骨关节开始退化，腿脚变得不利索。

为什么人老之后，骨关节会退化？《黄帝内经》中说："五脏之中，肾主藏精，主骨生髓。"肾精可以生化成骨髓，而骨髓是濡养我们骨骼重要的物质基础，人过了五六十岁，肾气开始减弱，肾精不足，骨头中的骨髓就相对减弱，进入一种空虚的状态，骨髓空虚了，周围的骨质就得不到足够的养分，骨关节也就退化，疏松了。另外，人年纪大后，对钙质、骨胶原等营

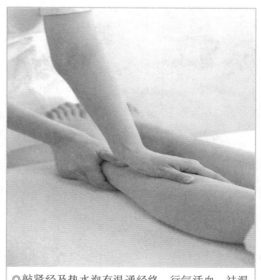

◎敲肾经及热水泡有温通经络、行气活血、祛湿散寒的功效，是防治骨质增生的好方法。

养的吸收能力也减弱，身体对肾精的供给减少，骨髓进一步流失减少，骨关节就变得更加脆弱。

所以老年人要防止骨关节过早老化，就要从两点着手。

一是"内养"，即养肾。平时多喝点儿骨头汤，最好是牛骨汤。熬汤时，要把骨头砸碎，然后加水文火熬煮。另外还可以多吃一些坚果，像核桃仁、花生仁、腰果，这些果子都是果实，是植物为了延续它的后代，把所有精华都集中到那儿了，有很强的补肾作用。"肾主骨生髓，脑为髓之海"，肾精充盈，骨髓、脑子就得到补充了。

二是"外养"，注意呵护骨关节。具体的做法是：第一，控制体重。有研究指出，年轻时体重过重者，如未进行减重，到老年时就会增加膝关节炎的发生概率。体重过重者，每减重千克，可延缓发生退

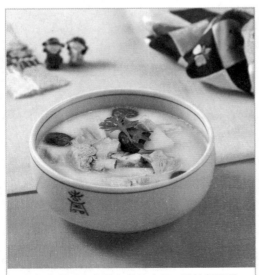

◎老年人平时应多喝点儿骨头汤，以补肾强骨，避免骨关节过早老化。

行性关节炎10年。所以老年人要注意控制体重，不能过胖。第二，多晒太阳。阳光可增加人体对钙质的吸收，如果每天抽出20～30分钟的时间晒晒太阳，能有效防止骨质流失，延缓关节老化。第三，少提重物，少蹲少跪。

老年人不要经常提重东西，不要常抱或背负小孩，也不要坐太矮的凳子。平时打扫卫生时，避免蹲跪过久。

养生锦囊

我们可以用热水泡脚的方法来刺激肾经，来缓解肾虚的各种症状。脚是人体中离心脏最远的部位，冬天由于寒冷的刺激，脚部血管收缩，血液运行发生障碍，易诱发多种疾病。

热水泡脚就是足浴，属于中医足疗法内容之一，也是一种常用的外治法。用热水泡泡脚，既解乏，又利于睡眠。热水泡脚也要有讲究，最佳方法是：先取适量水于脚盆中，水温因人而异，以脚感温热为准；水深开始以刚覆脚面为宜，先将双脚在盆水中浸泡5～10分钟，然后用手或毛巾反复搓揉足背、足心、足趾。

为强化效果，可有意识地搓搓中部一些穴位，如位于足心的涌泉穴等；必要时，还可用手或毛巾上下反复搓搓小腿，直到腿上皮肤发红发热为止；为维持水温，需边搓洗边加热水，最后水可加到足踝以上；洗完后，用干毛巾反复搓搓干净。实践表明，晚上临睡前泡脚的养生效果最佳，每次以20～30分钟为宜，泡脚完毕最好在半小时内上床睡觉，这样才有利于阳气的生发，也不会太多地透支健康。

肾阳虚者，可在下午五六点练点儿护肾功

《黄帝内经》认为，肾主水，肾阳对水液有气化蒸腾，若肾阳不足，蒸腾气化无力，则出现小便清长等表现。肾阳虚者在下午五六点练点儿护肾功，对于肾的保健和肾病的治疗都是有很好的作用的。

下面这套强肾健身操，最适合在酉时肾经当令时锻炼。它有补肾、固精、壮腰膝、通经络的作用，只要长期坚持，必然能够补足肾气、健康长寿。其方法如下：

（1）端坐，两腿自然分开，与肩同宽，双手屈肘侧举，手指伸向上，与两耳平。然后，双手上举，以两胁部感觉有所牵动为度，随后复原。可连续做3至5次为一遍，每日可酌情做3至5遍。做动作前，全身宜放松。此动作可活动筋骨、畅达经脉，对年老、体弱、气短者有缓解作用。

（2）端坐，左臂屈肘放两腿上，右臂屈肘，手掌向上，做抛物动作3至5遍。做抛物动作时，手向上空抛，动作可略快，手上抛时吸气，复原时呼气。此动作的作用与第一动作相同。

（3）端坐，两腿自然下垂，先缓缓左右转动身体3至5次。然后，两脚向前摆动10余次，可根据个人体力，酌情增减。做动作时全身放松，动作要自然、缓和，转动身体时，躯干要保持正直，不宜俯仰。此动作可活动腰膝，益肾强腰，常练此动作，腰、膝得以锻炼，对肾有益。

（4）端坐，松开腰带，宽衣，将双手搓热，置于腰间，上下搓磨，直至腰部感觉发热为止。此法可温肾健腰，腰部有督脉之命门穴，以及足太阳膀胱经的肾俞、气海俞、大肠俞等穴，搓后感觉全身发热，具有温肾强腰、舒筋活血等作用。

（5）双脚并拢，两手交叉上举过头，然后，弯腰，双手触地，继而下蹲，双手抱膝，默念"吹"但不发出声音。如此，可连续做10余遍。

养生锦囊

腰部按摩对补肾也有极好作用，主要有以下两种做法：

（1）两手掌对搓至手心热后，分别放至腰部，手掌向皮肤，上下按摩腰部，至有热感为止。可早晚各一遍，每遍约200次。此运动可补肾纳气。

（2）两手握拳，手臂往后用两拇指的掌关节突出部位，自然按摩腰眼，向内做环形旋转按摩，逐渐用力，以至酸胀感为好，持续按摩10分钟左右，早、中、晚各一次。腰为肾之府，常做腰眼按摩，可防治中老年人因肾亏所致的慢肌劳损、腰酸背痛等症。

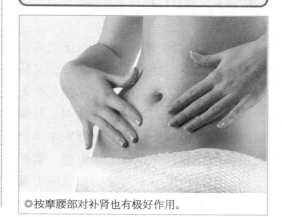

◎按摩腰部对补肾也有极好作用。

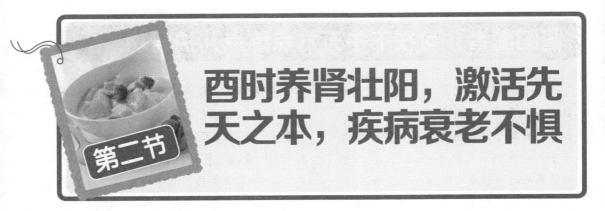

第二节

酉时养肾壮阳，激活先天之本，疾病衰老不惧

将肾虚置之门外，让幸福常驻身边

现代人动不动就说自己肾虚，不管是调侃，还是真有问题，肾虚无疑已经成为现代人常说的流行语了。

到底什么是肾虚呢？从中医角度来看，只要是肾的精、气、阴、阳虚衰不足，就可称为肾虚。

肾虚是指肾功能不够或低下。肾虚表现为一系列特定症状，临床上根据这些症状评判一个人是否肾虚。俗语说，十男九虚，分辨肾虚在成年男子中尤为常见。但肾虚并不是男人的专利，成年女性，特殊是中年未来的女性也是十有八九患有不同程度的肾虚。

《黄帝内经》认为，肾为先天之本。所谓先天之本，是指来源于父母而又是下一代的诞生之源。因此，肾在人的天分和遗传特征方面起着决定作用。肾藏精，主管生殖和生长发育；肾主水，负责身体的水液代谢；肾主骨生髓，髓通于脑，所以，肾与人的聪明和思维力量有关；肾主技巧，与人的动作和运动力量有关；肾开窍于耳，肾之精上通于目，肾之华在发，所以，从耳、目和头发的状况也能够看出肾气的强弱。

在中年以上的人群中，肾虚是一个很普遍的健康问题，包括肾气虚、肾阴虚、肾阳虚等。肾气虚的表现为：质虚弱，经常头晕眼花，耳鸣耳聋，腰酸腿软，夜尿频多，男性阳痿早泄，女性月经不调、不孕不育等。肾阴虚在肾气虚表现的基础上，还有五心烦热、口干而不欲饮、尿黄量少、舌干少津等表现。肾阳虚则在肾气虚表现的基础上，还有四肢畏寒，遇寒更甚，尿色清白而量多，五更泄泻等表现。

肾虚的人可以从加强体质入手，采用各种强身健体的运动锻炼和按摩、热敷等方法，来恢复肾脏的正常功能。

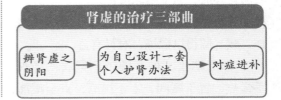

肾虚的治疗三部曲

辨肾虚之阴阳 → 为自己设计一套个人护肾办法 → 对症进补

下班前一杯水，排石洗肾清膀胱

水就是人体内的清道夫，多喝水可以补充人体必需的水分，有利于稀释血液，有益于新陈代谢，对皮肤保湿润泽、养颜也有很好的作用，还可以通便。一个健康的人每天至少要喝7～8杯水（约2.5升），运动量大或天气炎热时，饮水量就要相应增多。

健康成人每天需要2500毫升左右的水。人体内的水有三个来源：饮水占50%，食物含水为40%，还有体内代谢产生水10%。人体排水的四个渠道：尿液占60%，肺呼出15%，皮肤蒸发和排汗20%，粪便含水5%。喝进去的水和排出来的水基本相等，处于一种动态平衡。水的摄取和排出量每日维持在2500毫升左右，体力活动增加和环境温度变化，会改变水的排出量和排出途径，比如冬季尿多汗少，夏季则反之。

在平时正常饮水的基础上，再养成一个下班之前喝一杯水的习惯。膀胱经从申时"下班"之后，接下来的酉时就由肾经"接班"。肾与膀胱不仅在结构位置上是"邻居"，而且同为身体的"水液管理机关"，肾主水，为调水之官，而膀胱为储水（尿液）之器。到酉时，虽然排泄高峰已过，但整个排泄周期并没有完全结束，仍处于收尾阶段。在酉时的时候补充一杯水非常必要。尤其是对肾脏来说，更是一种非常好的帮助和保护。可以在身体的排泄高峰之后，再对肾脏和膀胱进行一次清理，将残余的垃圾废物全部清除干净，这样就能大大降低残留的毒素废物对肾脏、膀胱的危害，维护肾和膀胱的"长治久安"。

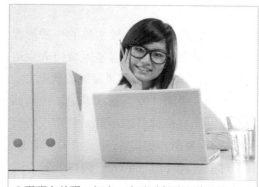

◎下班之前喝一杯水，有助对肾脏和膀胱排毒，可对肾起到很好的保护作用。

人在口不渴的时候喝水最好。晚上睡觉前和早晨起床后各喝一杯水，稀释血液的黏稠度，有利于心血管健康。饮水不足有以下危害：饮水不足的失水，或病理性的失水（比如拉肚子），如果达到体重的2%，会感到口渴，尿少；失水达到体重的10%，会出现烦躁，全身无力，体温升高，血压下降，皮肤失去弹性；失水超过体重的20%，会引起死亡。饮水过多同样会对身体产生危害：过量饮水会导致人体盐分过度流失，部分水分被吸收到组织细胞内，致使细胞水肿，出现头昏眼花、虚弱无力、心跳加快等症状，严重时甚至会出现痉挛、意识障碍和昏迷，即水中毒。当然，这种情况多见于病人（肾脏病、肝病、充血性心力衰竭的患者），正常人极少见水中毒。

肾阳虚的人，在酉时补肾阳最有效

肾阳亦称"真阳""元阳""命门之火"。指肾脏的阳气。肾阳与肾阴相互依存，两者结合，以维持人体的生理功能和生命活动。

肾阳虚是现代人比较常见的一种肾虚证。按中医来讲，肾阳虚是因命门火衰造成的，这种人的典型症状是腰腿酸软无力、畏寒怕冷、手脚冰凉、性欲减退，伴随而来的还可能有精神状态不好，经常没精打采的，容易疲劳、夜尿多、小便清长等情况。

对于这种肾虚证的人，最佳的补肾时间就是在傍晚的酉时。为什么呢？酉时正值肾经气血最旺、功能最好的时候，经过申时人体泻火排毒的代谢高峰之后，肾在酉时一方面要继续做一些清理残余的扫尾工作，另一方面则开始贮藏精华，所以此时是调养肾脏的最佳时机。尤其是因为命门火力不足导致的肾阳虚，最适合在这段时间来强肾壮阳。

那肾阳虚用什么方法来补最好呢？那就是酉时喝鸡汤。

这里就给大家推荐其中一个最简便有效的"补肾阳之食疗秘方"——"玉浆黄金鸡"。玉浆，酒也；黄金鸡，乃酒中之圣品黄酒炖鸡。"玉浆黄金鸡"的制作方法非常简单，去超市买一只1千克左右的纯种乌鸡（雄鸡效果要更好一些），再买浙江绍兴产的黄酒1公斤。把鸡开膛后去掉内脏，清洗干净后整只放进锅里，倒入黄酒，用大火烧开后，改用小火慢炖至肉烂即可食用。吃肉喝汤，每天下午6点左右（酉时）吃一次，连吃一周左右即可见到非常明显的效果。

此方适用于补肾阳虚（肾阴虚者不宜用）。中医认为，肾阳虚是命门火衰之故，而在这个方子中，鸡是属火性的，鸡肉是甘温的，乌鸡更是鸡中之极品，入肾经和肝经，具有极好的滋养肝肾之效。黄酒是我国传统的养生酒，也是酒中之佳品，有温经通脉、散寒活血、引行药势之功效，可以增强乌鸡的药效。肉苁蓉亦是温补肾阳之良药，其性味甘咸酸温，入肾经、大肠经。而将乌鸡、黄酒、肉苁蓉"三宝"合一，交相融合，强强联合，其功效自然非同一般。加之又是在补肾壮阳的最佳时机酉时吃，效果自是更胜一筹。

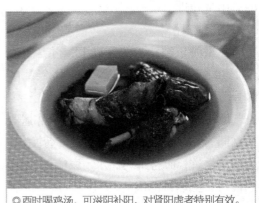

◎酉时喝鸡汤，可滋阴补阳，对肾阳虚者特别有效。

当然，不只是此方，任何补肾阳、补肾的食物和药物，抑或是刺激穴位，最佳的时机都是酉时。此时调补肾，是一个捷径，可事半功倍。

女性也会肾虚，补对了才能永葆青春

在中医看来，肾中精气充足，女性则面色红润，齿固发黑，耳聪目明，记忆力好，性功能正常，反应敏捷。而肾中精气不足时，则会出现头发稀疏、视物昏花、腰膝酸软、记忆力下降、性功能减退等一系列早衰现象。所以，"肾"的养生保健是女性保持活力、延缓衰老最重要的方法之一。

许多女性朋友会沾染上很多肾病，一般来说，女性的免疫力要比男性低一些。另外，由于女性尿道比较宽、直，直接通向膀胱，容易引起膀胱炎、尿道炎等病症。如果在慢性发病期得不到控制，也会逆向导致肾炎。所以，女性天生就是肾脏类疾病的高发者。

由于生活与工作节奏的加快，现代女性承受着前所未有的竞争压力，特别是年轻的职场女性，同事间的倾轧、上下级关系紧张及感情问题的分分合合，都会成为她们压力大的源泉。长期处在郁闷的情绪下，肌体的免疫力也会受到影响，肾脏可能因之出现亏损。

中医里的"肾"是人体的健康之源、美丽之源、气血生化之源，可是几乎所有的女性都要经历月经、怀孕、生产、哺乳、带下等生理过程，这些均以肾精、阴血为用。所以，肾精、阴血在女性的体内极易损耗、缺失。因此，女性更需要补肾。

下面，为大家推荐一些适宜女性补肾的食物：

（1）山药：性平，味甘，为中医"上品"之药，除了具有补肺、健脾作用外，还能益肾填精。凡肾虚之人，宜常食之。

（2）栗子：性温，味甘，除有补脾健胃作用外，更有补肾壮腰之功，肾虚腰痛者最宜食用。李时珍曾记载："治肾虚腰脚无力，以袋盛生栗悬干，每旦吃十余颗，久必强。"

（3）淡菜：有补肝肾、益精血的功效。凡肾虚羸瘦、眩晕盗汗、腰痛之人，食之最宜。

（4）干贝：性平，味甘咸，能补肾滋阴，故肾阴虚者宜常食之，清代食医王孟英认为："干贝补肾，与淡菜同"。

（5）冬虫夏草：性温，味甘，有补肾和补肺的作用。《药性考》云："虫草秘精益气，专补命门（肾）。"凡肾虚者宜用虫草配合肉类如猪瘦肉、鸡肉或鸭肉等同炖食用。

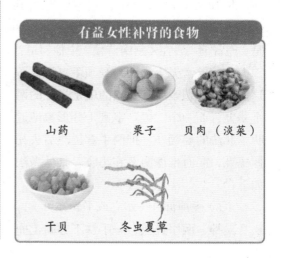

有益女性补肾的食物

山药　　　　栗子　　　　贝肉（淡菜）

干贝　　　　冬虫夏草

古代养生家秘而不传的男性强肾秘法——"兜肾囊"

"兜肾囊"法历史悠久，但由于古代医家、养生家们一直秘不外传，所以不为大众所知，直到明清时期才有医家典籍广泛刊载。其中比较有名的有这么几本，一本是由明代养生家高濂所著的养生专著《遵生八笺》；一本是由明代医家李梴所撰的《医学入门》；还有明清时期丹道名家张三丰所著的《金丹秘诀》。

《黄帝内经》有言："阳气者，若天与日，失其所，则折寿而不彰。"意思是阳气就好像天上的太阳一样，给大自然以光明和温暖，如果失去了它，万物便不得生存。对人而言，肾就是一身之阳，像人体内的一团火，温暖、照耀着全身，使器官有足够的能量来运转。所以，人只有保住肾，才能永远健康，永远充满活力。那么，如何来保护肾呢？古代养生家推荐的"兜肾囊"不失为一个好方法。

宋代爱国诗人陆游，尽管一生历经坎坷，但却活了85岁高龄，这主要得益于他深谙养生之道。而他的养生秘诀之一就是"兜肾囊"。在《剑南诗稿》中他写道："人生若要常无事，两颗梨须手自煨。"这里的"两颗梨"其实指的就是男性的两个睾丸；而一个"煨"字则十分形象地道明了此法的要领——把两手掌搓热后去托握睾丸，同时推摩阴茎和小腹。具体做法如下：

（1）睡前仰卧（站立或平坐亦可），松身凝神，两手搓热，一手从下方向上兜着肾囊，另一手掌放在小腹耻骨联合上缘（位于输精管区），两手用力向上擦兜肾囊81次，然后换手再行81次。

（2）两手搓热，夹住肾囊及阴茎，来回搓揉81次。

（3）两手夹持肾囊用力向上推3～5次。

（4）睡前，两手搓热，各掬左，右肾囊而暖之，默坐（或卧）调息，继而有两肾融液如泥沦入腰间之感。

如果是年龄比较大的，或身体弱的，或是行动不方便者，可以躺着练（当然所有人都可以躺着练）。即先仰卧在床上（根据屋里的温度，最好盖上被子），两腿向两侧适度分开，两膝关节呈120°弯曲，然后一手兜托阴囊，一手推摩小腹，即可开始练习，具体的操作方法同上面一样。其中，《金丹秘诀》里有口诀道："一擦一兜，左右换手，九九之功，真阳不走。戌亥二时，阴旺阳衰之候，一手兜外肾，一手擦脐下，左右换手各八十一，半月精固，久而弥佳。"

练习兜肾囊还有一个要领也特别关键，那就是在每次开始练习之前一定要做到意守丹田，这就是表象与本质，"真功夫"和"假动作"的区别。因为丹田就是我们任脉上的气海穴。什么叫气海？气海就是元气之海，又称精门。元气和肾精是一个人的生命之本，而肾脏又是元气之本，精血之源，且它还是任脉上的要穴，任脉与肾脏又都是生殖之要害部门，所以此穴

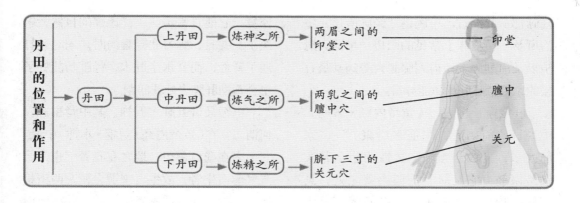

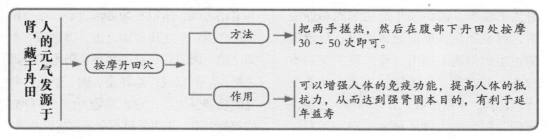

是与肾脏功能最对应的一个穴位，它就好比是肾脏在人体表的一个窗户，是我们与肾脏进行沟通的一个桥梁，有极好的补虚益气、固精壮阳之效。用力不如用意，更神妙的是，我们不是用手去按摩它，而是通过意念去刺激它，这才是最高明之处，效果自非"手动"可比。所以你如果能做到这一点，作用必然会大大提升，达到事半功倍之效。

但是有一点大家需要注意，由于兜肾囊强肾壮阳功能太好，35岁以下和还没有结婚的年轻人不要练习，以免火上浇油造成性欲过旺以致"走火入魔"。当然，即便已经结婚的朋友，如果练习之后导致性功能太强，阴茎经常勃起且难以萎软，那就应停止练习或是暂停一段时间。

为防止大家"走火入魔"难以自收，这里再送给大家一剂"解药"：若是在练习兜肾囊的过程中因为局部刺激使阴茎勃起坚挺，可将自己全部的注意力转移到肚脐上（要做到聚精会神，全神贯注），合眼闭口咬牙，舌抵上腭，提撮肛门，想着自己身上有一股气从会阴部出发，沿着尾椎一直上行，过头顶，下至两眼间（印堂穴处），如此意守5分钟，叩齿咽津，送入中丹田（两乳头连线中点的膻中穴），即可使阴茎颓软如初。另外，练习兜肾囊要注意阴部卫生，练功之前必须将手洗净，若是阴部有湿疹、皮炎或其他不适的朋友暂时不要练，待其康复后再练，以免引发其他麻烦。

"兜肾囊"这么神奇的方法，其中的奥秘在哪里呢？睾丸是男人的外肾，这个方法，就是直接作用于肾的强肾之法。而且，我们的前阴部更是经络会聚之地，足厥阴肝经、足少阴肾经和主管生殖系统的任脉都从此经过。中医讲"经脉所过，主治所及"，临床上常见的阳痿、早泄、遗精以及前列腺炎、前列腺肥大等病其最直接的原因就是肝肾功能异常。

肝藏血，主筋，《黄帝内经·素问》中说："前阴者，宗筋之所聚。""宗筋弛张，发为筋痿。"男性的阴茎其实就是宗筋，它是肌腱筋膜会聚之处，具有筋的特性，可张可弛。而筋膜有赖于肝血的濡养，因此如果肝主筋的功能失常，肝血不足，也会导致阳痿、早泄等男性生殖问题。加上肝肾二脏的关系本身亦十分密切，二者同居下焦，功能上互相协调，中医还有"肝肾同源"之说，它们共同负责人体的精血生产和运行，一方失调，另一方必然会受牵连。我们通常把阳痿、早泄等性功能障碍都归罪于肾，使劲地补肾，其实出现这些问题不一定都是肾的罪过，要是肝功能异常也会导致这些症候。而"兜肾囊"这种功法的"伟大"之处就在于它同时调理了肝经、肾经和任脉这三条经脉，达到"一石三鸟"之神效，这样，就可使经脉通畅、气血旺盛，疾病当然不治自愈了！

而且，即便是因为思想压力大、情绪抑郁等心理因素导致的性功能障碍，此法同样能起到非常好的调解作用。因为思想压力大、情绪抑郁的直接结果就是肝郁，肝是主疏泄的，它不能正常地疏泄，就会抑郁，就会情绪烦闷。就像一根水管子，它本来是流水的，结果被堵上了，不通畅了，时间一长里面必然会腐臭变味，产生污垢。所以肝经打通了，肝脏的功能得以恢复，它能正常疏泄，忧虑郁闷自然就解决了。并且，练习兜肾囊的时候同时还打通了肾经，而肾水生肝木，肾脏功能好了也会帮助肝脏去处理问题。

中医又讲五脏主五神，其中肾主志。何谓志？在《黄帝内经·灵枢·本神》中说："天之在我者德也，地之在我者气也，德流气薄而生者，故生之来谓之精，两精相搏谓之神，随神往来者谓之魂，并精而出入者谓之魄，所以在物者谓之心，心有所忆谓之意，意之所存谓之志，因志而存变谓之思，因思而远慕谓之虑，因虑而处谓之智。"可以说，志就是志向、意志，肾脏的功能强大了，意志的能力强了，你想的就是大事、正事，而不会老去胡思乱想，在那些鸡毛蒜皮的小事上纠缠不休，斤斤计较，钻进牛角尖里不出来。所以你把肾脏功能调理好了，这些心理上的问题也会逐渐好转，进而解决。这样，心理上的毛病没有了，由此引起的性功能障碍就可以解决了。

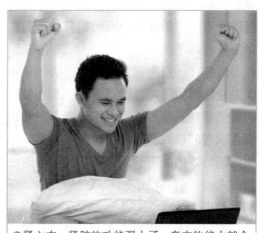

◎肾主志，肾脏的功能强大了，意志的能力就会很强，这样还有助于解决人的心理问题。

酉时吃枸杞，男人最好的补肾食品

中医常用枸杞子治疗肝肾阴亏、腰膝酸软、头晕、健忘、遗精等证，在增强性功能方面的作用更是独特，所以深受肾虚、性功能不好的人欢迎。枸杞子特别适合体质虚弱、抵抗力差的人吃，一定要长期坚持，每天吃一点儿，才能见效。

枸杞是名贵的药材和滋补品，中医很早就有"枸杞养生"的说法。《本草纲目》记载："枸杞，补肾生精，养肝……明目安神，令人长寿。"

枸杞全身是宝，明李时珍《本草纲目》记载："春采枸杞叶，名天精草；夏采花，名长生草；秋采子，名枸杞子；冬采根，名地骨皮"。枸杞子的营养十分丰富，性味甘、平，归肝、肾经。每100克中含有蛋白质4克、脂肪8克、糖类19.3克、钙55毫克、磷86毫克、胡萝卜素8.6毫克，以及各种维生素，可用来入药或泡茶、泡酒、炖汤。主治肝肾阴虚及精血不足所致的眩晕、眼目昏花、视力下降、耳鸣、遗精、腰膝酸软等，善治消渴症。具有补虚、明目、降糖、延年益寿功效，对糖尿病体虚、目涩者有效。尤其是酉时吃，可以说是对男人最好的补养。

枸杞的叶、茎、花、子、根、皮也都有医疗保健作用，而绝大部分营养成分都囤积在嫩芽及嫩叶之中。枸杞的嫩茎叶，又名枸杞芽，性味苦、甘、凉，入肝、肾经，有清退虚热、补肝明目、生津止渴之功，适用于肝肾阴虚或肝热所致的目昏、

夜盲、目赤涩痛、视力减退、热病、津伤口渴等。

需要注意的是，并非所有的人都适合食用枸杞，合理用量内合理服用才可以起

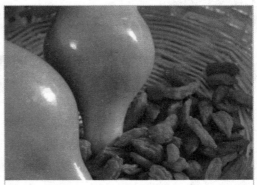

◎枸杞子温补效果佳，体质虚弱、抵抗力差的男性也宜多食用。

到补养的功效。首先，食用枸杞不能过量，一般来说，健康的成年人每天吃20克左右的枸杞子比较合适；如果想起到治疗的效果，每天可以吃30克左右。其次，枸杞子毕竟是药品，凡身体健康无虚证者，不宜应用，以免产生副作用。据医术记载，枸杞子"外邪实热，脾虚有湿及泄泻者忌服""元阳气衰，阴虚精滑之人慎用"。经现代医学研究论证，由于枸杞温热身体的效果相当强，患有高血压、性情太过急躁的人，正在感冒发烧、身体有炎症、腹泻的病人，或平日大量摄取肉类导致面泛红光的最好不要食用枸杞子。此外，枸杞子泡茶不宜与绿茶搭配，适合与贡菊、金银花、胖大海和冰糖一起泡，用眼过度的电脑族尤其适合。

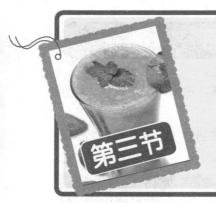

酉时吃好晚餐，是对肾脏最好的呵护

第三节

晚餐最好在下午六点半之前吃完

随着生活节奏越来越快，晚餐成了一天的主餐，不少家庭早餐草草了事，中餐随机应变，而把一天的营养补充放到晚餐上。或是应酬或是晚餐夜宵一起吃，殊不知问题晚餐是很多疾病的罪魁祸首。下面就来看看如何应对问题晚餐，让你的晚餐成为健康晚餐，长寿晚餐！

专家认为，最好是下午六点开饭，晚上九点以后不要进食。同时，要做到只吃八分饱，最好的办法就是细嚼慢咽。"如果吃饭太快，大脑很可能还没得到最新'情报'人就已经吃多了。"

晚饭要真正吃得好、吃得健康也不是什么难事。可以从以下几个方面着手。

首先，晚饭少吃睡得香，具体吃多少依每个人的身体状况和个人的需要而定，以自我感觉不饿为度。晚饭千万不能吃饱，更不能过撑。晚饭的时间最好安排在晚上6点左右，尽量不要超过晚上8点。20点之后最好不要再吃任何东西，饮水除外。并且，晚饭后4个小时内不要就寝，这样可使晚上吃的食物充分消化。

其次，晚饭应选择含纤维和碳水化合物多的食物。晚饭时应有两种以上的蔬菜，如凉拌菠菜，既增加维生素又可以提供纤维。面食可适量减少，适当吃些粗粮。可以少量吃一些鱼类。

有研究表明，尿结石与晚餐太晚有关。这是因为尿结石的主要成分是钙，食物中的钙除一部分被肠壁吸收外，其余的钙则从尿液中排出。晚餐过晚，人们大都不再活动就上床睡觉。因此晚餐后产生的尿液就会潴留在尿路中，这样尿液的钙含量不断增加，久而久之就会形成尿结石。

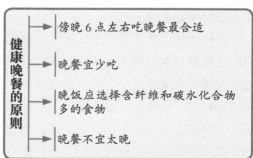

健康晚餐的原则

→ 傍晚6点左右吃晚餐最合适

→ 晚餐宜少吃

→ 晚饭应选择含纤维和碳水化合物多的食物

→ 晚餐不宜太晚

晚餐吃少，利于健康

由于晚餐饭量不断增加，进餐时间延长，不少都市人频频出现记忆力减退、不想吃早饭和逐渐发胖等症状，时间长了还会导致许多消化系统、心血管系统疾病。中医认为"晚餐中满不消，而脾胃大伤"。在日常生活中，常见一些人由于白天忙于工作，晚餐时全家团聚，菜肴丰盛，吃得很饱。殊不知，长期如此进食，会带来严重后果。

俗语说："早饭吃饱，午饭吃好，晚饭吃少。"这是很有道理的，对身体也是很有好处的。不过，因为工作和生活节奏的原因，现在很多人却倒了过来，变成"早饭吃得少，午饭吃不好，晚饭酒菜饱"，其实这对人的健康是很不利的。

因为工作繁忙，很多人晚餐往往没有定时，或早或晚，甚至很多人直接饿着肚子睡去。晚餐不能不吃，但要以清淡的食物为主。如果晚餐比较油腻，且吃得过多，多余的油脂摄入可引起胆固醇升高，刺激肝脏制造更多的低密度与极低密度脂蛋白，进而诱发动脉粥样硬化和冠心病。

晚饭过多过晚影响身体健康。美国曾有项实验证明，老鼠如果每天减少30%的食量，就能延长30%的寿命。而人如果在年轻时经常吃撑，其危害甚至会影响两代人的健康。而现在人们不仅晚饭吃得晚，而且大部分人不能保持八分饱。

另外，晚餐一定要偏素，以富含碳水化合物的食物为主，含蛋白质、脂肪类食物则越少越好。晚餐若脂肪吃得太多，可使血脂升高。而偏素的碳水化合物可在人体内生成更多的血清素，发挥镇静安神作用，对失眠者尤为有益。

专家指出，如果我们天天顿顿吃得太好，吃得太饱，只会让机体超负荷运转，造成一系列健康问题。其中肥胖首当其冲，现代人常吃的高脂肪高蛋白的食物，消化起来更加困难，多余的"营养物质"堆积在体内，其后果就是肥胖和一系列富贵病。无数科学研究证实，肥胖会带来包括心血管疾病、高血压、糖尿病、脂肪肝、动脉硬化等疾病。

所以我们说"要吃穷人一样的晚餐"，就是吃得简单一点儿，不要大鱼大肉的，熬点儿粥，做点儿清淡的蔬菜，吃到七八分饱就可以了，这样不仅身体舒服，也不容易发胖。

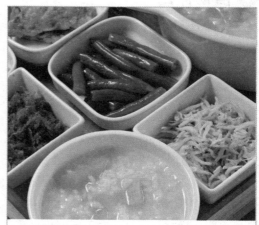

◎晚餐宜吃得少而简单一点儿，熬点儿粥，做点儿清淡的蔬菜，这样最有益身体健康。

晚上吃虾皮易患尿结石

人体排钙高峰一般在饭后4～5小时，如果晚餐食物中含钙过多，或晚餐时间过晚，比如睡前吃虾皮，当排钙高峰到来时，人们已经上床睡觉，尿液就会潴留在尿路中，不能及时排出体外，引发尿结石。

大家都知道虾皮里钙的含量非常丰富，于是，有些人觉得晚餐睡觉前吃虾皮补钙的效果一定会超过牛奶。其实这种看法是完全错误的，它不但不能达到补钙的目的，更容易增加尿道结石的患病危险。

这样，是不是就不能吃虾皮了呢？当然也不是，你可以选择其他时间段来吃，补钙效果会更明显，尤其是在早餐，吃些虾皮对身体是有好处的。除此之外，你还可以选择其他一些方式来补钙。尤其是对于老年人来说，补钙方式有很多种，没有必要只盯着虾皮。

❶ 食物补钙

要提倡多食含钙丰富的食物。哪些食物含钙丰富呢？大致有以下几类（1）薯干、薯粉、面包；（2）香菜、雪里蕻、油菜；（3）咸鸭蛋、松花蛋；（4）豆、豆制品；（5）乳、乳制品；（6）鱼类；（7）海产品，如海带、海蜇等。食物中钙的来源以乳及乳制品最好，不但含量丰富，而且吸收率高。其次要注意食品加工，如肉类虽含钙较低，但连骨一起煨炖，并加一点儿醋，肉汤的含钙量可明显增高。此外，选用钙强化食品，也可预防缺钙。

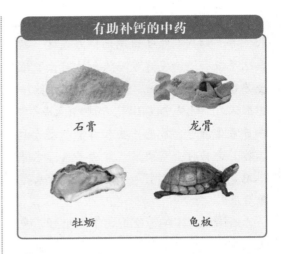

有助补钙的中药

石膏　　　　龙骨

牡蛎　　　　龟板

❷ 中药补钙

传统中药中富含钙的药物有两类，一类是矿物药，如石膏、龙骨、阳起石、代赭石等；另一类是富含钙质的天然生物，如牡蛎、珍珠母、龟板等。必要时可补充维生素D，绝经期妇女补充雌激素；这些都有利于纠正缺钙。但这些富含钙的中药溶解度极低，绝大部分有效成分因不溶解，机体无法吸收。因此含钙中药应用量大，若单纯用于补钙，不宜提倡。总而言之，老年人补钙应以饮食补钙为基础，适当加服钙制剂。如每天坚持喝两杯牛奶，或服钙片，少喝茶、咖啡和可乐等。

❸ 阳光补钙

应多在阳光下活动，多晒太阳，有益于补充钙质。一般应选择在上午8：00～9：00、下午17：00～18：00时间范围内。

晚餐禁忌：不宜过饱和饮酒过量

很多人晚上应酬不断，又抽烟、又喝酒，饭也吃不好。其实，晚餐时科学地选择食物，控制食量和酒量，可以在一定程度上保护自己的身体。

晚餐过好过饱，加上饮酒过多，很容易诱发急性胰腺炎，使人在睡觉中休克，就是身强力壮的人也会因抢救不及时而死亡。一日的副食品大部分由晚上一餐吃下，活动又减少，必然有一部分蛋白质不能消化，也有小部分消化物不能吸收，这些物质在大肠内受到厌氧菌的作用，会产生胺酶、氨、吲哚等有害物质，这些有害的物质可能增加肝肾的负担和对大脑的毒性刺激，睡眠时肠蠕动减少，又相对延长了这些物质在肠腔内停留的时间，促进大肠癌发病率增高。

晚餐时若大量无节制地饮酒，会使正常食欲受到抑制，影响人体从正常饮食中获取营养素，同时酒精加速维生素 B_1 的代谢，使人体维生素 B_1 缺乏，出现神经炎、手足麻痹震颤。西方国家由于酒精中毒而导致的神经炎占各种原因引起的神经炎的首位。可见无节制地饮酒对身体会产生许多有害的后果。

晚餐要吃什么的确重要，尤其是加工食品一定要少吃。

加工食品一般包括经高温处理的油炸、罐装食物或清凉饮料等食品。加工食品不宜多吃的原因是，食品在加工过程中不但会使一些营养物质受到破坏，而且还含有许多影响人体健康的添加剂及防腐剂等。食品添加剂及一些罐装食品的包装上均含有铅，长期少量的摄入也可引起中毒，危害人的生命。

防腐剂内一般还含有矿物质磷，经常食用会导致磷摄入过量。在机体内，磷与铁均是组成骨骼及牙齿的主要成分，正常情况下，它们保持着平衡状态，如果体内磷摄入过多就会破坏钙磷代谢的平衡，导致骨骼与牙齿的发育异常。饮料中的糖分含量比较高，长期饮用容易引起腹胀、食欲减退等症状。一些冰镇冷饮还可使胃部的血管收缩，胃黏膜受到损伤，引起胃的消化功能紊乱，久而久之，会造成营养不良及婴幼儿发育迟缓。油炸食品也属加工食品中的一种。经过油炸的食品一般都会破坏食物中的维生素，使脂肪含量增加，常吃这种食品可造成体内脂肪及胆固醇的积聚，使人肥胖。所以无论从哪个角度看都不应该经常吃加工食品，尽量要选择新鲜安全的食品，以保证人体的营养需求。

小贴士

肾阳虚者不能够吃寒凉的东西，因为寒凉最伤阳气，可以吃一些稍甜和稍辣的食物，因为辣味属辛，"辛甘化阳"，还应吃一些温阳的食物，比如羊肉等。肾阴虚者不能吃辛辣味的食物，因为它们容易伤阴，可以多吃点儿酸味的东西，还可以吃稍甜的东西，因为"酸甘化阴"。还可以用枸杞、山药来熬粥喝。

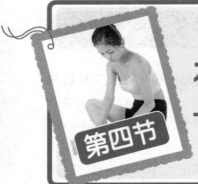

补足真元，百病渐消
——常见肾系病中医自愈妙法

第四节

护肾就是护健康——尿频的复方调理法

肾为水脏，膀胱为水腑，在五行同属水。两者密切相连，又有经络互相络属，构成脏腑表里相合的关系。肾司开合，为主水之脏，主津液，开窍于二阴，膀胱贮存尿液，排泄小便；而为水腑。膀胱的气化功能，取决于肾气的盛衰，肾气促进膀胱气化津液，司关门开合以控制尿液的排泄。

肾气充足，固摄有权，则尿液能够正常地生成，并下注于膀胱贮存之而不漏泄，膀胱开合有度，则尿液能够正常地贮存和排泄。肾与膀胱密切合作，共同维持体内水液代谢。肾与膀胱在病理上的相互影响，主要表现在水液代谢和膀胱的贮尿和排尿功能失调方面。如肾阳虚衰，气化无权，影响膀胱气化，则出现小便不利、癃闭、尿频尿多、小便失禁等。

正常成人白天排尿4~6次，夜间0~2次，次数明显增多称尿频。尿频是一种症状，并非疾病。由于多种原因可引起小便次数增多，但无疼痛，又称小便频数。尿频的原因较多，包括神经精神因素，病后体虚，寄生虫病等。中医认为，小便频数主要由于小儿体质虚弱，肾气不固，膀胱约束无能，其化不宣所致。此外过于疲劳，脾肺二脏俱虚，上虚不能制下，土虚不能制水，膀胱气虚无力，而发生小便频数。因此尿频多为虚症，需要调养，多吃富含植物有机活性碱的食品，少吃肉类，多吃蔬菜。

中医将尿频列为"肾虚"的症状之一。当人的体质下降时是容易出现尿频现象，也容易伴随出现性功能下降。

阳痿莫烦恼，手足按摩让你重整雄风

在祖国医学中，阳痿又称"阳事不举"等，一般认为多是由于情欲不节制，导致精气虚损，或者是由于过度思虑或者惊恐，或者是由于肝失疏泄所导致的。调理阳痿的方法有很多，足部按摩、手部按摩疗效都非常好。

阳痿是指男性在性生活时，阴茎不能勃起，或勃起不坚，或坚而不久，不能完成正常性生活，或阴茎根本无法插入阴道进行性交。其中阴茎完全不能勃起者称为完全性阳痿，阴茎虽能勃起但不具有性交需要的足够硬度者称为不完全性阳痿。偶尔1~2次性交失败，不能认为就是患了阳痿。只有在性交失败率超过25%时才能诊断为阳痿。

阳痿是一种常见的男性性功能疾病，属于性功能障碍的一种。据国外有关资料统计，阳痿患者占全部男性性功能障碍的37%~42%。国内有关调查表明，在成年男性中约有10%的人发生阳痿。阳痿的发生率随年龄的增长而上升。男性在50岁以后，不少人会阳痿，到了65~70岁时阳痿的发生进入高峰。就病因而言，40岁以下的人如果阳痿，80%和心理有关，如生活不规律、抽烟、喝酒、各种压力以及夫妻关系紧张都可能引起；40岁以上的人如果阳痿，则约有70%是生理出了问题，比如说高血压、糖尿病、动脉硬化等疾病都可能引起。

在祖国医学中，阳痿又称"阳事不举"等，一般认为多是由于情欲不节制，导致精气虚损，或者是由于过度思虑或者惊恐，或者是由于肝失疏泄所导致的。患上阳痿疾病后，需要及时进行治疗，而且根据症状的不同而采取不同的治疗方法，才能有效地治疗阳痿。

调理阳痿的方法有很多，足部按摩、经穴按摩疗效都非常好，下面具体介绍。

① 足部按摩法

（1）足部相关穴位和按摩手法。

反复按揉涌泉、太溪、太冲、三阴交穴位处各5分钟，以局部有酸胀感为宜。可重点加强点按涌泉穴，时间次数不限。

（2）足部相关反射区和按摩手法。

相关反射区：肾、输尿管、膀胱、肾

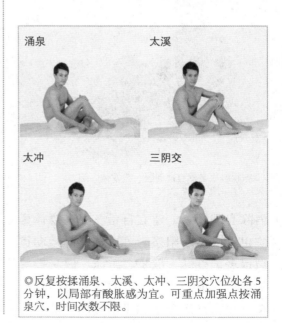

◎反复按揉涌泉、太溪、太冲、三阴交穴位处各5分钟，以局部有酸胀感为宜。可重点加强点按涌泉穴，时间次数不限。

上腺、生殖器、前列腺、尿道及阴道、腹股沟、腹腔神经丛、脑垂体、心、肝、脾反射区。用轻到中度手法刺激上述反射区15分钟，每日一次。

❷ 经穴按摩治疗

按摩中极、关元、曲骨等穴可有效治疗阳痿。可取中极、关元、曲骨、次髎、阴廉、大敦、神阙、三阴交、复溜等穴位，每个穴位按揉或点压100次左右，每天按摩两次。

另外，预防阳痿、早泄不必忌口，避免处处设防，增加心理负担，同时也避免营养缺乏，身体虚弱。

除此之外，要对性知识有充分的了解，充分认识精神因素对性功能的影响，

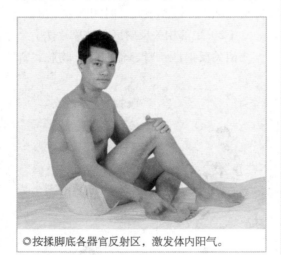

◎按揉脚底各器官反射区，激发体内阳气。

消除心理因素，建立自信。提高身体素质也可以预防阳痿。可以选择的运动类型很多，打球、散步、游泳、健身操等都不错，唯一"有错"的运动是骑自行车——它反而会增加患阳痿的可能。为

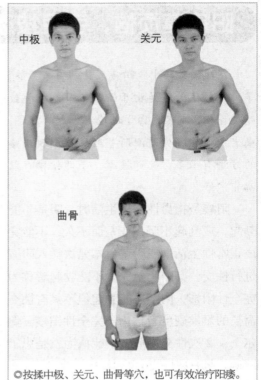

中极　关元

曲骨

◎按揉中极、关元、曲骨等穴，也可有效治疗阳痿。

预防阳痿，还要注意不可长期房事过度，或自慰过度。最后，还有一条要提醒大家的是，某些药物也会导致阳痿，用药的时候一定要谨慎。

饮食调养对阳痿的治疗有一定帮助，可多吃壮阳食物。壮阳食物主要有虾肉、狗肉、牛鞭、羊肾、羊肉、麻雀、核桃、韭菜、猪腰、鸽肉、泥鳅、大葱等。一般认为，动物内脏因为含有大量的性激素和肾上腺皮质激素，能增强精子活力，提高性欲，属壮阳之品。此外含锌食物如牡蛎、瘦肉、动物肝、蛋类、花生等，以及含精氨酸食物如山药、银杏、冻豆腐、墨鱼、章鱼、海参、鳝鱼等，都有助于提高性功能。

"摇山晃海，内提谷道"，不怕腰疼、阳痿、早泄

"摇山晃海法"中的"山"指我们身体的上半部分，"海"指肾。"摇山晃海法"可以让你不吃什么药，就能治好腰疼，还能大补肾气，一个月就能有明显的效果。真可谓是"强化先天之本的固肾运动"。

腰椎是由肾主管的，因此一说到腰疼，大多数人都会想到肾虚，其实不一定。腰疼有不同的诱因，治疗方法也有所不同，所以当务之急是搞清楚腰痛的诱因。

这里教大家一种简便自诊腰痛诱因的办法。除外伤之外，大多只有两种诱因，一种是腰肌劳损和受湿着凉所致，一般经过一晚上的休息，早上起床的时候腰就不痛了，或者疼痛明显减轻；另外一种腰痛的通常表现是：经过一晚上的休息后，早晨反而起不来床了，慢慢活动后，疼痛才会减轻，这种腰痛才是肾虚引起的腰痛。在这样的情况下，男性一般还会伴有阳痿、早泄的症状。肾虚腰疼的女性还会出现性冷淡或宫冷不孕等。

了解了腰疼的诱因，大家可能会提出很多对症下药的办法，比如吃六味地黄丸。不过，六味地黄丸并非腰痛的通治药，它只是补肾虚的药，而且补的还是肾阴虚。肾虚有肾阴虚和肾阳虚的区别，肾阴虚诱发的腰疼会伴随心烦、口燥咽干、面色潮红、手足发热的症状；而肾阳虚的腰疼，则伴有手脚发凉的症状。因此，肾阴虚可

以吃六味地黄丸或左归丸调治，肾阳虚的对症药则是右归丸和金匮肾气丸。另外，肾阳虚的人在腰痛的部位放一个暖水袋或做做按摩，就会感觉好很多。而对腰肌劳损和受湿着凉引起的腰疼，对症药是麝香追风膏。

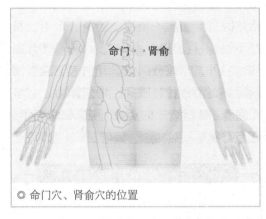

命门 · 肾俞

◎ 命门穴、肾俞穴的位置

可见，治腰疼也不是那么简单容易的，对付它，也要吃对了药才行。如果你还是分不清自己属于哪种类型的腰痛，不用着急，这里，向大家推荐一种腰痛的通治法——"摇山晃海法"。"山"指我们身体的上半部分，"海"指肾。"摇山晃海法"可以让你不吃什么药，就能治好腰疼，还能大补肾气，一个月就能有明显的效果。真可谓是"强化先天之本的固肾运动"。

"摇山晃海法"跟平时扭腰的姿势差不多，但比扭腰多了一点儿技巧。首先，将大拇指按在命门穴上（沿肚脐向后找背后脊柱正中的凹陷处就是）。要是有点儿

困难，也可以把拇指按在肾俞穴上（脊柱旁1.5寸处），效果是一样的。

然后，像平常锻炼一样扭腰，左右各扭三圈。如果一开始扭的时候腰有点儿痛，不用心急，慢慢来，几天后就可以"摇晃自如"了。慢慢地，你会感觉到，腰部像有个小火炉，暖洋洋的很舒服，这是肾阳气正在升腾的表现。命门穴在阳经督脉上，而肾俞穴在足太阳的膀胱经上，它们都是治疗肾虚的主要穴位，经常按一按，可以治疗因肾虚引起的阳痿、遗精、带下、月经不调、目昏耳鸣、耳聋、水肿、腰背痛等。另外，常按命门穴、肾俞穴，能强精固肾、防治各种肾脏病，增强体力，有培元回春、延缓衰老的功效，可保祛病延年、老当益壮。

小贴士

"摇山晃海，内提谷道"的适宜人群：肾气虚，经常腰疼、阳痿、早泄的中老年人。练习方法如下：

①将大拇指按在命门穴上，然后扭腰，向左右各扭三圈。

②微微收缩肛门，如忍大便状。功能主治：强化先天之本（肾），固肾精、强肾阳，调和气血、畅通经络、散寒止痛、补脑益神。

要发挥"摇山晃海法"的神奇功效，扭腰时还要"内提谷道"。什么是"内提谷道"呢？"谷道"即胃肠道，也就是消化五谷食物的道。可能就有读者奇怪了，该怎样提起胃肠道呢？其实，只要微微收缩肛门，如忍大便状就可以了。"内提谷

道"效果显著，《内功心法》云："紧撮谷道内中提，明月辉辉顶上飞，欲得不老，还精补脑。"

"摇山晃海法"是强化先天之本（肾）的固肾强肾阳运动，我们的五脏六腑、四肢百骸都可以得到运动。因此，它不但可以调和气血、畅通经络、散寒止痛，还可以强肾、壮命门、补脑益神。此外，对一些常见的慢性病，尤其是失眠多梦、胃肠功能紊乱等效果也很明显。

运用"摇山晃海法"，每天扭一扭，每天健康一点点，我们的身体就会一天天强壮起来。

养生锦囊

中医认为，老年性痴呆的发生与"肾虚"有密切关系。肾精亏虚是导致老年痴呆病的根本原因。很多老年痴呆病人经常流口水。老年人平时多吞唾也有助于防备老年痴呆。每天早上起床后就要吞唾，即用舌轻抵上腭10分钟后将口中唾液吞入咽下。注意，不可先刷牙、吃饭，等吞唾后再做别的事。总体看来，老年痴呆多是因为肾精不足、脑海空虚、神明无主而致，平时应以补气益血、补肾健脑为主，还要保持肾水充盈，肾主藏精，不要纵欲、熬夜，不妄作劳，这才是保健养生的准确方法。

平时每日暖和关元穴。关元穴是三阴脉、任脉之会，位于人体下腹部前正中线上，从肚脐到耻骨上方画一线，将此线分5等份，肚脐往下3/5处，即是此穴。两手掌搓热，然后相叠扣于关元穴，闭目反观，配合赤龙绞海、鼓漱、吞津，具有益肾健脑、预防老年痴呆病的作用。如果两手温度不够，可以采用艾灸关元穴的方法。

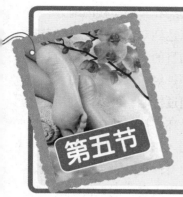

肾经是宝藏，脚下有金矿

第五节

——足少阴肾经大药房

涌泉——使身体健康、延年益寿"长寿穴"

涌泉穴是肾经的关键穴位，与人的生命息息相关，经常按摩它能够补肾、明目、颐养五脏六腑。我们每个人都有多个"长寿穴"，"涌泉穴"就是其中之一。若常"侍候"这个穴位，便可以身体健康，延年益寿。

涌泉穴是足少阴肾经的第一个穴位，在人体的脚底，不算脚趾的部分，脚掌的前1/3那里有个凹陷，这就是涌泉穴的位置。可以看一下脚底，会发现在脚掌前1/3处，有个像"人"字一样的纹路，在这个"人"字的交叉位置的凹陷处就是涌

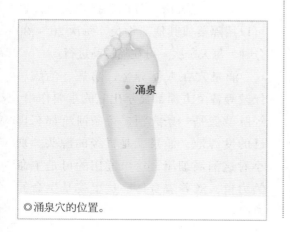

◎涌泉穴的位置。

泉。如果还是找不到，就试试这种方法：向脚底方向弯曲脚趾，这时脚底会有一个明显的凹陷，这就是涌泉。

涌，外涌而出也。泉，泉水也。古人把经脉比做河川，气血就好像是流淌其中的水流，人体有很多与水相关的穴位名称，比如说"肩井""太溪""涌泉"等。这些穴位名称形象地描述出了气血的状态。《黄帝内经》中说："肾出于涌泉，涌泉者足心也。"意思是说：肾经之气犹如源泉之水，自此不断涌出，流向全身各处。这就是涌泉穴的意思。

涌泉穴不仅是肾经的起始穴位，同时也是心、肾两条经相交接的地方，因此涌泉穴可以治疗和肾、心有关的多种疾病。肾为先天之本，是人体生命的原动力，五脏六腑要想正常工作，都离不开肾，所以肾经和肾的功能联系非常广泛，作用非常强大。涌泉穴的功能自然就很强大，可以补肾填精、益髓壮骨，可以治疗肾及其经脉循行部位的病症，以及与肾有关的肝、脾、

胃、心、肺等脏腑及骨、髓、脑的病症。

涌泉穴是身上常用的穴位，而且有"长寿穴"之称。这里还有个小故事：相传在古代广东福建地区曾有瘴气流行，这是一种有毒的气体，能引起疟疾，很多人都得病了甚至因此而丧生，但有个武将却多年安然无恙，而且面色红润，腰腿轻快。后来人们终于发现了其中的秘密，原来，他每天清晨就起床打坐，盘腿而坐，两脚脚心相对，把双手擦热后不停地摩擦涌泉穴，直到身体微微出汗为止。之后，很多人都仿效他，不仅很少得病，而且就连多年的老毛病也不治而愈。

按摩涌泉穴之所以能防治各种疾病，尤其是老年性的哮喘、腰膝酸软、头痛头晕、便秘等病效果较明显，这是因为：第一，人体的经络系统内连脏腑，外络肢体，沟通了人体的内外上下，涌泉穴是肾经的第一个穴，也是心经和肾经交接的地方，按摩涌泉穴就可以达到对肾、肾经及全身起到整体性调节的目的。第二，人体的双脚有着丰富的末梢神经，以及毛细血管、毛细淋巴管等，通过按摩，可以促进局部血液、淋巴液的循环，从而对全身的新陈代谢起到促进作用。第三，由按摩时摩擦产生的热感本身对身体也是一种良性刺激。俗话说："若要老人安，涌泉常温暖。"说明了对涌泉的热刺激可以改善身体状态，对老年人尤其有益。

利用涌泉穴养生治病的方法很多，下面介绍一些常用的方法。

（1）指揉法。用拇指揉按涌泉穴，顺时针揉 60 次，再逆时针揉 60 次，速度保持在每分钟 60 次左右，每天 1 ~ 2 次。

（2）拍打法。用双手掌自然轻缓地拍打涌泉穴，最好以足底部有热感为适宜。需要注意的是要手掌要保持空心状态来拍打足底。

（3）熏洗法。用热盐水浸泡双侧涌泉穴。热水以自己能适应为度，加少许食盐，每日临睡觉前浸泡 15 ~ 30 分钟。

（4）艾灸法。可以直接用艾灸，也可以用隔姜或其他药物灸，每次 20 ~ 30 分钟，每天一次，可在临睡前进行。

涌泉穴在人体养生、防病、治病、保健等各个方面都显示出它的重要作用。经脉就像是一条大河，每条河流都有自己的发源地，涌泉就是肾经的源头。别小看这涓涓细流，这里涌出的可是生命的力量，滋养着身体，这里就是生命的泉眼。

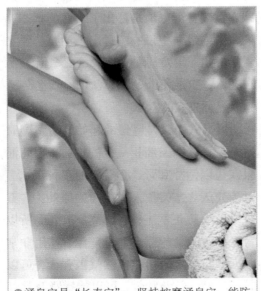

◎涌泉穴是"长寿穴"，坚持按摩涌泉穴，能防治各种疾病。

然谷——让我们保持好胃口的奇效穴

也有人说"然谷"就是燃烧谷物的意思。谷物是指我们吃进胃里的食物，通过燃烧进行消化。这样就很容易理解为什么说然谷穴可以增强脾胃功能和促进胃里食物消化了。

有的朋友可能会遇到这样的情况：看见饭一点儿食欲都没有，就连自己以前很喜欢吃的，也一点儿兴趣也没有。这是怎么回事呢？

没有胃口最常见的原因就是生气。不管是暴怒，还是郁怒，都会影响食欲。这是因为，生气的时候，肝火比较旺，中医讲，肝克脾，也就是说肝会影响脾的功能，肝火旺就会使脾比较虚弱，因此就会影响食欲。

还有一种常见的情况，那就是脾胃的功能本身就比较弱，部分老年人就属于这种情况。如果脾胃功能比较弱的话，不仅仅是没有食欲，而且吃完饭也不容易消化。这些年来，部分朋友，尤其是年轻女性朋友，过分追求减肥，经常过度节食，这对脾胃也是一种损伤，长期下来，食欲就会明显下降，甚至形成厌食症。也有一部分小朋友，比较挑食，长得又瘦又小，让家长很是着急。

不管是哪种原因引起的没有食欲，都会对身体造成影响，甚至形成伤害。食物对我们的生存来讲有着极其重要的意义，可要是由于各种原因没有胃口，根本不想吃饭怎么办呢？别着急，让然谷穴来帮您解决这个问题。

然谷穴是足少阴肾经上的穴位，在我们的脚内侧，足弓弓背中部的位置，可以摸到一个突起的骨头，这就是舟骨粗隆，在它的下边有个凹陷，这就是然谷穴。

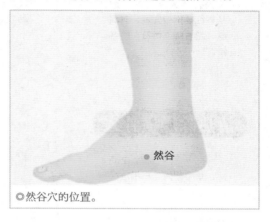

◎然谷穴的位置。

然谷的"然"字是就是"燃"，也就是燃烧的意思；而"谷"字是告诉我们这个穴的位置在足内踝前起的大骨间，就好像是山谷一样，同时也说明这里是精气埋藏很深的地方。也有人说"然谷"就是燃烧谷物的意思。谷物是指我们吃进胃里的食物，通过燃烧进行消化。这样就很容易理解为什么说然谷穴可以增强脾胃功能和促进胃里食物消化了。

要想增进食欲到底应该怎么办呢？首先是找准然谷穴，这很重要。因为只有准确地取穴，才能让穴位发挥作用。找准位置后，用大拇指用力往下按，按下去后马上放松。大拇指按下去的时候，穴位局部会有酸胀的感觉，如果这种感觉同时向小

足少阴肾经特效穴

强身健体涌泉穴

正坐，把一只脚跷在另一条腿的膝盖上，脚掌尽量朝上，用另一侧的手轻握住脚，四指放在脚背，大拇指弯曲并放在穴位处，用大拇指的指腹从下往上推按穴位，有痛感。左右脚心每日早晚各推按1～3分钟。

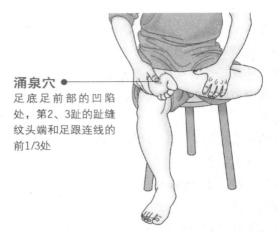

涌泉穴
足底足前部的凹陷处，第2、3趾的趾缝纹头端和足跟连线的前1/3处

清热除燥横骨穴

把一只手掌放在腹部，掌心朝内，拇指刚好位于肚脐眼上，再以小指头为起点，向下一个拇指的位置就是这个穴位，用手的四指头轻轻压揉触摸这个穴位。每天早晚各按揉1次，每次1～3分钟。

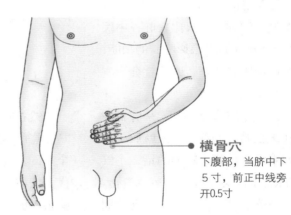

横骨穴
下腹部，当脐中下5寸，前正中线旁开0.5寸

快速止咳俞府穴

正坐或仰卧，举起双手，用大拇指的指尖垂直揉按胸前两侧、锁骨下穴位，有酸痛的感觉。每天早晚左右穴位各揉按3～5分钟，或者两侧穴位同时揉按。

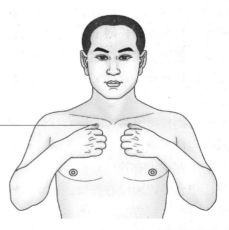

俞府穴
人体的上胸部位，人体正面中一左右三指宽处，锁骨正下方

腿延伸，那效果就更好了。按的时候，可以双脚交替进行，也可以同时按摩两侧。每天按摩1次，每次3分钟，只要坚持经常按然谷，一定可以增强脾胃的功能。

为什么肾经上的穴位，却可以治脾胃的病呢？这要从中医的基本理论讲起。《黄帝内经》有句话说："肾者，胃之关也。""关"可以理解为关口、关卡的意思。在通常情况下，我们吃的这些东西首先要经过胃的消化吸收，然后再通过其他脏腑，运输到全身各处。肾就好像是水液出入的关口，如果这里出了问题，水液就不能排出，都堆积在胃里，或者溢于全身。另一方面，肾是先天之本，人体生命活动都要依靠肾。如果肾不能正常工作，其他脏腑的功能也就受到影响，无法工作。肾对胃有很大影响，因此肾经上的然谷穴可以用来治疗食欲下降。

推拿然谷后，我们会很快感到嘴里唾液腺兴奋，唾液分泌得多了，很快人就会产生饥饿感。这时候，千万不要暴饮暴食，

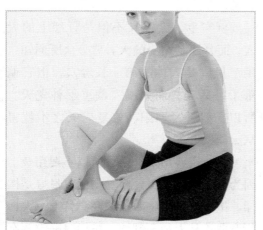

◎坚持按揉然谷穴，可以增强脾胃的功能，消除食欲不振、消化不良等症状。

吃到八分饱就可以了。平常体弱多病的人、素来胃口不好的人，以及小孩子尤其要注意，以免损伤脾胃功能。

其实，然谷穴的作用不仅仅如此，还可以治疗阴虚火旺的各种症状，比如说心烦失眠、口渴喜饮、咽喉肿痛等。这是因为然谷穴是肾经的荥穴，荥穴有很好的清火作用。因为然谷是肾经上的穴位，肾主生殖，因此然谷也可以用来治疗泌尿生殖系统疾病。值得一提的是，然谷穴还可以用来治疗糖尿病。中医把糖尿病称作消渴病，认为是体内阴虚，并由此引起多饮、多食、多尿以及消瘦的症状。然谷穴是肾经上的穴位，对于以多尿为主要症状的下消病症，尤为适合。

养生锦囊

在日常生活中，小儿厌食的现象是非常普遍的，具体分析不外乎以下几个原因，希望能够引起家长的注意，从根源上杜绝：

（1）饮食无规律，无固定进食时间，进食时间延长或缩短，正常的胃肠消化规律被打乱。

（2）片面追求高营养，肉蛋奶无节制地填喂，损伤胃肠，引起消化不良。

（3）零食不断，嘴不停，胃不闲，导致胃肠道蠕动和分泌紊乱。

（4）家长过分关注孩子进食，使孩子产生逆反心理，进而以拒食作为提条件的筹码。

（5）运动不足，代谢减少，胃肠道消化功能得不到强化。

（6）服药太多或滥用保健补品，增加胃肠消化吸收的负担。

另外，生活不规律、睡眠不充足、过度疲劳、便秘、身体不适等，也是厌食不可忽视的原因。

太溪——滋阴益肾，壮阳强腰

太溪（太溪位于内踝尖和足跟上大筋的中点）：太就是大的意思，也就是说它是肾经上最大的溪流，所以太溪穴处肾经的经气最旺。足少阴肾经在五行中属水，肾主水，所以刺激太溪穴能够很好发挥"补水"也就是滋阴的作用。

有人经常足跟痛，这就是肾虚。你应多揉太溪穴，顺着太溪穴把肾经的气血引过去。只要太溪穴被激活了，新鲜血液就会把瘀血冲散吸收，然后再循环带走。为什么会痛？痛就是有瘀血，停在那里不动了，造成局部不通，不通则痛。揉太溪穴就是帮助冲散瘀血。

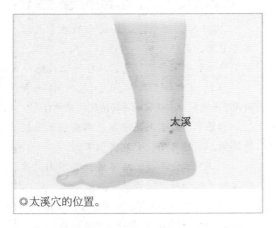

◎太溪穴的位置。

有人经常咽喉干，喝水也不管用，没有唾液，这是肾阴不足。揉太溪穴就能补上肾阴。可以一边按揉一边做吞咽动作，这样效果会更好。

如果家里有高血压、肾炎病人，也可以经常给他们按揉太溪穴，可使高血压有一定程度的降低，而且对尿蛋白有一定的治疗效果。手脚怕冷或发凉的人，可以在睡前按摩太溪穴，在每天反复刺激之下，慢慢会感觉到暖和的。

除此之外，太溪穴还有养发的功效。中医认为，头发的盛衰和肾气是否充盛有很大关系，《黄帝内经》中说："肾者……

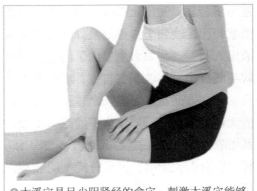

◎太溪穴是足少阴肾经的俞穴，刺激太溪穴能够很好地发挥"补水"也就是滋阴的作用。

其华在发"。因此，要想使自己的秀发飘逸、有光泽，就要注意补肾，补肾最好的办法就是按摩太溪。

事实上，太溪穴不但是肾经上的大穴，而且还是全身的大补穴。众所周知，足三里穴是人体的第一长寿穴，但它偏重于补后天，而太溪穴偏重于补先天。所以，要补肾回阳、修复先天之本就得从太溪穴开始。

太溪主要用来补阴，所以不要用灸，因为灸是热性刺激，容易伤阴，最好是按揉。按揉太溪，将四指放在脚背上，大拇指弯曲，从上往下刮按，按揉时一定要有痛感，每天早晚各按 1～3 分钟。

照海——滋肾清热，调治失眠

照海穴为"漏阴"，意思是说如果这个穴出现问题，人的肾水减少，就会造成肾阴的亏损，引起虚火上升，如嗓子干疼、慢性咽炎、声音嘶哑等症状。

很多朋友可能会有这样体会，随着现代生活水平的提高，人们所处的环境也发生了翻天覆地的变化，夏天家里有空调，冬天有暖气。殊不知这种舒适环境背后对人体所造成的伤害。我们感官上冬天不冷了，夏天也不怕热了，虽然人自觉舒适，可是我们自身对外界的适应能力却越来越薄弱。所以一到季节变化的时候，很多人身体就会出现不适症状，如咳嗽、咽喉肿痛、嗓子嘶哑等，这种情况比比皆是。

治疗咳嗽，咽喉肿痛，嗓子嘶哑我们可以选用肾经上的照海穴。

可能有人就会问照海穴为什么能治疗嗓子嘶哑，怎么有这么好的效果？其实早在孙思邈《千金要方》里就有记载，称此穴为"漏阴"，意思是说如果这个穴出现问题，人的肾水减少，就会造成肾阴的亏损，引起虚火上升，如嗓子干疼、慢性咽炎、声音嘶哑等症状。另外，照海穴在奇经八脉中属于阴跷脉，与足少阴肾经交会，为八脉交会的要穴之一，具有滋肾清热之功效。经常揉按这个穴不仅能够调理阴跷脉还可以调理肾经。

在按揉照海穴的时候，要闭紧嘴巴，不能说话，如果感觉到嘴里有唾液了，也一定要咽下去。因为，唾为肾之液，唾液也有滋补肾精的作用。肾精充足了，火自然下去了。按揉照海穴不仅能治疗嗓子干痛，还能治肩周炎。方法也很简单：坐在床上，屈膝，脚底平踏在床面，自己用双手拇指分别揉撬两侧内踝下的照海穴1分钟，刺激量以自己产生酸胀的感觉为宜，每天坚持按揉1～3次。此外，如果你有失眠症，也可以借助照海穴来缓解。

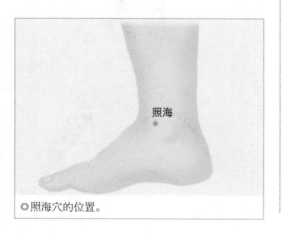

照海

◎照海穴的位置。

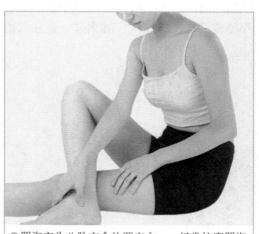

◎照海穴为八脉交会的要穴之一，经常按摩照海穴具有滋肾清热之功效。

俞府——调动肾经气血的大穴

肾经是从脚走到头的，从穴位上讲，是起于涌泉穴，止于俞府穴。俞府穴位于上胸部，人体正面中线左右三指宽，锁骨正下方。俞，输也。府，体内脏腑也。俞府就是指肾经气血由此回归体内。

俞府。俞，输也。府，体内脏腑也。该穴名意指肾经气血由此回归体内。肾经的气血物质运行变化是体内气血由涌泉穴外出体表，自涌泉穴外出体表后是经水气化而上行，自大钟穴之后则是寒湿水汽热上行，自大赫穴始则是受冲脉外传之热而水湿之气散热上行，自幽门穴始是受胸部外传之热而上行，在灵虚穴肾经气血达到了温度的最高点，自灵虚至俞府的经脉气血是降温吸湿而下行。

取穴时，可采用正坐或仰卧的姿势，俞府穴位于人体的上胸部，人体正面中线左右三指宽，锁骨正下方。此穴为肾经的主要穴道，主治咳嗽、气喘、胸痛、呕吐、不嗜食等，配天突穴、肺俞穴、鱼际穴治咳嗽、咽痛；配足三里穴、合谷穴治胃气上逆之呕吐、呃逆。

生活中，有些人总是饿了也不想吃饭，或是总感觉倒不上气来，觉得老打嗝儿，就是老有逆气上来。这些都是肾不纳气造成的，需要及时把气血调上来。经常按揉此穴，就可以调动肾经的气血到上边来。

一些中年女性还常有这样的症状：就是嗓子里像有一个东西，像有痰，但吐又吐不出来，咽又咽不下去，就是感觉有个梅子的核卡在嗓子里，就是梅核气。通过按俞府穴可以得到缓解，同时按摩太溪、复溜穴把整个气血都运转起来，效果更明显。

还有一些女性朋友常会感觉脚心发凉，中医认为，脚心发凉必是气血循环不畅造成的，用力点按俞府穴，几分钟过后就会觉得脚心发热，不凉了。这样坚持一段时间可以达到痊愈效果。

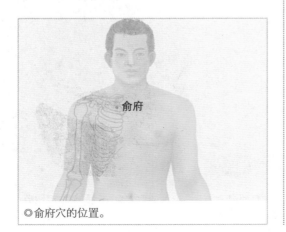

◎俞府穴的位置。

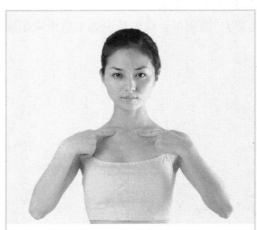

◎经常按揉俞府穴，可以调动肾经气血，减轻脚心发凉等症状。

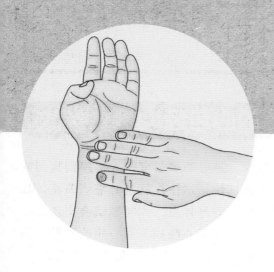

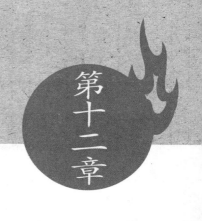

第十二章

戌时日暮临，心包经快乐才能更好地护心强身

● 戌时心包经当令，心包是心的保护组织，又是气血通道。心包经戌时最兴旺，可清除心脏周围外邪，使心脏处于完好状态。此时一定要保持心情舒畅，以使心包更好地保护心脏。

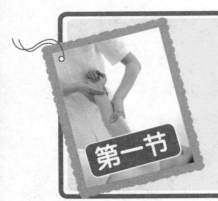

戌时关爱心包经，打开人生快乐阀门

第一节

代心行事同时又代心受邪的心包经

戌时（19点～21点）为手厥阴心包经当令时，《内经》云："心包为心之外膜，附有脉络，气血通行之道。邪不能容，容之心伤"。心包是心的保护组织，又是气血通道。戌时心包经最兴旺，可清除心脏周围外邪，使心脏处于完好状态。

《黄帝内经》中讲："诸邪之在于心者，皆在于心之包络。"这句话告诉我们，心包经可保护心脏，使其不受外邪侵入；如有外邪侵入，心包经则首当其冲掩护心脏。因此，心包经的另一个重要功能就是代心受邪。如果把心脏比喻成皇上，心包经就是御前侍卫。如果有危险出现，心包经就会保护心脏不受伤害，挡住危险。心包经代心行事，代心受邪。因此，心脏病最先表现在心包经上，心包经之病叫"心中澹澹大动"，患者会感到心慌。

有时心包经受邪但不会马上出现问题。初期可能只是心里发慌甚至一点儿症状都没有，但长期下去，就会发为心脏病、冠心病等。有些人常感到胸闷或心跳加快，这往往就是心脏病前兆，如果再不好好休息，大问题就会出现，如果已经到了心脏病、冠心病的阶段，想把心脏功能恢复如前，就不大可能了。

所以我们要提前对心脏进行保养，保养心脏，那戌时可以说是最佳的时候

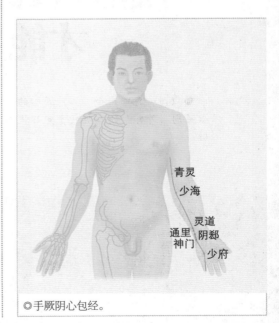

青灵
少海
灵道
通里　阴郄
神门
少府

◎手厥阴心包经。

代君受过的心包

五脏六腑之外，还有一个特殊的脏器：心包。心包在人体中的作用很大，它代心脏对全身发号施令，也代心脏承受一切入侵的外邪。如果没有心包，人的生命将是不堪一击的。

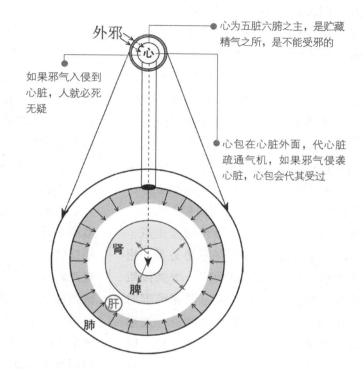

外邪

心为五脏六腑之主，是贮藏精气之所，是不能受邪的

如果邪气入侵到心脏，人就必死无疑

心包在心脏外面，代心脏疏通气机，如果邪气侵袭心脏，心包会代其受过

肾

脾

肝

肺

巧拨心包经可以解压

❶ 找到腋下手臂内侧的一根大筋，用手拨动它，会感到小指和环指发麻。

❷ 这个大筋底下有一个重要的穴位，叫天泉穴。用手掐住它，并且感到手指发麻，就证明拨对位置了。

❸ 每天晚上临睡觉前拨十来遍，如此可以排去自己的郁闷和心包积液，对身体非常有好处。

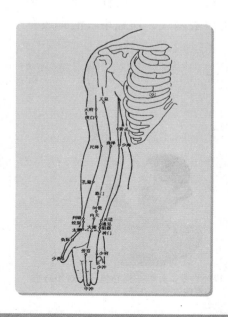

了。戌时心包经当令，此时心包经的气血最盛，这个时候按揉心包经，效果会更好。但按揉心包经不要在晚饭后立刻就做，那反倒会影响气血的运行，最好在饭后半小时后施行最好。

除此之外，戌时最好能用热水泡泡脚，中国有"凉脚先伤心""养树需护根，养人需护脚""热水洗脚，胜吃补药"等说法，可见热水泡脚的保健功效。用热水泡脚，不但可以促进脚部血液循环，降低局部肌张力，而且对消除疲劳、改善睡眠大有裨益。《黄帝内经》认为，足部是足三阴经、足三阳经的起止点，与全身所有脏腑经络均有密切关系，用热水泡脚，有调整脏腑功能、增强体质的作用。生活中，有些人习惯在泡脚时把脚泡得通红，并以为水温越高，效果越好。而事实上，泡脚水不能太热，以40℃左右为宜，感觉上不要太烫。泡到要发汗，还没有出汗的时候停止，效果最好，可以去寒气，通经络。泡脚还有

个实际的好处就是睡觉时候不会感到冷，所谓脚暖心不寒。

每晚用热水泡脚，可以给劳累一天的各个脏器送去最实在的关怀，同时，泡脚后入会睡得很香，又可以提高人体的免疫力。现在洗浴的方便使很多人从不单独泡脚，而洗澡及泡澡使全身皮肤血管扩张，血液大多流向肢体，内脏及脑就容易出现缺血的症状，所以，过度疲劳、身体虚弱的如洗澡及泡澡时容易出现头晕、心慌、乏力等症状。

患有心脑血管病的人，可在这一时辰双腿平伸，坐在地板上，双手前伸并努力触及脚趾，然后努力触及脚掌。如果不能触到脚趾，就不要强迫自己。然后放松，回到原来的姿势，轻轻地拍打小腿、大腿及两股，全身放松。然后尽你所能地重复这个功法。你慢慢地能够抓住自己的脚掌，保持这个姿势，直到你不能保持下去为止。放开脚掌，然后放松。

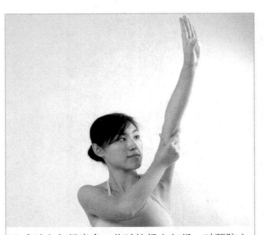

◎戌时心包经当令，此时按揉心包经，对预防心脑血管方面的疾病效果会更好。

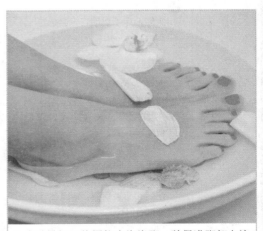

◎戌时最好还能用热水泡泡脚，以促进脚部血液循环，对消除疲劳、改善睡眠大有裨益。

要想心脏好，每天戌时揉揉心包经

戌时养生要注意促进心包经脉络的气血畅通，促进血液循环，改善心包经的功能。戌时应注意保持心情的愉悦和舒畅，建议用打太极拳、看书、听音乐、和亲密的人聊天等来放松心情，释放压力。这样可以清除心脏周围外邪，使心脏保持良好的状态。

古人十分强调天人相应、天人合一的生命法则。黄昏时分的19～21点是"阴气正盛，阳气将尽"的时段，属于调养生息的最佳时机。古人日出而作，日落而息，到了一天的黄昏时分，已经回家休息，这种天人相应的生活习惯才最健康、最养生。

戌时是保健的好时候，要保持心情愉快，关键是不要生气，晚餐不宜油腻过饱，饭后散步，或者此时家人聚在一起，心平气和地聊聊天，可以缓解压力，保持心情舒畅。在此时敲打、按摩心包经，可缓解压力，促进血液循环。

从名称可以看出，心包与心是有一定关联的，其实中医所说的心包就是心外面的一层薄膜，当外邪侵入时，心包就要挡在心的前面首当其冲。所以，很多心脏上的毛病都可以归纳为心包的病。如果没有原因的感觉心慌或者心似乎要跳出胸腔，这就肯定是心包受邪引起的，不是心脏的病。

心包经位于两手臂内侧。它从胸中出发，向上走，左右各分出一支，到达腋下3寸处，继续向上，转过肩膀，沿着手臂的内侧往下，经过掌心，直达中指尖，位于手臂内侧的中线上。我们可以聊着天，看着电视，自上而下捏揉心包经。可以用大拇指来揉，也可以用鱼际部位来揉，鱼际部位着力点更大，揉起来会比较省力、柔和。捏揉心包经的顺序为：上臂→前臂→手腕→手掌→中指尖。具体揉捏时间依个人情况而定。

在捏揉的过程中，手上稍微加力，动作要柔和，力量要渗透。如果揉到某一个地方的时有酸、痛、麻木之感，就要加以注意了，这就是我们通常说的"阿是穴"，中医讲究"通者不痛，痛者不通"，既然此处比别处更痛，这就说明此处发生了瘀滞，如果不及时疏导，将影响健康。因此，一旦出现此类情况，每天按摩的时间就要比其他地方长一些。

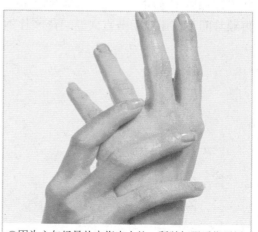

◎因为心包经是从中指出去的，所以加强手指灵活性的练习也有助于疏通心包经，防治心脏疾病。

另外，可以活动一下手指，加强手指灵活性的练习也有助于疏通心包经，防治心脏疾病。这是因为心包经就是沿着我们胳膊前臂一直从中指出去的，所以心脏病就会伴有手指发麻的毛病，如果连小指都发麻那就是很严重了，因为小指的外围就是心经，小指发麻表明这已经不是心包的病，而是心脏的病。当心脏出现刺痛的时候就是心脏病已经发展得很严重了。因此，很多老人都很注重锻炼手指的灵活度，只要手指灵活，就表明气血还能流到身体的各个部位，五脏就基本没问题。

还有一种简单实用的方法，掐按中冲穴。中指上的中冲穴，位于包围心脏的心包经上，因疾病不适使心脏受不了时，这里会感到疼痛。中冲穴为心包经的井穴，具有苏厥开窍，清心泄热的功效。它位于中指尖端的中央，用拇指指尖对其掐按即可，中冲穴有酸麻或胀痛的感觉即可。身体姿势随意，或坐或卧。结束时，双手握拳，中指尖（中冲）点按掌心劳宫穴片刻。两手搓热后干洗脸、搓耳、五指干梳头，再顺势而下，用双手劳宫穴温暖肾区片刻即可。

心脏不好的人最好在戌时敲心包经，效果最好。此刻应该给自己创造安然入眠的好条件。最好不要剧烈运动，否则容易失眠。所做的运动最好是散步。其实晚饭后的散步不仅能帮助消化，还有利心脏健康。

提到心脏保健，就不得不提极泉穴。极泉穴不是心包经穴，而是心经穴，它在心脏疾病中的治疗作用极为重要。极泉在腋窝顶点，当上臂外展时，腋窝中部有动脉搏动处即是此穴。极泉在自我保健中主要用于三个方面的疾病：冠心病和肺心病的预防治疗及颈椎病所致的上肢麻木，此外，还可以用于心绞痛发病时的辅助治疗。主要的操作都是弹拨穴位，也就是先用手指点按在穴位上，稍微加力至有点儿酸胀等感觉为止，然后向旁边拨动，注意拨动时手指的力不要减。一般会有麻感顺着手臂向下传导直到手指。一拨极泉，极泉通了，自然新鲜血液冲击到神门，那么心经整个就通畅了，气血运行正常了，心脏的不适感自然就会消失。

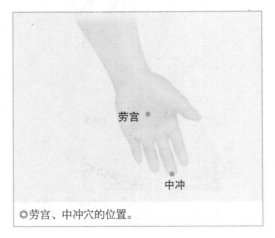

◎劳宫、中冲穴的位置。

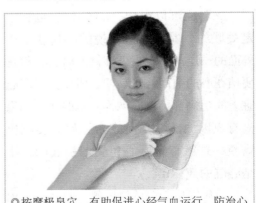

◎按摩极泉穴，有助促进心经气血运行，防治心脏疾病。

振臂握拳，就可以让自己心神稳定

心包是心脏外膜组织，主要是保护心肌正常工作的。《黄帝内经》认为，在戌时人体的阳气应该进入阴的接口，这时阴气正盛，阳气将尽，通常人们会在这时进行晚间的娱乐活动。

大家都有这个经验，在紧张时我们会不自觉地握紧拳头，以缓解紧张情绪；在激动时会不自觉地振臂高呼，以抒发心中的愤懑或狂喜的情绪。我们可以通过握拳振臂促进心包经的气血循行，激发心包的力量，稳定心神。

紧张的情绪因心而起，亦得由心来平，虽然我们不能轻易"动心"，但"心手相连"，所以我们可以通过动手来"调心"。在此情况下，我们可以练习养心功。练习养心功法，对身体健康是十分有益的。在练习时宜选择安静、凉爽、空气流通的地方。戌时是锻炼的好时间。年老体弱及心脏功能较弱的人，尤应在戌时多练养心功法。方法如下：

❶ 双手攥拳

端坐，两臂自然放于两股之间，调匀呼吸，然后双手用力握拳。吸气时放松，呼气时紧握，可以连续做6次。本功法具有调节气血的作用，随呼吸而用力，对调气息及血液循环有好处。另外，当用力握拳时，可以起到按摩掌心劳宫穴的作用，具有养心之功效。如果在练习时手握住健身环，则效果更佳。

❷ 上举托物

端坐，以左手按于右腕上，两手同时举过头顶，调匀呼吸。呼气时双手用力上举，如托重物，吸气时放松。如此做10～15次，之后左右手交换，用右手按于左腕，再做1遍，动作如前所述。本动作可以疏通经络，行气活血，活动上肢肌肉。

❸ 手足争力

端坐，双手十指交叉相握，右腿屈膝，踏于两手掌中，手、脚稍稍用力相争。然后放松，换左腿，动作如前，可交替做6次。本动作可以去心胸间风邪诸疾，宽胸理气，亦有活动四肢筋骨的作用。

❹ 闭目吞津

端坐，两臂自然下垂，置于股上，双目微闭，调匀呼吸，口微闭，如此静坐片刻，待口中津液较多时，便将其吞咽，可连续吞咽3次。然后，上下牙叩动，叩齿10～15次。这种功法，便是养生功中的吞津叩齿及静坐方法，具有养心安神、固齿、健脾的功效。

心包经能让人高兴，心情郁闷时，试着鼓掌，就是两手相互对击，啪啪作响。手掌中央有心包经通过，劳宫穴位于握拳时中指尖点按位置，中指尖是中冲穴。鼓掌动作可以刺激手掌部穴位，从而激发心包经能量，进而调节情绪，稳定心志。

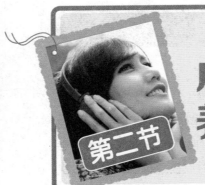

戌时绿色娱乐，安神养脑，让身心放轻松

第二节

戌时补土，既补养脾胃又呵护胃气

《黄帝内经》认为，人体的脏腑经络与天干地支、十二时辰是相互对应的。由于生活节奏的加快，我们现在吃晚饭一般在晚上的七八点，而19～21点正好是戌时，这个时间段正是吃饭或饭后休息的阶段，是养胃的好时候。戌时气血流注心包经，心包经属火，脾胃属土，火生土，所以在戌时补土，也就是借火补土，就能够调养脾胃、补益胃气。

中医研究人体是否健康，讲究"有胃气则生，无胃气则亡"。戌时心火生胃土有利于消化。脾胃是人体的后天之本，气血生化之源。现代人生活压力大，生活习惯也不是很好，再加上不注意养生胡吃海吃，脾胃不健康的人越来越多，所以有很多人出现吃什么都不香，或没有食欲，胃酸胃胀等脾胃问题。要想解决这些脾胃问题，就要补益脾胃，养护后天。

俗话说胃病"三分治七分养"，七分养应该在三分治的基础上进行，经系统治疗并配合精神方面进行调养，才能达到理想的治疗效果。说明了调理脾胃的重要性。在未病的情况下调理脾胃，有更大的意义。从时间医学出发的戌时补土，可起到事半

健康晚餐的原则

（1）保持规律的生活作息。最起码一天三顿要定时定量。不按时吃饭，不仅对脾胃不好，还会影响睡眠。

（2）晚饭吃一些养胃的食物，吃饭时必须细嚼慢咽。馒头可养胃，可以作为主食。

（3）少吃刺激性食物，烟、酒、咖啡、浓茶、碳酸性饮品（汽水）、酸辣等刺激性食物都是伤胃的。胃喜燥恶寒，冷饮和雪糕也必须要戒，食物以热为好。

（4）饭后不宜立即活动。饭后立即活动将会加重胃的负担，最好休息一下等胃部的食物消化得差不多了再开始工作，或者慢步行走，也对消化比较好。

（5）饭后不宜立即饮水。饭后立即饮水，会冲淡胃液，引起消化不良，饭后一小时后再饮水比较养胃。

功倍的效果。

在戌时可以按摩足三里。足三里穴是"足阳明胃经"的主要穴位之一，能调理脾胃、补中益气、通经活络、疏风化湿、扶正祛邪。足三里穴的简便取法：左腿对左手，右腿对右手，四指并拢，手掌窝罩住膝盖髌骨，食指指尖压在迎面骨的棱上（胫骨脊），中指指尖的部位就是足三里了。用大拇指按住足三里，稍用力，有酸胀的感觉即可，左右足三里各按摩5分钟。在戌时按摩足三里，既可补养脾胃，又可补益气血。

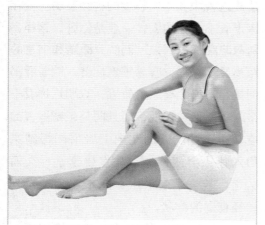

◎在戌时按摩足三里，能调理脾胃、补中益气、通经活络、疏风化湿、扶正祛邪。

另外可以敲打胃经。路径可以从锁骨下，顺两乳，过腹部，到两腿正面，一直敲到脚踝。胃经敲打可稍用力。敲打胃经不仅可以补土，还有美容减肥的功效，可谓一举多得。

除此之外，还可在戌时揉腹，以补养脾胃。方法为：左手按在腹部，手心对着肚脐。先按顺时针方向，绕脐揉腹100次，由小圈到大圈，再由大圈到小圈，然后再

同样逆时针方向按揉100次。也可把右手叠放在左手上。按揉时，用力要适度，精

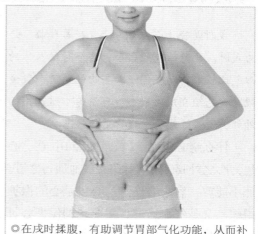

◎在戌时揉腹，有助调节胃部气化功能，从而补养脾胃。

力集中，呼吸自然，持之以恒，一定会收到明显的健身效果。顺时针绕肚脐揉腹，以通为主，可促进胃肠气通畅，逆时针绕肚脐揉腹，则以补为主，可起到健脾作用，便秘患者，多顺时针揉，脾虚者，则加逆时针揉。

《黄帝内经》认为，人体的腹部为"五脏六腑之宫城，阴阳气血之发源"；脾胃为人体后天之本，胃所受纳的水谷精微，能维持人体正常的生理功能。脾胃又是人体气机升降的枢纽，只有升清降浊，方能气化正常，健康长寿快乐。所以唐朝名医孙思邈说："腹宜常摩，可去百病。"

但应注意的是，饱食或空腹不宜施行，腹部患有炎症、阑尾炎、肠梗阻、急性腹痛、内脏恶性肿瘤等最好不揉腹。揉腹时，出现腹内温热感、饥饿感，或产生肠鸣、排气等，属于正常反应。

戌时电视少看，丝竹为伴

戌时是晚上7点到9点，夜幕降临，是为戌时。此时心包经当令，这个时候人体的心气比较顺，是我们一天当中的第三个黄金段。心包经在戌时兴奋，可清除心脏周围的外邪，使心脏处于完好的运行状态。

什么是心包呢？《黄帝内经》中说："心包为心之外膜，附有脉络，气血通行之道。邪不能容，容之心伤。"心包是心的保护组织，又是气血通道，主要起到保护心肌正常工作，保存精力的作用。心包经戌时最兴旺，可清除心脏周围外邪，使心脏处于完好状态。此时一定要保持心情舒畅：看书听音乐，或做SPA、跳舞、耍太极……放松心情，释放压力。

心包是心的外膜保护组织，又是气血通道心包经有一个很重要的标志就是檀中穴，檀中的位置在我们两乳中间位置的胸口，主喜乐，通常人们会在这时进行晚间的娱乐活动。从养生角度，此刻应该给自己创造一个准备安然入睡的条件。这个时间你可以娱乐一下，也可以去散步以锻炼身体，但是那些令人兴奋的狂欢活动或应酬活动，以及让人兴奋不已的电视节目，都应尽量避免。

另外，吃完晚饭之后，有的人喜欢舒舒服服地躺在床上看看书读读报，虽然在这个时候静养是正确的，但躺着看书读报却不利于健康。

经常躺在床上看书阅报的人，容易造成近视眼和不同程度的神经衰弱。躺在床上看书阅报的人，一般是侧卧。这样，两只眼睛都是斜视，而两只眼睛和书本的距离又不一样，容易感到疲劳。躺着看书阅报，书报距离眼睛较近，长期这样看书报，容易形成近视，而且两只眼睛近视的度数也不同。人躺在床上看书阅报结束后入睡，会使神经活动发生紊乱，久而久之，就会引起失眠、睡不熟等一系列神经衰弱的症状。

当然，躺着看电视也会影响健康。人躺着的时候，大脑的血液供应远不如坐着或站着的时候充足。人躺着时，眼睛无论仰视或侧视，都与电视机屏幕的角度有所偏斜，使眼睛的晶体调节过度，容易导致近视，并容易导致思维和记忆力减退，引起失眠、神经衰弱和腰酸背痛等不良后果。

总之，在戌时是我们工作一天之后放松的时间，我们要必须选择正确的娱乐方式与方法，才能够真正起到健康的养生效果。

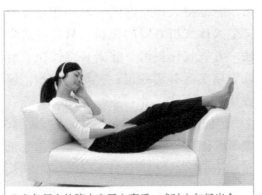

◎心包经上的膻中穴又主喜乐，戌时心包经当令，宜听音乐以养心。

戌时轻松拍手，给自己带来健康

人体十二经脉中，有六条经络直达手指端，所以手部有丰富的穴位。手部通过"内属于脏腑，外络于肢节"的经络系统与人体的四肢百骸、脏腑器官有机地联为一体。按摩或刺激手部的穴位可以通过经络等联系调节相应的脏腑、组织和器官，促进机体的健康，甚至治愈疾病。

戌时是个休息的时间，在这个时间我们可以做很多养生保健的事情，孝顺了父母，也要为自己的健康加油，我们可以利用聊天或看电视的时间，自己做一些简单的穴位按摩、经络按摩，这样既能很好地和家人沟通，又能防病保健。

人体的手部有六条经脉经过，同时有丰富的穴位和反射区，现代人很重视足疗和足部保健，往往忽视了手的重要性。可以说，手部的穴位和反射区的重要性绝不亚于足部的穴位和反射区，而且手部的穴位按摩起来要比足部方便，不仅可以在茶

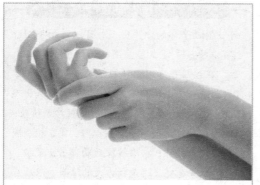

◎手部有六条经脉经过，同时有丰富的穴位和反射区，每天坚持对手部进行按摩能达到强身祛病的目的。

余饭后自我按摩，也可以在等公交车或坐车甚至是走路的时候按摩。

下面就介绍几种手部按摩的方法。

❶ 拍手功

拍手功，又叫声呐气功。其作用原理类似脚底按摩，经由刺激双手掌穴道与反射区，所激发的声线可以贯穿人的经脉，深达丹田、精门。

《黄帝内经》认为，所有的疾病都是气血失调所造成的，血靠气来引导，因此气是健康的关键。气的顺畅与否会影响生理功能、内外分泌、血液循环系统、呼吸系统、神经系统、消化系统、免疫系统等。人体手上有数百个穴位，拍手时可以振荡气脉，带动十二经脉和奇经八脉（含任督二脉）的循环，把身上阴寒和污秽之气从十个手指的尖端排出去。拍手可以促进气血的通畅，从而改善体质，达到强身健体的目的。

标准的拍手疗法必须使尽最大的力量来拍手，因此它发出的声响最为清脆响亮。具体方法是将十指张开，两手的手掌对手掌，手指对手指用力拍击。它的优点是打击面最完全，刺激量最大，所以治病强身的效果最好，其缺点是，练习时所发出的噪声较大，只适合在空的地方练习。

练习拍手功应注意：

（1）用力拍手，手掌或手指在任何地方出现红肿乌青甚至裂开出血，都不用

害怕，只要减轻力道，或休息几天，待其复原后，继续拍手，不会有任何副作用。

（2）孕妇不宜拍手，以免胎儿受到惊吓；老年人体弱两脚无力，练拍手功时，最好一面走一面拍，或一面拍一面踏步，若只是坐着拍手，而两脚不动，气血灌注两手过多，双脚将更加无力。

（3）拍完手后，不要马上接触凉水等，拍手后毛血细孔是张开的，接触凉水，易受寒。

（4）手掌或手指裂开后，不要接触水，否则易发炎，裂口可用愈裂贴膏或小膏药；如发炎可用红霉素等。拍手循序渐进，拍手前后宜活动手腕关节，如旋转手腕、握空拳等。

拍手功时，必震动手上六经井穴的气血，使之畅旺，从而使肺经、心经、大肠经、小肠经、心包经与三焦经之气源源不竭，补养心脏、肺脏以及大小肠、三焦。如果希望脚上的六经畅旺，最好是一面拍手，一面走路或原地踏步。拍手时手掌某部位疼痛、水肿，甚至瘀血，那么这就代表对

应的身体器官组织部位出了毛病，只要继续坚持拍下去，则体内杂质浊气一散病况就会减轻。

❷ 拍空心掌

拍手最好在戌时进行，如果觉得拍手时发出的噪声太大难以接受，也可以拍"空心掌"。手掌弓起，手指张开，拍下去时，能拍到手指尖及手掌的边缘部分。但是这种方法的打击面缩小了，所以效果会差一些，因此拍打的时间要相对加长。

❸ 其他拍手法

除了最基本的手掌相拍外，还可以左右掌背互拍，左右手虎口对拍，两手掌弯曲互拍，以一手的手刀击另一手的掌心，以掌心击虎口，两手握拳对拍。不要小看这些小动作，这些都是大有讲究的。只要你细心阅读手掌穴位和反射区的图，就会明白，每一个小动作都对准了一个或几个重要的穴位和反射区。刺激它们，就能打通经络，保证气血通畅。

小贴士

人全身共有正经十二条，手上有六条，脚上有六条。每一条正经经气的源头被称为"井穴"，十二条经的井穴，位置皆在指端或趾端，只有肾经的井穴涌泉，位于脚底。保持十二经的气血通畅，乃是人身体健康的基础。手部共有6条经脉经过，手部相关穴位有23个，此外手上还分布有经外奇穴34个，"全息穴（区）"42个。也就是说，仅仅在手部就有99个穴位（区），按摩或按压这些穴位，几乎可以治疗全身疾病。

养生锦囊

刺激手部的方法很多，可以练拍手功，也可以按压手掌，甚至用梳子梳手心。

在按手手掌时，还应注意几项原则：掌部穴位是一个小区而不是一个点；穴位如出现压痛、酸、麻、胀等现象，具有病理诊断价值；在治疗穴区可用拇指或食指以轻、柔、缓、慢的指力进行按揉；初次按揉后局部若出现酸、微痛、胀等感觉，这是指力大的缘故，以后应减轻力度；可以随时进行，重点可放在全息穴，例如中指根部以下部位。

老年人戌时多锻炼，防止腿衰老

人体的老化是一个循序渐进的缓慢过程。骨骼、肌肉和皮肤的老化较早，而心脑等重大脏器的老化较迟。腿是人体的重要支柱，它不仅支撑全身的重量，还需完成行走、跑、跳等功能。因此，当腿部出现肌肉松弛、收缩无力及神经调节功能下降时，就会给机体带来许多不便。因为腿部的变化较明显，所以俗话说"人老腿先老"。由于腿脚不灵便，老年人活动减少，这样会进一步加速腿的衰老。

老年人大多有这样的感觉，自己腰腿越来越使不上劲，其主要原因就是肌肉减少。从出生到成年，人体的肌肉在不断地变粗、变强壮，到 30 ~ 40 岁期间达到高峰，随后，肌肉组织就会慢慢流失，肌肉逐渐变细，腰腿部负重较大，肌肉减少得也最为明显。人们走路都是在腰腿处用力，老人腰腿部的肌肉少了，没有力量，就会觉得腰酸腿软。

"人老腿先老"有一定的生理基础。腿与感觉神经、运动神经有关，一旦老了，腿部感觉向大脑的传递及大脑向腿部发出的指令的准确性和速度都会下降。而且腿较上肢离心脏距离更远，血液回心速率也会较上肢困难，易因循环不好出现疲劳难以消除的问题。另外腿部肌肉比上肢肌肉肌群大，平时承担的负荷大，衰老更快也就不难理解了。所以，只要保证腿部肌肉结实，基本就可以认为，这个人是能够健康长寿的。

中国有句俗话说"人老腿先老"，所以防老先要防腿老。不爱活动是加快衰老，特别是腿老的重要因素。老年人气血不足，也就是"上实下虚"，气血下不到脚，就会出现活动不利等症状。

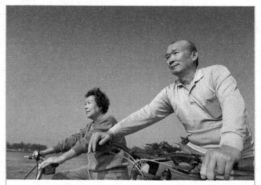

◎俗话说"人老腿先老"，所以防老先要防腿老，老年人气血不足，宜常进行腿部练习。

下面为大家介绍几招防腿老的招数：

（1）多运动。坚持散步、慢跑、骑自行车等运动，能使腿脚部位的肌肉、穴位、神经末梢等组织更多地接受刺激，既可促进腿脚部的血液循环，又能有效地将各种有益的信号导入相关的大脑皮层，大脑又把它传到各个相应的器官，从而调整机体全身功能，达到防病治病和健身抗衰的作用。进行运动时，其时间和运动量应根据自身情况而定，以运动时和运动后无明显疲劳不适感为宜，早晚各一次（以早8时和晚21时左右为佳）。

（2）揉腿。呈站立位，弯腰或坐位双腿下垂，先用双手掌指同时轻轻拍打双腿，由上至下，再由下至上，反复拍打数遍，再用双手握拳置于大腿和腿肚处，旋转揉动数十次，尔后再重复拍打动作，一日数次。拍打按揉腿部肌肉，可促进下肢肌肉的血液循环，增强局部肌肉力量，提高神经系统的兴奋性和传导性，强化下肢生理功能，有益于强身健体和延缓衰老。

（3）活动膝盖。双膝并拢，屈膝微下蹲，双手置于膝盖上，先顺时针方向旋转30次，再逆时针旋转30次，反复三遍，扭完双膝后再随意地活动活动肢体，如抖抖肢腿，或下蹲起立，或原地踏步等，一日数次。进行膝部扭动旋转，可增强膝部关节韧带等组织的血液循环和柔韧灵活性，可防治膝关节病变和活动不利，可使下肢强健有力，步履稳健。

（4）泡脚。祖国医学认为，人的双脚是人体的三条阴经和三条阳经交汇之地，其中足少阴肾经行循足底，肾为人之根本，主人的生长、发育、衰老。每晚睡前用热水泡足，洗完脚后搓搓脚心，搓到发红发热为止，双足一泡一搓，容易打通足心涌泉穴，足上经脉一通，全身经络就通，对促进气血运行和新陈代谢，加快下肢血液循环，既可消除因一天活动所带来的下肢沉重感和全身的疲劳，又能祛病强身，祛寒防病，而且还能益精补肾，清心安神，促进睡眠，防止早衰。

（5）暖足。人的双脚远离心脏，血液供应少而慢，加之脚部脂肪层薄而保温能力差，以及人体末梢血液循环差，天气转冷后首先是感到脚冷。脚下寒冷不仅影响双脚，而且会反射性地导致上呼吸道功能异常，使人体抵抗力明显下降，致病菌就会乘虚而入，兴风作浪，就容易使人患感冒等疾病。天凉时所穿鞋袜应柔软暖和，睡觉时要盖好被头，并置一热水袋暖足（但应注意防止烫伤）；天热时要避免冷风直拂脚部，以防脚部受凉而致病。

只要持之以恒，都可延缓腿的老化。

养生锦囊

心脏病专家认为，腿部肌肉紧实的人一般也有一颗强壮的心脏。一个步态稳健、行走如风的老人，必是寿星。因此人们应该想方设法加强下肢的锻炼，保持腿部肌肉的坚实有力。下面介绍几种适合老年人锻炼腿部的方法：

（1）双手手掌合抱一侧大腿，稍稍用力，逐渐向下按摩，直至脚踝，然后再从下往上按摩到大腿根，用同样方法按摩另一侧大腿，左右各按摩10次。

（2）取坐位，双手微握拳，先从一条大腿的根部开始轻轻捶击，直至脚踝，然后再往回捶至大腿根，用同样方法捶击另一条大腿，左右各捶击10次。

（3）取坐位，用食指和中指的指尖，分别点揉左右膝服各30次。

（4）双足平行靠拢、屈膝半蹲，双手护住膝盖，使膝部做顺时针、逆时针的旋转各15次。

（5）身体直立，双足左右分开同肩宽，先将重心移至左足，抬起右足快速抖动半分钟，然后将重心移至右足，抖动左足半分钟，左右两足各抖动10次。

（6）身体直立，双足分开同肩宽，将重心移至左足，用在足尖点地，正反转动踝部各15次，然后用同样方法正反转动左足踝部15次。

此外，坚持散步、打太极拳和热水泡脚等措施都有益于促进腿部的健康。

饭后半小时活动活动腰，身体强健有保证

脊椎在人体有如一条大运河，或如一条纵贯公路、纵贯铁路，乃是维持人体健康的主要支柱。人体赖此以顶天立地，安身立命。它与脑部相连，构成人体的中枢神经。而交感神经、副交感神经、四肢神经、内脏神经，都从脊椎出发，复回归脊椎。因此，若欲强化神经，避免神经衰弱，增进神经的镇定力、持久力、敏锐力、抵抗力，非强化脊椎不可。

练习瑜伽的人都知道，判断一个人的生理功能是否老化、是否年轻，需要看脊椎弹性如何。脊椎硬化，失去弹性，不能弯曲，或弯曲度不够，即使他只有四五十岁，算已未老先衰，视之为老人也；若此人年已六七十岁，但脊椎柔软，弹性佳，不输二三十岁的人，则不妨认定他还年轻。可见练瑜伽术的人非常重视锻炼脊椎的柔软度。

戌时大家基本上已吃过晚饭，大家一定要注意了，要在饭后半小时才开始运动，而且不能为剧烈的运动。在这位大家介绍一套练习脊椎柔软度的方法，大家一定要在饭后半小时或更长时间后开始，这样才能保证身体的强健。

脊椎柔软度的练习步骤：

（1）腰部左右转身：两足分开与肩同宽，做左右身体转身运动各9次，尽量往后左右侧转动。

（2）腰部左右弯曲：先两脚站开与肩同宽，然后向右弯腰、弯脖子，弯曲度愈大愈好，至少右耳的孔要朝向地面，也就是说右侧的脸部要与地面平行。弯向右以后，接着身体恢复正直，立刻又向左弯腰、弯脖子。如此一右一左地弯脊椎，有如一根弹簧一样。一右一左要刚好配合一次呼吸，哪一边呼，哪一边吸，皆无不可，如此左右来回，做9次。有慢性鼻炎、头痛的人，必须做100次以上，效果会很好。

（3）腰部前后弯曲：两足分开与肩同宽，做身体前屈、后伸运动，前屈时膝伸直，低头，双手尽量下伸，后伸时仰头，腰部向后仰，脸朝上看天，各做9次。

（4）腰部前后左右旋转：两足分开与肩同宽，两手扶腰骶部，做旋腰运动，

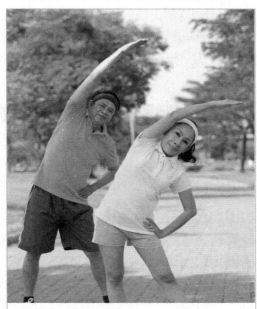

◎坚持进行脊椎柔软度练习，有助促进气血的新陈代谢，从而达到延缓衰老的目的。

做9次。

（5）双腿上翘：首先让身体平直躺在平面的实地板上，将双腿放松微曲，脚掌侧躺成外八字形，并分开与身同宽，使腰部贴紧地面，双手可按腹部或向头后伸展（有助于双腿上翘伸展）。接着深吸口气，利用腰、腹部的力量把双腿平行往上翘起，脚后跟离地四寸左右（或双腿上翘成直角90度），期间可自由换气并用意念守住腹部。就这样保持着这种姿势越久越好（大约可支持两分钟），直到腰部禁不住变得弯曲脱离地面为止。

双腿上翘会使人体的精、气、血变得充足旺盛起来，增强了人体的免疫力和抵抗力。对于那些因血气虚弱而引起的常见病：如肠胃病、便秘、头晕目眩、神经衰弱、全身疼痛、失眠、性功能减退等诸多疾病，能起到彻底改善恢复的功效。

另外，双腿上翘的目的是要使腰部、背部、腹部，连带胃肠、膀胱、肝脏、肾脏、胰脏、子宫、卵巢、睾丸都呈紧缩的状态，

从而促使其中血液换新，循环良好。它是一种最微妙的内脏运动，可以促进内脏功能，防止内脏老化，效用不可尽述。其疗效涵盖胃肠病、肾病、肝病、糖尿病、子宫下垂、遗尿、遗精、乱经、黑斑、腰酸。

当完成此项动作将双腿放回地面后，就会觉得气血翻腾，而且腰、腹部也会变得很充实。此时先不要急得起身，依旧保持原先姿势，让腰部贴紧地面，用劲守住腹部并尽量往上提。然后深吸缓呼两三分钟，觉得气血平复后再起身。

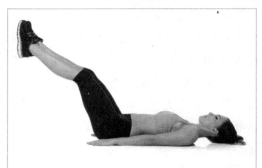

◎进行双腿上翘练习，可激活体内气血，促进血液流通，改善内脏功能。

养生锦囊

戌时活动也可以练练瑜伽。我们知道：人体的神经系统、内分泌腺体和主要器官的状况决定着一个人的健康程度。有规律的瑜伽练习有助于消除心理紧张，以及由于疏忽身体健康或提早衰老而造成的体能下降。因此练习瑜伽能保持活力，令思路清晰。

现代生活节奏快，竞争激烈，压力较大。当然，适度的压力也是必要的，因为压力可以激发兴趣，振奋精神，使人精力充沛。但是，如果这种压力超过我们所能承受的限度，身体就会感到紧张不适，自我免疫力下降，体力不支，有时还包括心理上的挫败感、肌肉紧张（可导致脊椎疼痛）、疲惫不堪、呼吸短促甚至神志不清等。

瑜伽包含伸展、力量、耐力和强化心肺功能的练习，促进身体健康，有协调整个机体的功能，学习如何使身体健康运作的同时也增加了身体的活力。此外，培养心灵和谐和情感稳定的状态也引导你改善自身的生理、感情、心理和精神状态，使身体协调平衡，保持健康。

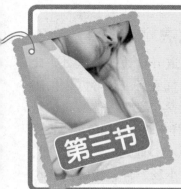

臣使之官藏良药，养心护身有妙法
第三节
——戌时百病防治秘要

戌时揉揉耳朵，可以百病不生

当人体内脏或躯体有病时，往往会在耳郭的一定部位出现局部反应，如压痛、结节、变色、导电性能等。利用这一现象可以作为诊断疾病的参考，或刺激这些反应点（耳穴）来防治疾病。耳与脏腑经络有着密切的关系。各脏腑组织在耳郭均有相应的反应区（耳穴）。刺激耳穴，对相应的脏腑有一定的调治作用。刺激耳穴的主要方法有针刺、埋针、放血、耳穴贴压、磁疗、按摩等。

小小耳朵，恰似一个微缩的人体，更像一个倒悬于母腹中的胎儿。其每个部位、每个穴位、每一点，都与人体有着千丝万缕的联系和对应关系。身体上某脏器、某部位有了病，会在耳朵上相应部位出现反映区、反映点。对之施以刺激，可以治疗、抑制身体上的疾病或疼痛。一个人耳郭的大小、高低、长短、形态、软硬、色泽、斑点、丘疹、油腻、粗糙等，都与身体素质和健康状况有关。有经验的耳穴医生，可以通过视、触、探等手段，探查一个人

的耳朵，可以大致知道其本人及与其有血缘关系人的健康状况、寿命等，以便对其养生保健提出指导意见。

比如在冠心病病人的耳垂处常可见到一条斜形的皱痕，此皱痕被称为"冠心病沟"。耳垂对血管缺血现象很敏感，一旦冠状动脉硬化引起冠心病时，耳垂组织就会发生缺血现象，并发生一定程度的萎缩变化，依据这条斜线状的皱痕来诊断冠心病，准确率可达90%。

在医院医生在患者耳朵上某个特定的穴位埋药籽或埋针，以治疗疾病。在家我们也可以自己通过按摩等方法达到防病保健的效果。下面介绍一套见效很快的耳部自我按摩方法：

❶ 上下按摩耳轮，并向外拉

用拇、食二指沿着耳轮上下来回按压、揉捏，使其发热发烫，然后再向外拉耳朵15～20次。（注：耳轮处主要有颈椎、腰椎、胸椎、肩、肘等的反射区。）

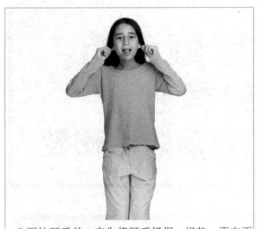

◎下拉耳垂前，应先将耳垂揉捏、搓热，再向下拉耳垂 15 ~ 20 次。

② 下拉耳垂法

先将耳垂揉捏、搓热，然后再向下拉耳垂 15 ~ 20 次，使其发热发烫。（注：耳垂处的穴位主要对应头、额、眼、舌、牙、面颊等处。）

③ 提拉耳尖法

用双手拇、食指捏住耳朵上部，先揉捏此处，直至该处感到发热为止，然后再往上提揪 5 ~ 20 次。（注：此处主要有神门、盆腔、内外生殖器、足部、膝、胯关节的反射区以及肝阳穴、风溪穴等。）

④ 推上下耳根法

将中指放耳前，食指放于耳后，沿着下耳根向上耳根用劲推 40 ~ 50 次，推后不但耳部发热，面部、头部都会有明显热感，这样对头痛、头昏、神经衰弱、耳鸣等病都有非常好的疗效，而且还有明显的美容效果，爱美的女士们不妨试试看。

⑤ 按压耳窝法

先按压外耳道开口边的凹陷处，此部位有心、肺、气管、三焦等穴，按压至此处明显的发热、发烫。然后再按压上边凹陷处，同样来回摩擦按压至感觉发热、发烫为止。（注：此处主要有脾、胃、肝、胆、大肠、小肠、肾、膀胱等部位的反射区。）

值得注意的是，这套耳部按摩法不仅可以强身健体，同时还可以美容。一整套操做下来，不过 10 分钟的时间，面部血液循环就会得到明显改善，只要坚持做 2 个月，你的面部就会富有光泽、弹性十足。

这套简单的耳部按摩操，可以在戌时睡觉前做一次。除了上述好处，它还能起到强壮内脏的效果，特别是坚持下去可以补肾、固肾及治疗气虚，对肾虚、尿频、前列腺炎及阳痿的人有明显的效果。对遗尿、哮喘及体弱多病的孩子，家长每天睡觉前给他按摩双耳 5 分钟，坚持下去，就可以根治这些疾病和增强孩子的体质。

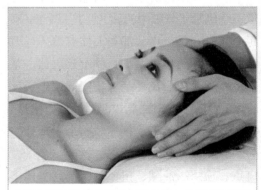

◎耳与脏腑经络有着密切的关系，各脏腑组织在耳郭均有相应的反应区，每天睡觉前坚持按摩双耳，可以强身健体、防治疾病。

戌时养心要诀——"戌时搓手，心脏无忧"

大道至简，道家学派的"无为而无所不为"是其最高境界，你做不做得来。要想"无所不为"，你就得在"无为"上下功夫，简单的东西却有大道理。

在戌时搓搓手，可以打通手部气血，不仅可以保持手部的灵活性，还可以保证心脏健康。每天戌时，两掌相对，前后匀速摩擦，搓热后，再掌心掌背翻腕匀速摩擦，搓至发热。如此循环反复15分钟左右即止。

人体有十二正经，手上就有六条，

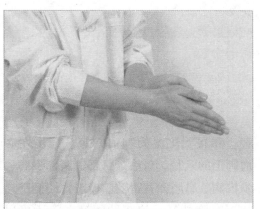

◎经常搓手，有助通畅手部经络，促进体内气血讯息，预防心脏疾病和冻疮。

都通于心胸，常言说"十指连心"，是有其经络依据的。你也许会说这六条经并非条条都通入"心"。我们现在看到的经络图都是一般意义上的表述，其实经络在人体是互相贯通的，这说起来有点儿复杂。《黄帝内经》指出，三焦经起于无名指尖端，上出两指中间，沿手背至腕部，出前臂外侧两骨的中间，向上穿过肘，沿上臂外侧上肩，至面部眉梢外侧的丝竹空穴；另一支相交于足少阳胆经的肩井穴，入缺盆，向下分布于两乳之间的膻中与心包相联系。

这也说明了经络之间的关联性。这是因为经络之间存在这种关联性，我们平时做的某一局部的按摩或刺激才有意义，这样就能实现通过某一局部来调理全身机体状态的养生保健，从而为我们保持资深健康提供了途径。

这个方法对畅通手三阳经、手三阴经效果很好，手爱得冻疮的朋友，长做这个动作不仅能提示心脏功能，而且搓手还能有效预防冻疮的发生。

养生锦囊

百病生于气，而心包最容易受气，所谓"受气包"也。心脏是内脏中的"皇帝"，皇帝的健康发生问题，整个国家就可能发生危机。同样，心包一旦成了"受气包"，各种毛病就会从心包蔓延开来，引发更多的麻烦。

心包经戌时最兴旺，可清除心脏周围外邪，使心脏处于完好状态。此时一定要保持心情舒畅，尽量释放压力。另外，还可通过对心包经进行按摩来调养心包，加强心脏的功能，保护心脏。手厥阴心包经是从心包处出发，流向手臂内侧正中，到中指指端的循经。

戌时背部撞墙法，让体内的阳气不断生起

人体背部的脊柱及脊柱的两侧，分布着丰富的神经和许多重要穴位，与四肢、脏腑有广泛的联系。中间的督脉是人体阳气的总水库，是保证人体生命力旺盛的总源头，两侧的膀胱经是人体内最长、穴位最多的重要经络。每天坚持刺激背部组织上的经络，能促进局部乃至全身的血液循环，增加内分泌和消化功能，大大提高人体的免疫力。

当你感到腰酸背痛时，如果有人帮你捶捶背部，按摩一下，顿时会感觉轻松许多。在医院里，背部的推拿按摩就可以治疗许多病症。在公园里，有很多老人都在用背部撞树来锻炼身体。

现代人没有那么多的时间去进行户外锻炼，那就利用家中或办公室的墙，一样可以起到锻炼的作用，具体的做法是这样的：离墙 15 ~ 20 厘米站立，全身自然放松，用背部向后撞击墙壁，待身体弹回后，再撞击，约 1 秒钟撞一下，并随着撞击的节奏自然呼吸。撞击时，动作要有力但不可过猛，要协调均匀。碰撞的顺序依次是：背的上部、下部、腰、左右肩胛、左右侧背部，争取整个背部全部撞到。当撞击上背时，可以刺激到主治肺部疾病的肺俞穴、主治心脏疾病的心俞穴、能宽胸理气的督俞穴以及理血、宽中、和胃的膈俞穴。当撞击下背部时，可以刺激主治肝脏疾病的肝俞穴和主治胆囊疾病的胆俞穴，还有健

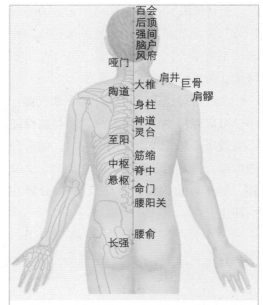

◎背部的督脉是人体阳气的总水库，每天坚持刺激背部组织上的经络，能促进局部乃至全身的血液循环，增加内分泌和消化功能，大大提高人体的免疫力。

脾、和胃、化湿的脾俞穴等。撞击左右肩胛上的穴位，对治疗头部、面部疾病、颈椎病、肩周炎有特效。撞击背的侧部，能够宽胸理气、治疗肋间疼痛。还可以尽量挺胸，向后撞击颈肩部的大椎、风门等穴位，可以治疗颈椎病、颈肩综合征。

背部撞墙法虽然看起来很简单，但在锻炼过程中也要注意做到循序渐进，最好一开始可以先撞击 5 ~ 10 分钟，然后逐渐增加到 30 分钟左右，走到撞得背部已明显发热，这时背部的穴位及其所属的脏腑都会得到有效的保养。

练习腹式呼吸，延年益寿不再是梦想

腹式呼吸是相对于胸式呼吸来说的一种呼吸方式。平时，我们一般都是胸式呼吸，也就是靠胸廓的起伏达到呼吸的目的。腹式呼吸就不一样，它是有意识地保持胸廓不动，利用膈肌的上升和下降，达到呼吸通气的目的。

人从开始能够走路的那天起，就慢慢地养成了以胸式呼吸为主的呼吸方式。胸式呼吸主要是全肺上 1／5 的部分参与呼吸运动，进行换气，而约占全肺 4／5 的中下部肺组织长期得不到充分利用，极大地限制了人体氧气的吸入量，不能充分满足大脑等重要器官对氧的需求。

腹式呼吸是通过有意识地加大腹肌运动，激发腹部经络，同时也增加了呼吸深度，加大了肺的通气量，最大限度地增加氧气的供应和二氧化碳的排出，这样做，肯定是对你的健康很有好处的。

因为每个人的身体条件和状况不同，男、女性别不同，日常呼吸的次数就会有很大的差别。特别是患有心脑血管病及哮喘病的朋友，更应慎重掌握呼吸的深度和频率，不要过度憋气，避免发生头晕、心慌等不良反应。

当你正确掌握了腹式呼吸方法后，呼吸的深度可逐渐加深，次数可逐渐减少。平躺在床上，嘴合上，用鼻慢慢地吸气，这时腹部肌肉尽量放松，小腹慢慢地膨大起来。然后用嘴呼气，腹肌尽量收缩，小腹凹进去。不要求呼吸频率放慢，不要憋气，自然地深

吸、深呼就可以了。每次 5 分钟即可。当然，最佳的锻炼时间是在戌时。

人体的腹部有 9 条经脉通过，做腹式呼吸就是为了激发这 9 条经脉。坚持腹式呼吸 2 个月左右，很多迁延不愈的慢性病像脾虚，呃逆，肾阴、阳两虚，肝火旺等，都会明显减轻。

这里介绍瑜伽贴腹式呼吸即改良式腹式呼吸，主要针对胃痛胃病患者。建议胃痛胃病患者改练此瑜伽贴腹式呼吸其一即可。

瑜伽贴腹式呼吸方法：瑜伽贴腹式呼吸是改良式腹式呼吸，主要针对肠胃病患者，尤其是长期胃痛，效果良好。瑜伽贴腹式呼吸，需空腹，其法如下：盘坐或站立微弯，先吸满腹部，呼五分，屏气，腹部上下运动，以能贴腹推挤至背为佳。早晚两次，每次 10～15 组，每组做 10 次以上（一上一下为一次），严重者一天三次。

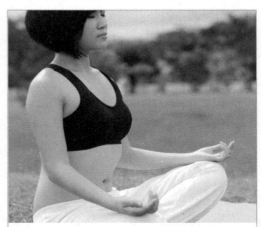

◎腹部是人体五脏六腑及多个经脉循行汇聚之所，坚持进行腹式呼吸，可对全身器官组织起到调整和促进作用，从而起到防治疾病的作用。

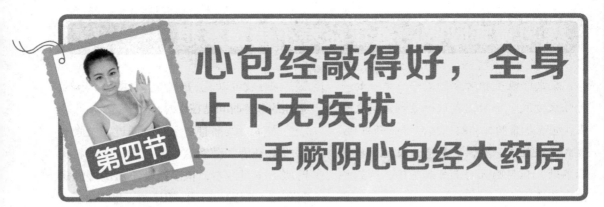

心包经敲得好，全身上下无疾扰

第四节 ——手厥阴心包经大药房

内关——治疗和预防心脏病的发生

古代的经络学说早就把心脏病和心包经的内关穴联系起来，《黄帝内经·灵枢·经脉》篇说："手心主之别，名曰内关，心系实则心痛。"由此可见，千百年来无数的例证证明，针刺和按摩心包经的内关，可以治疗和预防心脏病的发生。

内关穴为心包经的穴位，能疏导水湿、宁心安神、理气镇痛。内关穴位于腕横纹（手心面）上两寸正中，也就是从手腕横纹向后量两个拇指指间关节宽，在两筋之间取穴。下面介绍一种简便取穴法，比如

内关

◎内关穴的位置。

要找右手的内关穴，就把右手心向脸伸出来，左手食指、中指、无名指三指并拢，把无名指放在右手腕横纹上，右手的内关穴就在食指的下边。

内关穴主治心痛、心悸、胸闷气急、呃逆、胃痛、失眠、孕吐、晕车、手臂疼痛、头痛、眼睛充血、恶心想吐、胸胁痛、上腹痛、月经痛、腹泻、精神异常等，还可防止晕车晕船，是个非常重要的穴位。

现代医学研究也证实，内关穴能提高肺脏功能，也能提高心脏功能，是对心脏调节作用最强的穴位之一。内关穴是治疗心血管病的首选穴位，对心痛、胸闷、心动过速及过缓、心律不齐、冠心病、心绞痛都有很好效果。刺激内关穴对心脏疾病有双向调节的作用，也就是说在心跳过快时能使心跳慢下来恢复正常；在心跳过慢时，能振奋心脏，使心跳快起来，直至恢复正常。特别是心绞痛发作时，指掐内关穴可起到急救作用。

根据中医理论，心包经起于胸中，穿

横膈向下与三焦联络。心包经其中的一条支脉从胸内部走向肋间体表，自胸部上肩沿上臂内侧向下，走在手臂的中央，通过手掌直达中指的指端。循经理论认为，手臂内侧的疾病，如手心热、肘臂疼痛、拘挛、腋下肿、乳腺疾病等，通过针刺或按摩内关穴，都能得到治疗。内关还可预防或治疗头痛、口干、嗓子疼、发热、牙疼、颈椎病、腰部疼痛、肩周炎、流鼻血、中风等。

按照中医的理论来说，心脏病的发病原因，是心包经和心经这两条经络发生了阻滞，经络不通畅了。那么，按摩了内关穴以后，就能使它活跃了，就能防病、治病。另外，因为这条经脉直接与胸腔肺腑和心脏相通，所以对治疗肺脏的疾病有特效。

按压内关的方法：大拇指垂直按在内关穴上，用指尖按压并配合一些点按与揉的动作。值得注意的是，按摩内关穴也一定要得气也就是要有酸胀感才行，当心脏

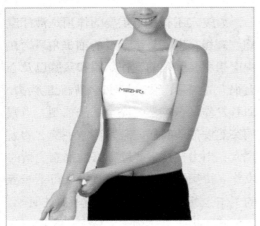

◎按揉内关穴可增加心脏的代谢和泵血能力，从而养护心脏。

不适，如出现胸闷、心悸、心前区压迫感，点揉两侧内关穴可得到一定缓解。另外，进行穴位按摩时，注意指甲一定要短，不能过长，以防止划伤皮肤。

平时可通过按揉内关穴来保养心脏，特别是对于有心脏疾患的朋友更可以来做一做。可在每晚的戌时来按揉内关穴，此时是心包经旺盛的时间，此时按揉内关可增加心脏的代谢和泵血能力。用拇指按下对侧内关穴持续揉半分钟，然后松开。如此一按一放，每次至少按揉3分钟，两手交替进行，先左后右。注意操作时不可憋气。

打嗝时，用拇指对内关进行一压一放会很快止住。比如有些人会突然打嗝，怎么也止不住，这时就可以用按压内关的方法进行治疗。内关还可以止呕，呕吐和打嗝一样，在中医里面的病机是都属于"胃气上逆"。本来胃气应该是向下的，就是说"脾主升清，胃主降浊"，但是胃气不降反升，浊气上泛，就会产生恶心呕吐、呃逆等病症。按压内关穴可缓解这些症状。

另外，按揉内关穴还可以治疗晕车。很多朋友在乘车时会晕车，出现恶心、呕吐现象，非常难受，服药之后也不能缓解。下面教给大家一个简单易行的办法，就是按压内关穴、合谷穴和足三里3个穴位，能临时缓解症状。内关穴通"心"，具有调节中枢神经的功能，按压内关穴是治晕车最常用的方法。而合谷穴则通胃肠，按压合谷穴有非常好的缓解头晕及恶心呕吐作用。

大陵——癫痫发作时的紧急救治穴

输穴多位于掌指或跖趾关节之后，喻作水流由小到大，由浅注深，是经气渐盛的部位。输穴主治脾之疾患："输主体重节痛。"脾属土，"体重节痛"是脾失健运，水湿阻滞为患。脾与胃相表里，其他由此而产生的病症，如脘腹胀满，食欲不振，呕吐恶心，肢体水肿，大便溏稀，就可以健脾和胃，运化水湿。

大陵是手厥阴心包经穴。在腕掌横纹的中点处，当掌长肌腱与桡侧腕屈肌腱之间。手厥阴心包经的输穴、原穴。大陵穴为十三鬼穴之一，通过临床实践观察总结出此穴具有清热宁神、宽胸和胃、通经活血之功效，还具有理气止痛、舒筋活络、祛风止痉的作用。

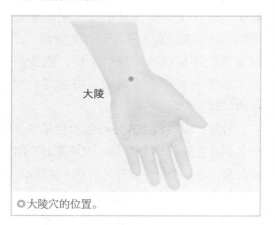

◎大陵穴的位置。

戌时刚好是晚饭后这段时间，戌时应补土，在饭后我们不仅可以按摩足三里来补脾土，还可以按摩大陵来泻心火补脾土。具体操作方法是以一手的大拇指放于大陵上，另外四指握住手腕附近，用大拇指的

力量来按压穴位，每侧5分钟，以有酸麻胀痛的感觉为度。

大陵穴在心包经，为阴经俞穴，穴性属土，正是健脾高手。大陵穴善治口臭，中医认为口臭源于心包经积热日久，灼伤血络，或由脾虚湿浊上泛所致。大陵穴最能泻火去湿，火生土则火自少，脾土多则湿自消。

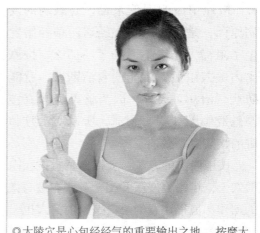

◎大陵穴是心包经经气的重要输出之地，按摩大陵穴，有助泻心火补脾土。

大陵穴还有一个重要的作用是治疗癫痫。癫痫，也就是俗话说的抽羊角风。在中医当中，癫痫的发作病因和头脑以及心有很大的关系，很多人对这个病无能为力。而且发作又很突然，完全无法控制。当癫痫突然发作的时候，赶紧刺激手腕上的大陵穴，用力掐按，能够很好地抑制病情的发作。待病情控制住之后，再进行下一步的工作。当只有一个人，感觉不好的时候，也要赶紧坐下来，刺激大陵穴，这样能够防患于未然。

手厥阴心包经特效穴

活力四射天池穴

　　正坐或仰卧，举起双手，掌心朝向自己的胸前，四指相对，用大拇指的指腹向下垂直按压乳头外一寸的穴位处，有酸痛感。每天早晚左右两穴位各按压一次，每次1～3分钟，或者两侧穴位同时按压。

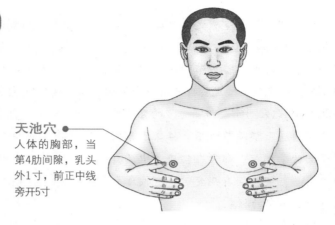

天池穴 ●
人体的胸部，当第4肋间隙，乳头外1寸，前正中线旁开5寸

心痛呕吐按内关穴

　　正坐、手平伸、掌心向上，轻轻握拳，手腕后隐约可见两条筋，用另外一只手轻轻握住手腕后，大拇指弯曲，用指尖或指甲尖垂直掐按穴位，有酸、胀和微痛感。先左后右，每天早晚两侧穴位各掐按1～3分钟。

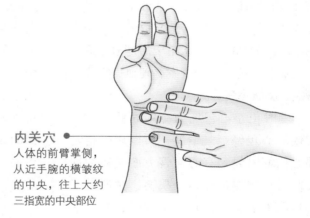

内关穴 ●
人体的前臂掌侧，从近手腕的横皱纹的中央，往上大约三指宽的中央部位

清除口臭大陵穴

　　正坐，手平伸，手掌心向上，轻轻握拳，用另一只手握住手腕处，四指在外，大拇指弯曲，用指尖或者指甲尖垂直掐按穴位，有刺痛感。先左后右，每天早晚两侧穴位各掐按一次，每次掐按1～3分钟。

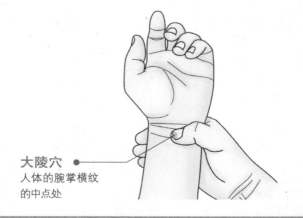

大陵穴 ●
人体的腕掌横纹的中点处

郄门——急性心脏疾病按压郄门

郄门"郄"有空隙之意，郄穴是各经经气深聚的部位。十二经各有一个郄穴，多分布在四肢肘、膝关节以下。阴维脉、阳维脉、阴跷脉、阳跷脉也各有一个郄穴，一共16个郄穴。除足阳明胃经的梁丘外，都分布在肘、膝关节以下。临床上郄穴多用于治疗急性病。郄穴在临床当中还有诊断作用，当某脏腑有病变时，可按压郄穴进行检查虚实的征象。

郄门为手厥阴心包经穴的郄穴。在前臂掌侧，当曲泽与大陵的连线上，腕横纹上5寸。正坐或仰卧，仰掌取穴。郄门有疏导水湿的功能，临床用于治疗冠心病、心绞痛、心烦、心悸突发、衄血、疔疮、癫疾、膈肌痉挛等。

戌时正是心包经当令的时候，这个时候的心包经经气最盛，所以戌时也是强心的好时候，有心血管方面疾病的朋友此时一定要抓住这个机会，按摩一下心包经上的相关穴位。生活中，我们常常会遇到心动过速、心绞痛等心胸疾患突然发作的病人，这时我们可以取患者左手手厥阴心包经上的郄穴——郄门穴，这个穴会很痛。我们可用左手拇指按定该穴，右手握住患者左手向内侧转动45度再返回，以一分钟60下的速度重复该动作，一分钟左右，患者大多能缓解症状，给去医院救治赢来时间。

患者自救时，也可用右手拇指按定左手郄门穴，然后左手腕向内转动45度再返回，以一分钟60下的速度重复该动作，一分钟左右即可缓解症状。

有心动过速和心绞痛的患者记住这个穴，发病时它可用于急救，平常多点按还有很好的治疗作用。急病不要忘了用郄穴。最好平日就多揉揉心包经和上面的相关穴位，不要非等到急性发作时再去找。

◎郄门穴的位置。

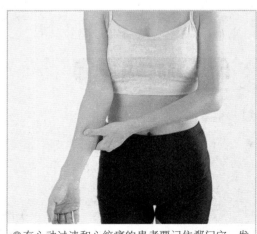

◎有心动过速和心绞痛的患者要记住郄门穴，发病时按揉它可用于急救。

劳宫——清心热和泻肝火的降火穴

劳宫，劳，劳作也。宫，宫殿也。该穴名意指心包经的高热之气在此带动脾土中的水湿气化为气。此高温之气传热于脾土使脾土中的水湿亦随之气化，穴内的地部脾土未受其气血之生反而付出其湿，如人之劳作付出一般。最后因"手任劳作，穴在掌心"而定名为劳宫穴。

劳宫为手厥阴心包经的穴位，为心包经荥穴，五行属火，火为木子，所以，劳宫穴可清心热，泻肝火。劳宫有清心泄热，开窍醒神，消肿止痒的功能。临床能治疗中风、口疮、口臭、中暑、口腔炎等。

劳宫位于手掌心，当第二三掌骨之间偏于第三掌骨，握拳屈指时中指尖处。给大家介绍一种简便的取穴方法：屈指握掌，在掌心横纹中，第三掌骨的桡侧，屈指握拳时，中指指尖所点处取穴。

因为劳宫穴有清心火、安心神的作用，所以长期坚持调养可使心火下降，促进睡眠。按摩可采用按压、揉擦等方法，左右手交叉进行，每穴各操作10分钟，每天2～3次，不受时间、地点限制。也可借助小木棒、笔套等钝性的物体进行按摩。下面介绍几个按压劳宫的小方法。

（1）可在每晚戌时，先擦热双手掌，右掌按摩左劳宫，左掌按摩右劳宫各36次，可使心火下降，促进睡眠。

（2）先将右手放在左手心上，拇指和食指在左手拇指外边，其他三指按在劳宫穴上。稍加力度搓摩至手发热为度，然后以同法用左手搓右手。要持之以恒，坚持每天早晚两次按摩方可获得奇效。这个方法可降压健脑。

（3）两只手心搓热以后，用手心捂眼睛1～3分钟，可以养护眼睛，会使眼睛感到湿润，有明目润燥的作用。用电脑或看书累了，用这个方法也能很快缓解眼疲劳，缓解眼睛干涩。

◎劳宫穴的位置。

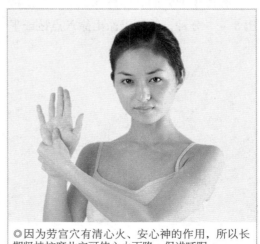
◎因为劳宫穴有清心火、安心神的作用，所以长期坚持按摩此穴可使心火下降，促进睡眠。

中冲——既保护心脏又消除麦粒肿

井穴为五俞穴的一种，穴位均位于手指或足趾的末端处。《黄帝内经》中说"所出为井"，也就是说经脉在流注方面好像水流开始的泉源一样。"全身十二经脉各有一个井穴，故又称十二井穴。

中冲为手厥阴心包井穴。在手中指末节尖端中央。中冲穴既是十宣穴之一，又是开窍泄热的要穴。也就是说中指的十宣穴就是中冲穴。中冲有调节心律的作用，主治心绞痛，位于中指尖中央，距指甲角一分许，可用拇指指甲切按。

建议大家再戌时按揉一下中冲穴。戌时与心包经的联系，前面已经讲了很多，而且中冲又是心包经的井穴。如你或家人有心脏病或经常胸闷不舒、心律不齐，觉得心脏经常怦怦直跳，可以平时多按揉中冲、内关、神门这三个穴位，因为它们是心脏病的保健穴位。

按摩中冲穴的具体操作如下：每次按压3～5分钟，一般以徐出徐入点按或平揉手法为宜。此穴取穴方便，一个人自我点按方便，左手按右手，右手按左手，甚至一只手也可以按。即用左手的拇指切按左手的中冲穴，右手的拇指切按右手的中冲穴，十分方便。若平时心脏有不适的时候，应立即点中冲、内关治疗。若症状不缓解时还可以加按少海、极泉、至阳、太溪等穴。

另外，中冲穴还可以治疗麦粒肿，麦粒肿又名睑腺炎，俗称"针眼"，是一种普通的眼病，人人可以罹患，多发于青年人。此病顽固，而且容易复发，严重时可遗留眼睑疤痕。麦粒肿是皮脂腺和睑板腺发生急性化脓性感染的一种病症，分为外麦粒肿和内麦粒肿，切记不可自行挤脓。

民间有一个治疗的方法叫放血疗法，最常用的一个就是刺破十指尖，挤出几滴血。现在医生也经常用到，这里就利用"井穴主泻"的原理。中冲穴也不例外，在中冲放血是治疗麦粒肿的好方法。很多人在眼睛周围经常会长一些小痘粒，因为在眼睛旁边，也不敢随便乱动，但无论是从美观还是从生活方便来说，长麦粒肿都非常不方便，很苦恼。

其实，这时候在中冲穴放血是非常简单且安全的办法。用三棱针或者家用的缝衣针，用火，或者95%的酒精消毒之后，捏紧中冲穴处的皮肤，迅速地点刺几下，挤出5～10滴血，然后迅速地用棉球压紧止血，一般来说，1～3次放血就能起效。

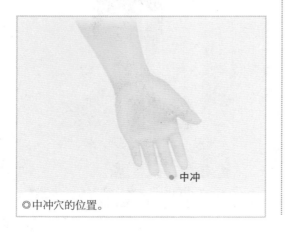
● 中冲

◎中冲穴的位置。

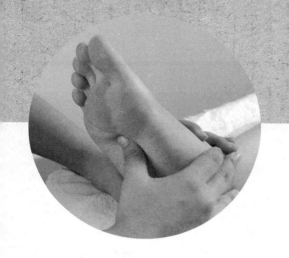

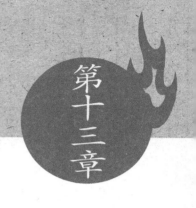

第十三章

亥时人定，随天地归于宁静，养阴育阳三焦通

●亥时三焦经当令，三焦是六腑中最大的腑，具有主持诸气，疏通水道的作用。亥时三焦能通百脉。人如果在亥时睡眠，百脉可得到最好的休养生息，对身体健康十分有益。

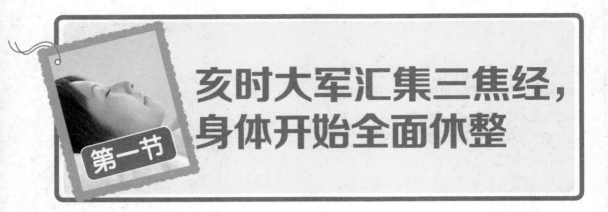

第一节

亥时大军汇集三焦经，身体开始全面休整

保卫头脑安全的手少阳三焦经

《黄帝内经》认为，三焦司掌后天元气之源，肾是人的先天之气的发源地，三焦将经由食物而获得的后天之气吸收体内，并让其循环内脏。三焦是上、中、下三焦组成。上焦由脖子根部开始直通心窝处，包含主要的呼吸系统和循环系统。中焦由心窝开始至肚脐为止，包含消化系统。下焦由肚脐至耻骨终止，包含泌尿排泄系统。保持胸部及腹部的功能运转正常是三焦经的主要任务。

亥时三焦经当令，此时三焦经经气最盛，气血主要汇集于此，此时应特别注意三焦经的调养。

手少阳三焦经主要分布在人体上肢外侧的中间，另外还分布在肩部和侧头部。三焦经从无名指末端开始，沿上肢外侧中线向上循行至肩，在第七颈椎处向前进入缺盆，落于心包，通过膈肌。三焦经的其中一个支脉从胸上行，从缺盆出来，向上循颈外侧，从耳下绕到耳后，经耳上角，再屈曲向下到面颊，直

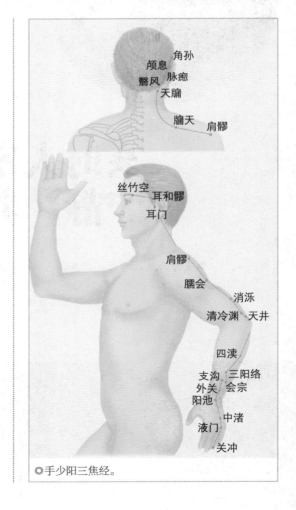

◎手少阳三焦经。

达眼眶下部。还有一支脉，从耳后入耳中，出走耳前，与前支脉交叉于面部，到达外眼角。

简单说，三焦经就是手臂外侧靠无名指那一条线。《黄帝内经》认为，"少阳为枢"，意思是说少阳经是人体的枢纽。手少阳三焦经和足少阳胆经就像一扇门的门轴分布在人体体侧。所以，平时要注意这两条少阳经的通畅，这两条经脉通畅了，就说明机体的枢纽打开了，人体的气血才能正常运行。

既然三焦经这么重要，那么该怎么调理它呢？大家都知道，手少阳三焦经的气血在亥时达到顶峰，也就是晚上21～23点，所以选择这个时间段按揉对全身都有很好的保健作用。下面给大家介绍两个非常简便而且实用的方法，一个是循经按揉或敲击三焦经，一个是对三焦经上的重点穴位进行按揉。具体操作方法如下：

❶ 循经按揉或敲击三焦经

用大拇指沿着三焦经走向按揉对侧三焦经，速度不宜太快，手上要稍微用力，以有酸麻胀痛的感觉为度，每侧来回按揉3次。或直接一手握拳，敲击三焦经，这样力度会更大些，刺激量也大，临床经验表明，这种敲击的效果甚至优于针灸的效果，敲击的效果也要以经络有酸麻胀痛的感觉为度，每侧来回敲击3次。以上两种方法不仅能调节全身体液循环，还能刺激大脑皮层、放松神经，改善头痛、咽喉痛等身体不适症状。

❷ 重点穴位的按揉

三焦经常用的重点穴位是支沟、肩髎、翳风、耳门。经常按揉这些穴位，能保证这条经及所属部位的健康。

（1）支沟的按揉。支沟穴位于在前臂背侧，当阳池与肘尖的连线上，腕背横纹上3寸，尺骨与桡骨之间，是治疗便秘的经验穴，用拇指用力点按支沟穴有很好的通便效果。

（2）肩髎的按揉。肩髎位于肩膀大关节后侧约一半肩高附近所生成的凹陷处，简便的取穴方法是：手背抵住背部，直接向上提升，此时触摸肩膀前端后侧，会摸到凹陷处，就是肩髎。肩髎可治疗肩关节周围疼痛，也可缓解因伏案工作太久造成的肩背酸痛。操作方法是用拇指用力按揉，以有酸痛感为度。

（3）翳风、耳门的按揉。翳风位于耳垂后，当乳突与下颌骨之间凹陷处。耳门位于人体的头部侧面耳前部，耳珠上方稍前缺口陷中，微张口时取穴。三焦经还有个别名叫"耳脉"，因为它绕着耳朵转了大半圈，翳风、耳门又位于耳朵附近，所以耳朵的疾患可以通治，像耳聋、耳鸣、耳痛，都可以通过刺激这两个穴位得到缓解。操作方法是用拇指少用力按揉，以酸痛感为度。

敲经络除了有舒适酸胀的感觉外，还会给全身带来轻松、愉快、舒适与灵活的感觉。因此，敲经络不仅可以防病去病，同时也有益于善于养生者大步走在健康之路上。

亥时三焦经当令，入睡是最好的补养方式

有个调查显示，很多百岁老人都有良好的生活习惯，他们基本上都在亥时睡觉。可见亥时养生的重要性。而亥时又是三焦经当令，人体脏腑直接受三焦的管理，如果三焦不通，必然会生百病。如果想让身体更上一个台阶，就要注意在亥时睡觉，从而保证三焦经的通畅。

晚上的9：00～11：00是亥时，此时三焦经经气最盛。三焦经掌管人体诸气，是六气运转的终点。三焦经通畅即水火交融、阴阳调和、身体健康。

亥时，亥时又称"人定"，是人一天十二时辰中最后一个时辰，这是因为在古代，人们在这个时候已经停止活动，准备睡觉了，所以叫人定时分。此时夜已经很深了，应该是上床休息的时候了。现代研究表明，从亥时之初也就是21点开始，是人体细胞休养生息、推陈出新的时间。而且在亥时三焦可通百脉，在亥时睡眠，百脉就会得到休养生息，对人的身体是十分有益的。

现代人的生活压力大，不仅应酬多，而且晚上经常要加班，睡得自然比较晚，这对身体是非常不好的。有人也许会说，没关系，我第二天晚起些不就把错过的睡眠全补回来了吗？其实睡眠绝不只是时间的积累，而是要依照身体的规律来决定它的质量。

《黄帝内经》认为，晚上亥时开始睡觉就是顺应天时，在阳入阴的时候睡觉，就能使阴阳之气都得到养护，同时让工作了一天的身体尤其是头脑都得到养护。所以亥时就该睡觉。早晨该起床时不起床对身体也不好，因为太阳一升起来，天地之间的阳气是开始升发，人身体的阳气顺应天时，阳气也要升发。如果在这个时候睡觉，阳气淤积于体内，日久会产热而伤阴，久而久之对身体也会有影响。其实养生很简单，就是要人顺应自然，保持身体阴平阳秘的状态，这样自然就不会生病了。

现代很多人有睡眠障碍。睡眠障碍有很多表现：有的人在晚上必须那个时间段睡觉，过了这个时间就睡不着觉，或者是睡着了晚上就做梦；有的人经常一夜梦不断，而且还是有人物有情节的；还有人更

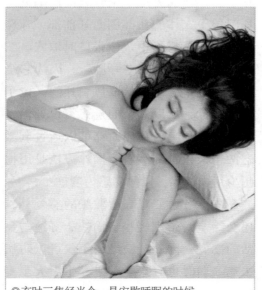

◎亥时三焦经当令，是安歇睡眠的时候。

有助亥时入睡的方法	1. 仰卧，自然呼吸，感觉呼吸像春风，先融化大脚趾，然后是其他脚趾，接着脚、小腿、大腿逐渐融化。如还清醒着，再从头做。
	2. 睡觉前简单的压腿，然后在床上自然盘坐，两手重叠放于腿上，自然呼吸，感觉全身毛孔随呼吸一张一合，若能流泪打哈欠效果最佳，到了想睡觉时倒下便睡。
	3. 入睡快的人可右侧卧，右手掌托右耳。右掌心为火，耳为水，二者形成水火即济，在人体中形成心肾相交。久之，养心滋肾。

有意思，他是半夜起来，起了夜以后，回来就睡不着了，还有不管多晚，到了早上一定时间就起来。有睡眠障碍的人很痛苦。像这些人，他们就有一个表现，第二天早上起来特别累，就是起来也觉得浑身没劲儿，浑浑噩噩的。身心都处于亚健康状态，时间一长就会生病了。这些都是睡眠障碍问题。那么我们该怎么办呢？这都是生活不规律、工作压力大引起的，最主要是减轻心理负担，尽量让自己处在一个比较轻松的生活、工作和学习状态下，并且经常锻炼身体，多爬爬山、散散步什么的。从中医角度来讲，现代人的这种睡眠障碍问题，大多是情志引起的。

白天是人该活动的时候，此时正是阳气生发的时候。早上不可睡懒觉，起床时间冬夏要有差别，夏天应该起得早些，冬天应该起得迟些，以顺应天时。起床后一定要吃早餐，以补充身体营养所需。俗话说"早餐吃得要像皇上，午餐吃得要像贵族，晚餐吃得要像乞丐"。

现代似乎医院的失眠病人很多，其实大家要自己先弄清楚，自己到底是失眠还是睡眠障碍，这些失眠的人其实并不是有失眠病，而是有睡眠障碍。

养生锦囊

我们都知道睡眠的重要性，但很多时候还要了解睡眠时应该注意的事项，才能保证更有效的睡眠。掌握了这些知识，您会发现，睡眠质量会有一个质的提高。睡眠应注意的事项：

（1）早睡。晚上应该早些睡，不要超过23点，老年人应该20点以后睡，不要超过21点。《黄帝内经》认为23点，为阳生时，属肾，此时失眠，肾水必亏，心肾相连，水亏则火旺，最易伤神。睡眠不好的朋友，千万不要喝安眠药助睡。

（2）少思。枕上切忌思索计算未来事，睡时宜一切不思，鼻息调匀，自己静听其气，由粗而细，由细而微细而息。视此身如无物，或如糖入于水，化为乌有，自然睡着。

（3）酝酿情绪以备睡眠。不能安睡，切勿在枕上转侧思虑，此最耗神，可坐起一会再睡。

（4）夏日起宜早，冬日起宜迟。居北方宜防寒气，如在粤、桂等省，早起防山风瘴气中病。食后勿仰天睡，早起如在寅时3点至5点，此时切忌郁怒，必损肺伤肝，万望注意。

减少鱼尾纹的秘方——敲揉三焦经

人的眼周皮肤是全身最薄的部位，30岁以后，眼周胶原蛋白和弹力蛋白开始老化，由胶原纤维和弹力纤维组成的细筛网状结构也开始变得稀疏，再加上现代人使用电脑产生的电磁辐射和化妆品等选用不当化学刺激，眼周皱纹开始不断出现。女性朋友眼周的小皱纹提示衰老的来临。

中医认为如果作息不规律，夜晚不睡觉，早上不起床，就会出现鱼尾纹。因为人在夜晚不睡觉的时候耗阳气和伤阴，整个经络和经筋都不能得到濡养。年老或者早衰，也就是阳气大衰，经络和经筋痿软，就出现了眼尾纹。

三焦经经络循行从两侧外眼角开始，斜向上至额角部位，再直向下至耳尖部。根据中医学远道治病的理论，气血津液通过经络输注到眼睛及其周围组织，所以敲揉三焦经，就可减少鱼尾纹。具体来说，敲揉三焦经能激发三焦经的气血运行，有效地促进气血流通和传递养护信息，所以能减少鱼尾纹。

下面介绍一些防治鱼尾纹的中医方法：

① 敲三焦经

三焦经主要分布在上肢外侧中间，还有肩部和侧头部。敲三焦经主要是敲手臂这一段。可以左右手交替去敲，敲完一遍后换左手敲击右臂，两侧交替敲击大约10分钟。敲的时候必须有酸痛的感觉才好行。这样不仅能增强机体免疫力、调节全身体液循环、增强免疫力，还能刺激大脑皮层、放松神经，改善头痛、目痛、头痛、咽喉痛、出汗等多种身体不适症状。

敲三焦经的时间最好在亥时，就是晚上21～23点，这时手少阳三焦经的气血达到顶峰，也不会影响人的休息。

② 穴位按压

（1）按压鱼腰：鱼腰位于眉毛的正中间，是非常重要的美容穴。按压时可

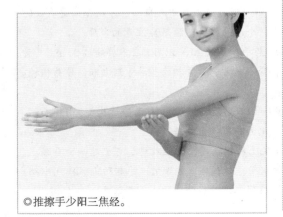

◎推擦手少阳三焦经。

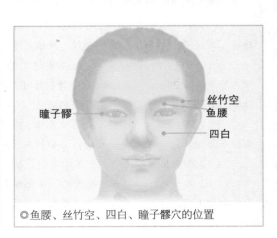

瞳子髎　丝竹空　鱼腰　四白

◎鱼腰、丝竹空、四白、瞳子髎穴的位置

闭上双眼，将两手中指按压在鱼腰上，以有酸麻胀痛的感觉为度。按压1分钟左右。

（2）按压丝竹空：将双手搓热，然后一边吐气一边用搓热的双手中指指腹按压丝竹空穴。丝竹空位于眉梢处凹陷处，适度按压可以淡化眼尾纹，对眼睑下垂也有一定的改善作用。

（3）按压四白：四白穴又叫"美白穴""养颜穴"，按压这个穴位，不仅可减轻鱼尾纹，还可美白。四白穴位于眼眶下面的凹陷处，就是当你向前平视时瞳孔直线下方，在眼眶下缘稍下方能感觉到一个凹陷，这就是四白穴。四白穴在眼周围，坚持点按可祛除眼部的皱纹。

（4）瞳子髎。瞳子髎也能祛除眼部的皱纹。瞳子髎位于眼眶外缘1厘米处，一面吐气一面按压，每次压3~5秒，休息2~3秒，再压3~5秒，每一部位重复3~5次，这样效果最好。

需要注意的是，敲揉经络不是万能的，毕竟衰老是人体不可抗拒的自然规律。一般来说，这种方法比较适合50岁以下鱼尾纹过早出现的人。每天可以花10分钟按揉或敲击，双手要交替进行。每个人的体质不同，敲经络的次数也不一样，体质好的人每天敲经络10分钟就可以了，体质虚弱的人和工作很累的人，最好一闲下来就敲经络。这个方法不受环境与场地的限制，简便易学，无任何副作用。

除此之外，还应改善日常生活的不良行为习惯。减少脸部表情肌的运动，这个说起来简单，做起来相当难。应当鼓励人们使用表情来表达自己的感情，但是一些不好的习惯还是要戒除。佩戴合适镜框和隐形眼镜，矫正视力，不要过度使用眼周围的肌肉；不可忽视眼周围组织的水肿，睡前喝水要适量，亥时要入睡，保证较好的睡眠；若减肥要渐进式，因为体重骤然下降，皮肤没有足够时间适应体内脂肪的减少，也会造成皱纹；化妆卸妆时不要用力拉扯皮肤。

最重要的是在干燥环境中应及时补充水分，皮肤脱水对皮肤的伤害最大，这样体内产生酸性物质，皮肤的皱纹会增多加深。为减少眼部四周的皱纹，尤其是眼睛较大、周围气血供养也需要足够的人，应该在没有出现鱼尾纹的时候，给予养护，必须供给足够的养分及补充失去的水分，选用合适的眼霜也是重要的一个环节。正确的方法是：首先以无名指沾上少许眼霜，用另一手的无名指把眼霜匀开，轻轻地"打印"在眼皮四周，最后以打圈的方式按摩5~6次即可。

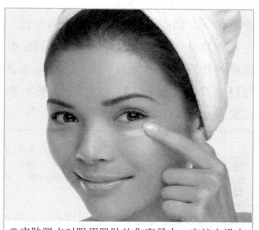

◎皮肤脱水对眼周肌肤的伤害最大，应该在没有出现鱼尾纹的时候，给予养护。

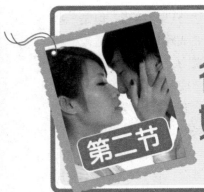

行气行水看三焦，养好"决渎"百病消

第二节

三焦为"决渎之官"，管理水道和主气

"三焦"是中医藏象学说中一个特有的名词，是上焦、中焦和下焦的合称，即将躯干划分为3个部位，横膈以上为上焦，包括心、肺；横膈以下至脐为中焦，包括脾、胃；脐以下为下焦，包括肝、肾、大肠、小肠、膀胱。

三焦是人体气血运行的要道，也是六腑中最大的脏腑。《内经》中说："三焦者，确有一腑，盖脏腑之外，躯壳之内，包罗脏腑，一腔之大腑也。"这里所谓"包罗脏腑"，指的是包覆各个脏腑的外膜，它们本身是一种油脂体膜，可以起到保护脏腑的作用，所以称为"焦"。三焦油膜可以完整包覆整个体腔，所以比五脏六腑还要大，故又称之为"大腑"。

《黄帝内经》理论认为，三焦可分为上焦、中焦、下焦，而它最主要的两项功能就是通行元气和通调水道。中医称肾为先天之本，脾胃是后天之本。我们人体的元气是发源于肾的，它由先天之精转化而来，又靠后天之精的滋养，是人体之本，生命活动的原动力。而元气在人体里面主要是靠三焦来输送到五脏六腑，充养于全身各处，以此来激发和推动各个脏腑组织的正常工作。说得通俗点，三焦、元气、脏腑的关系就像现代的房屋买卖关系，三焦是房屋中介，没有中介的话，元气就到不了脏腑组织那里。三焦还通百脉，人体的一切经脉都有气血灌注，而三焦是气的统帅，换句话说，经脉必然通气血，通气

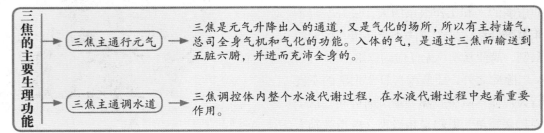

三焦的主要生理功能	三焦主通行元气	三焦是元气升降出入的通道，又是气化的场所，所以有主持诸气，总司全身气机和气化的功能。入体的气，是通过三焦而输送到五脏六腑，并进而充沛全身的。
	三焦主通调水道	三焦调控体内整个水液代谢过程，在水液代谢过程中起着重要作用。

血就必然与三焦相通。我们如果每天坚持亥时睡觉的话，全身百脉都能得到很好的休息和调养，这样，气血旺盛，经脉通畅，病从何来？

三焦还有通调水道的功能，这个功能很重要，重要在哪里呢？我们全身的津液（水）的输布和代谢由它来管理，津液滋养着我们全身上下内外的脏腑组织和器官，也是我们体内废物的代谢承载，比如汗液、尿液，要是身体里面水液的代谢不正常了，人不能正常地排尿、排便了，这个人的整体状态肯定非常差。大家都知道，那些生活非常有规律，晚上亥时睡觉，早上六七点起床，睡眠充足，排泄（大小便）很有规律的人，他们的气色非常好，脸色红润，皮肤光洁。

下面介绍个亥时养生的小方法，那就是泡脚，泡脚同时是防治手脚发凉的好方法。睡前（亥时）用热水泡脚。泡完脚后，最好再搓搓脚底板，以搓到脚底板有热感为度。每次搓完脚底板之后最好在10分钟内上床睡觉，并且要注意

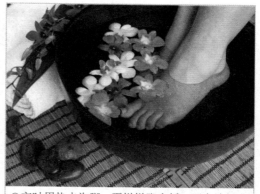

◎亥时用热水泡脚，再搓搓脚底板，可有效促进睡眠，补益气血。

脚部的保暖。必须每天坚持，至少连续1个月以上，不可浅尝辄止，也不要三天打鱼两天晒网。

如果把泡脚的方法和搓脚底板的方法结合起来，每天晚上先泡脚，再搓脚底板，搓完脚后10分钟内上床睡觉，并保证保暖，绝对是养生保健的绝招。而且这种方法老少皆宜，男女通用，特别是那些随着年龄的增长而阳虚体衰的老年朋友，如果每天能贯彻执行此"睡前两部曲"，那么将健康无忧，颐养天年！

养生锦囊

三焦要如何调理以保证其畅通无阻呢？有两个简单的方法，在亥时可以做：

1. "嘻"字诀：各家各派有不同的练法。教大家个简单的：练习前想象自己刚刚中了大奖，发自内心地发出"嘻嘻"声，不用气管呼吸。但以呼气时念"嘻"为佳。很多父母在帮小孩子把尿的时候都会自发地长长地念"嘻"字诀，那个状态就很好，"水道出焉"。

2. 一段锦：从宋代开始，医家便流传着"八段锦"，其第一段便是"仰托一度理三焦"，就是用来调理三焦的。这一小段，最适合在亥时做，方法：

（1）两脚与肩同宽站立。

（2）两臂自然松垂身侧，然后徐徐自左右侧方上举至头顶，两手手指相叉，翻掌，掌心朝上如托天状，同时顺势踮两脚跟，再将两臂放下复原，同时两脚跟轻轻着地。如此反复多遍。若配合呼吸，则上托时深吸气，复原时深呼气。这个"仰托一度"的动作可以很有效地调理三焦。

调理三焦气机，就用双手托天的方法

《黄帝内经》中将三焦叫作"决渎之官，水道出焉"，即交通枢纽的概念。三焦一定要通畅，如果三焦不畅，人体内就会有瘀滞。我们在平时生活中，要注意调理三焦，这样能调节身体的气机，有益气血运行，有益身心健康。

三焦有名无形，这就是古人对它的描述。实际上，三焦与脏腑气血生化关系密切，三焦行气行血，帮助各个脏腑的调理气机。三焦在人体中的地位非常重要，被称为"孤府"，它既是一个相对独立的部分，但又不是具体地指哪儿。不只是一个容器，也是我们的中央空调。如果长时间地伏案工作，脏腑不舒，心肺之气不足，人就会开始疲劳。都会打哈欠、伸懒腰？日常生活中，我们为什么会经常打哈欠、伸懒腰呢？

从中医的角度来说，这是脏腑气机不顺，三焦气机不顺的表现。这时，人体自觉不自觉地伸懒腰。当我们伸懒腰，两臂上举的时候，胸腔就得到了扩张，心、肺、胃都能得到舒展，三焦在这时候，加快体内新陈代谢，气血通畅，体内废水废气也更易于排出；同时，伸懒腰时的扩胸动作，可调节心肺的呼吸，从而让人体的气机充足，加快各个脏腑的运化，减轻疲劳。

调理三焦最简单的方法就是双手托天。两手托天理三焦，是我国传统养生功法八段锦的第一式，在宋代曾慥的《道枢·众妙篇》中提到："仰掌上举以治三焦也。"其实这就是后代所说的两手托天理三焦，在清代《新出保身图说》中歌诀中写道："两手托天理三焦。"这里所记载的已经同我们今天的说法一样了。

"双手托天理三焦"具体做法：首先，要"立地"，即肩井对涌泉，百会对会。然后掌心向上，双手交叉放在腹前，两手与肚脐形成一个三角。双手合抱的同时，两腿微屈，这就达到了"八虚"的效果：虚两腋舒肝气；虚两肘舒心肺气；虚两髀舒脾气；虚两腘窝舒肾气。然后两掌慢慢举到胸前，再往内旋转向上托起，掌心向上，即是一个"顶天"的动作。此时注意几点：

（1）在做动作前，首先姿势要端正，做到几点相对，即肩井穴对涌泉穴，百会穴对会阴穴。

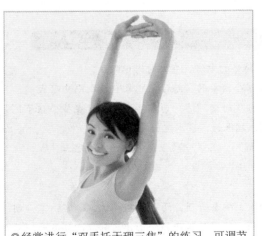

◎经常进行"双手托天理三焦"的练习，可调节心肺的呼吸，从而让人体的气机充足。

（2）当两掌向上托起并上举时，最关键的一点是掌根一定要上撑，这样才能打开手臂上的阴经，也才能抻拉整个后背。

（3）手臂上举时，注意要用两臂夹紧耳朵，因为三焦也是走耳部的。年纪大的人手臂上举时可慢一些，根据自己身体的情况调整上举的高度。

（4）两掌向上托起并上举，举到最高点的时候，要稍微定住，屏息一会儿。屏息就可让我们的气机在五脏六腑之中鼓荡一圈，即"内按摩"，用气机按摩我们的五脏六腑。

（5）两臂上举并屏息，除了按摩内脏，也锻炼了人体的膈肌。经常锻炼膈肌，可延缓衰老。

（6）双臂上举时也有一个夹脊的动作，对活动背后的膏肓穴很有好处，可舒缓背部的疲劳感。最后，两腿微屈，两臂分别在身体两侧缓缓下落，然后两掌捧于腹前，目视前方。此时，身体的重心要缓缓下降，气往下走，全身都放松下来。

三焦讲行气行血，但是切忌气不要升过头了，这也是不好的。始终意守下焦丹田，这将气机收在了丹田。两手合抱于腹前时，不要抱得太高，因为手在哪儿，气就在哪儿。对于老年人来说，如果手抱得太高，气往上冲，容易出现高血压。还有人体衰老的一个明显的表现，就是越来越容易气喘。比如，稍微走一下楼梯就累得气喘吁吁的，这其实是膈肌无力的表现，不能"气沉丹田"。要想让气沉到丹田，膈肌的力量必须大，全身的气机必须足，这都需要健康而有活力的身体。

我们一定要记住，锻炼是可以随时随地进行的，但是这种随时随地的锻炼首先要养成习惯，习惯决定健康。锻炼贵在坚持，锻炼的动作都不难，难的是天天练习，持之以恒。

养生锦囊

一般人认为，伸懒腰是一种懒惰的表现，这种认识是没有科学道理的。其实伸懒腰，对身体是有好处的。

经常坐着工作和学习的人，长时间低头弯腰地趴在桌旁，身体得不到活动。由于颈部向前弯曲，流入脑部的血液流动不畅。这样时间长了，大脑及内脏器官的活动便受到限制，使新鲜血液供不应求，产生的废物又不能及时排出，于是便产生了疲劳的现象。少年儿童的身体正在生长发育，大脑和心肺还没有成熟，更容易发生疲劳。

伸懒腰的时候，人一般都要打个哈欠，头部向后仰，两臂往上举。这样做有不少好处。首先，由于流入头部的血液增多，会使大脑得到比较充足的营养；其次，身腰后仰时，胸腔得到扩张，心、肺、胃等器官的功能得到改善，血液更加流通，不仅营养供应充足，而且废物也能及时排出；同时，伸懒腰时的扩胸动作还能多吸进一些氧气，使体内的新陈代谢增强，能提高大脑和其他器官的工作效率，减轻疲劳的感觉。另外，伸懒腰还能使腰部肌肉得到活动，这样一伸一缩地锻炼，可以促成腰肌发达，并且能防止脊椎向前弯曲形成驼背，对维护体形的健美有一定的作用。因此，每伏案学习一段时间，伸伸懒腰对身体是有好处的。

第三节

亥时阴阳交和，正是性爱黄金时刻

亥时性爱是身体最快乐的表达

已经无可考证古代人是什么时候创造"亥"字的。但古文中的"亥"字千万别小瞧，上面两道，一阳一阴；下面两人，一男一女；男人搂着女人在睡觉，且女人的肚子已怀孕凸起。这就意味着亥时是男女行房事之时，是安逸享乐之时。女人妊娠，则意味着亥时即是结束，也是生命新的轮回的开始。它代表新生命的重新孕育。

中国人含蓄地称亥时为"氤氲之时"，指生命处于一团其乐融融温暖祥和的气息中，中医把这氤氲交融的状态归属于少阳，故而"亥"这个字就像一男子搂抱一怀孕女子。亥时是阴阳和合的时段，这个时候是性爱的黄金时刻，其实也就是通过男女的交合配合身体完成阴阳和合的这个过程，达到"三交通泰"。中医虽然讲究保精忌色，房事不能过度，但是身体健康的情况下，和谐的性爱会令人身心欢愉，激发生机，有益无害。

人类的性生活，既是为了繁衍，也是上天赋予的天伦之乐。和谐的性生活，

不仅有益情感维系，而且有益维持身心健康。既然人归属于大自然，就应该迎合天时本性，除了注意房事的情绪、次数、环境、健康状况，还要把握房事的最佳

小贴士

上古彭祖认为，当大寒大热、大风、大雨、日食、月食、地震、雷电之时为天地交感、阴阳错乱，不宜同房。饭饱、喜怒恐惧、酒醉时亦不宜同房。不宜性爱的7个时间：

（1）重病初愈不宜性爱。

（2）过度劳累、醉酒或情绪不好时不宜性爱。

（3）月经期间绝对不能性爱。

（4）妊娠前3个月及最后3个月要禁房事。

（5）分娩后至子宫复原以前（6～7周）要杜绝性爱。

（6）女子放环（或取环）及男子输精管结扎两周内不能性爱。

（7）医生认为要避免性生活的其他情况。否则，不仅伤其身，尤损其子。

时期，如此才能更好地体验生命之喜悦，益寿延年。

那什么时间过性生活最好呢？西方认为性爱的最佳时间是在22：30，我们传统的中医认为最好是在22：00，西医没有给出明确的理由，中医的理由上面已经说了，就是为了达到阴阳和合，而为什么比西方认为的要早半个小时呢？这是因为下一个时辰就是胆经当令，应该是熟睡养阳的时候，如果22：30进行性爱，很可能到胆经当令的时候人体还处于兴奋状态，会睡不着，而22：00进行性爱，到下一个时辰开始的时候，人体就已经处于熟睡状态了，可以养住阳气。这也体现了中医看问题的一种思想，他们不是孤立地看问题，头痛医头、脚痛医脚，而是认为天地、阴阳、万物之间都是相互联系的整体，需要互相配合，才能和谐，所以人什么时候该睡觉，什么时候该吃饭，什么时候过性生活也都

是有讲究的，不能随着性子乱来，否则就会伤害身体。

性爱的本质是由爱自然生出的繁衍本能，两个相爱的人，只有彼此倾心交谈后，才能获得最佳的性爱体验。其实在古代养生中，戌时是交流的时间，也就是性爱的前奏时间。两个人在此时很好的交流，在亥时进行和谐的性爱，既能得到身体上的满足，心灵上也会很愉悦的。这样的氤氲之时在一团祥和气氛下，那么在此时受孕，是再合适不过的，可以说是受孕的绝佳时间。现代人生活压力大，由于各种原因，男女喝酒吸烟的比例很高，如果双方准备要孩子的话，一定要注意戒烟限酒，不醉酒入房，保持正常健康的生活节律，这样才能生出健康的宝宝。

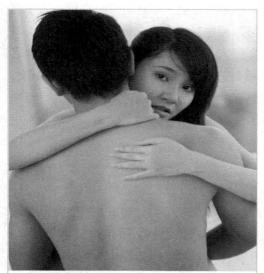

◎亥时是阴阳和合的时段，这个时候是性爱的黄金时刻。

养生锦囊

很多女性鱿鱼身体素质等原因，婚后性生活比较冷淡。对此宜采取"里外配合"，注意性交前的"准备与诱导"，同时可以尝试一些女性助兴食物。

（1）鳖甲炖鸽

【材料】鳖甲50克，鸽子1只。

【做法】鸽子去毛和内脏，鳖甲打碎，放入鸽子腹内，共放入砂锅，加水适量，慢火炖熟后调味即可。

【功效】益肾精，补肝血。

（2）金针炖水鱼

【材料】水鱼500克，瘦肉200克。金针菜30克，木耳15克，调料适量。

【做法】全部材料洗净，共放入炖盅内，加开水适量，隔水炖3小时，调味即成。

【功效】滋阴降火，补肾和血。

"性"福出了问题，不妨试试这些锦囊妙计

坐在床上，用双手掌贴在肾俞穴（在第二腰椎棘突旁开1.5寸处），中指正对命门穴（在第二腰椎与第三腰椎棘突之间），意守命门，双掌从上向下摩擦100次，以有温热感为宜。这种功法具有温肾摄精的作用，对男性遗精、阳痿、早泄等有很好的调节作用。

性生活是夫妻生活的内容之一，而健康和谐的性生活是夫妻关系和谐美满的一个重要基础。性生活不如意给女性的工作、生活和家庭带来了很大影响，对"性生活对工作、生活和家庭的影响程度"的调查表明，52.7%的女性认为"比较大"，11.2%认为"非常大"，只有10.6%和12.4%的女性认为"没有影响"或"不能确定"。对此，女性同胞应该怎么办呢？建议大家从自己和丈夫两个方面着手进行解决。

① 解救男性性功能障碍的4种妙计

出现性功能障碍不仅搞得男人们灰头土脸，也容易导致家庭破裂。有性功能障碍的男性绝大多数是后天发生的，或疾病影响，或心理障碍，或步入误区，或重、或轻。对此，其实是可治可防的。

以下几个方法为渴望重温旧爱的男性提供了一个机会：

（1）按摩涌泉穴。

涌泉穴位于足底中心部，足趾跖屈时呈凹陷处。按摩前，将手足左右交叉，以右手掌对准左足的涌泉穴，反复搓摩100次；再用同样的方法按摩右足。搓摩时保持一定的节奏。此法有交通心肾、引火归原之功，有防治失眠、遗精的作用。

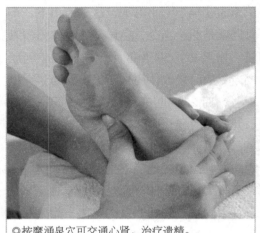

◎按摩涌泉穴可交通心肾，治疗遗精。

（2）双掌摩腰法。

坐在床上，用双手掌贴在肾俞穴（在第二腰椎棘突旁开1.5寸处），中指正对命门穴（在第二腰椎与第三腰椎棘突之间），意守命门，双掌从上向下摩擦100次，以有温热感为宜。这种功法具有温肾摄精的作用，对男性遗精、阳痿、早泄等有很好的调节作用。

（3）按摩双肾俞。

双手外劳宫穴（位于手背侧，第2～3掌骨，掌指关节后0.5寸）紧贴背部双肾俞（肾俞穴位于第2腰椎棘突下旁开1.5寸）穴，按摩30次，速度不宜过快，要稍用力缓慢进行。坚持按摩有助于增强性功能。

（4）按摩腹部。

将双手常重叠，从剑突向下推腹至耻骨联合，反复36次。长期坚持有助于增强性功能。

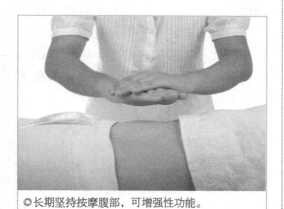

◎长期坚持按摩腹部，可增强性功能。

❷ 恢复女性性功能障碍的3种方法

与男性性功能障碍不同，女性发生性功能障碍的情况是心理性障碍更胜于生理性障碍。性高潮障碍在女性性功能障碍中居首位。那么如何解决女性性功能障碍问题呢？

（1）按摩大腿法。

坐在床上，将双腿向前伸，分开，闭

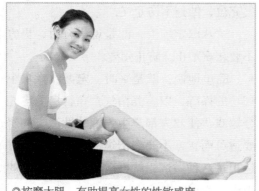

◎按摩大腿，有助提高女性的性敏感度。

上双眼；右手掌叠于左手掌掌背上，以左手掌按摩大腿内侧3分钟左右；用左手掌改置于右手掌掌背上，以右手掌按摩右大腿内侧3分钟。按摩时，必须从膝关节向大腿根部方向拉回，逆向按摩无效，每天早晚各做1次。大腿根部在医学上叫"腹股沟"，该处距外生殖器很近，是女子的"性敏感区"之一，通过按摩可激活神经，提高女性的性敏感度。

（2）抓揉乳房法。

抓乳房时，取坐位或卧位，将双手常对搓至发热，再用双手掌对准乳房进行按摩，由内侧方向按揉50圈，再向相反方向按揉50圈。揉乳房时，也是将手掌对搓至发热，左右手交叉，用手指抓握乳房，一抓一放为1次，连续做50次。常练此法可增强性功能，延缓衰老。

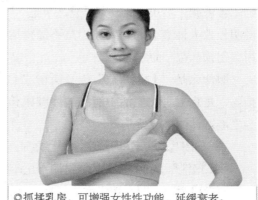

◎抓揉乳房，可增强女性性功能，延缓衰老。

（3）按摩神阙。

取仰卧位，将两腿分开与肩同宽，双手掌按在神阙穴上，左右各旋转3次左右，以深部自感微热为宜，每天进行2～3次。这也是一则能提高女性性功能的有效方法。

从"七损八益"理论解读房事养生

古代房中术认为，宜采用"七损八益"法。如《黄帝内经》里说："能知七损八益，则二者可调，不知用此，则早衰之节也。"说明导致人体衰老的重要原因是不懂得运用"七损八益"而致。

性是人的自然本能，如同饮食一样，性欲是人的生理需要。和谐的性生活，可使男女双方达到一种艺术享受，首先是心理上的舒展，这无疑有益于身心健康。但是房事太过或不及对养生都不利，必须把握好"适度"这个原则。那么如何做好房事养生呢？

古代房中术认为，宜采用"七损八益"法。如《黄帝内经》里说："能知七损八益，则二者可调，不知用此，则早衰之节也。"说明导致人体衰老的重要原因是不懂得运用"七损八益"而致。

那什么是"七损八益"呢？所谓"七损"，是指七种性生活中有损人体健康长寿之事，具体来说就是：

"一曰闭"，即行房时产生性器官疼痛；

"二曰泄"，即行房时大汗淋漓不止；

"三曰竭"，即恣情纵欲，行房无度，耗绝精气；

"四曰勿"，即欲行房时，因阳痿而不能进行；

"五曰烦"，即行房时心慌意乱，呼吸喘促；

"六曰绝"，即女方没有性欲，男方强行，汗泄气少，心热目冥，如陷绝境；

"七曰费"，即行房过于急速，既不愉悦情志，于身体又无补益，耗费精力。

简单地说，就是当你劳累、生病、体虚的时候，或者是心脏、心血管不行的时候，如果行房的话，对身体的危害是很大的。

所谓"八益"，是指有益于人体身心康寿的八种做法，具体来说就是：

"一曰治气"，即行房之前应该先练气功导引，使周身气血流畅；

"二曰治沫"，即舌下多含津液，不时吞服，可滋补身体；

"三曰知时"，即是说要善于掌握交合的时机；

"四曰蓄气"，即蓄养精气，做到强忍精液不泄；

"五曰和沫"，即上吞唾液，下含阳液，双方在交合中非常协调；

"六曰积气"，即交合适可而止，不可精疲力竭，以便积蓄精气；

"七曰持盈"，即交合之时要保持精气充盈、做到不伤元气；

"八曰定顷"，即是说交合时，男方不要恋欢不止，防止阳痿。

简单地说，就是平时一定要注意房中气功的操练，以蓄养精气，在行房前应充分嬉戏，使双方都产生强烈的性欲，同房要适可而止，不要恋情纵欲。如果能很好运用这八种做法，就可以避免七种损害的现象，达到性生活的和谐。

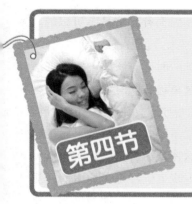

亥时入梦乡，安身定神，养阴育阳

第四节

睡觉是天下第一大补，亥时入睡最能养阴

　　亥时就是生命周期新的一个起点。在生命周期过渡的时候，这个时候你一定要睡觉，养护人身体的阳气和阴气。亥时行三焦经，三焦通百脉，就是"三焦"要保持通畅。十二经脉循行了十二个时辰，三焦经则为最后一站，这时是夜间21点至23点的亥时，过了此刻又是新一天的开始。可以说，三焦经是六气运转的终点，三焦经通畅即水火交融、阴阳调和、身体健康。

　　现在许多人晚上不睡觉或者睡眠不好，白天不起床，濡养阴气时候不养阴，升发阳气的时候淤积阳气。阴耗阳瘀，阳气瘀久而化"火"，而这个火还是虚火，无根之火。火性炎上，散于身体上半部。火要敛下来，只有把肾阴拽下来就好了。另外一点睡眠不好就是和胃有关，胃不和睡不安，晚间吃饭八分饱是非常重要的，而且晚上宜多喝汤。

　　你的阳气、阴气、胃部不和，脏腑不和，百脉不通。三焦经行令的时候，你说

夜里23到凌晨1点工作质量是最高的，实际上你用了人体最宝贵的东西，用生命来换工作了。在你夜里吃得很多的话，你所有的能量都在消耗胃里的食物，大家一定要注意，在亥时一定要阳气和气血非常充盈的情况下，人才睡得最沉。所以不要小瞧睡眠。

　　有的时候失眠的病人回馈过来一句话，我现在睡得像婴儿一样，这说明他已经达到了很高很深的一种睡眠质量，那才是真正的好的睡眠，这是非常重要的，而

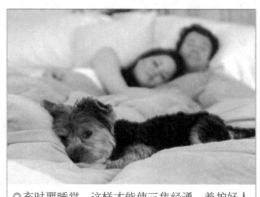

◎亥时要睡觉，这样才能使三焦经通，养护好人体的阳气和阴气。

胃不和则卧不安，那么晚上一定要少吃一点儿。还有一点就是阳气不足以生发，有些老人早早地睡，可是早早地醒，这就是头脑中气血不够，也会造成失眠，这一般以老人居多，无论如何，夜里23点到凌晨1点一定要养我们的睡眠。

有些人会有一些误区，觉得我今天晚上加班了，明天早上是不是能晚点儿起呢？这样晚起一些是不是就对身体没有多大损害了？实际上一定有损害。《黄帝内经》养生理论认为，晚上就是养阴的时候，晚上就是该睡觉的，而太阳一升起来，人身体的阳气和天地之间的阳气是一起起来的，如果整个上午我们都没有起床，一直在睡觉，就相当于自己憋住了自己的阳气，久而久之会对身体造成影响。因为这样一来，就让阳气永远起不来，就等于不顺其自然，没有跟着天地的气机走，故会造成身体的病变。

前面提到的那种说法其实是想当然

的，夜里没睡，白天补，这是不可以的。白天就是阳气生发，就是人该活动的时候，而不是应该睡觉的时候。所以大家就要清楚，早上要尽量早起，同时要保证早晨起来的这顿饭要好好吃。如果你真的怕发胖，早晨这顿饭更加重要，因为假如早餐没吃好，只吃晚上这顿饭，肯定会越来越胖。为什么呢？因为晚上已经是天地之间一派阴霾之气，运化能力很弱，你身体的运化能力也相对变弱，所以那个时候会形成垃圾堆积，代谢不掉。

小贴士

睡眠量不正常以及睡眠中出现异常行为的表现，也是睡眠和觉醒正常节律性交替紊乱的表现。可由多种因素引起常与躯体疾病有关。包括睡眠失调和异态睡眠。睡眠失调包括：睡眠量不足；想睡但是无法入睡，直到深夜两点才能入睡，睡眠质量差；尽管睡了一夜，但是仍感到不能消除疲劳。异态睡眠属于原发疾病引起，此处不做讨论。

养生锦囊

下面介绍几个利用生活细节巧养生的方法：

1. 以立养骨：适当地站立，可使骨骼肌产生缩张运动，激发身体的新陈代谢，疏通经络，还能使气血下行，血压降低，有利于大脑的休息。站立时，身体应自然、平稳、端正，两上肢自然下垂，挺胸收腹，上身不要倾斜，两下肢受力均匀，不宜固定某一侧。

2. 以坐养神：适当地静坐休息，能使人心平气和、精神愉快、烦闷消除等。坐姿可端坐、靠坐、盘坐等，但每次坐的时间不宜过长。入座时，动作要轻、平稳，入座后姿势要端正、自然，上身正直，自然放松，下肢自然屈曲，不要含胸弓背。

3. 以行养筋：不拘形式的步行，可使全身关节筋骨得到适度的锻炼，对身体的新陈代谢都有良好的促进作用，并能提高机体的抗病作用。

4. 以卧养气：卧姿一般以向右侧卧，双腿微弯最合理。这种双腿微屈，脊椎向前弯的姿势，可使全身自然放松，心脏不受压，有利心脏排血，对食物的消化、体内营养物质的代谢和吸收大有益处。

五禽放松操，让你亥时迅速进入梦乡

五禽放松操是一种中国传统的健身体操，又称"五禽操"。相传五禽戏是汉代名医华佗发明的，最早记载了"五禽戏"名目的是南北朝陶弘景的《养性延命录》。五禽戏由5种动作组成，分别是虎戏、鹿戏、熊戏、猿戏和鸟戏，每种动作都模仿了相应的动物的动作。

华佗不仅是东汉时期的一位神医，同时也是一名五禽戏的高手。他身材瘦小灵活，自幼就喜好模仿各种动物，最终发明了五禽戏。五禽戏的具体练习方法如下：

（1）熊戏：身体自然站立，两脚平行分开与肩同宽，双臂自然下垂，两眼平视前方。先右腿屈膝，身体微向右转，同时右肩向前下晃动、右臂亦随之下沉。左肩则向外舒展，左臂微屈上提，然后左腿屈膝，其余动作与右侧相反。如此反复晃动，次数不限。

（2）虎戏：左脚向左前方斜进一步，右脚随之跟进半步，重心坐于右腿，左脚掌虚步点地，同时两拳沿胸部上抬，拳心向后，抬至胸口前两拳相对翻转变掌向前按出，高与胸齐，掌心向前，两掌虎口相对，眼看左手。

（3）猿戏：右脚向前轻灵迈出，左脚随至右脚内踝处，脚掌虚步点地，同时右手沿胸前向前如取物样探出，将达终点时，

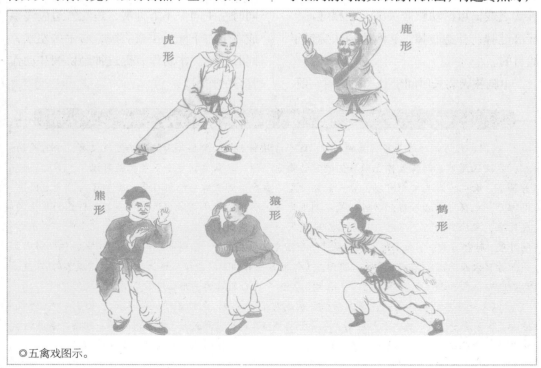

◎五禽戏图示。

手掌撮拢成钩手，左手同时收至左肋下。

（4）鹿戏：右腿屈膝，身体后坐，左腿前伸，左膝微屈，左脚虚踏；左手前伸，左臂微屈，左手掌心向右，右手置于左肘内侧，右手掌心向左。

（5）鹤戏：右脚前进与左脚相并，两臂自侧方下落，掌心向下，同时下蹲，两臂在膝下相交，掌心向上，随之深呼气。

五禽戏有一定的技术含量和难度，要想练好需要一定的条件。练五禽戏要做到全身放松，意守丹田，呼吸均匀，形神合一。练熊戏时要在沉稳之中寓有轻灵，将其彪悍性表现出来；练虎戏时要表现出威武勇猛的神态，柔中有刚，刚中有柔；练猿戏时要仿效猿的敏捷灵活之性；练鹿戏时要体现其静谧恬然之态；练鸟戏时要表现其展翅凌云之势，方可融形神为一体。常练五禽之戏，可活动腰肢关节，壮腰健肾，疏肝健脾，补益心肺，从而达到祛病延年的目的。

电脑族因为长时间坐着不动，肩、颈、腰、背、手臂都容易酸软疼痛，甚至发生病变。电脑族做五禽放松操可以改善电脑族的健康状况。下面介绍几种方法：

（1）孔雀开屏式：双手合掌，指尖朝上，从胸腹慢慢向头顶上方伸直，配合着慢慢吸气，双手分开向两旁放下，掌心朝上，五指转动，配合呼气，再回到双手合掌胸腹之间。这一动作可有效预防颈背酸痛以及灵活手腕和手指。

（2）雄鹰飞扬式：双手向外平伸打开，边吸气，边画大圆抬向头上，边呼气，继续双手在身体前面交叉再分开到两手平伸姿势。通过双手伸直，做最大幅度地内外画圆转动，让肩膀尽可能的灵活，这样可强化肩背部的肌肉群。

（3）鸳鸯拥抱式：右手搭左肩，左手扶右腰，然后吸气右手向右上方伸展，同时左手向左下方伸展，边吐气边慢慢换成左上右下，左手搭右肩，右手扶右腰，同时呼气。本动作有促进神经协调和动作整合的作用。

养生锦囊

我们每天再忙，总是要睡觉的，所以这个方法特别适合那些每天除了睡觉就没有空余时间的人。方法很简单，动作大体上跟我们平时的睡觉一样，只需要调整一下姿势就可以了。首先，侧身躺下，面向左或向右都可以，古人说左青龙右白虎，都是练功的好姿势，当然还有"侧龙卧虎仰摊尸"之说，但古人练此功时一般以朝右为多。所用的枕头高低要适中，一般以自己的拳头高度为准，要松软舒适。然后，眼睛自然地闭上，口唇同时闭合，用自己的舌头顶住上腭，右手胳膊外展，肘部弯曲，掌面向上放在枕头上，手指自然微屈，左手胳膊向腹部弯曲，手掌捂住肚脐部，掌心劳宫穴正对肚脐眼。下半身右腿伸直（保持自然弯曲，以放松舒适为佳），左腿屈膝约45度，两脚脚趾微向内扣（用意不用力），含胸，身体向内自然蜷曲，形如弓状即可。

以上是基本的动作要领，还有两个要领是调气和调神，也就是呼吸节奏和意念的调控。呼吸方面，节奏快慢适度，随其自然即好，不必特别关注；同时精神放松，排除内心的一切杂念和想法，意念集中于肚脐部，不必特别去想，只是作为一种思维寄托而已，之后自然会慢慢睡去。

睡眠的方位与姿势决定睡眠质量

不少人夜晚入睡太晚过于劳累，一晚基本保持一个姿势，睡眠醒来，觉得头昏眼花，腰酸背痛，疲惫不堪，究其原因，主要是因为睡姿不当造成的。在入睡时养成正确睡姿的良好习惯，是有利于自身保健的，但并不要求睡着后姿势永远不变。孙思邈在《千金要方》中已有所论述："人卧一夜当作五度反复，常逐更转"，整个睡眠过程中保持不变的卧姿，是不符合生理要求的。

睡眠方位指睡眠时头足的方向位置。睡眠的方位与健康紧密相关。中国古代养生家根据天人相应、五行相生理论，睡眠时不仅要讲究睡眠方位，床的摆放位置也有讲究。

根据地球磁场的原理，家里床的摆放应该以南北向为好，人睡觉时应该头北脚南，这种睡觉的朝向对人的身体有利。地球是一个无比巨大的磁场，其磁力线由北极出来，经地球表面而进入南极。人体的生物电流通道与地球磁力线方向相互垂直，地球磁场的磁力就成为人体生物电流的一种阻力，要恢复正常运行达到新的平衡状态，必须消耗大量的热量，提高代谢能力。长此以往，当机体从外界得不到足够的能量补充，气血运行就会失常，产生病态，同时，为了达到新的平衡状态，消耗的能量以热的形式围绕在床上，使得在睡觉时的温度升高，心里烦躁，难以入睡。根据这个道理，人睡觉时采取头北脚南的姿势，使磁力线平稳地穿过人体，最大限度地减少地球磁场的干扰。人体内的生物大分子就会从杂乱方向的排列改成定向排列，人体内的电流方向即气血运行方向同地球的磁场磁力线平行。睡眠方向顺应了磁力线，在磁场力的作用下，气血运行畅通。这样的睡眠方向，使人代谢降低，能量消耗减少，利于血液通畅，提高睡眠质量。

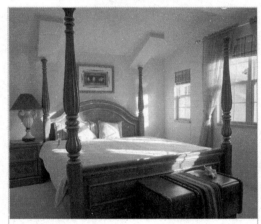

◎根据地球磁场的原理，最佳的睡眠方位应该是头北脚南，床的摆放应该以南北向为好。

中医认为，正确的睡觉姿势应该是向右侧卧，微曲双腿。这样，心脏处于高位，不受压迫；肝脏处于低位，供血较好，有利新陈代谢；胃内食物借重力作用，朝十二指肠推进，可促进消化吸收。同时，全身处于放松状态，呼吸匀和，心跳减慢，大脑、心、肺、胃肠、肌肉、骨骼得到充分的休息和氧气供给。

睡觉时最佳睡姿是右卧。右侧卧的

优点还在在于使心脏在胸腔中受压最小，利于减轻心脏负荷，使心输出量增多。另外，右侧卧时肝下界处于最低位，肝藏血最多，加强了对食物的消化和营养物质的代谢。右侧卧时，胃及十二指肠的出口均在下方，利于胃肠内容物的排空，故《老老恒言》说："如食后必欲卧，宜右侧以舒脾气"。

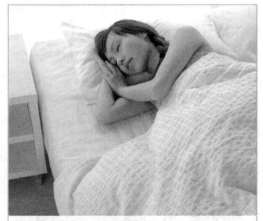

◎睡觉时最佳睡姿的睡觉姿势是向右侧卧，微曲双腿。

但是，对孕妇来说宜取左侧卧，尤其是进入中、晚期妊娠的人，此时大约有80％孕妇子宫右旋倾斜，使右侧输尿管受压，易产生尿潴留倾向，长期可致右侧肾盂肾炎。仰卧时，增大的子宫可直接压迫腹主动脉，使子宫供血量骤然减少严重影响胎儿发育和脑功能。因此说左侧卧最利于胎儿生长，可以大大减少妊娠并发症。

仰卧是最常见的睡卧姿势。中医学称这种睡眠姿势为尸卧，采用这种睡姿，身体和下肢只能固定在伸直部位，不能达到全身休息的目的。在腹腔内压力增高时，仰卧又容易使人产生胸闷、憋得慌的感觉。

这样仰卧着，还会自觉不自觉地把手放在胸前，使心肺受压，容易做噩梦。俯卧时，全身大部分重量压在肋骨和腹部，使胸部和横膈膜受压，影响呼吸，加重心脏负荷。俯卧还会增加腰椎弧度，导致脊椎后方的小关节受压。俯卧时，颈部向侧面扭转才能使头歪向一边，这样又很容易造成颈肌受损。左侧卧时，双腿微曲，虽有利于身体放松，有助消除疲劳，但心脏位于胸腔内左右两肺之间而偏左，胃通向十二指肠、小肠通向大肠的出口都在左侧，所以左侧卧时不仅使心脏受到挤压，而且胃肠受到压迫，胃排空减慢。所以睡觉时尽量避免仰卧。

当然，对于一个健康人来说，大可不必过分拘泥自己的睡眠姿势，因为一夜之间，人往往不能保持一个固定的姿势睡到天明，绝大多数的人是在不断变换着睡觉的姿势，这样更有利于解除疲劳。

至于家中宝宝老是侧向一个方向，你晚上就要辛苦一点儿了。因为宝宝睡觉一般都是不自觉地面对母亲的，也许是一种天生的本能。你在睡到一定的时间后睡到宝宝的另一侧，宝宝也会翻过去朝向你的一方的，这样可以防止宝宝偏头的问题。

小贴士

"秋季早卧早起，冬季早卧晚起"是此时主要的睡眠养生之道。具体睡眠时间，建议每晚亥时（即9点～11点）休息，争取在子时（11点～1点）入睡。因为子时是阳气最弱、阴气最盛之时，此时睡觉，最能养阴，睡眠质量也最佳，往往能达到事半功倍的养生效果。

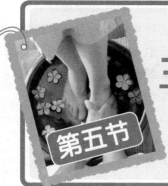

三焦不通，百病由生
——亥时百病防治秘要

第五节

睡前先给身体"松松绑"，让三焦更通畅

裸睡的时候身体自由度很大，肌肉能有效放松，能有效缓解日间因为紧张引起的疾病和疼痛。有肩颈腰痛、经痛的人不妨试试。

战国时名医文挚对齐威王说："我的养生之道，把睡眠放在头等位置，人和动物只有睡眠才生长，睡眠帮助脾胃消化食物，所以，所以睡眠是养生的第一大补，人一个晚上不睡觉，其损失一百天也难以恢复。"听了文挚的话，你是不是觉得他是个和你一样懒惰、贪睡的家伙？才不是呢，文挚这么说，恰恰是他珍爱生命、懂得养生的表现。

睡眠是人类生命活动中十分重要、不可缺少的生理现象，人的一生中约有1/3的时间是在睡眠中度过的。睡眠对人体的重要性不亚于饮食。著名生理学家巴甫洛夫曾经做过一个试验，他把三只相同的猴子分别装进三个铁笼里。对第一只猴子按时供应吃喝，但在笼子里安装了数个电铃，且昼夜不停地响，使猴子不能睡觉；对第

二只猴子只给饭吃而不给水喝；第三只猴子不给饭吃，只给水喝。结果，第一只有吃有喝的猴子不到3天就死了，第二只猴子活了5天就死了，第三只猴子活了7天才死。

这个实验充分证明了，睡觉比喝水重要，喝水比吃饭重要。虽然，饮食和睡眠对人与动物来说，都不可缺少，但至少说明三者对生命的影响有所不同。因此，讲究养生，就要充分重视睡眠。

根据中医理论，亥时睡眠是最有利于健康的，但要想睡眠养生却不仅仅如此，还要讲究方法。具体来说，为了提高睡眠质量，睡觉时必须给自己"松绑"。睡觉时如何给自己"松绑"呢？做到以下几点就可以了。

❶ 不要戴胸罩

戴胸罩睡觉容易导致乳腺癌，原因是长时间戴胸罩会影响乳房的血液循环和淋巴液的正常流通，不能及时清除体

内有害物质，久而久之就会使正常的乳腺细胞癌变。

② 不宜戴假牙睡觉

戴着假牙睡觉极有可能在睡梦中将假牙吞入食道，使假牙的铁钩刺破食道旁的主动脉，引起大出血。因此，睡前取下假牙清洗干净，这样做既安全又有利于口腔卫生。

③ 不宜戴隐形眼镜

人的角膜所需的氧气主要来源于空气，而空气中的氧气只有溶解在泪液中才能被角膜吸收利用。白天睁着眼，氧气供应充足，并且眨眼动作对隐形眼镜与角膜之间的泪液有一种排吸作用，能促使泪液循环，缺氧问题不明显。

但到了夜间，因睡眠时闭眼隔绝了空气，眨眼的作用也停止，使泪液的分泌和循环功能相应减低，结膜囊内的有形物质很容易沉积在隐形眼镜上。诸多因素对眼

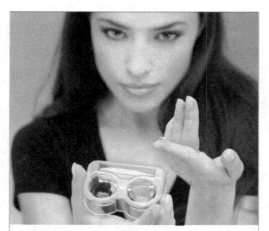

◎戴隐形眼镜睡觉，会导致角膜缺氧，因此睡前一定要取下隐形眼镜。

睛的侵害，使眼角膜的缺氧现象加重，如长期使眼睛处于这种状态，轻者会使角膜周边产生代偿性新生血管，严重者则会发生角膜水肿、上皮细胞受损，若再遇细菌便会引起炎症，甚至溃疡。

④ 不要戴表

睡眠时戴着手表不利于健康。因为入睡后血流速度减慢，戴表睡觉使腕部的血液循环不畅。如果戴的是夜光表，还有辐射的作用，辐射量虽微，但长时间的积累也可导致不良后果。

说了这么多，其实就是要告诉大家，睡觉是放松的时刻，太多的束缚会给身体造成极大的压力。那么，不妨试试裸睡。事实上，裸睡是一种保健方法，它廉价，无须任何费用；它简单，人人可以掌握；它舒适，人人不愿放弃。可以说，裸睡能使白天紧裹的身子在晚上得到"解放"，对身体健康是有益的。作为健康生活方式，你不妨尝试一下裸睡。

睡觉时手臂上抬，肩部和上臂的肌肉不能及时得到放松和恢复，时间长了会引起肩臂酸痛。长时间双手高举过头睡眠，会造成对"反流防止机构"的刺激，一旦这种机构的功能被削弱或破坏，就会引起食物连同消化液返流入食管，使管道黏膜充血、水肿、糜烂、溃疡，造成反流性食管炎。因此，睡觉时不宜高抬手臂。

当然，人在睡眠中的姿势不可能一成不变，一夜之间，总得翻几次身，以求得舒适的体位，其实无论怎样的睡眠姿势，能放松身心、舒适地睡眠就好。

睡前泡泡脚，胜过吃补药

热水洗脚时，不断用手按压脚心的涌泉穴，脚上经脉一通，能促进气血运行和新陈代谢，消除下肢沉重感和全身的疲劳，既能促进睡眠，又可以祛病强身。

古代医学典籍中有这样的记载："人之有脚，犹似树之有根，树枯根先竭，人老脚先衰。"这说明我们的祖先早已认识到脚的重要性。刘纯在其书《短命条辨》中说："临睡烫脚，温经络以升清气，清气升而不死。"中医强调睡前烫脚，能刺激足部的穴位，有效地促进局部血液循环，消除下肢的沉重感和全身疲劳。

人体的五脏六腑在脚上都有相应的穴位，脚底是各经络起止的会聚处，脚掌上有神经末梢与大脑相连，是人体的保健"特区"，充分开发这个"特区"的保健潜能，对预防某些疾病有一定益处。

中医学认为，人体的三条阴经和三条

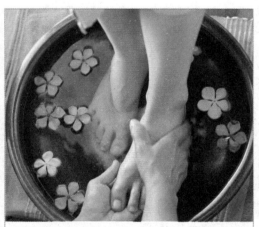

◎用热水洗脚，可加快下肢的血液循环，消除疲劳，祛病强身。

阳经交汇于双脚，其中足少阴肾经位于足底。肾是人的根本，控制人的生长、发育、衰老，双脚离心脏远，血液供应少而慢，加上脚部脂肪层薄，保温能力差，所以脚最易受寒。双脚寒冷会反射性地引起上呼吸道功能异常，降低人体抵抗力，使人易患感冒、支气管炎等疾病。

热水洗脚时，不断用手按压脚心的涌泉穴，脚上经脉一通，能促进气血运行和新陈代谢，加快下肢血液循环，消除下肢沉重感和全身的疲劳，既能促进睡眠，又可以祛病强身。

热水泡脚还能达到防病治病的效果。

（1）头痛的人双脚在40℃左右的热水中泡15～20分钟，头痛会明显缓解。这是因为热水使双脚血管扩张，促进血液的全身流动。血液从头部流向脚部，可相对减少脑充血，从而缓解头痛。

（2）用热水洗脚能减轻感冒发烧引起的头痛。

（3）用热水洗脚时，不断用手按压脚心的涌泉穴和大脚趾后方足背偏外侧的太冲穴，有助于降低血压。

（4）长期坚持热水泡脚，可以预防风湿病、脾胃病、失眠、头痛、感冒等疾病。

（5）在冬天，用热水洗脚，能加速双脚与身体其他部位间的血液交换，对冻疮有一定的预防作用。

（6）失眠症和足部静脉曲张患者每晚用热水洗脚，能减轻症状，易于入睡。

足底反射区

　　脚底不同部位与脏腑有一定的对应关系（如图所示），了解这些对应关系并经常按摩脚底，对脏腑的保健有很好的效果。

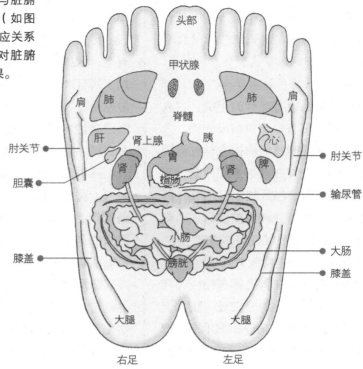

头部
甲状腺
肩　肺　　　　　肺　肩
脊髓
肘关节　肝　肾上腺　　胰　　心　　肘关节
　　　胆囊　肾　胃　　肾　脾
　　　　　　十二指肠
　　　　　　　　　　输尿管
膝盖　　　　小肠　　　大肠
　　　　　膀胱　　　　膝盖
大腿　　　　大腿
右足　　　　左足

足内侧反射区

　　人体各器官和部位在足部都有着相对应的区域，可以反映相应脏腑器官的生理病理信息，这就是所谓的"足部反射区"。运用按摩手法刺激这些反射区，可以调节人体各部分的功能，取得防病治病、自我保健的效果。

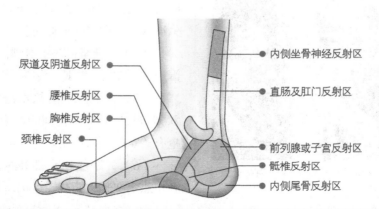

尿道及阴道反射区
腰椎反射区
胸椎反射区
颈椎反射区
内侧坐骨神经反射区
直肠及肛门反射区
前列腺或子宫反射区
骶椎反射区
内侧尾骨反射区

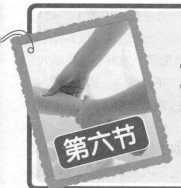

三焦经显效，气顺百病消
——手少阳三焦经大药房

第六节

中渚——治疗耳鸣头晕目眩

突然站立时，或者突然回头，就会头晕目眩，这都称为目眩，头晕眼花。发生这种情况的时候是比较危险的，一般明智的做法就是蹲下。这里可以介绍一种常用的方法：在你突然觉得头昏眼花的时候用手按住中渚穴（或者用食指和大拇指夹住手掌），深呼吸后按压，大约6秒后，缓慢吐气再按压，左右交替，各做5次。

中渚为三焦经穴位，位于手背第四、五掌指关节后方凹陷中，液门穴直上1寸

处。取穴时注意，先握拳，再取手背部小指无名指关节之间（第四、五掌骨间凹陷处），按到穴位有酸胀麻感。

中渚穴可以治眼疾，如眼睛痛、胀、酸涩和急性结膜炎。这是因为中渚穴所属的三焦经循行经过耳部，且有开窍作用。揉按对侧穴，如左耳鸣按右中渚穴。另外还可治疗急性扁桃体炎、咽喉痛、耳痛、中耳炎、着急上火引起的突发性耳聋、耳里轰轰响的耳鸣等症状，因为中渚穴属木，

◎中渚穴的位置。

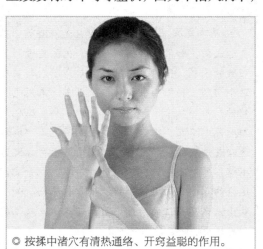

◎ 按揉中渚穴有清热通络、开窍益聪的作用。

凡三焦经虚症，都可以补此穴以达木生火，加强经络气化功能。

中渚穴还是治疗诸多痛症的要穴。痛症的含义非常广，比如肩膀痛、腰后面脊椎痛、膝盖痛、肩周炎、头痛、耳痛、牙痛、胃痛，中渚穴统统都管。痛症往手指方向按；虚症酸麻往肩上方向按，用艾灸此穴效果更好。常见的运动外伤痛，如打篮球挤压到手指时，揉按此穴后捏两指尖，再伸拔整个手指，也有帮助。

揉穴位时一定要跟经络结合在一起，必须让经先通了，经穴才能通，就像灯泡要亮，必须整个电线都有电才行，电线没电，无论如何灯泡也不会亮。轮换两手敲打左右手臂的三焦经，起到疏通经络。这样人体的"电路"才会通。

按这个穴时一定要把指甲剪平。如果找不准没关系，您就把骨缝这一溜都揉了，哪个地方最痛，就把哪个地方当成中渚穴。功用为清热通络，开窍益聪。揉中渚穴有个技巧：先掐进去，然后挫着揉，让它发麻，一麻就通了。

现代医学证明手的握力越大，身体越健康。难怪许多老年人热衷于手握握力器来锻炼自己手臂的力量。临床上可以见到有的人手老是攥着、不能伸开，有点儿像脑血栓的后遗症，这时候可以选用中渚穴，就要经常掐中渚穴，一掐手就张开了。除了掐这个穴位，还要掐十指指缝。这几个缝叫八邪，就是有邪气进去了，所以手才攥住张不开。另外，掐的时候不能硬扳手指，否则手指马上就会产生抗力。

养生锦囊

四肢怕冷怎么办？每天临睡之前，也就是晚上亥时10点左右，点燃艾炷，用它来灸两手腕的背部，腕横纹中点的小窝（用手按可以感觉到），也就是阳池穴。那时正是三焦行经气之时，灸的时候艾炷头距离手腕两厘米左右，既要能感觉到热量，又要防止烫伤，每只手每次灸5～10分钟。如此每天坚持，灸完睡觉，手脚发冷的症状将会大大改善。

手脚发凉，用西医的话说就是血液循环不良造成的，如果血液循环好了，把热量带到了四肢的末端，手脚自然就暖和起来了。其实在这个问题上，中西医的认识从根本上来说是一致的，因为从中医的角度来看，手脚发凉也是因为气血瘀滞、循行不畅、气血不能正常地到达四肢造成的；加上自身阳气虚弱不足，火力不够，所以手脚就会经常冷冰冰的，不仅如此，这样的人冬天的时候手脚上还爱长冻疮。如果从中医体质辨证的角度来看的话，这类人多属阳虚体质，明显的阳气不足。

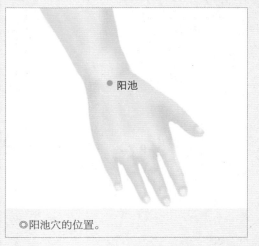

阳池

◎阳池穴的位置。

支沟——肠燥型便秘的润滑剂

便秘的经历相信很多人都有过，虽然它看似一个小毛病，但给生活带来了不少烦恼。长期的便秘对于身体健康非常不利，可以引起很多疾病的发生，如痔疮，肛裂，结肠癌等，更严重的是可诱发心绞痛、心肌梗死，脑出血等．可以说，便秘是危害中老年朋友健康甚至生命安全的一个潜藏杀手。所以，我们应该在日常生活中加强便秘的预防和治疗。

便秘的产生，与大肠、脾、胃及肾脏有关，当肠胃受损，或气滞不通或气虚无力传送，血虚肠道干涩，与阴寒凝结，即会导致便秘，常见有脏腑功能失调、气血津液不足或紊乱、下元亏损、大肠传导功能失常、情志失知、素体阳盛、肠胃积热、气机瘀滞、阳虚体弱、阴寒内生。

老年人便秘常见以下几种类型：

（1）排便无力型，即其胃张力、排空速度下降，大肠与小肠、直肠肌层变薄、萎缩、收缩力降低，蠕动变慢，对内容物压力的感觉减弱。

（2）慢传输型便秘：因活动力下降或长期卧床，肠蠕动变慢。

（3）出口有阻塞，如直肠前突，直肠内脱垂，会阴下降等，组织学上的改变所导致的排便困难。

（4）患有肛门痔疾，为了怕痛与出血而不敢用心，或是混合以上各种症状。

《黄帝内经·灵兰秘典论》有云："大肠者，传导之官，变化出焉。"便秘主要在于大肠的传导功能失调，大肠为六腑之一，六腑者，泻而不藏，腑气以通为顺。便秘的主要病机是腑气不顺，通降传导失司，故而通下法是治疗便秘的主要治法。

便秘包含多重的症状，例如排便用力、硬便、腹部胀满感、不完全排空感、痛或腹胀、知觉排便受阻，或难以放松肌肉而减少肠蠕动。而客观的数据则以每周排便少于3次；或在不使用任何药物之下，72小时排便次数少于1次者。成人慢性便秘之定义为一星期内排便少于3次，且排便困难或有硬便，维持6周以上。另外，有些人虽每日排便，但量很少，仍有以上不舒服的症状，仍可视为有便秘情形。影响便秘的原因，有服药所引发的副作用、饮食习惯、大肠结构或功能障碍、体力衰弱，亦可能找不出原因。

小贴士

治便秘、肋间神经痛，可按揉支沟穴，支沟穴治肋间神经痛特殊疗效。比如您某处岔气了，上下窜着痛，揉支沟穴的偏上部分马上就好。如果偏下部分痛，那就归胆经的阳陵泉管，而支沟穴不管。实际上，三焦经在腿上叫胆经，在胳膊上叫三焦经，它们是一条经，都管岔气，但各管一半。有的人一敲胆经头就胀，这是胆经的浊气跑到三焦经上来了，所以还得把三焦经给揉开，才不会有不良反应。

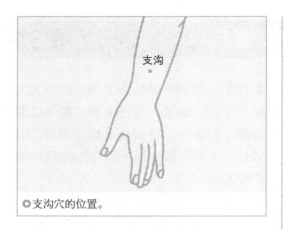

◎支沟穴的位置。

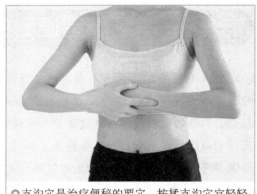

◎支沟穴是治疗便秘的要穴，按揉支沟穴宜轻轻揉动，以有酸胀感为佳。

古人认为支沟穴是治疗便秘的要穴，现代研究也表明支沟穴是治疗便秘的特效穴。但现在很多人反馈，说光揉这个穴好像没有什么明显效果，还要说明支沟穴作为主穴治疗多用于肠燥型便秘，这一型老年人和产后妇女多见，在使用支沟穴时，先打通三焦经的经络，单用一个穴位效果是不大的。

伸臂俯掌，支沟穴于手背腕横纹中点直上3寸，尺骨与桡骨之间，与间使穴相对取穴。功用为清利三焦，通腑降逆。以一侧拇指指腹按住支沟穴，轻轻揉动，以

酸胀感为宜，每侧1分钟，共2分钟。或用手指指腹按住支沟穴，轻轻揉动，以酸胀感为宜，每侧1分钟，共2分钟。可以缓解便秘症状。

同时配合摩腹，仰卧于床上，用右手或双手叠加按于腹部，按顺时针做环形而有节律的抚摸，力量适度，动作流畅，3～5分钟。以上的自我按摩法能调理肠胃功能，锻炼腹肌张力，增强体质，尤其适于慢性便秘的人。但必须坚持早晚各按摩一遍，手法应轻快，灵活，以腹部按摩为主。

养生锦囊

外关穴在腕横纹上2寸处。凡是病症堵塞在经络上，像腿上的胆经不通、坐骨神经痛、腰痛、肋骨痛、肩膀痛等循经走的病，都可以在亥时按揉外关穴，它的作用就像一个总闸一样。外关穴是治疗偏头痛的要穴，尤其以亥时疼痛剧烈者适宜。经常有偏头痛的人，您会发现痛点基本上都在耳朵上面一点儿，而且这块儿的经筋全部拧在一起了，这时，您先拿大拇指找到痛点，然后边揉边推，先把里面的经筋推开，再赶紧揉外关穴，头痛马上就能缓解。揉这个穴位时一定要跟三焦经结合在一起，必须让经先通了，穴性穴气才能通。电线没电，无论如何灯泡也不会亮。另外，外关穴还能治落枕。

翳风——防治感冒和面瘫的关键穴

翳风为手少阳三焦经穴，位于耳垂后方，就是乳突与下颌角之间的凹陷处。"翳"，原指羽扇，用作遮掩，翳风穴在风池之前耳根部，为耳垂所掩蔽。翳有"遮盖、掩盖"的意思，顾名思义，翳风能够对一切"邪风"导致的疾病有效，即"善治一切风疾"。它不但可以用来治疗，还可以用来预防和诊断疾病以及判断病情的加重与否。

翳风是防治感冒和面瘫的重要穴位，怎样能快速而准确地找到它呢？可以用手从耳后突起的高骨向下摸，到耳垂后面，在下颌骨的后面的凹陷处就是了，当往前按时有一种酸胀的感觉能够传到舌根，这就是翳风穴了。

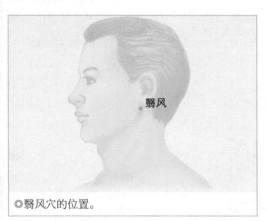

◎翳风穴的位置。

翳风这个穴，一看名字就知道和中医的"风"有关。那么中医讲的风到底是什么呢？《黄帝内经》认为，风为六淫之首，为百病之长，通俗点说就是风是最重要的邪气，是很多病的病因，平时我们也经常说某个生病的人是"着了风"。

风可分为内风及外风，内风常导致中风、偏瘫等疾病，外风则易导致伤风感冒。内风多是由于人体阴阳不协调、阳气不能内敛而生，比如肝阳上亢，动则生风，导致肝风内动而发生突然昏倒，相当于西医中的突发脑血管病。而外风是由于外界即自然界的不合乎正常时节的风，或者是正常的风但由于人的体质弱、免疫力下降致病。内风和外风可以相互转化。

大家能经常见到这种情况，有人睡了一觉后，嘴巴歪了，这就是面瘫。面瘫的主要诱因是受风。夏天贪凉，对着风扇或空调吹；开车时把窗户打开，任风吹；睡觉时不关窗，夜里着了风，等等，这些都会引发面瘫。而按揉翳风穴能预防和治疗面瘫。

坚持按揉翳风穴可以增加身体对外感风寒的抵抗力，也就是说能减少伤风感冒的概率，也能减少面瘫的概率。受了风寒感冒后我们如果按揉翳风，头痛、头昏、鼻塞等症状一会儿就没了；发现面瘫后，按揉或针刺翳风穴，不管是中枢性面瘫还是周围性的面瘫，都有很好的治疗作用。

有人研究过，周围性面瘫发作前在翳风穴上有压痛，好多人一觉醒来之后发现嘴歪了，或者是前一天晚上睡觉时一直吹风扇，第二天早上刷牙时发现嘴角漏水，照镜一看，嘴歪眼斜，这时你会发现在翳风穴确实存在压痛。而且在治疗几天后，

足厥阴肝经特效穴

小腹疼痛大敦穴

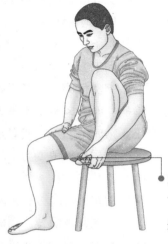

大敦穴
人体足部，大拇指
（靠第2趾一侧）甲根
边缘约2毫米处

正坐垂足，屈曲左膝，把左脚抬起放在座椅上，用左手轻轻握住左脚的脚趾，四指在下，大拇指在上，大拇指弯曲，用指甲尖垂直掐按穴位，有刺痛的感觉。先左后右，两侧穴位每天各掐按1～3分钟。

通利水道足五里

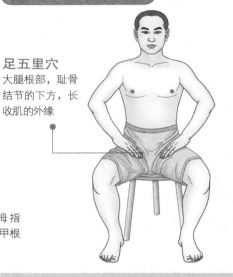

足五里穴
大腿根部，耻骨
结节的下方，长
收肌的外缘

正坐，把手平放在大腿的根部，手掌心朝着腿部，四指并拢，食指的指尖所在的部位就是该穴位，四指并拢从下往上揉按，有酸胀、疼痛的感觉。两侧穴位，先左后右，每次按揉3～5分钟，也可以两侧穴位同时按揉。

男科疾病找中封

正坐，把右脚放在左腿上，左手掌从脚后跟处握住，四指放在脚后跟，大拇指位于脚内踝外侧，大拇指所在的位置就是这个穴位，用大拇指的指腹按揉这个穴位，有酸、胀、痛的感觉。两侧穴位，先左后右，每次按揉3～5分钟。

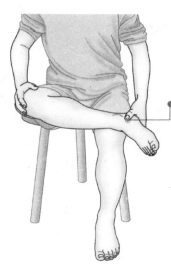

中封穴
人体足背侧，足
内踝前1寸处

如果用同样的力量来按压穴位，如果感觉疼痛减轻，病情一般较轻，反之，则病情较重。

作为日常的保健常识，当我们从外面的风天雪地里回到屋子里面后，一定要先按揉翳风3分钟。另外，天热时一定不要让后脑勺一直对着空调或电风扇吹，因为这样后患无穷。

另外翳风穴，便可有效提神醒脑，放松精神。"春眠不觉晓"，尤其在春天，不少人都会觉得昏昏欲睡，这时就可以适当按摩一下翳风穴，来提提精神。按摩要领如下：

用双手拇指或食指缓缓用力按压穴位，缓缓吐气；持续数秒，再慢慢地放手，如此反复操作，或者手指着力于穴位上，做轻柔缓和的环旋转动。每次按摩10~15分钟为宜。此法适用于各种人群，且操作不拘于时，一天之中方便的时候做1~2次即可。

养生锦囊

预防面瘫要从小处做起，避免空调、电扇直吹身体，感到有点儿凉了就要调整风向或关掉电器。遇到大风和寒冷的天气，出门时要轻拍、轻按面部、耳后、颈部的一些重要穴位，增加自己的御寒能力。要以乐观平和的精神状态面对工作和生活，减轻心理压力，避免过度劳累。如果面部出现麻木等不适，应该及早就医。预防面瘫要注意以下几点：

（1）炎炎盛夏要避免因为贪凉而直接对着空调、电扇吹。

（2）如出现症状应及早就医，避免发展成难治性面瘫。

（3）面瘫的治疗需要一定的时间，不要情绪急躁。

得了面瘫以后，要注意日常护理，具体方法如下：

（1）局部护理：以生姜末局部敷于面瘫侧，每日半小时；温湿毛巾热敷面部，每日2~3次，并于早晚自行按摩患侧，按摩时力度要适宜、部位准确；只要患侧面肌肉能运动就可自行对镜子做皱额、闭眼、吹口哨、示齿等动作，每个动作做2个八拍或4个八拍，每天2~3次，对于防止麻痹肌肉的萎缩及促进康复是非常重要的。此外，面瘫患者应注意不能用冷水洗脸，避免直接吹风，注意天气变化，及时添加衣物，防止感冒。

（2）护眼：由于眼睑闭合不全或不能闭合，瞬目动作及角膜反射消失，角膜长期外露，易导致眼内感染，损害角膜，因此眼睛的保护非常重要，减少用眼，外出时戴墨镜保护，同时滴一些有润滑、消炎、营养作用的眼药水，睡觉时可戴眼罩或盖纱块保护。

（3）心理护理：患者多为突然起病，难免会产生紧张、焦虑、恐惧的情绪，有的担心面容改变而羞于见人，或担心治疗效果不好而留下后遗症，这时要根据患者不同的心理特征，耐心做好解释和安慰疏导工作，缓解其紧张情绪，使病人情绪稳定，身心处于最佳状态接受治疗及护理，以提高治疗效果。

肩髎——治疗肩周炎有奇效

肩周炎，全称为肩关节周围炎，发病年龄大多40岁以上，女性发病率略高于男性，且多见于体力劳动者。由于50岁左右的人易患此病，所以本病又称为五十肩。肩周炎祖国医学称之为"漏肩风""冻结肩""五十肩"等，是以肩关节疼痛为主，先呈阵发性酸痛，继之发生运动障碍的一种常见病、多发病。患有肩周炎的患者，自觉有冷气进入肩部，也有患者感觉有凉气从肩关节内部向外冒出，故又称"漏肩风"。其病变特点是广泛，即疼痛广泛、功能受限广泛、压痛广泛。

肩关节周围炎简称肩周炎，是肩关节周围肌肉、韧带、肌腱、滑囊、关节囊等软组织损伤、退变而引起的关节囊和关节周围软组织的一种慢性无菌性炎症。它的临床表现为起病缓慢，病程较长，病程一般在1年以内，较长者可达到1～2年。主要症状是肩痛，有时放射到上臂，夜间疼痛明显，肩关节活动受限，影响洗脸、背手、梳头和穿衣等，给患者的日常生活带来极大的不便。

肩髎为手少阳三焦经穴。位于肩部，肩关节的后方，当胳膊向外展开时在肩部前后各有一个"小窝"，后面那个位置就相当于肩髎的位置。肩髎主要用来治疗肩周炎，《针灸甲乙经》上面记载说："肩重不举，臂痛，肩髎主之。"知道了穴位的主治和位置后自己每天就可以花5分钟进行按揉，双手一定交替进行，因为即使只有一侧患病，这样交替进行的同时也是对肩关节功能活动的一个锻炼。

目前，对肩周炎的治疗，多数学者认为，服用止痛药物只能治标，暂时缓解症状，停药后多数会复发。而运用手术松解方法治疗，术后容易引起粘连。所以采用中医的手法治疗被认为是较佳方案，若患者能坚持功能锻炼，预后相当不错。下面介绍肩周炎的几个防治动作，供大家参考。

（1）屈肘甩手：患者背部靠墙站立，或仰卧在床上，上臂贴身、屈肘，以肘点作为支点，进行外旋活动。

（2）手指爬墙：患者面对墙壁站立，用患侧手指沿墙缓缓向上爬动，使上肢尽量高举，到最大限度，在墙上做一记号，然后再徐徐向下回原处，反复进行，逐渐增加高度。

（3）体后拉手：患者自然站立，在患侧上肢内旋并向后伸的姿势下，健侧手拉患侧手或腕部，逐步拉向健侧并向上牵拉。

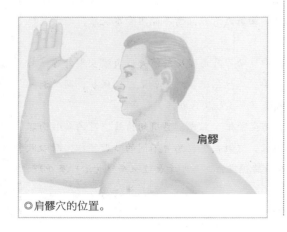

肩髎

◎肩髎穴的位置。